In der Zahnarztpraxis

Organisation & Verwaltung

mit Wirtschafts- und Sozialkunde

von
Albert Mergelsberg

In Zusammenarbeit
mit der Verlagsredaktion

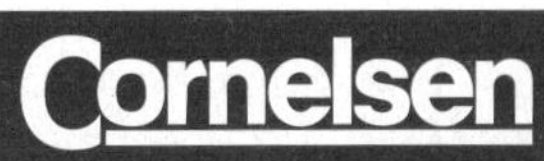

In der Zahnarztpraxis

Zu diesem Buch finden Sie die Lösungen zu den Aufgaben auf den Internetseiten des Cornelsen Verlages unter folgender URL: www.cornelsen.de/cbb/zfa-organisation-und-verwaltung

Verlagsredaktion: Dr. Franz Schaller
Außenredaktion: Lars Wilker, Wittmoldt
Bildredaktion: Gertha Maly; Christina Scheuerer, Rohrbach/Ilm
Layout und technische Umsetzung: vitaledesign, Berlin
Umschlaggestaltung: vitaledesign, Berlin

www.cornelsen.de

Die Webseiten Dritter, deren Internetadressen in diesem Lehrwerk angegeben sind, wurden vor Drucklegung sorgfältig geprüft. Der Verlag übernimmt keine Gewähr für die Aktualität und den Inhalt dieser Seiten oder solcher, die mit ihnen verlinkt sind.

1. Auflage, 1. Druck 2016

Alle Drucke dieser Auflage können im Unterricht nebeneinander verwendet werden.

Druck: Mohn Media Mohndruck, Gütersloh

ISBN 978-3-06-451976-3

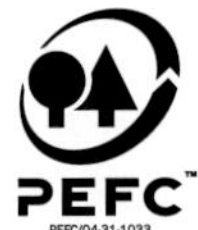

Vorwort

Gemäß den Empfehlungen der Kultusministerkonferenz und der Rahmenlehrplankommission für Zahnmedizinische Fachangestellte findet der Berufsschulunterricht nach dem Lernfeldkonzept statt. Die aufeinander abgestimmten Bände Organisation und Verwaltung sowie Leistungsabrechnung bieten die Voraussetzung für einen lernfeldorientierten Unterricht.

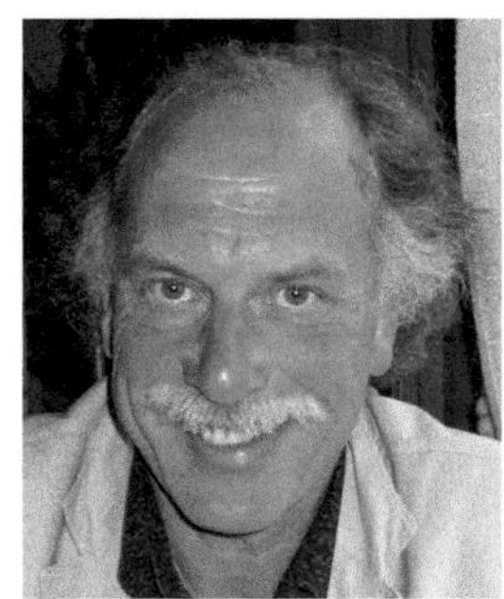

Albert Mergelsberg
Dipl.-Volkswirt, Studiendirektor, Fachberater Wirtschaft und Gesundheit beim Regierungspräsidium Freiburg

Der vorliegende Band enthält die praxisorganisatorischen sowie wirtschafts- und sozialkundlichen Elemente der einzelnen Lernfelder des Rahmenlehrplans für Zahnmedizinische Fachangestellte. In die Lernfelder 9 und 13 wurden in der Neuauflage noch ein paar wichtige volkswirtschaftliche Themen in knapper Form aufgenommen. Zahlreiche Neuerungen und neue Entwicklungen, z. B. das Patientenrechtegesetz, die neue GOZ 2012, die QM-Richtlinie für Zahnarztpraxen, haben eine Neubearbeitung nötig gemacht.

Die methodische und didaktische Vorgehensweise wird der Lehrerin und dem Lehrer dabei nicht vorgeschrieben.

Das Buch kann sowohl im handlungsorientierten Unterricht durch zahlreiche Arbeitsanregungen und Arbeitsaufträge (auch über „Büchergrenzen“ hinweg) als auch im traditionellen Unterricht zur Vorbereitung und als Nachschlagewerk eingesetzt werden.

Das Buch behandelt folgende Lernfelder:

Lernfeld 1: Im Beruf und Gesundheitswesen orientieren
Lernfeld 2: Patienten empfangen und begleiten
Lernfeld 6: Praxisabläufe organisieren
Lernfeld 9: Waren beschaffen und verwalten
Lernfeld 12: Prothetische Behandlungen begleiten
Lernfeld 13: Praxisprozesse mitgestalten

Zahlreiche Anregungen habe ich von Kolleginnen und Kollegen, befreundeten Zahnärztinnen und Zahnärzten sowie den Mitarbeiterinnen und Mitarbeitern der Kassenzahnärztlichen Vereinigung Baden-Württemberg, Bezirksdirektion Freiburg und der Bezirkszahnärztekammer Freiburg erhalten. Dafür danke ich herzlich.

Albert Mergelsberg

Freiburg, Dezember 2015

Für Anregungen bin ich jederzeit dankbar: service@cornelsen-schulverlage.de

Hinweis: Im Buch werden überwiegend geschlechtsneutrale Pluralformen verwendet. Finden Sie im Text eine geschlechtsspezifische Form (z. B. die Zahnmedizinische Fachangestellte), so ist auch das andere Geschlecht gemeint.

Zum Inhalt des Buches

Lernfelder für den Ausbildungsberuf Zahnmedizinische Fachangestellte und Inhaltsverzeichnis des Buchs

Die markierten Lernfelder enthalten die für die Praxisorganisation und -verwaltung relevanten Inhalte und geben die Gliederung dieses Bandes wieder. Die genauen Inhaltsangaben finden Sie jeweils vor dem entsprechenden Lernfeld.

Hinweise zu den Lernfeldern

»Der Umgang mit aktuellen Medien, moderner Bürotechnik und zahnärztlicher Software zur Informationsbeschaffung und zur Informationsverarbeitung ist integrativ zu vermitteln. Dies gilt auch für die Bearbeitung und normgerechte Gestaltung von Texten sowie die Leistungsabrechnung.«

Rahmenlehrplan für den Ausbildungsberuf
Zahnmedizinischer Fachangestellter/Zahnmedizinische Fachangestellte
(Beschluss der KMK vom 11.05.2001)

Entsprechend dieser Forderung des Rahmenlehrplans werden in den einzelnen Lernfeldern an Beispielen die Möglichkeiten moderner Medien und zahnärztlicher Software vorgestellt.

Inhaltsverzeichnis

LF1 Im Beruf und Gesundheitswesen orientierten

LF2 Patienten empfangen und begleiten

LF6 Praxisabläufe organisieren

LF9 Waren beschaffen und verwalten

LF12 Prothetische Behandlungen begleiten

LF13 Praxisprozesse mitgestalten

Im Beruf und Gesundheitswesen orientieren

LF 1

1 Ausbildung zur Zahnmedizinischen Fachangestellten
2 Arbeitsvertrag
3 Gesundheitswesen
4 Private und soziale Absicherung

1 Ausbildung zur Zahnmedizinischen Fachangestellten

1.1 Entstehung des Berufs

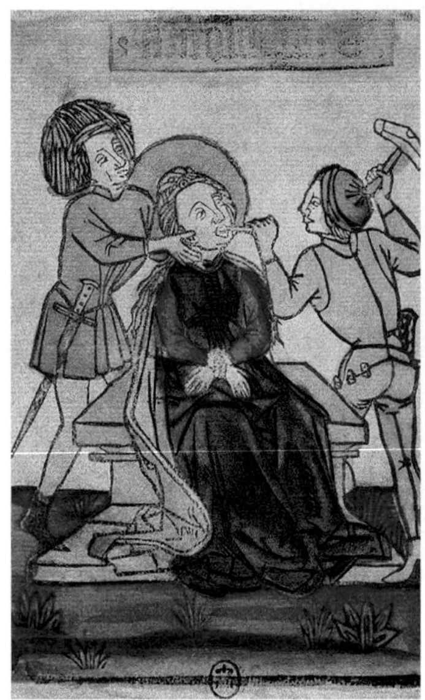

Abb. 1 Assistenz bei einer Zahnextraktion

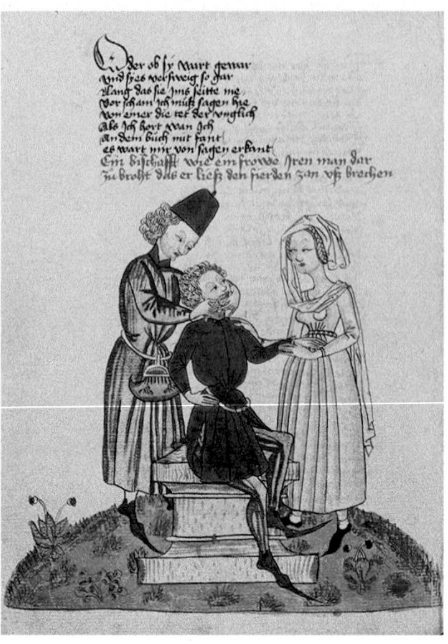

Abb. 2 Trost spenden beim Ziehen eines Zahnes, 15. Jahrhundert

Helfer und Helferinnen bei „zahnärztlichen" Eingriffen sind bereits aus dem 13. Jahrhundert bekannt. Historische Darstellungen zeigen sie bei einer Zahnextraktion (s. Abb. 1) oder beim Trostspenden (s. Abb. 2).
Im Mittelalter wurde der Beruf des Zahnarztes von landfahrenden Gesellen, Steinschneidern, Starstechern, Knocheneinrenkern, Zahnbrechern und Zahnreißern auf Jahrmärkten, in Wirtshäusern und Badestuben ausgeübt. Da alle Eingriffe ohne Anästhesie erfolgten, waren die Helfer häufig starke Männer, die aus dem Publikum kamen.

Im 18. Jahrhundert verlagerte sich die zahnärztliche Tätigkeit allmählich in die Wohnung, zunächst in die des Patienten. Mitte des 19. Jahrhunderts arbeiteten einzelne Zahnärzte schon in eigenen Räumen (s. Abb. 3).

Die Patientenbetreuung änderte sich bis weit in das 19. Jahrhundert kaum. Patienten wurden bei Fehlen eines Helfers auf dem Behandlungsstuhl angeschnallt, damit sie stillhielten. Bei unerwartetem Patientenandrang oder bei komplizierten Situationen wurde auch schon einmal die Hausfrau oder das Dienstmädchen zur Unterstützung gerufen.

Mit der Möglichkeit der Narkose und der Lokalanästhesie, der Erfindung des elektrischen Bohrers sowie neuer Materialien zur Zahnversorgung wurde die Behandlung erträglicher.

Ebenso war aber nun auch eine Hilfskraft gefragt, die eine gewisse Schulung benötigte. Sie sollte Kontakt zu den Patienten aufnehmen, sie empfangen, während des Zahnarztbesuchs betreuen und die Termine regeln. Man sprach damals vom „Empfangsfräulein des Zahnarztes". Sie wurde verglichen mit einer Mischung aus Krankenschwester, Bürofrau und Verkäuferin. Nach und nach übernahm die „Sprechstundenhilfe", wie man sie bald nannte, unterstützende Tätigkeiten während der Behandlung, wie das Anmischen und Anreichen von Füllungs- und Abdruckmaterialien.

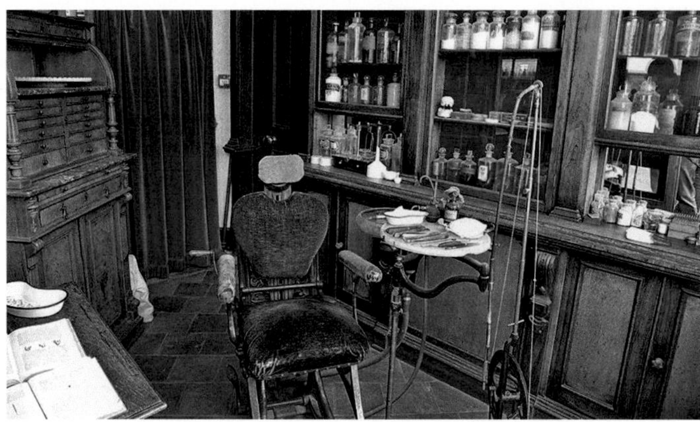

Abb. 3 Zahnarztpraxis um 1900 (England): Die gerade Sitzhaltung des Patienten ließ das Arbeiten von Helferin und Zahnarzt zur Qual werden. Der Stuhl gleicht einem Barbierstuhl nicht von ungefähr.

Im Jahr 1940 wurde der Beruf mit der offiziellen Berufsbezeichnung „zahnärztliche Sprechstundenhilfe" ein staatlich anerkannter Anlernberuf mit einjähriger Ausbildungszeit und Abschlussprüfung. 1952 wurde die Ausbildungszeit auf zwei Jahre angehoben, da die Aufgaben der Sprechstundenhilfe immer umfangreicher wurden. Die Assistenz bei der Behandlung nahm einen immer größer werdenden Stellenwert ein.

Im Jahre 1954 wurde der neue Lehrberuf „Zahnarzthelferin" mit zwei- bzw. dreijähriger Ausbildungsdauer eingeführt und staatlich anerkannt. In der ehemaligen DDR gab es als Pendant die „stomatologische Schwester". 1969 trat das Berufsbildungsgesetz in Kraft, welches das duale Ausbildungssystem festigte und den Zahnärzten in freier Praxis sowie den Lehrern in der Berufsschule große Verantwortung und Verpflichtung auferlegte. 2001 änderte man die Berufsbezeichnung erneut, diesmal in „Zahnmedizinische Fachangestellte", da der Begriff „Helferin" zu wenig ausdrückte, dass es sich um einen verantwortungsvollen Beruf im Team der Zahnarztpraxis handelt (s. Abb. 1).

Informationen zum Ausbildungsberuf „Zahnmedizinische Fachangestellte" finden Sie unter

www.bmwi.de
→ Themen
→ Ausbildung und Beruf
→ Ausbildungsberufe

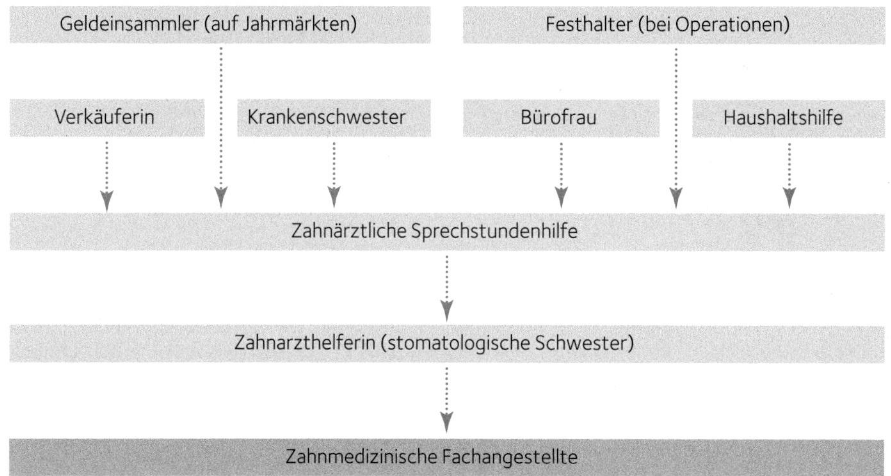

Abb. 1 Entwicklung des Berufs der Zahnmedizinischen Fachangestellten

1.2 Heutige Situation

1.2.1 Tätigkeitsfelder

Im Jahr 2001 wurde die Ausbildung der Zahnarzthelferin neu geregelt. Nicht nur der Name des Ausbildungsberufs wurde geändert. Es wurden neue Schwerpunkte in der Ausbildung gesetzt (z. B. Prophylaxe, Kommunikation und die Arbeit mit EDV). Der Unterricht in der Berufsschule wird seitdem in Lernfeldern und nicht mehr in Fächern durchgeführt.

Das Zahnheilkundegesetz finden Sie unter

www.gesetze-im-internet.de/bundesrecht/zhg/gesamt.pdf

Der Beruf der/des „Zahnmedizinischen Fachangestellten" zählt heute zu den beliebtesten Ausbildungsberufen junger Frauen und ist ein Beruf mit Zukunft, der aus dem „Team Zahnarztpraxis" nicht mehr wegzudenken ist.

Nach § 1 des Zahnheilkundegesetzes (ZHKG) dürfen auf „zahnärztlich-wissenschaftliche Erkenntnisse gegründete Feststellungen und Behandlungen von Zahn-, Mund- und Kieferkrankheiten" nur von ›approbierten Zahnärzten durchgeführt werden. Nach strenger Auslegung könnten hiernach Zahnmedizinische Fachangestellte keine Tätigkeiten „im Munde des Patienten" verrichten. Jedoch hatte bereits der Bundesgerichtshof im Jahr 1975 festgestellt, dass nichtärztliche Hilfspersonen aus der modernen Medizin nicht mehr wegzudenken seien. Dies ist in den Absätzen 5 und 6 des § 1 ZHKG beschrieben.

approbierter Zahnarzt, S. 45

Die Tätigkeit von nicht ausgebildeten Personen in der Zahnarztpraxis würde zu einer erheblichen Ausdehnung der Aufsichtspflicht und damit auch der Haftpflicht für den Zahnarzt führen, die er kaum leisten kann. Bestimmte Tätigkeiten können in diesem Fall gar nicht delegiert werden (z. B. Röntgen, Hygienemaßnahmen). Ein Wechsel der Anlernkraft in eine andere Zahnarztpraxis ist damit auch kaum möglich.

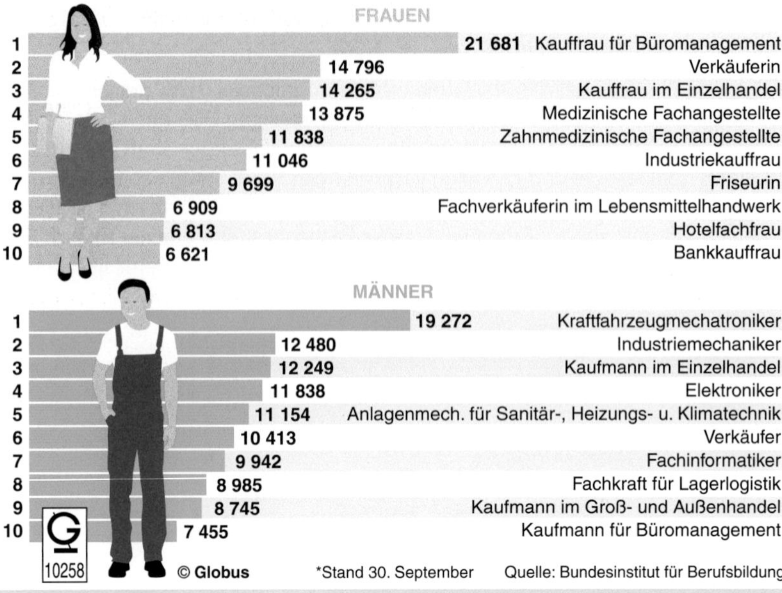

Die Berufsordnung der Zahnärzte der Landeszahnärztekammer (LZK) Baden-Württemberg hat in § 19 die Tätigkeit der Zahnmedizinischen Fachangestellten beispielsweise wie folgt geregelt (in anderen LZKs finden sich ähnliche Regelungen):

- Auszubildende Zahnmedizinische Fachangestellte dürfen nur **entsprechend ihrem Ausbildungsstand** eingesetzt werden (s. auch Ausbildungsordnung, Ausbildungsrahmenplan, Ausbildungsplan und Berichtsheft).
- Zahnmedizinische Fachangestellte dürfen nur für Aufgaben eingesetzt werden, die ihren **in der Ausbildung erworbenen Kenntnissen**, die durch ein **Prüfungszeugnis** nachgewiesen werden, entsprechen. Hier wird insbesondere auf die Ausbildungsordnung verwiesen. In § 3 wird in 10 Punkten die Ausbildung beschrieben. Die dort aufgeführten Tätigkeiten von Zahnmedizinischen Fachangestellten lassen sich in die folgenden drei großen Tätigkeitsfelder einordnen:
  - Patientenbetreuung
  - Verwaltung
  - Assistenz

Den Delegationsrahmen finden Sie unter www.bzaek.de/fileadmin/PDFs/grafiken/Delegationsrahmen.pdf

Obwohl alle drei Tätigkeitsfelder in der Ausbildung den gleichen Stellenwert haben, führt die Assistenz immer wieder zu Auslegungsschwierigkeiten.

Grundsätzlich ist hier an **behandlungsbegleitende Maßnahmen** gedacht. Der Zahnarzt ist für alle am Patienten ausgeführten Arbeiten allein verantwortlich. Im Rahmen dieser Verantwortung bestimmt der Zahnarzt, welche Art von Krankheit vorliegt (Diagnose), ob und wann mit der Behandlung begonnen wird sowie das Ziel, die Art und die Methode der Behandlung (Therapie).

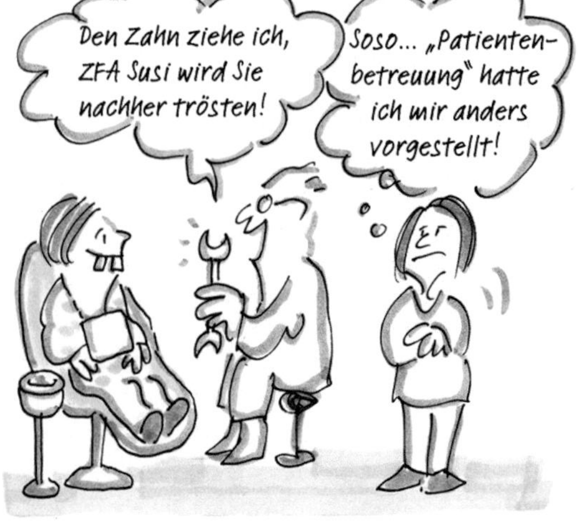
Den Zahn ziehe ich, ZFA Susi wird Sie nachher trösten!
Soso... „Patientenbetreuung" hatte ich mir anders vorgestellt!

Die Übertragung von Hilfstätigkeiten darf nur unter **Anweisung** und **Aufsicht** des Zahnarztes geschehen. Dies bedeutet:

- Die Hilfstätigkeit muss vom Zahnarzt genau beschrieben werden.
- Die zahnärztliche Hilfskraft muss die erforderliche Qualifikation besitzen (s. auch Abschlusszeugnis, Ausbildungsordnung).
- Die Tätigkeit muss vom Zahnarzt überwacht werden:
  a) persönlich, z. B. der Zahnarzt behandelt und gibt der Hilfskraft den Auftrag, seine Behandlung durch gleichzeitig stattfindende Maßnahmen zu unterstützen,
  oder
  b) direkt, z. B. der Zahnarzt beschreibt die Aufgabe und lässt sie von der Hilfskraft ausführen; während der Ausführung muss er erreichbar sein, um korrigierend eingreifen zu können, anschließend muss er die Ausführung kontrollieren.

Die jeweilige Intensität der Überwachung muss sich dabei nach dem Schwierigkeitsgrad der auszuführenden Arbeit richten.

Die Übertragung von Hilfstätigkeiten im Bereich der Zahnarztpraxis ist auch in Gesetzen (Zahnheilkundegesetz, Sozialgesetzbuch Band V: Krankenversicherungsgesetz, Gebührenordnung für Zahnärzte) und in den Verträgen mit den gesetzlichen Krankenkassen (›BMV-Z und ›EKV-Z) vorgesehen.

BMV-Z
Bundesmantelvertrag – Zahnärzte

EKV-Z
Ersatzkassenvertrag – Zahnärzte

Niemals können Tätigkeiten, die einer zahnärztlich-wissenschaftlichen Ausbildung bedürfen, auf Hilfskräfte delegiert (übertragen) werden.

1.2.2 Röntgen

Eine ebenfalls wichtige Frage ist, ob (auszubildende) Zahnmedizinische Fachangestellte Röntgenaufnahmen anfertigen dürfen, weil dies eine „gefährliche Tätigkeit" ist. Nach der Röntgenverordnung dürfen Personen, die zur Ausübung des zahnärztlichen Berufes berechtigt sind, Hilfskräfte für das Anfertigen von Röntgenaufnahmen anstellen, wenn diese die erforderlichen Kenntnisse im Strahlenschutz besitzen und unter ständiger Aufsicht und Verantwortung des approbierten Zahnarztes stehen.

Die Röntgenverordnung finden Sie unter

www.gesetze-im-internet.de/bundesrecht/r_v_1987/gesamt.pdf

Schwangeren Frauen und Personen unter 18 Jahren darf der Zutritt zum Kontrollbereich nur erlaubt werden, wenn sie untersucht oder behandelt werden. Auszubildende Zahnmedizinische Fachangestellte zwischen 16 und 18 Jahren dürfen sich im Kontrollbereich nur aufhalten, wenn dies dem Ausbildungszweck dient, dies gilt nicht für Schwangere. Die erforderlichen Kenntnisse im Strahlenschutz können Zahnmedizinische Fachangestellte in ihrer Ausbildung (Praktische Ausbildung: in der Zahnarztpraxis, theoretische Ausbildung: Lernfeld 10) erhalten. In den Abschlussprüfungen können nach der neuen Ausbildungsverordnung von 2001 Zahnmedizinische Fachangestellte neben ihrem Abschlusszeugnis eine Bescheinigung über die erworbenen Grundkenntnisse im Strahlenschutz erhalten, wenn die entsprechende Länderaufsichtsbehörde für das Röntgen dem Verfahren zugestimmt hat.

1.2.3 Verstöße

Wird gegen die obigen Bestimmungen bei der Übertragung von Arbeiten im Assistenzbereich sowie bei der Patientenbetreuung und Verwaltung verstoßen, kann dies gravierende Folgen haben:

- Mit Freiheitsstrafe bis zu einem Jahr oder mit Geldstrafe wird bestraft, wer die Zahnheilkunde ausübt, ohne die Approbation als Zahnarzt zu besitzen.
- Bei Verstoß gegen die Berufsordnung kommt auf den Zahnarzt ein Berufsgerichtsverfahren zu.
- Wird eine Leistung, die nicht delegierbar war, mit den Kostenträgern abgerechnet, müssen bewirkte Leistungen zurückerstattet werden. Gleichzeitig kann der Tatbestand des Betrugs nach § 263 StGB (Strafgesetzbuch) vorliegen. Dies wird von der Staatsanwaltschaft überprüft.
- Privatpatienten können bezahlte Rechnungsbeträge zurückfordern.

Aus den Gerichtsakten:
An die Zähne darf nur der Zahnarzt
Von Zahnärzten, die Krankenkassenpatienten von ihren Helferinnen behandeln lassen, kann die dafür erhaltene Vergütung nachträglich zurückgefordert werden. Ein Zahnarzt aus Nordrhein-Westfalen wurde deswegen vom Bundessozialgericht verpflichtet, 16 876,63 Euro zu erstatten. Der Zahnarzt ließ bei seinen Krankenkassenpatienten über ein halbes Jahr lang Zahnstein von einer dafür nicht ausgebildeten Mitarbeiterin entfernen. Diese Arbeit seiner Helferin rechnete er als eigene Leistung zulasten der Krankenkasse ab. Das Gericht erkannte, es sei unzulässig, dass der Zahnarzt eine ihm obliegende Tätigkeit auf seine Helferin delegiert habe. (AZ: 6 RKa 3/93)

1.2.4 Berufsqualifikationen

Zahnmedizinische Fachangestellte sind das Aushängeschild und die Sympathieträger der Praxis. Der erste Eindruck, den sie bei den Patienten hinterlassen, ist prägend und entscheidet wesentlich über das Image der Praxis. Jede Zahnarztpraxis ist ein Dienstleistungsunternehmen, das besondere Qualifikationen erfordert (s. Tab. 1). Die Art und Weise, wie eine Zahnmedizinische Fachangestellte mit den Patienten und ihren Teamkolleginnen umgeht, ist entscheidend für den Erfolg der Praxis.

Eine besondere Schwierigkeit ergibt sich für Auszubildende, wenn sie sich zum ersten Mal mit dem Team Zahnarztpraxis „identifizieren" müssen. Man kann sich leicht selbst testen, um das herauszufinden: Ein Patient beschwert sich bei Ihnen über einen vermeintlichen Fehler, der in der Praxis passiert sein soll, mit dem man selbst nicht das Geringste zu tun hat. Kann man hier antworten, dass „wir" uns dafür entschuldigen und man der Sache nachgehen wird, ist man auf dem richtigen Weg. Meint man allerdings „ich bin hier nur die Auszubildende und habe damit nichts zu tun", fehlt es noch an der Identifikation mit dem Team Zahnarztpraxis.

Zielbereich	Arbeitsplanung und -ausführung, Ergebniskontrolle	Sozialkompetenz, Kommunikation, Teamarbeit	Methodenkompetenz, Lernverhalten	Handlungskompetenz, Selbstständigkeit und Verantwortung	Psychische und physische Beanspruchung
Wesentliche Einzelqualifikationen	Organisationsfähigkeit, Koordinationsfähigkeit, systematisches Vorgehen, vorausschauendes Denken, prozessorientiertes Denken, Genauigkeit	Soziale Verantwortung, Einfühlungsvermögen, patientengerechtes Verhalten, schriftliche und mündliche Ausdrucksfähigkeit, Kooperationsfähigkeit, Teamfähigkeit, Integrationsfähigkeit, Kritikfähigkeit	Umsetzen von theoretischen Grundlagen in praktisches Handeln, rationelles Arbeiten, Einsatz von Lerntechniken, Weiterbildungsbereitschaft, gute Auffassungsgabe	Zuverlässigkeit, Entscheidungsfähigkeit, Qualitätsbewusstsein, Denken in Zusammenhängen, Erkennen eigener Grenzen und Defizite, Mitdenken, Transferfähigkeit	Belastungsfähigkeit, Konzentrationsfähigkeit, Aufmerksamkeit, Umstellungsfähigkeit

Tab. 1 Persönliche Qualifikationen, die eine Zahnmedizinische Fachangestellte haben sollte (nach: praxisnah, Magazin des Berufsverbandes der Arzt-, Zahnarzt- und Tierarzthelferinnen; Heft 9, 2001)

1.3 Duales Ausbildungssystem

Die Ausbildung zur Zahnmedizinischen Fachangestellten erfolgt im dualen Ausbildungssystem. In der Zahnarztpraxis findet überwiegend die praktische Ausbildung statt. In der Berufsschule werden die berufsbezogene theoretische Ausbildung und die Allgemeinbildung geleistet (s. Abb. 1).

Bundeseinheitlich legt eine **Ausbildungsordnung** fest, was in der Zahnarztpraxis gelernt werden muss. Ein **Rahmenlehrplan** nennt die Ziele und Inhalte des Unterrichts in der Berufsschule.

Interessantes zur Ausbildungsverordnung finden Sie unter

www.lzkbw.de/PHB/index.html
→ Praxisteam
→ Ausbildung

www.kzvbw.de
→ Beruf
→ Berufsbild ZFA

Duales Ausbildungssystem

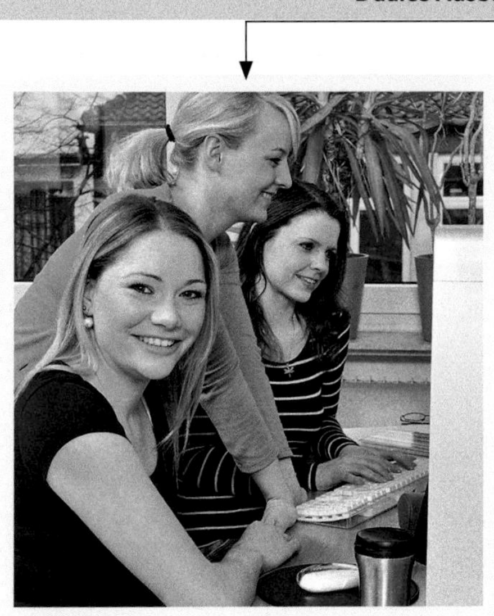

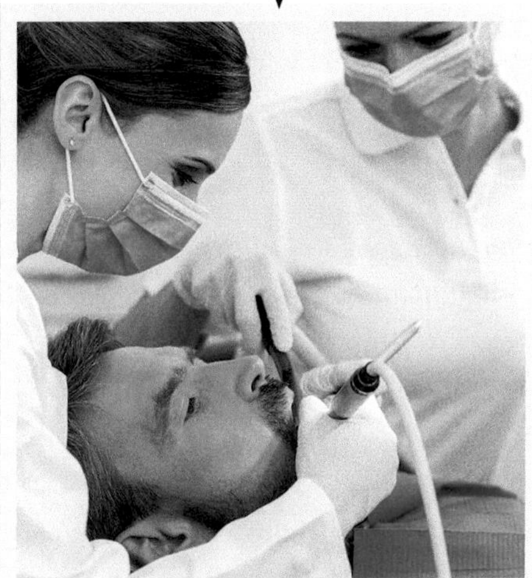

Berufsschule	**Zahnarztpraxis**
Im **Rahmenlehrplan** sind für jedes Ausbildungsjahr Lernfelder mit Zeitvorgaben, Zielen und Inhalten vorgegeben. Besonderer Wert wird auf den integrativen Umgang mit aktuellen Medien, mit moderner Bürotechnik und zahnärztlicher Software zur Informationsbeschaffung und zur Informationsbearbeitung gelegt.	In jeder **Ausbildungsordnung** ist festgelegt: – die Bezeichnung des Ausbildungsberufes – die Ausbildungsdauer – die zu erwerbenden Fertigkeiten und Kenntnisse (Ausbildungsberufsbild) – eine Anleitung zur sachlichen und zeitlichen Gliederung der Ausbildung (Ausbildungsrahmenplan) – die Prüfungsordnung

Abb. 1 Duales Ausbildungssystem

1.4 Berufsausbildungsvertrag

1.4.1 Rechtliche Grundlagen

Zum Schutz der Auszubildenden wurden in den letzten Jahrzehnten immer mehr arbeits- und sozialrechtliche Vorschriften erlassen, die beim Abschluss eines Ausbildungsverhältnisses zu beachten sind (s. Abb. 1, S. 22).

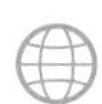

Den Ausbildungsvertrag mit einem Merkblatt als Download finden Sie unter

www.lzk-bw.de
→ Praxisteam
→ Ausbildung
→ Gesetzliche Regelungen

Die bundeseinheitlichen gesetzlichen Regelungen bezüglich Fragen der Berufsausbildung sind dem Berufsbildungsgesetz (BBiG) zu entnehmen. Zum Thema „Abschluss eines Berufsausbildungsvertrags" ist im § 3 Absatz 1 festgelegt:

> *„Wer einen anderen zur Berufsausbildung einstellt (Ausbildender), hat mit dem Auszubildenden einen Berufsausbildungsvertrag zu schließen."*

Der Vertrag muss vor Beginn der Berufsausbildung schriftlich abgefasst werden. Bei minderjährigen Auszubildenden muss der gesetzliche Vertreter zustimmen (Unterschrift eines Erziehungsberechtigten).

Wichtige Vorschriften für Berufsausbildungsverträge

Bürgerliches Gesetzbuch	Berufsbildungsgesetz	Ausbildungs-ordnung
z. B. Bestimmungen bei Kündigungen	z. B. Rechte und Pflichten während der Ausbildung	z. B. zeitliche Gliederung der Ausbildung

Vorschriften der Landesärztekammern	Arbeitsrechtliche Vorschriften
z. B. Zustimmung bei Verkürzung der Ausbildungszeit	z. B. – Arbeitszeitgesetz – Kündigungsschutzgesetz – Bundesurlaubsgesetz

Abb. 1 Wichtige Vorschriften für Berufsausbildungsverträge

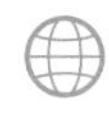

Das Berufsbildungsgesetz können Sie nachlesen unter

www.gesetze-im-internet.de/bundesrecht/bbig_2005/gesamt.pdf

Auszubildende einstellen darf nur, wer persönlich geeignet ist. Persönlich nicht geeignet ist, wer

- Kinder und Jugendliche nicht beschäftigen darf, z. B. Personen, die die bürgerlichen Ehrenrechte nicht besitzen, weil sie zu einer Freiheitsstrafe von über einem Jahr verurteilt wurden,
- wiederholt oder schwer gegen die Ausbildungsvorschriften verstoßen hat.

Auszubildende ausbilden darf nur, wer persönlich und fachlich geeignet ist. Fachlich geeignet ist, wer

- die erforderlichen beruflichen Fertigkeiten und Kenntnisse sowie
- die erforderlichen berufs- und arbeitspädagogischen Kenntnisse besitzt.

Zahnärztinnen und Zahnärzte besitzen diese Eignung nach der Approbation.

Die Ausbildungsstätte muss nach Art und Einrichtung für die Berufsausbildung geeignet sein. Außerdem hat die Zahl der Auszubildenden in einem angemessenen Verhältnis zur Zahl der Ausbildungsplätze oder zur Zahl der beschäftigten Fachkräfte zu stehen. Für Zahnarztpraxen bestehen hier Empfehlungen der Zahnärztekammern.
Bei Fehlen einer gesetzlichen Voraussetzung kann die zuständige Behörde das Einstellen und Ausbilden untersagen.

Ein **Berufsausbildungsvertrag** muss mindestens folgende Punkte enthalten:

1. Gliederung sowie das Ziel der Berufsausbildung
Die Art, sachliche und zeitliche Gliederung sowie das Ziel der Berufsausbildung gehen aus der Ausbildungsordnung hervor. Diese muss der Ausbilder dem Auszubildenden aushändigen. Sie ist Bestandteil des Ausbildungsvertrags.

2. Beginn und Dauer der Ausbildung
Der Beginn der Ausbildung wird im Vertrag festgelegt. Die Ausbildungsdauer legt der zuständige Bundesminister fest. Sie kann im Einzelfall mit Zustimmung der Kammer verkürzt werden.

3. Ausbildungsmaßnahmen außerhalb der Ausbildungsstätte
Ausbildungsmaßnahmen außerhalb der Betriebsstätte müssen besonders vereinbart werden. Es handelt sich z. B. um die überbetriebliche Ausbildung oder zentrale betriebliche Fortbildungen.

4. Dauer der regelmäßigen täglichen Arbeitszeit

Die Dauer der regelmäßigen täglichen oder wöchentlichen Arbeitszeit wird meist in Tarifverträgen geregelt. Ansonsten gilt das ❯Jugendarbeitsschutzgesetz oder das ❯Arbeitszeitgesetz. Jugendliche dürfen nach Jugendarbeitsschutzgesetz keine Überstunden leisten. Die Überstundenzuschlagssätze für volljährige Auszubildende ergeben sich in der Regel aus dem ❯Tarifvertrag.

Jugendarbeitsschutzgesetz, S. 29

Arbeitszeitgesetz, S. 30
Tarifvertrag, S. 24

5. Dauer der Probezeit

Die Probezeit ist in die Ausbildungszeit einzurechnen. Sie muss mindestens einen Monat dauern und darf vier Monate nicht überschreiten. Innerhalb der Probezeit kann das Ausbildungsverhältnis von den Partnern fristlos und ohne Grund gekündigt werden.

6. Zahlung und Höhe der Vergütung

Die Zahlung der Vergütung erfolgt üblicherweise in Geld. In bestimmten Branchen ist teilweise noch Kost und Logis üblich. Die Höhe der monatlichen Vergütung muss „angemessen" sein. Sie richtet sich in der Regel nach dem Tarifvertrag oder Empfehlungen der Zahnärztekammer. Die Vergütung muss jährlich ansteigen. Bei Krankheit wird die Vergütung 6 Wochen weiter bezahlt. Der Beitragsanteil zur Sozialversicherung muss vom Arbeitgeber einbehalten werden, wenn die Vergütung höher als 325,00 € (Stand 2015) ist. Unter diesem Betrag muss der Arbeitgeber die ❯Sozialversicherungsbeiträge alleine aufbringen. Während des Urlaubs wird die Vergütung weiterbezahlt.

Gegen die Weiterbezahlung bei Krankheit muss sich ein Kleinbetrieb (Zahnarztpraxis) durch Teilnahme an der U1-Umlage der Umlagekassen „versichern". Dies gilt für Auszubildende und alle Arbeitnehmer nach dem Lohnfortzahlungsgesetz.

Sozialversicherungsbeiträge, S. 57

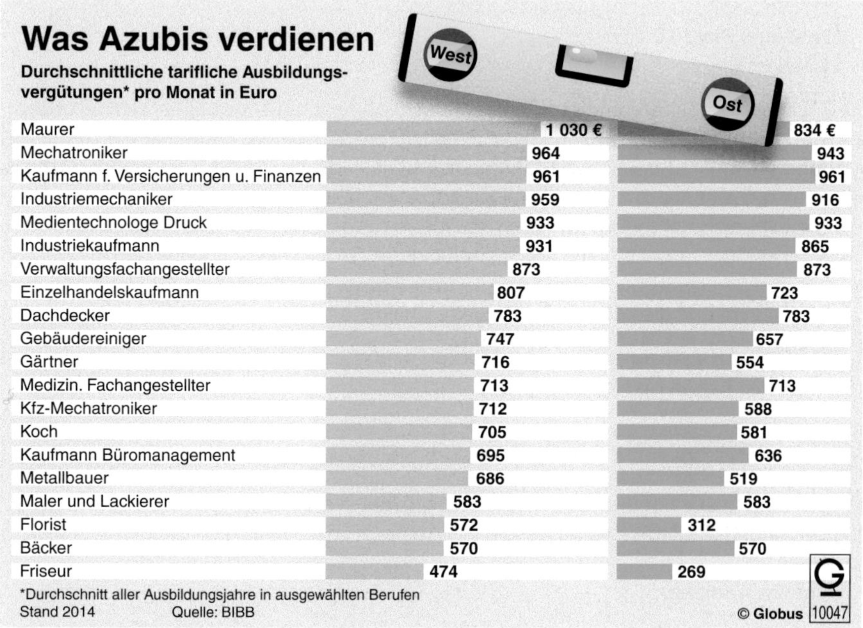

Was Azubis verdienen

Durchschnittliche tarifliche Ausbildungsvergütungen* pro Monat in Euro

	West	Ost
Maurer	1 030 €	834 €
Mechatroniker	964	943
Kaufmann f. Versicherungen u. Finanzen	961	961
Industriemechaniker	959	916
Medientechnologe Druck	933	933
Industriekaufmann	931	865
Verwaltungsfachangestellter	873	873
Einzelhandelskaufmann	807	723
Dachdecker	783	783
Gebäudereiniger	747	657
Gärtner	716	554
Medizin. Fachangestellter	713	713
Kfz-Mechatroniker	712	588
Koch	705	581
Kaufmann Büromanagement	695	636
Metallbauer	686	519
Maler und Lackierer	583	583
Florist	572	312
Bäcker	570	570
Friseur	474	269

*Durchschnitt aller Ausbildungsjahre in ausgewählten Berufen
Stand 2014 Quelle: BIBB

© Globus 10047

7. Dauer des Urlaubs

Urlaub ist nach den geltenden Bestimmungen (Jugendarbeitsschutzgesetz, ❯Bundesurlaubsgesetz, Tarifvertrag, Betriebsvereinbarung) zu gewähren. Er dient der Erholung und soll daher zusammenhängend in die Zeit der Berufsschulferien gelegt werden.

Bundesurlaubsgesetz, S. 31

8. Voraussetzungen für die Kündigung

Für eine Kündigung müssen bestimmte Voraussetzungen erfüllt sein. Sind die zugrunde liegenden Bestimmungen in der Kündigung nicht aufgenommen, gelten die entsprechenden Gesetze (Berufsbildungsgesetz, Bürgerliches Gesetzbuch, ❯Kündigungsschutzgesetz).

Kündigungsschutzgesetz, S. 31

Zur Beilegung von Streitigkeiten aus einem Berufsausbildungsverhältnis haben die verschiedenen Landeszahnärztekammern sogenannte Schlichtungsausschüsse gebildet, denen Arbeitgeber und Arbeitnehmer in gleicher Zahl angehören müssen. Führt eine solche Schlichtung zu keinem Erfolg, ist die Klage beim ›Arbeitsgericht möglich. Die zuständige Stelle für alle Angelegenheiten der Berufsbildung (nach Berufsbildungsgesetz: Ausbildung, Fortbildung und Umschulung) ist ebenfalls im Berufsbildungsgesetz festgelegt. Für die Berufsausbildung zur Zahnmedizinischen Fachangestellten sind die ›Zahnärztekammern der Länder zuständig.

Arbeitsgericht, S. 36

Zahnärztekammer, S. 47

1.4.2 Tarifvertragliche Regelungen

Der Tarifvertrag ist ein schriftliches Abkommen zwischen den Sozialpartnern, d. h. den Tarifvertragsparteien. Dabei handelt es sich um Verbände und Organisationen zur Wahrung der Arbeitnehmer- bzw. der Arbeitgeberinteressen.

> **Auszug aus dem Tarifvertragsgesetz § 1 Abs. 1**
> *Der Tarifvertrag regelt die Rechte und Pflichten der Tarifvertragsparteien und enthält Rechtsnormen, die den Inhalt, den Abschluss und die Beendigung von Arbeitsverhältnissen sowie betriebliche und betriebsverfassungsrechtliche Fragen ordnen können.*

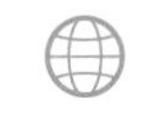

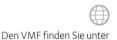

Den VMF finden Sie unter www.vmf-online.de

Verdi finden Sie unter www.verdi.de

Die Zahnmedizinischen Fachangestellten/Zahnarzthelferinnen **(Arbeitnehmerseite)** werden auf Bundes- und/oder Landesebene von diesen Organisationen vertreten:

- Verband medizinischer Fachberufe e. V. (VMF)
  Gesundheitscampus-Süd 33
  44801 Bochum
- Vereinigte Dienstleistungsgewerkschaft (Verdi)
  Potsdamer Platz 10
  10758 Berlin

Die Interessen der selbstständigen Zahnärzte gegenüber ihren Angestellten **(Arbeitgeberseite)** werden auf Bundesebene durch die Arbeitsgemeinschaft zur Regelung der Arbeitsbedingungen für Zahnarzthelferinnen/Zahnmedizinische Fachangestellte, Zahnmedizinische Fachhelferinnen/Zahnmedizinische Fachassistentinnen, Zahnmedizinische Verwaltungshelferinnen/Zahnmedizinische Verwaltungsassistentinnen und Dentalhygienikerinnen, Universitätsstr. 71, 50931 Köln wahrgenommen. Diese Arbeitsgemeinschaft beschließt mit den o.a. Verbänden der Arbeitnehmerseite die **Vergütungs- und Manteltarifverträge** für Zahnmedizinische Fachangestellte und die verschiedenen weiterqualifizierten Berufe in der Zahnarztpraxis.

Der **Manteltarifvertrag** enthält den „Mantel" der Arbeit, d. h. die sonstigen Arbeitsbedingungen. Hierin ist beispielsweise geregelt:

- Arbeitszeit
- Mehr-, Sonntags- und Nachtarbeit
- 13. Monatsgehalt
- Fortzahlung der Vergütung bei persönlicher Arbeitsverhinderung
- Beendigung des Arbeitsverhältnisses
- Urlaub
- Zeugniserstellung

Der **Vergütungstarifvertrag** enthält alle Bestimmungen, die mit der Bezahlung der Arbeitskraft zusammenhängen, z. B. die Ausbildungsvergütung, die Überstundenzuschläge für Mehrarbeit, Sonntagsarbeit und Nachtarbeit, das Gehalt nach Berufsjahren und Gehaltsgruppen (z. B. für Dentalhygienikerinnen oder Zahnmedizinische Verwaltungsassistentinnen).
Die Tarifverträge können auf Bundesebene oder auf regionaler Ebene, z. B. für Baden-Württemberg geschlossen sein. Sie finden die aktuellen Verträge auf der Website der Gewerkschaften.

Wenn keine aktuellen Tarifverträge in einem Bereich existieren, gelten oft die alten Tarifverträge eine gewisse Zeit weiter. Sind überhaupt keine Tarifverträge geschlossen bzw. gelten auch die alten nicht mehr, dann gibt es meist Vergütungsempfehlungen (auch für die Ausbildungsvergütung) der jeweiligen Zahnärztekammer, die in den Rundschreiben veröffentlicht werden. Diese Empfehlungen dürfen maximal um 20 % unterschritten werden. Ansonsten wird der Ausbildungsvertrag von der Kammer nicht akzeptiert.

1.4.3 Pflichten des Ausbildenden und der Auszubildenden

Dem Ausbildenden und der Auszubildenden kommen während der Berufsausbildung nach §§ 14 bis 19 bzw. § 13 BBiG verschiedene Pflichten zu.

HINWEIS

Die Pflichten des einen sind gleichzeitig die Rechte des anderen.

Pflichten des Ausbildenden

- **Ausbildungspflicht:** Während der Ausbildungszeit müssen planmäßig die Kenntnisse und Fertigkeiten vermittelt werden, die zum Erreichen des Ausbildungszieles erforderlich sind. Der Ausbildende muss selbst ausbilden oder einen Ausbilder ausdrücklich damit beauftragen. In manchen Praxen übernehmen Zahnmedizinische Fachassistentinnen (ZMF) oder Zahnmedizinische Verwaltungsassistentinnen (ZMV) diese Aufgabe.
- **Bereitstellung von Arbeitsmitteln:** Ausbildungsmittel (Materialien, Geräte, Arbeitskleidung) werden kostenlos zur Verfügung gestellt.
- **Freistellung für den Berufsschulunterricht:** Die Auszubildende muss zum Besuch der Berufsschule und anderer Ausbildungsmaßnahmen angehalten und dafür freigestellt werden.
- **Berichtsheftpflicht:** Der Ausbildende hat das Führen des schriftlichen Ausbildungsnachweises zu überwachen und diesen durchzusehen.
- **Fürsorgepflicht:** Die Auszubildende soll charakterlich gefördert und darf sittlich sowie körperlich nicht gefährdet werden. Der Auszubildenden werden nur Verrichtungen übertragen, die dem Ausbildungszweck dienen und ihren Kräften angemessen sind.
- **Zeugnispflicht:** Bei Beendigung der Berufsausbildung ist ein Zeugnis auszustellen. Ein sogenanntes **einfaches Zeugnis** muss Angaben enthalten über Art, Dauer und Ziel der Berufsausbildung sowie über die erworbenen Fertigkeiten und Kenntnisse. Auf Wunsch der Auszubildenden müssen auch Aussagen über Führung, Leistung und besondere fachliche Fähigkeiten aufgenommen werden. In einem solchen **qualifizierten Zeugnis** darf nichts stehen, was das berufliche Fortkommen des Arbeitnehmers behindert. Auf der anderen Seite darf auch nicht die Unwahrheit im Zeugnis stehen.
- **Vergütungspflicht:** Die Ausbildung muss angemessen vergütet werden. Das Mindestlohngesetz findet hier und bei Praktika unter 3 Monaten keine Anwendung.

Pflichten der Auszubildenden

- **Lernpflicht:** Die Auszubildende bemüht sich, die Fertigkeiten und Kenntnisse zu erwerben, die erforderlich sind, um das Ausbildungsziel zu erreichen.
- **Sorgfaltspflicht:** Die im Rahmen der Berufsausbildung übertragenen Verpflichtungen werden sorgfältig ausgeführt. Geräte, Materialien und sonstige Einrichtungen werden pfleglich behandelt.
- **Besuch der Berufsschule:** Die Auszubildende ist verpflichtet, an Ausbildungsmaßnahmen teilzunehmen, für die sie freigestellt ist (Besuch der Berufsschule).
- **Befolgen von Anweisungen:** Weisungen, die der Ausbildende, der Ausbilder oder andere weisungsberechtigte Personen im Rahmen der Berufsausbildung erteilen, müssen befolgt werden.
- **Berichtsheftpflicht:** Der schriftliche Ausbildungsnachweis muss gewissenhaft geführt und dem Ausbildenden zur Einsicht vorgelegt werden.
- **Einhaltung der Betriebsordnung:** Die Auszubildende beachtet die für die Ausbildungsstätte geltende Ordnung.
- **Schweigepflicht:** Über Betriebs- und Geschäftsgeheimnisse wird Stillschweigen bewahrt.

1.4.4 Beendigung der Berufsausbildung

Das Berufsausbildungsverhältnis kann nach der Probezeit auf vielfältige Weise enden.

Regelfall

Das Ausbildungsverhältnis endet entweder mit Ablauf der Ausbildungszeit oder mit Bestehen der Abschlussprüfung (auch wenn der Vertrag noch länger läuft). Bei Nichtbestehen der Abschlussprüfung muss das Ausbildungsverhältnis auf Antrag der Auszubildenden bis zur nächsten Wiederholungsprüfung verlängert werden.

Sonderfälle

- Aus wichtigem Grund ist eine fristlose schriftliche Kündigung von beiden Seiten immer möglich (z. B. Diebstahl, schwerer Betrug, Körperverletzung). Dies ist nicht mehr möglich, wenn der Grund länger als zwei Wochen bekannt ist.
- bei Aufgabe oder Wechsel der Berufsausbildung durch die Auszubildende durch schriftliche Kündigung mit einer Frist von vier Wochen
- bei Auflösung der Praxis
- bei Tod der Auszubildenden (nicht aber bei Tod des Ausbilders!)

Einvernehmliche Regelung

Ausbildungsbetrieb und Auszubildende kommen gemeinsam überein, das Ausbildungsverhältnis zu lösen (Aufhebungsvertrag, möglichst schriftlich) (s. Abb. 1).

Entschädigungspflicht

Wenn das Berufsausbildungsverhältnis durch Verschulden der Auszubildenden oder des Ausbildenden vorzeitig aufgelöst wird, ist der nicht schuldige Vertragspartner berechtigt, von dem anderen Entschädigung zu verlangen. Es ist nicht möglich, im Ausbildungsvertrag hierauf zu verzichten oder die Höhe der Entschädigung festzulegen.

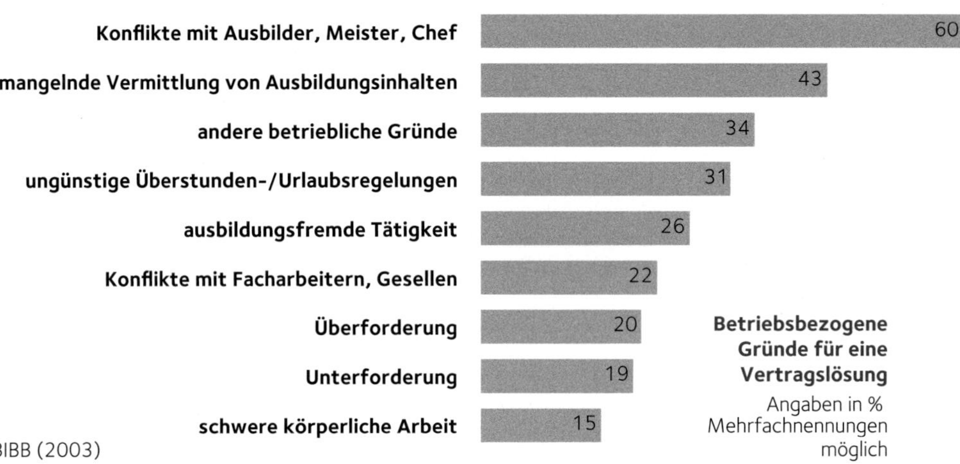

Abb. 1 Die steigende Zahl von Vertragsauflösungen bzw. Ausbildungsabbrüchen war Anlass zu einer Befragung der betroffenen Jugendlichen. 70 % der Jugendlichen gaben betriebsbezogene Gründe für den Ausbildungsabbruch an.

AUFGABEN

1 Wo ist geregelt, für welche Tätigkeiten eine Zahnmedizinische Fachangestellte herangezogen werden kann?

2 Die Ausbildungsordnung ist Bestandteil des Berufsausbildungsvertrags. Ordnen Sie die zehn in der Ausbildungsordnung genannten Tätigkeitsbereiche den drei großen Tätigkeitsfeldern Assistenz – Betreuung – Verwaltung zu.

3 Was muss der Zahnarzt beachten, wenn er Hilfstätigkeiten in der Behandlung auf eine Zahnmedizinische Fachangestellte bzw. Zahnarzthelferin überträgt?

4 Können auch nicht ausgebildete Personen in der Zahnarztpraxis beschäftigt werden?

5 Nennen Sie Gesetze und Vorschriften, die die rechtliche Grundlage des Berufsausbildungsvertrags bilden.

6 Wer darf Zahnmedizinische Fachangestellte ausbilden?

7 Wie ist die Art, sachliche und zeitliche Gliederung der Berufsausbildung im Ausbildungsvertrag geregelt?

8 Was versteht man unter einer „angemessenen" Vergütung?

9 Gilt das Mindestlohngesetz auch für Ausbildungsverträge?

10 Eine Schülerin macht ein zweimonatiges Praktikum in einer Zahnarztpraxis, um den Beruf kennenzulernen. Muss Sie nach Mindestlohngesetz entlohnt werden?

11 Überprüfen Sie Ihren Ausbildungsvertrag, ob alle auf S. 22 aufgeführten Punkte enthalten sind.

12 Welche Gesetze gelten, wenn in der Kündigung die entsprechenden rechtlichen Bestimmungen fehlen?

13 Warum wird die Berufsausbildung zur Zahnmedizinischen Fachangestellten in der ganzen Bundesrepublik anerkannt? Gilt dies auch für Europa?

14 Der Organisationsgrad der Zahnmedizinischen Fachangestellten (Zahnarzthelferinnen) in Berufsverbänden (Gewerkschaften) war immer und ist bis heute sehr gering. Geben Sie mögliche Gründe dafür an.

15 Welche Organisationen vertreten die Interessen der Zahnmedizinischen Fachangestellten (Zahnarzthelferinnen)?

16 Für Baden-Württemberg gibt es keinen gültigen Tarifvertrag. Versuchen Sie auf der Seite der LKZ BW die Vergütungsempfehlung für die auszubildenden Zahnmedizinischen Fachangestellten zu finden.

17 Vergleichen Sie die Vergütungsempfehlung der LKZ BW mit einem gültigen Tarifvertrag ZFA in einem anderen Bundesland (finden Sie auf der Seite des VMF).

18 Besorgen Sie sich die aktuellen Tarifverträge und klären Sie:
a Haben Sie Anspruch auf einen Zuschuss zu den vermögensbildenden Leistungen?
b Haben Sie Anspruch auf ein 13. Monatsgehalt?
c Sie müssen am Sonntag acht Stunden Notdienst leisten. Wie ist die Bezahlung geregelt?

19 Gegen welche Bestimmungen wird durch wen im folgenden Fall verstoßen?
Die 16-jährige Petra Fuchs schließt mit dem Zahnarzt Dr. Andreas Zahlgut einen Ausbildungsvertrag per Handschlag. Herr Dr. Zahlgut meint, dass Petra am besten nicht zur Berufsschule gehen und besser in der Praxis arbeiten solle. Petra willigt gegen doppelte Bezahlung ein. Am Nachmittag hat sie frei und plaudert mit einem Bekannten über die Praxisumsätze, die sie beim Spielen mit dem Praxiscomputer entdeckt hat. Die benötigten Absauger für die Assistenz und die weißen Kittel muss sich Petra selbst kaufen, weil die Praxis voll ausgelastet ist. Zum Ende der Ausbildung wird Petra mit guten Worten, aber ohne Zeugnis von Herrn Dr. Zahlgut entlassen.

20 Wann ist die Ausbildung im folgenden Fall beendet? Ende laut Ausbildungsvertrag: 01.08.16, Abschlussprüfung bestanden: 30.07.16.

21 Ist eine Kündigung des Ausbildungsverhältnisses im folgenden Fall möglich? Die Auszubildende hat den Ausbilder vor drei Wochen bestohlen. Dafür hat der Ausbilder der Auszubildenden „eine geknallt".

22 Eine Auszubildende verlässt nach der Probezeit die Praxis ohne Kündigung und erscheint nicht wieder. Auf welche Schadensersatzforderung der Praxis muss sie sich „gefasst machen"?

23 Kann die Auszubildende das Ausbildungsverhältnis kündigen, wenn sie sich einen anderen Ausbildungsbetrieb der gleichen Branche sucht? Begründen Sie Ihre Antwort.

2 Arbeitsvertrag

Das Arbeitsrecht besteht nicht aus einem Gesetz oder einem zusammenhängenden Gesetzeswerk (wie z. B. das Sozialgesetzbuch), sondern aus einer Vielzahl von Gesetzen und Verordnungen. Dazu zählen:

- Grundgesetz
- Länderverfassungen
- Bürgerliches Gesetzbuch
- Handelsgesetzbuch
- Gewerbeordnung
- Arbeitszeitgesetz
- Bundesurlaubsgesetz
- Tarifvertragsgesetz
- Nachweisgesetz
- Betriebsverfassungsgesetz
- Ladenschlussgesetz
- Kündigungsschutzgesetz
- Jugendarbeitsschutzgesetz
- Beschäftigungsförderungsgesetz
- Mutterschutzgesetz
- Schwerbehindertengesetz
- Arbeitsgerichtsgesetz
- Internationales Recht
- ›EU-Richtlinien
- Teilzeitarbeitsgesetz

EU
Europäische Union

Für viele Regelungen existieren überhaupt keine Gesetze, weshalb man heute auch vom „Richterrecht" im Arbeitsrecht spricht. Die Arbeitsgerichte haben in einer Vielzahl von Entscheidungen manche Lücken im Gesetz gefüllt.

Die gesetzlichen Bestimmungen und Urteile der Arbeitsgerichte finden sich auf verschiedenen Ebenen (s. Abb. 1).

Abb. 1 Ebenen der gesetzlichen Bestimmungen

Grundgesetz, EU-Richtlinien und internationales Recht
Arbeitsrechtliche Einzelgesetze
Tarifvertrag
Betriebsvereinbarung
Einzelarbeitsvertrag

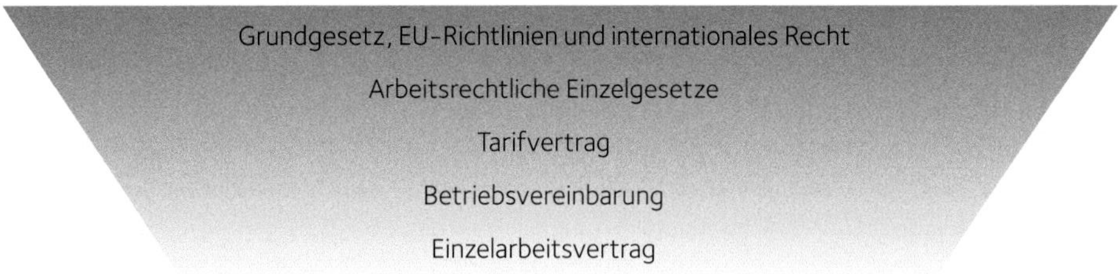

Hierbei gilt das sogenannte Günstigkeitsprinzip, d. h., ausgehend vom Grundgesetz, EU-Richtlinien und internationalem Recht dürfen die nachfolgenden Regelungen nur zugunsten des Arbeitnehmers abweichen.

2.1 Rechtliche Rahmenbedingungen und Überwachung der Schutzvorschriften

Die wichtigsten Gesetze zum Schutz von Arbeitnehmern sollen im Folgenden besprochen werden (s. Abb. 2). Dies gilt insbesondere für besonders schützenswerte Personengruppen wie Jugendliche, Frauen und werdende Mütter.

Abb. 2 Arbeitsschutzgesetze

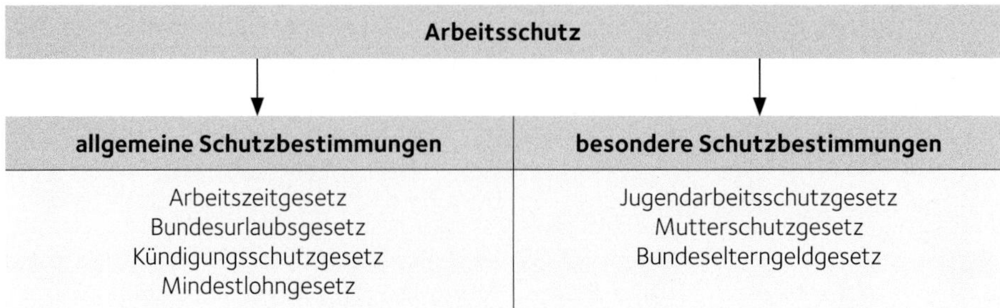

Gesetzliche Arbeitsschutzbestimmungen sind unabdingbar, d. h., sie dürfen durch Vertrag (Arbeits-, Tarifvertrag, Betriebsvereinbarung) nur zugunsten des Arbeitnehmers verändert werden.

2.1.1 Jugendarbeitsschutzgesetz

Schon in den mittelalterlichen Zunftordnungen und im damaligen Stadtrecht gab es Bestimmungen zum Schutz jugendlicher Arbeiter. Das heutige Gesetz stammt aus dem Jahre 1960 und wurde 1976, 1984, 1997/98 und 2000 in wesentlichen Bestimmungen geändert und ergänzt. Ziel des Gesetzes ist bis heute, dass Jugendliche bei ihrem Eintritt in das Arbeitsleben besonders gegen Überlastung geschützt werden (s. Tab. 1 , Tab. 1 S. 30).
Manche Bestimmungen gelten auch noch, wenn der auszubildende Jugendliche während der Ausbildungszeit 18 Jahre alt wird (z. B. die Freistellung für den Berufsschulbesuch). Das Gewerbeaufsichtsamt überwacht die Einhaltung der Bestimmungen. Bei Verstößen droht ein Bußgeld bis 15 000,00 €.

Das Jugendarbeitsschutzgesetz finden Sie unter

www.gesetze-im-internet.de/bundesrecht/jarbschg/gesamt.pdf

Das Jugendarbeitsschutzgesetz gilt für Jugendliche, die 15, aber noch nicht 18 Jahre alt und in einem Betrieb oder beim Staat beschäftigt sind. Dies kann als Auszubildender, Arbeitnehmer, Heimarbeiter oder Beamtenanwärter sein. Kinderarbeit (bis 15 Jahre) ist nach diesem Gesetz grundsätzlich verboten.

Kinder ab 13 Jahren dürfen leichte Tätigkeiten (z. B. Prospekte verteilen, Haustiere betreuen, Babysitting, Einkaufen) bis zu zwei Stunden täglich ausüben. In der Landwirtschaft sind bis zu drei Stunden für leichte Tätigkeiten zulässig.

Arbeitsbedingungen	**Bestimmungen für jugendliche Arbeitnehmer**
Arbeitszeit	täglich 8 Stunden (in Ausnahmefällen 8,5 Stunden), wöchentlich 40 Stunden
Schichtzeit	Anwesenheitszeit in der Praxis (Arbeitszeit + Ruhepausen) darf nicht länger als 10 Stunden betragen.
Berufsschulbesuch	Freistellung zum Berufsschulbesuch; dieser wird auf die Arbeitszeit angerechnet und vergütet.
Beschäftigungsverbote	Beträgt die Unterrichtszeit mehr als 5 Stunden zu je 45 Minuten, ist der Jugendliche an einem Berufsschultag in der Woche von der Arbeit freizustellen. Hier wird der Berufsschultag dann mit maximal 8 Stunden auf die Arbeitszeit angerechnet. Bei Unterricht an einem weiteren Tag in der Woche wird die tatsächlich in der Schule verbrachte Unterrichtszeit auf die Arbeitszeit angerechnet. Bei Unterrichtsbeginn vor 9 Uhr darf der Jugendliche vorher nicht im Betrieb beschäftigt werden. An dem Arbeitstag, der der schriftlichen Abschlussprüfung unmittelbar vorausgeht, ist der Jugendliche freizustellen.
Ruhepausen	Bei 4,5 bis 6 Arbeitsstunden mindestens 30 Minuten, bei mehr als 6 Arbeitsstunden mindestens 60 Minuten; länger als 4,5 Stunden hintereinander dürfen Jugendliche nicht beschäftigt werden. Eine Arbeitsunterbrechung muss mindestens 15 Minuten betragen.
Freizeit	täglich mindestens 12 Stunden ununterbrochen (inklusive Schlaf natürlich!)
Nachtruhe	Beschäftigungsverbot von 20 bis 6 Uhr Ausnahmen: Jugendliche über 16 Jahren in Bäckereien (ab 5 Uhr, über 17 Jahre ab 4 Uhr), in Gaststätten (bis 22 bzw. 23 Uhr), in der Landwirtschaft, in Molkereien, ZFA im Notdienst usw.
Fünftagewoche	An Samstagen ist die Beschäftigung verboten; Ausnahmen: z. B. Bäckereien, Gaststätten, Verkaufsstellen, Friseurhandwerk, ZFA im Notdienst; Ausgleich dafür an einem anderen berufsschulfreien Arbeitstag.

Tab. 1 Bestimmungen des Jugendarbeitsschutzgesetzes

Sonn- und Feiertagsruhe	Beschäftigungsverbot; Ausnahmen: z. B. Landwirtschaft, Familienhaushalte, Gaststätten, Gesundheitswesen; Ausgleich dafür an einem anderen berufsschulfreien Arbeitstag
Urlaub	Jugendlicher ist am 1. Januar des Jahres – noch nicht 16 → 30 Werktage Urlaubsanspruch, – noch nicht 17 → 27 Werktage Urlaubsanspruch, – noch nicht 18 → 25 Werktage Urlaubsanspruch. Der Urlaub ist zusammenhängend in den Berufsschulferien zu gewähren.
Beschäftigungsverbot	Arbeiten, die die Leistungsfähigkeit übersteigen (Akkord- und Fließbandarbeiten) sowie gefährliche Arbeiten (ausgenommen bei Arbeiten zu Ausbildungszwecken, z. B. Röntgen)
Ärztliche Untersuchungen	Erstuntersuchung vor Beschäftigungsbeginn (frühestens 14 Monate), erste Nachuntersuchung spätestens 14 Monate nach Ausbildungsbeginn

Tab. 1 Bestimmungen des Jugendarbeitsschutzgesetzes

Bei einem (vermeintlichen) Verstoß gegen Bestimmungen des Jugendarbeitsschutzgesetzes ist der Arbeitgeber oder der Ausbilder der erste Ansprechpartner für den Auszubildenden. Oft kann hier schon im persönlichen Gespräch eine Klärung erzielt werden. Erst wenn hier keine Klärung der Sachlage erreicht werden kann, sollte der Schlichtungsausschuss bei den Zahnärztekammern bemüht werden.

2.1.2 Arbeitszeitregelung für Erwachsene

Die für Erwachsene (Personen ab 18 Jahre) geltenden Höchstarbeitszeiten hat man in der EU vereinheitlicht und im Arbeitszeitgesetz geregelt (s. Tab. 2). Dieses Gesetz gilt nach Wegfall des Bäckereiarbeitszeitgesetzes auch in Bäckereien und Konditoreien. Dennoch bestehen einige Ausnahmen.

Arbeitszeitregelung	Bestimmungen in allen Betrieben für Arbeitnehmer über 18 Jahre
Arbeitszeit	reine Arbeitszeit, ohne Ruhepausen
Normalarbeitszeit	8 Stunden täglich (an 6 Werktagen); die Arbeitszeit kann bis 10 Stunden verlängert werden, d. h. wöchentlich höchstens 60 Stunden; innerhalb von 6 Monaten muss der Schnitt von 8 Stunden/Werktag jedoch gewahrt werden. Hierdurch können Praxen flexibler auf Arbeitsanfall reagieren.
Ruhezeit	mindestens 11 Stunden täglich; Ausnahme: 10 Stunden mit Ausgleich innerhalb von 4 Wochen, z. B. in der Landwirtschaft, möglich
Ruhepausen	Arbeitszeit von mehr als 6 bis 9 Stunden: mindestens 30 Minuten; Arbeitszeit von mehr als 9 Stunden: mindestens 45 Minuten
Sonn- und Feiertagsruhe	keine Beschäftigung; Ausnahmen: Gastgewerbe, Notdienste usw. Es müssen jedoch 15 Sonntage im Jahr beschäftigungsfrei bleiben. Ersatzruhetage müssen gewährt werden.

Tab. 2 Arbeitszeitregeln für Erwachsene

In Tarifverträgen und Betriebsvereinbarungen können andere Regelungen für die Arbeitnehmer eines Betriebs bzw. einer Branche vorgesehen sein.

2.1.3 Bundesurlaubsgesetz

Dieses Gesetz wurde den EU-Regelungen angepasst und regelt die grundlegende Jahresarbeitszeit für Arbeitnehmer. Es gilt für alle Arbeitnehmer (auch Teilzeitbeschäftigte) über 18 Jahre, die seit über 6 Monaten in der Praxis tätig sind.
Die wichtigsten Bestimmungen im Einzelnen:

- Der Mindesturlaub beträgt 24 Werktage (der Samstag ist ein Werktag, in den Zahnarztpraxen aber kein Arbeitstag). Umrechnungsformel:

$$\left(\frac{\text{Werktage}}{6}\right) \times \text{wöchentliche Arbeitstage}$$

- Der Urlaubsanspruch beträgt 1/12 des Jahresurlaubs für jeden beschäftigten Monat. Der volle Urlaubsanspruch entsteht für den Arbeitnehmer bei einer Beschäftigung über den 30.06. eines Jahres hinaus.
- Der Urlaub muss zusammenhängend gewährt werden (mindestens 12 Werktage).
- Die Barabgeltung ist grundsätzlich verboten.
- Der Urlaub muss in dem Jahr genommen werden, in dem der Anspruch entstanden ist (Ausnahme bei Vereinbarung bis zum 31.03. des Folgejahres).

2.1.4 Kündigungsschutzgesetz

Allgemeiner Kündigungsschutz

Für Arbeitnehmer, die über 18 Jahre alt sind und **seit 6 Monaten** in einer Praxis mit **mehr als 10 Arbeitnehmern** (ausschließlich der Auszubildenden; Teilzeitkräfte werden prozentual angerechnet) arbeiten, gilt bei Neueinstellung das Kündigungsschutzgesetz. Es gelten noch Übergangsregelungen.

Die Hauptbestimmung besagt, dass eine Kündigung durch den Arbeitgeber nur erfolgen kann, wenn sie **sozial gerechtfertigt** ist. Das bedeutet, die Kündigungsgründe müssen entweder

- **in der Person oder dem Verhalten des Arbeitnehmers liegen** (z. B. Schlechterbringung der Arbeit, Streitereien, häufiges Fehlen durch Krankheit, unentschuldigtes Fehlen, Nichteinhalten der Arbeitszeit, Ausüben von Nebentätigkeiten). In diesen Fällen muss der Arbeitnehmer mindestens einige Male abgemahnt werden, d. h., es muss ihm mitgeteilt werden (möglichst schriftlich), dass er etwas getan hat, was der Arbeitgeber nicht duldet, und dass dies seine Kündigung zur Folge haben kann. Liegt der Kündigungsgrund in der Person, z. B. der Arbeitnehmer ist gesundheitlich nicht mehr in der Lage, den Beruf auszuüben, braucht keine Abmahnung zu erfolgen.

Informationen zu Kündigungsschutz und Kündigungsfristen finden Sie unter

www.gesetze-im-internet.de/bundesrecht/kschg/gesamt.pdf

oder

- **durch dringende betriebliche Erfordernisse begründet sein** (z. B. Praxisumsatzrückgang, Praxisgewinnrückgang, Arbeitsmangel). Dies muss vom Arbeitgeber bewiesen werden. Dabei muss der Arbeitgeber eine **soziale Auswahl** durchführen. Das bedeutet, er muss bestimmte soziale Grunddaten berücksichtigen:
  - Dauer der Praxiszugehörigkeit
  - Lebensalter des Arbeitnehmers
  - Unterhaltspflichten des Arbeitnehmers

Mitarbeiter, deren Beschäftigung in einem dringenden betrieblichen Interesse liegt (z. B. wegen besonderer Fähigkeiten oder Kenntnisse), können aus der Sozialauswahl herausgenommen werden.

Die oben angeführten Bestimmungen gelten auch für die sogenannte Änderungskündigung. Hierbei wird dem Arbeitnehmer die alte Arbeitstätigkeit in der Praxis gekündigt und gleichzeitig eine neue Arbeitstätigkeit in der Praxis angeboten.
Bei jeder Kündigung muss zudem der Betriebs- oder Personalrat (falls vorhanden, z. B. in Kliniken) informiert und gehört werden. Wird er nicht informiert, ist die Kündigung unwirksam. Seine Beschwerde oder der Widerspruch gegen die Kündigung hat Auswirkung auf die Weiterbeschäftigung bis zur endgültigen Klärung.

Besonderer Kündigungsschutz

Bestimmte Personengruppen genießen einen besonderen Kündigungsschutz (s. Tab. 1, s. Abb. 1)

Geschützter Personenkreis (Gesetz)	Kündigung ist unzulässig
Schwangere Arbeitnehmerinnen und Mütter nach der Entbindung (Mutterschutzgesetz)	während der Schwangerschaft bis vier Monate nach Geburt
Erziehende Mütter oder Väter, bis das Kind drei Jahre alt ist (Bundeselterngeldgesetz)	während der Elternzeit
Auszubildende (Berufsbildungsgesetz)	nach der Probezeit
Betriebsräte und Jugendvertreter	während ihrer Amtszeit
Arbeitnehmer in Pflegezeit	während der Pflegezeit

Tab. 1 Personen mit Kündigungsschutz

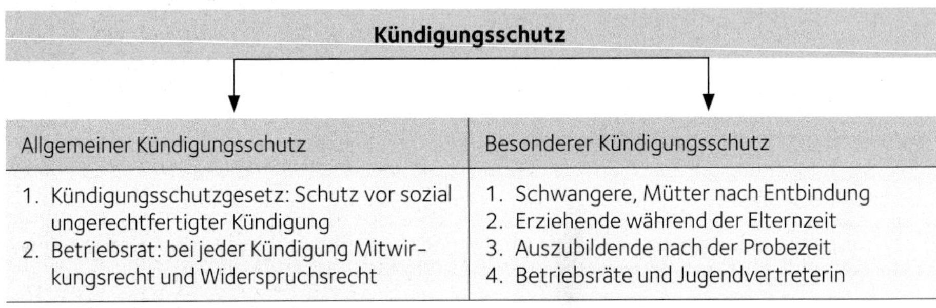

Kündigungsschutz
Allgemeiner Kündigungsschutz
1. Kündigungsschutzgesetz: Schutz vor sozial ungerechtfertigter Kündigung
2. Betriebsrat: bei jeder Kündigung Mitwirkungsrecht und Widerspruchsrecht
Besonderer Kündigungsschutz
1. Schwangere, Mütter nach Entbindung
2. Erziehende während der Elternzeit
3. Auszubildende nach der Probezeit
4. Betriebsräte und Jugendvertreterin

Abb. 1 Arten des Kündigungsschutzes

2.1.5 Mutterschutz, Elternzeit, Elterngeld und Teilzeitarbeit

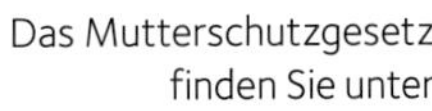

Das Mutterschutzgesetz finden Sie unter

www.gesetze-im-internet.de/bundesrecht/muschg/gesamt.pdf

www.bmfsfj.de → Gesetze

Nach dem Grundgesetz hat die Mutter Anspruch auf den Schutz und die Fürsorge durch die Gemeinschaft. Hieraus leitet sich der Anspruch des Mutterschutzgesetzes ab. Es gilt seit 1951, wurde 1968 verbessert und um das Bundeselterngeld- und das Elternzeitgesetz erweitert:

- Alle Arbeiten, die das Leben von Mutter und Kind gefährden, sind verboten (z. B. Akkord, Fließbandarbeit, Einwirkung gesundheitsschädigender Stoffe).
- Sechs Wochen vor und acht Wochen nach Entbindung (14 Wochen) besteht ein absolutes Beschäftigungsverbot (Schutzfrist, bei Frühgeburten wird die Frist nach Geburt bis auf 14 Wochen verlängert).
- Sobald die Schwangerschaft dem Arbeitgeber angezeigt wird, besteht absoluter Kündigungsschutz bis 4 Monate nach Entbindung.
- Die Mutter erhält Mutterschaftsgeld über die Lohnfortzahlung durch den Arbeitgeber und die Krankenkasse.

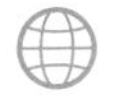

Informationen zum ElterngeldPlus finden Sie hier:

www.elterngeld-plus.de

Gegen diesen Anspruch der werdenden Mütter auf Mutterschaftsgeld müssen sich alle Arbeitgeber (auch Zahnarztpraxen) durch die Umlage U2 „versichern". Die Umlagekasse erstattet den Anteil des Zahnarztes am Mutterschaftsgeld. Umlagekassen können alle Krankenkassen sein.

Für alle Kinder, die ab dem 01.01.2007 geboren sind, erhalten die Eltern unabhängig von ihrem Status (z. B. Hausmann, -frau, ALG-II-Bezieher, Auszubildende) 300,00 € monatlich für zunächst 12 Monate. Wird eine Berufstätigkeit aufgegeben, beträgt das Elterngeld 67 % des Einkommens, maximal aber 1800,00 €. Die Bezugsdauer wird um zwei weitere Monate verlängert, wenn auch der Partner (oft der Vater) in dieser Zeit auf die Beschäftigung verzichtet.

Eltern, die erwerbstätig sind, steht nach diesem Gesetz die Elternzeit bis zu 36 Monate zu. Diese können sie sich auch teilen oder eventuell gemeinsam nehmen. Während der Elternzeit gilt ein absoluter Kündigungsschutz. Zudem haben Eltern das Recht auf Teilzeitbeschäftigung, wenn sie in einem Betrieb arbeiten, der mindestens 15 Arbeitnehmer beschäftigt. Nach Vereinbarung mit dem Arbeitgeber kann ein Jahr der Elternzeit auch auf die Zeit zwischen dem dritten und achten Lebensjahr des Kindes verlegt werden.

2.2 Einzelarbeitsvertrag

2.2.1 Anbahnung, Abschluss und Inhalt

Schon vor dem Abschluss des Einzelarbeitsvertrags übernehmen die zukünftigen Partner gewisse Pflichten. So muss sich der Bewerber beispielsweise daran halten, wenn Diskretion über den Namen der Praxis oder des Unternehmens, bei dem er sich vorstellte, gewahrt werden soll. Ebenso muss die Praxis oder das Unternehmen mit den Bewerbungsunterlagen des Bewerbers diskret umgehen.

Bei Einladungen zu Vorstellungsgesprächen müssen dem Bewerber entstehende Kosten erstattet werden. Es dürfen nur zulässige Fragen im Vorstellungsgespräch gestellt werden, die dann auch wahrheitsgemäß beantwortet werden müssen. Zulässige Fragen sind solche nach der fachlichen und persönlichen Eignung des Bewerbers. Werden zulässige Fragen vom Bewerber falsch beantwortet, kann der Arbeitsvertrag vom Arbeitgeber angefochten werden. Ungünstige Umstände muss der Bewerber nicht offenbaren, wenn er nicht danach gefragt wird. Ablehnungen dürfen nicht diskriminierend begründet sein.

Beim Abschluss des Vertrags herrscht ›Vertragsfreiheit im Rahmen der bestehenden Gesetze. ›Formfreiheit besteht beim Arbeitsvertrag nicht. Nach dem Nachweisgesetz müssen alle wesentlichen Bedingungen des Arbeitsverhältnisses schriftlich festgehalten werden. Die entsprechende Niederschrift muss dem Arbeitnehmer innerhalb eines Monats ausgehändigt werden. Dennoch kann ein Arbeitsverhältnis auch formlos (z. B. durch Stillschweigen) begründet werden.

Vertragsfreiheit
Freiheit, Verträge abschließen zu können

Formfreiheit
Grundsätzlich spielt es keine Rolle, in welcher Form Willenserklärungen abgegeben werden.

Die Niederschrift sollte folgende Angaben enthalten:

- **Namen und Anschriften** von Arbeitgeber und Arbeitnehmer
- **Beginn des Arbeitsverhältnisses**
- Die **Art der Arbeit** sollte geregelt sein. Dies erfolgt meist durch die Angabe der Berufsbezeichnung (z. B. Zahnmedizinische Fachangestellte).
- **Vergütungsregelung,** z. B. Monatslohn bzw. Jahresgehalt, Zulagen, Zuschläge, Prämien, Weihnachtsgeld, Urlaubsgeld und deren Fälligkeit. Durch das Mindestlohngesetz ist hier eine gravierende Änderung eingetreten: Grundsätzlich darf niemand unter einem Stundenlohn von 8,50 € (2015) beschäftigt werden. Es gibt einige wenige Ausnahmen (z. B. Auszubildende, Praktika unter drei Monaten, Jugendliche unter 18 Jahren ohne abgeschlossene Ausbildung, freie Mitarbeiter). Dazu müssen die Unternehmen genaue Aufzeichnungen führen, aus denen die genaue Arbeitszeit hervorgeht, damit der Lohn auch korrekt berechnet wird. Das Gesetz gilt auch für Minijobs. Bei seiner Einführung 2015 war das Gesetz sehr umstritten, obwohl es in manchen europäischen Staaten vergleichbare Regelungen gibt.
- **Urlaubstage** (ggf. die Lage des Urlaubs, z. B. in den Schulferien)
- **Kündigungsfristen:** Neben den gesetzlichen Fristen sind hier geringe Abweichungen möglich.
- **Arbeitszeit:** Hier sind heute neben der starren Voll- und Teilzeitarbeit zahlreiche Varianten möglich. Sie reichen von der flexiblen Arbeitszeitregelung über „Jobsharing" (zwei Arbeitskräfte teilen sich einen Arbeitsplatz) bis zur „Arbeit auf Abruf".
- **Vertragsdauer:** Wird der Vertrag ohne Vertragsdauer abgeschlossen, handelt es sich um einen unbefristeten Arbeitsvertrag. Er endet durch Kündigung oder Aufhebung. Häufig werden dennoch die ersten sechs Monate des Vertrags als Probezeit für beide Vertragspartner vereinbart. Innerhalb der Probezeit werden kürzere Kündigungsfristen festgelegt.
- **Tarifvertragsunterwerfung:** Um sich zahlreiche Einzelregelungen zu ersparen, kann man einen Arbeitsvertrag, auf den ein Tarifvertrag keine Anwendung findet, dem Tarifvertrag dennoch unterwerfen. Es gelten dann alle Bestimmungen dieses Tarifvertrags. Gleiches gilt für Betriebs- oder Dienstvereinbarungen.

HINWEIS

Die Pflichten des einen sind gleichzeitig die Rechte des anderen.

Neben den im Arbeitsvertrag genannten Rechten und Pflichten bestehen für das gesamte Arbeitsverhältnis weitere Rechte und Pflichten (s. Tab. 1, s. Tab. 2).

Pflichten des Arbeitnehmers = Rechte des Arbeitgebers	Verletzung der Pflicht – Beispiel
Arbeitspflicht	Arbeitnehmer kauft während der Arbeitszeit für private Zwecke ein.
Weisungspflicht	Arbeitnehmer führt Aufträge seines Vorgesetzten nicht aus.
Treuepflicht	Arbeitnehmer arbeitet am Wochenende „schwarz“. Arbeitnehmer arbeitet in einer vergleichbaren Tätigkeit trotz Krankschreibung.
Verschwiegenheitspflicht	Arbeitnehmer plaudert Geschäftsgeheimnisse aus.
Schadensersatzpflicht	Arbeitnehmer verursacht grob fahrlässig oder mit Vorsatz einen Schaden.

Tab. 1 Arbeitnehmerpflichten

Pflichten des Arbeitgebers = Rechte des Arbeitnehmers	Verletzung der Pflicht – Beispiel
Entlohnungspflicht	Arbeitgeber zahlt nicht den vereinbarten Lohn.
Beschäftigungspflicht	Arbeitgeber beschäftigt den Arbeitnehmer mit nicht vereinbarten Tätigkeiten.
Fürsorgepflicht	Arbeitgeber beschäftigt einen Arbeitnehmer mit gesundheitsgefährdenden Arbeiten. Arbeitgeber führt die Sozialversicherungsbeiträge nicht ab.
Zeugnispflicht	Arbeitgeber weigert sich, den Arbeitnehmer in einem Zeugnis zu beurteilen.

Tab. 2 Arbeitgeberpflichten

2.2.2 Befristete Arbeitsverträge

Der unbefristete Arbeitsvertrag stellt den Normalzustand dar, den es zu erreichen gilt. Eine Befristung des Arbeitsvertrags ist aus sachlichen Gründen möglich.

Sachliche Gründe können z. B. sein:
- Bedarf an der Arbeitsleistung besteht nur vorübergehend
- Auszubildenden soll der Übergang in das Berufsleben erleichtert werden
- Beschäftigung zur Vertretung eines anderen Arbeitnehmers
- die Befristung zur Erprobung
- Vertretung während der Elternzeit

Ausnahmsweise ist auch eine Befristung ohne Grund zulässig. Liegt kein sachlicher Grund vor, beträgt die Höchstbefristung zwei Jahre. Diese kann innerhalb der zwei Jahre drei Mal erneuert werden. Es muss sich allerdings um Neueinstellungen handeln. Für Arbeitnehmer über 52 Jahre und neu gegründete Unternehmen gelten Sonderbestimmungen.

Bei befristeten Arbeitsverträgen bedarf es keiner Kündigung. Sie enden durch Zeitablauf (wie der Ausbildungsvertrag). Allgemeine und besondere Kündigungsschutzgründe gelten nicht.

Die Arbeitsverträge können auch während der Befristung mit den normalen Kündigungsfristen gekündigt werden.

In Tarifverträgen können die Befristungen ausgedehnt oder eingeschränkt werden.

2.2.3 Beendigung des Arbeitsverhältnisses

Das Arbeitsverhältnis kann enden durch
- Aufhebungsvertrag,
- Kündigung (bei unbefristeten Verträgen),
- Zeitablauf (bei befristeten Verträgen),
- Tod des Arbeitnehmers,
- Erreichen einer bestimmten Altersgrenze (z. B. Rentenalter).

Aufhebungsvertrag

Hierbei vereinbaren die beiden Parteien die Aufhebung des Arbeitsvertrags. Ebenso werden die noch bestehenden Rechte und Pflichten (z. B. Resturlaub, Abfindungszahlung) hierin geklärt.

Kündigung

Die Kündigung ist ein einseitig empfangsbedürftiges Rechtsgeschäft, das heißt, die Kündigung gilt nur, wenn der Empfänger sie erhalten hat (z. B. ›Einschreiben mit Rückschein). Diesen Nachweis muss der Absender leisten. Für Kündigungen ist die Schriftform gesetzlich vorgeschrieben.

Einschreiben mit Rückschein, S. 172

Die Grundkündigungsfrist für alle Arbeitnehmer beträgt vier Wochen zum 15. oder 30. des Monats.

Für Arbeitnehmer bis zu zwei Jahren Praxiszugehörigkeit in einer Praxis mit bis zu 20 Arbeitnehmern gilt die ›Kündigungsfrist zu jedem Datum, wenn dies im Arbeitsvertrag niedergelegt ist. Darüber hinaus gibt es verlängerte Kündigungsfristen. Sie richten sich nach der Dauer der Praxiszugehörigkeit (s. Tab. 1).

Kündigungsfrist
Frist von der Abgabe der Kündigung bis zum Verlassen der Arbeitsstelle

Dauer der Praxiszugehörigkeit	Kündigungsfrist jeweils zum Ende des Monats
2 Jahre	1 Monat
5 Jahre	2 Monate
8 Jahre	3 Monate
10 Jahre	4 Monate
12 Jahre	5 Monate
15 Jahre	6 Monate
20 Jahre	7 Monate

Tab. 1 Kündigungsfristen

Die verlängerten Kündigungsfristen können tarifvertraglich gekürzt und verlängert werden. Sie gelten nur für die Kündigung durch den Praxisinhaber. Die Kündigungsfrist während der Probezeit beträgt zwei Wochen.

Außerordentliche (fristlose) Kündigung

Diese Kündigung ist nur aus wichtigem Grund möglich. Das durch das Arbeitsverhältnis begründete Vertrauensverhältnis muss so nachhaltig gestört sein, dass dem Vertragspartner die Fortsetzung des Arbeitsverhältnisses nicht zugemutet werden kann.
Eine fristlose Kündigung kann nur innerhalb von zwei Wochen nach Eintritt des wichtigen Grundes erfolgen.

BEISPIEL

Der **Arbeitgeber** kann fristlos kündigen, wenn der Arbeitnehmer
- falsche Zeugnisse vorgelegt hat,
- Diebstahl, Unterschlagung, Betrug begangen hat,
- den Arbeitsplatz verlässt oder die Arbeit beharrlich verweigert,
- den Arbeitgeber oder seine Vertreter grob beleidigt oder tätlich wird,
- vorsätzlich Sachen des Arbeitgebers oder eines Mitarbeiters beschädigt.

Der **Arbeitnehmer** kann fristlos kündigen, wenn der Arbeitgeber
- das Arbeitsentgelt nicht zahlt,
- den Arbeitnehmer grob beleidigt oder tätlich wird.

Rechte des Arbeitnehmers nach der Kündigung

Der Arbeitnehmer kann vom Arbeitgeber nach einer Kündigung Folgendes verlangen:
- angemessene Zeit, um einen neuen Arbeitsplatz zu finden
- Rückgabe der Arbeitspapiere (Lohnsteuerbescheinigung, Versicherungsnachweisheft, Zeugnis, evtl. Urlaubsbestätigung)
- Zeugnis:
  - **einfaches Zeugnis:** Arbeitsbescheinigung, aus der die Art der Tätigkeit und die Dauer hervorgeht
  - **qualifiziertes Zeugnis:** enthält zusätzlich Führungs- und Leistungsangaben

BEISPIEL

Einer Zahnmedizinischen Fachangestellten, die nachweislich Geld aus der Kasse entwendet hat, darf im Zeugnis keine Ehrlichkeit bescheinigt werden. Der ursprüngliche Arbeitgeber kann hierdurch schadensersatzpflichtig werden. Jedoch darf auch nicht im Zeugnis stehen, dass sie unehrlich ist, weil dies ihr berufliches Fortkommen erschweren würde.

2.2.4 Arbeitsgerichtsbarkeit

Im Laufe der wirtschaftlichen Entwicklung wurde das Arbeitsrecht immer vielfältiger und die Meinungsverschiedenheiten aufgrund der gegensätzlichen Interessenlagen von Arbeitgeber und Arbeitnehmer häuften sich (s. Abb. 1).
Seit 1953 gibt es deshalb eine eigenständige Gerichtsbarkeit für Streitigkeiten aus Arbeitsverhältnissen.

Arbeitsgerichte befassen sich mit folgenden Streitigkeiten zwischen
- Arbeitgeber und Arbeitnehmer aufgrund des Arbeitsvertrags,
- Ausbilder (Arbeitgeber) und Auszubildendem aufgrund des Ausbildungsvertrags,
- den Tarifvertragsparteien aufgrund des Tarifvertrags,
- Betriebsrat und Arbeitgeber aufgrund des Betriebsverfassungsrechts,
- Arbeitgeber- und Arbeitnehmerverbänden aufgrund des Mitbestimmungsrechts.

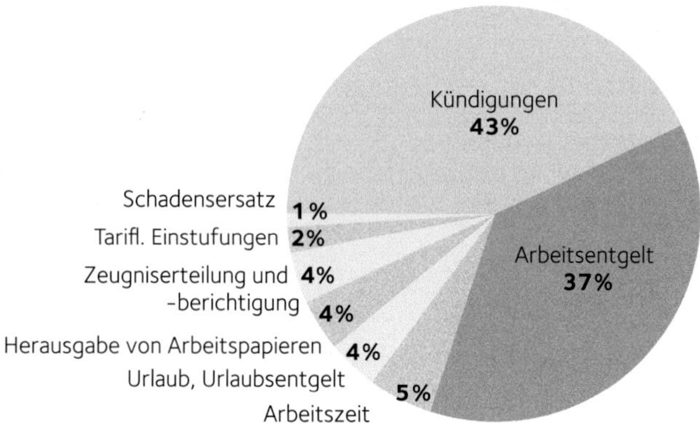

Abb. 1 Gründe für Verfahren vor dem Arbeitsgericht

Eine Verhandlung ist nur möglich, wenn ein Kläger vor dem Gericht mündlich oder schriftlich Klage erhebt. Neben seinen Personalien und der Anschrift des Beklagten muss er den Grund der Klage und eventuelle Beweise nennen. Hierzu benötigt man keinen Rechtsanwalt. Man kann einen Vertreter des entsprechenden Verbandes (z. B. ZFA mit Vertreterin des ❯VMF) mit der Wahrnehmung von Interessen beauftragen.

VMF (Verband medizinischer Fachberufe), S. 24

Vor dem eigentlichen Verfahren steht in jedem Fall die sogenannte Güteverhandlung. Hier versucht der Einzelrichter eine Einigung (Vergleich) zwischen den gegnerischen Parteien zu erreichen. Der Vergleich wird durch die „kostenlose" Verhandlung vom Gesetzgeber unterstützt.

Gelingt eine Einigung hier nicht, kommt es zum „streitigen Verfahren" vor der Kammer, der 1. Instanz des **Arbeitsgerichts.**

Eine Verhandlung vor der Kammer kann enden mit
- Vergleich,
- Klagerücknahme durch eine Partei oder
- Urteil.

Das Urteil wird den Parteien zugestellt. Die Gerichtskosten richten sich nach dem Streitwert, einer vom Gericht festzulegenden Summe in Euro, nach der sich die Gebühren richten (z. B. in Kündigungsprozessen 25 % des Jahresgehalts).

Gegen das Urteil des Arbeitsgerichts ist die Berufung zulässig, wenn der Streitwert über 600,00 € liegt. Die Berufung muss beim Landesarbeitsgericht erfolgen. Hier besteht nun Vertretungszwang, d. h., man muss einen Verbandsvertreter oder einen Rechtsanwalt zur Vertretung bestimmen. Vor dem Landesarbeitsgericht wird der gesamte Fall neu verhandelt.

Das Verfahren kann enden mit:
- Vergleich,
- Klagerücknahme einer Partei oder
- Urteil.

Gegen das Urteil des Landesarbeitsgerichtes kann Revision beim **Bundesarbeitsgericht** zugelassen werden. Dies entscheidet das Landesarbeitsgericht, wenn es sich um einen Rechtsstreit von grundsätzlicher Bedeutung handelt. Gegen diese Entscheidung kann Beschwerde eingelegt werden. Ebenso können die Senate des Bundesarbeitsgerichts entscheiden, ob eine Revision zugelassen wird. Ist die Rechtssache von grundsätzlicher Bedeutung, kann auch das Landesarbeitsgericht durch eine sogenannte Sprungrevision übergangen werden. Vor dem Bundesarbeitsgericht besteht Rechtsanwaltszwang.

Fühlt sich ein Beteiligter durch ein Urteil des Bundesarbeitsgerichts in seinen Grundrechten verletzt, steht ihm die Verfassungsbeschwerde beim **Bundesverfassungsgericht** als letzte Instanz offen.

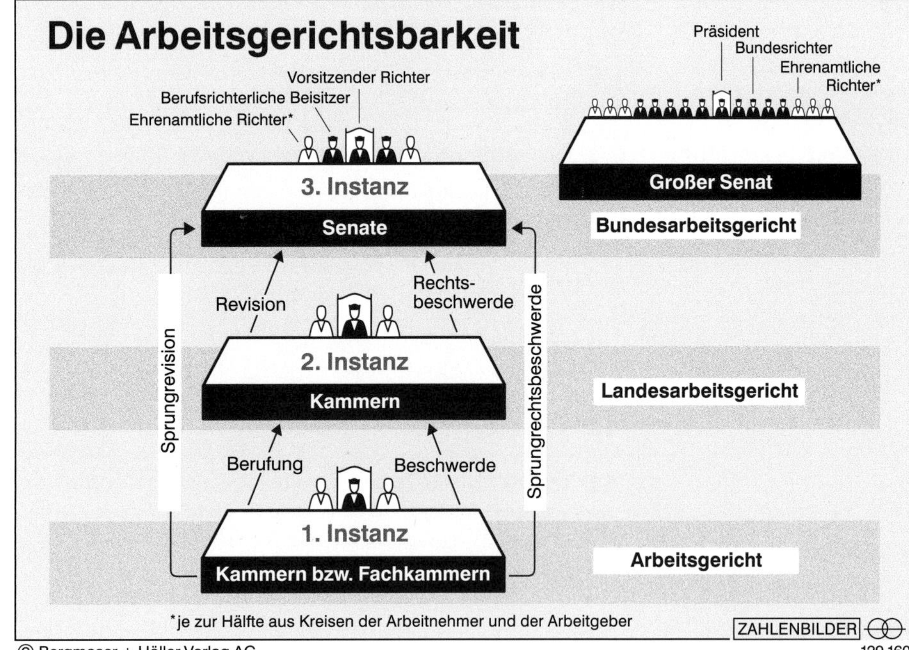

AUFGABEN

1 Klären Sie folgende Fälle unter Einbeziehung der rechtlichen Rahmenbedingungen und Schutzvorschriften:

- **a** Wegen dringender Arbeiten bittet der Ausbilder die Auszubildende, an zwei Tagen in der Woche 8,5 Stunden zu arbeiten.
- **b** Am Freitag dauert die Arbeitszeit von 8:00 bis 13:00 Uhr. Wie viele Ruhepausen stehen den Auszubildenden zu?
- **c** Carola hat folgende Berufsschultage in einer Woche:
  1. Tag: Unterricht von 8:00 bis 13:00 (sechs Unterrichtsstunden)
  2. Tag: Unterricht von 8:00 bis 16:00 (neun Unterrichtsstunden)
  Muss sie nach der Berufsschule noch in der Praxis arbeiten?
- **d** Wie viele Urlaubstage stehen Martina im Jahre 2016 zu, wenn sie am 04.02.2016 18 Jahre alt wird?
- **e** Miriam wird im zweiten Ausbildungsjahr 18 Jahre alt. Sie möchte die Berufsschule nicht mehr besuchen.
- **f** Eine Zahnmedizinische Fachangestellte wird in der Röntgenassistenz ausgebildet. Sie arbeitet am Röntgengerät (gefährliche Arbeit!).
- **g** Petra, 17 Jahre alt, verweigert die Erstuntersuchung.

2 Eine Auszubildende wird im zweiten Ausbildungsjahr schwanger. Sie nimmt anschließend zwei Jahre Elternzeit in Anspruch. Hat sie anschließend das Recht, die Ausbildung zu beenden?

3 Eine Auszubildende besteht am 15.07. des Jahres ihre Abschlussprüfung. Ihren Jahresurlaub hat ihr die Praxis voll gewährt. Zum 01.08. fängt sie ihre erste Arbeitsstelle in einer neuen Praxis an. Hat sie in der neuen Praxis Anspruch auf

- **a** vollen Jahresurlaub,
- **b** anteiligen Jahresurlaub?

4 Einer Auszubildenden wird im dritten Ausbildungsjahr mit folgender Begründung gekündigt: „Sie hat ihre Sache nicht gut gemacht und eigentlich nie ordentlich mit Patienten reden gelernt.“ Nehmen Sie dazu unter Einbeziehung des Kündigungsschutzgesetzes Stellung.

5 In einer Praxis mit vier Zahnmedizinischen Fachangestellten, zwei Zahnmedizinischen Fachhelferinnen und drei Auszubildenden sowie einem Zahntechniker muss wegen eines drastischen Umsatzeinbruchs einem Arbeitnehmer gekündigt werden. Welche Überlegungen muss der Praxisinhaber anstellen?

6 Worin besteht der Unterschied zwischen dem Anspruch auf Mutterschaftsgeld und Elterngeld?

7 Eine werdende Mutter möchte während der Schutzfrist in der Praxis arbeiten. Ist das möglich?

8 Einer Zahnmedizinischen Fachangestellten wird gekündigt. Drei Tage später behauptet sie, dass sie schwanger sei. Nehmen Sie dazu unter Einbeziehung des Kündigungsschutzgesetzes und des Mutterschutzgesetzes Stellung.

9 Eine Arbeitnehmerin verheimlicht Schwangerschaft und Geburt. Hat Sie dennoch Anspruch auf Elternzeit?

10 Wie kann sich die Praxis gegen die Kosten des Mutterschaftsgeldes versichern?

11 Ein Zahntechniker arbeitet im Praxislabor einer Zahnarztpraxis als „freier Mitarbeiter“. Da er in einem Monat eine Woche krank war und die Praxis auch eine Woche wegen Urlaubs geschlossen war, liegt sein Verdienst unter 8,50 € Stunde. Ist dies ein Verstoß gegen das Mindestlohngesetz?

12 Begründen Sie, ob bei einem Bewerbungsgespräch danach gefragt werden darf:
- **a** Gewerkschaftszugehörigkeit
- **b** Schwerbehinderung
- **c** Krankheiten
- **d** Vorstrafen

13 Darf die Ablehnung eines männlichen Bewerbers für eine Stelle als Zahnmedizinischer Fachangestellter durch das Geschlecht begründet sein?

14 Wodurch unterscheidet sich der Einzelarbeitsvertrag vom Ausbildungsvertrag?

15 In welcher Form sollte ein Arbeitsvertrag abgeschlossen werden?

16 Versuchen Sie aus der Sicht Ihres Arbeitgebers für sich selbst ein
- **a** gutes,
- **b** schlechtes

Zeugnis zu schreiben.

17 Welche gesetzlichen Kündigungstermine und -fristen gelten für Arbeitnehmer?

18 Einem Zahntechniker wird am 19.02.2016 zum 31.03.2016 gekündigt. Er war seit vier Jahren in der Praxis beschäftigt. Nehmen Sie dazu unter Einbeziehung gesetzlicher Kündigungsfristen Stellung.

19 Eine Prophylaxeassistentin (25 Jahre alt) möchte nach zehnjähriger Praxiszugehörigkeit in spätestens einem Monat die Praxis verlassen. Welche Möglichkeiten hat sie?

20 Liegen in den folgenden Fällen Ihrer Ansicht nach grobe Beleidigungen (oder sonstige Gründe) vor, die eine Kündigung aus wichtigem Grund rechtfertigen? (Beachten Sie die unten stehenden Grundsätze der Gerichte dazu.)
- **a** Auf einer Baustelle im Freien ruft ein Bauarbeiter seinem Chef zu: „Du Rindvieh hast mir das falsche Holz hochgeschickt!"
- **b** Eine Zahnmedizinische Fachangestellte sagt zu Ihrem Chef während der Behandlung: „Da hast du Simpel aber der Patientin wehgetan!"
- **c** Eine ZFA fälscht auf den Entschuldigungsschreiben für die Berufsschule die Unterschrift ihres Chefs.
- **d** Eine ZFA hat nachweislich in der Berufsschule einer Kollegin das „Handy weggenommen".
- **e** Eine ZFA beleidigt einen Lehrer in der Berufsschule grob.
- **f** Eine ZFA erzählt in der Berufsschule über angebliche Abrechnungsbetrügereien in ihrer Praxis.

Aus den Gerichtsakten

Auch die sonstigen Umstände eines Vorfalls werden bei Gerichtsurteilen berücksichtigt (z. B. der betriebs- und branchenübliche Umgangston, der Bildungsgrad, der psychische Zustand des Arbeitnehmers, der Ort sowie der Zeitpunkt des „Ereignisses", die Anwesenheit von Dritten und die vermutete Ernsthaftigkeit der Äußerung).
So kam das Arbeitsgericht in Bochum zu dem Ergebnis, dass nicht jedes Wort, das aus momentaner Verärgerung gesprochen werde, auf die Goldwaage gelegt werden dürfe. Das Gericht erklärte deshalb die Kündigung eines Mannes für ungültig, der im Verlaufe einer Auseinandersetzung mit seinem Chef geäußert hatte, die Kündigung käme ihm ganz recht, er beziehe sowieso lieber „Stempelgeld". Das hatte der Chef wörtlich genommen und gekündigt. Das Gericht hielt die Kündigung für unangemessen (AZ: 1 Ca 519/80).
Beleidigungen gegenüber Mitarbeitern können eine Kündigung rechtfertigen, falls hierdurch der Betriebsfrieden empfindlich gestört wird – beispielsweise, wenn der Vorwurf persönlicher Unehrenhaftigkeit erhoben wird (Bundesarbeitsgericht – 3 AZR 184/76). Die Verwendung des Götz-Zitats unter Kollegen wiegt in der Regel aber nicht besonders schwer, vorausgesetzt, Betriebsfremde haben nicht „mitgehört".

21 Nehmen Sie zu folgenden Fällen unter Einbeziehung des Kündigungsschutzgesetzes Stellung:

a Ein Zahnarzt fragt eine Zahnmedizinische Fachangestellte beim Einstellungsgespräch nach einer bestehenden Schwangerschaft. Sie antwortet wahrheitswidrig mit Nein. Nach erfolgter Einstellung stellt sich die Schwangerschaft heraus. Der Zahnarzt möchte ihr daraufhin kündigen. Sie pocht auf das Kündigungsverbot des Mutterschutzgesetzes.

b Eine Zahnmedizinische Fachangestellte verlässt mit folgenden Worten zum Arbeitgeber den Arbeitsplatz: „Machen Sie Ihren Scheißdreck doch alleine!" Nachdem sie am nächsten Tag wieder erscheint, verweigert der Arbeitgeber den Zutritt zur Praxis mit den Worten, dass er die Kündigung angenommen habe.

22 Eine Praxis möchte eine Stelle nur vorübergehend besetzen, solange eine Zahnmedizinische Fachangestellte Elternzeit in Anspruch nimmt.

a Ist das möglich? Begründen Sie Ihre Antwort.

b Die Vertreterin, die den Arbeitsvertrag bis zum Ende der Erziehungszeit der Vorgängerin akzeptiert, möchte nach Beendigung der Erziehungszeit (drei Jahre) ihrer Vorgängerin weiter in der Praxis arbeiten. Hat sie ein Recht dazu?

c Die Vertreterin kündigt den befristeten Arbeitsvertrag mit einer Woche Frist zum 27.03. Ist das möglich? Begründen Sie Ihre Antwort.

d Kurz vor Ende der Befristung wird die Vertreterin selbst schwanger. Sie will ebenfalls Elternzeit in Anspruch nehmen. Wie ist hier die Rechtslage?

23 Mit welchen Streitigkeiten befassen sich Arbeitsgerichte?

24 Was versteht man unter „Richterrecht" bei Streitigkeiten aus dem Arbeitsverhältnis?

25 Ist das Arbeitsgericht zuständig?

a Ihre Wohnung wird Ihnen von Ihrem Arbeitgeber gekündigt.

b Sie beleidigen eine Kollegin während der Arbeitszeit.

c Ihr Arbeitgeber verweigert Ihnen die Arbeitspapiere nach Beendigung Ihrer Ausbildung.

d Sie sind mit einer Formulierung in Ihrem Arbeitszeugnis nicht einverstanden.

e Sie reklamieren Ihr nicht erhaltenes „Weihnachtsgeld".

f Ihr Arbeitgeber beschuldigt die Berufsschule eines „Vergehens".

g Es wird nicht der Mindestlohn bezahlt.

26 Wo sehen Sie „Vorteile" des Arbeitsgerichtsverfahrens gegenüber den normalen Gerichtsverfahren vor ordentlichen Gerichten?

27 Nennen Sie die letzte Instanz im Arbeitsgerichtsverfahren.

28 Kann gegen jedes Urteil eines Arbeitsgerichtes „Berufung" eingelegt werden?

29 Welches regionale Arbeitsgericht ist für Sie zuständig?

30 Besuchen Sie eine Verhandlung (Verfahren sind öffentlich) vor dem örtlichen Arbeitsgericht (auch mit der Klasse möglich) und versuchen Sie folgende Punkte zu verstehen:

a Um welchen Sachverhalt geht es?

b Wer ist der „Arbeitgeberrichter", wer ist der „Arbeitnehmerrichter" (nur im Verfahren möglich)?

c Können Sie die Entscheidung des Gerichts nachvollziehen?

3 Gesundheitswesen

Unter dem Gesundheitswesen versteht man die gesundheitliche Versorgung aller Menschen eines Staatsgebietes durch Einrichtungen und Personen, die die Gesundheit fördern und erhalten.

Die Aufgaben des Gesundheitswesens im Einzelnen:

- **Gesundheitsschutz**
  - Schutz vor Erkrankung
  - allgemeine Hygiene
  - Arbeits- und Betriebsmedizin
  - Umweltschutz
  - Seuchenbekämpfung
  - Unfallverhütung
  - Überwachung der Arzneimittel und der Gesundheitseinrichtungen
- **Gesundheitspflege**
  - Bewahrung vor gesundheitsschädlichem Handeln
  - Aufklärung (primäre Prävention)
  - Prophylaxe (sekundäre Prävention)
  - tertiäre Prävention, z. B. Infarktsportgruppe
- **kurative Medizin**
  - Maßnahmen zur Wiederherstellung der Gesundheit

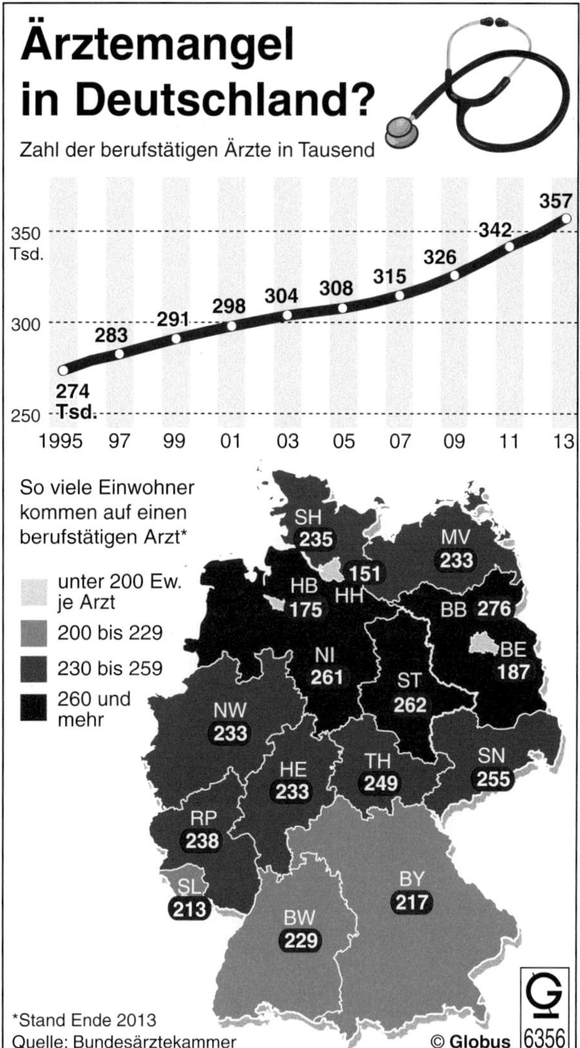

Das Gesundheitswesen in Deutschland besteht aus mehreren traditionell gewachsenen Bereichen: der ambulanten Versorgung, der stationären Versorgung, dem öffentlichen Gesundheitswesen – und einem wachsenden Anteil ergänzender Angebote (s. Abb. 1). Bei seinen Zielen, die Gesundheit der Bevölkerung zu schützen bzw. zu erhalten und wiederherzustellen, arbeiten die vier Bereiche teilweise miteinander vernetzt.

Die Befugnisse der einzelnen Anbieter medizinischer Leistungen sind gesetzlich geregelt, d. h., es wird eine bestimmte Ausbildung und ggf. ein Studium mit bestandener Abschlussprüfung und die Kenntnis grundlegender Gesetze verlangt, bevor sich jemand im Gesundheitswesen betätigen darf.

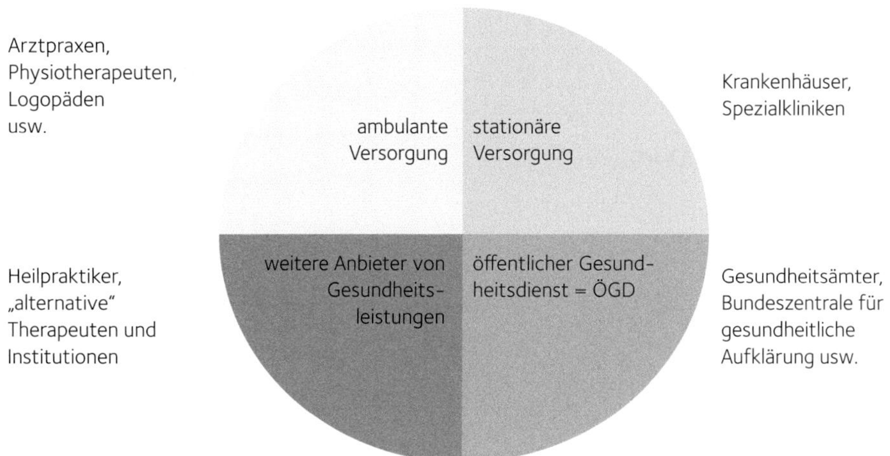

Abb. 1 Gliederung des Gesundheitswesens

3.1 Öffentliches Gesundheitswesen

Das öffentliche Gesundheitswesen umfasst alle Einrichtungen des öffentlichen Dienstes, die dazu geeignet sind, den Gesundheitsstand der Bevölkerung
- zu ermitteln,
- laufend zu überwachen,
- zu fördern sowie
- drohende Gefahren festzustellen und zu beseitigen.

Dies geschieht durch verschiedene nationale und internationale Einrichtungen (s. Tab. 1).

Nationale Einrichtungen	Internationale Einrichtungen
Einrichtungen – des Bundes – der Länder – der Kreise/Gemeinden	**WHO** (**W**orld **H**ealth **O**rganization) Etwa 190 Länder der Erde sind Mitglied dieser Weltgesundheitsorganisation.

Tab. 1 Einrichtungen des Gesundheitswesens

Die Hauptaufgaben der Weltgesundheitsorganisation (WHO), die eine Sonderbehörde der Vereinten Nationen (UN) darstellt, sind:
- Seuchenbekämpfung
- Kontrolle von Arzneimitteln
- Standardisierung von Heilmitteln
- Förderung der Aus- und Weiterbildung von Personal im Gesundheitswesen
- Forschung
- Gesundheitsstatistiken

Im Gesundheitswesen gilt das Subsidiaritätsprinzip, d. h., die staatlichen Aufgaben werden so weit wie möglich von der unteren Behörde wahrgenommen. Die Länder erfüllen die Aufgaben im Gesundheitswesen und sind verantwortlich für die Durchführung der Bundesgesetze (s. Abb. 1).

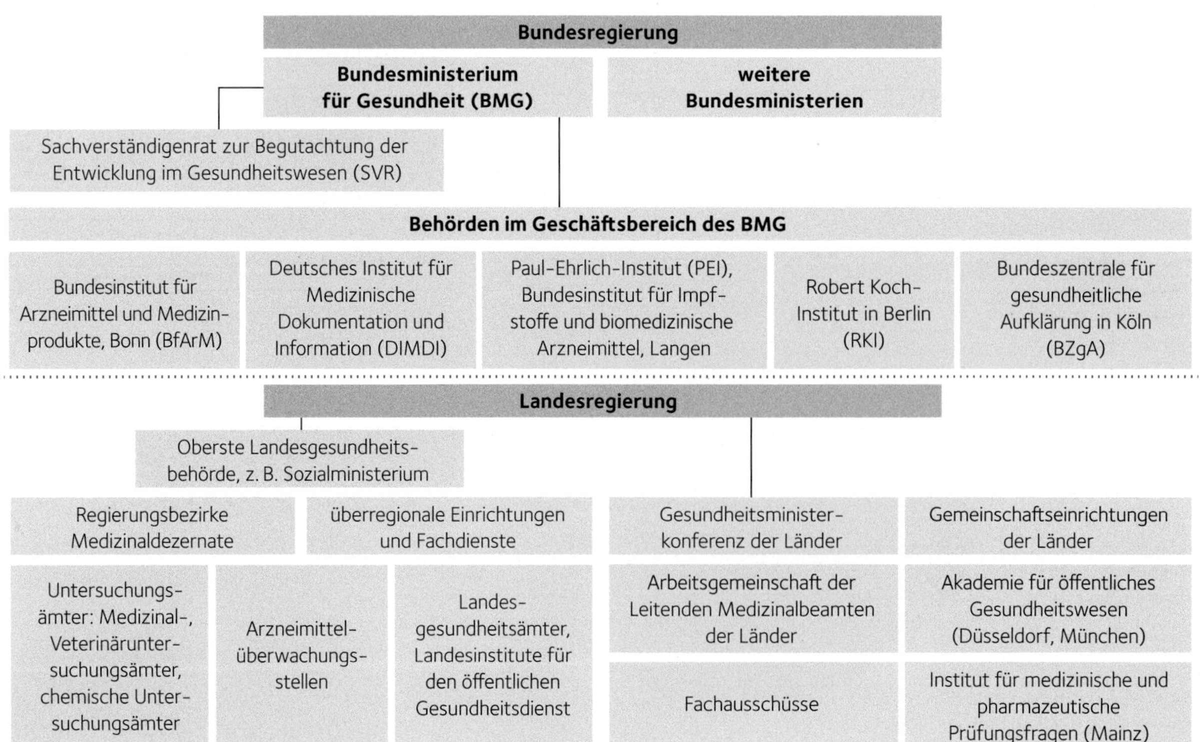

Abb. 1 Einrichtungen des öffentlichen Gesundheitswesens in Deutschland

Die WHO versucht, den bestmöglichen Gesundheitsstand aller Völker herbeizuführen. Hierzu hat sie für den zahnärztlichen Bereich bestimmte Ziele erklärt (s. Abb. 1).

Alter	WHO Global 2020 (Vorschlag der WHO)	Ziel deutscher Zahnärzte für 2020
6 Jahre (Milchzähne)	90 % kariesfreie Gebisse	80 % kariesfreie Gebisse
12 Jahre	1 DMF-T	1 DMF-T
35 bis 44 Jahre	weniger als 2 % zahnlos	weniger als 1 % zahnlos
65 bis 74 Jahre	weniger als 5 % zahnlos	weniger als 15 % zahnlos

Abb. 1 Ziele der WHO und der deutschen Zahnärzte für 2020 (D = decayed (kariös), M = missing (fehlend), F = filled (gefüllt), T = teeth (Zähne))

3.2 Krankenhauswesen

Patienten, die in einer Praxis nicht mehr ambulant versorgt werden können, werden in Krankenhäusern stationär aufgenommen. Bestimmte Untersuchungen (z. B. Biopsie), kleinere chirurgische Eingriffe und Geburtshilfe werden heute z. T. auch in Krankenhäusern ambulant durchgeführt.

In den **allgemeinen Krankenhäusern** (Krankenhäuser der Grund- und Regelversorgung) werden akut erkrankte Patienten untersucht, behandelt und gepflegt. In **Fachkrankenhäusern** werden Patienten in einer bestimmten medizinischen Fachrichtung versorgt (z. B. Kinderklinik, Hals-Nasen-Ohren-Kliniken, Zahnklinik). Ähnlich den allgemeinen Krankenhäusern ist die Verweildauer hier relativ kurz. Müssen Patienten für längere Zeit im Krankenhaus aufgenommen werden oder sollen bestimmte Personengruppen betreut werden, stehen **Sonderkrankenhäuser** zur Verfügung (z. B. Psychiatrisches Landeskrankenhaus, Kurkliniken, Rehabilitationszentren, Bundeswehrkrankenhaus). Daneben unterscheidet man noch Krankenhäuser, die neben der Patientenversorgung auch Ärzte ausbilden und Forschung betreiben (z. B. die Universitätskliniken). Man spricht auch von **Krankenhäusern der Maximalversorgung**.
Krankenhausträger sind für die wirtschaftliche Führung des Krankenhauses verantwortlich. Träger können sein:

- öffentliche Träger (Land, Regierungsbezirk, Kreis, Stadt, Deutsche Rentenversicherung Bund oder Knappschaft-Bahn-See)
- freie, gemeinnützige Träger (Ordenskrankenhäuser, Kirchen, Caritas, Rote-Kreuz-Krankenhäuser)
- private Träger (z. B. Zusammenschluss von privaten Krankenversicherern)

Die Krankenhausfinanzierung geschieht durch eine Zweiteilung. Die Erstellung des Krankenhauses, das heißt die Investitionskosten, erfolgt bei öffentlichen Krankenhäusern z. B. durch das Land. Die Betriebskosten hingegen werden von den Krankenkassen und den Privatpatienten finanziert. Zwischen den Krankenhäusern und den Krankenkassen werden hierzu ›Pflegesätze vereinbart.

Pflegesatz
Betrag, den das Krankenhaus pauschal von der Krankenkasse für die Pflege (inkl. ärztliche Versorgung) erhält.

Die Krankenhäuser haben bereits seit 2003 auf das neue Abrechnungssystem nach diagnoseorientierten Fallpauschalen (Diagnosis Related Groups = DRG) umgestellt. Es besteht hier kein Anreiz mehr, die Patienten unnötig lange im Krankenhaus zu behalten.

Die Ärzte sind Angestellte des Krankenhauses, teilweise auch Beamte. Sie können zusätzlich eine Teilzulassung der Kassenärztlichen Vereinigung für ihre Fachrichtung beantragen. Damit können sie die Behandlung von Kassenpatienten mit den Krankenkassen abrechnen. Diese Ärzte haben keine eigene Praxis.

In Belegkrankenhäusern sind sogenannte Belegärzte tätig. Ein Belegarzt ist ein in freier Praxis tätiger niedergelassener Arzt, der neben seiner ambulanten Tätigkeit noch Betten in einem Krankenhaus belegt. Seine persönliche Leistung rechnet er mit dem Privatpatienten oder der Krankenkasse ab. Das Krankenhaus rechnet den um die Arztkosten gekürzten Pflegesatz mit dem Privatpatienten oder der Krankenkasse ab. Die belegärztliche Tätigkeit muss von der KV genehmigt werden.

3.3 Berufe im Gesundheitswesen

Die Einrichtungen des Gesundheitswesens werden von Menschen aus unterschiedlichen Berufsgruppen betreut (s. Abb. 1).

Heilberufe	**Nichtärztliche Berufe**	**Handwerkliche Berufe**	**Assistentenberufe**
– Arzt – Apotheker – Zahnarzt – Tierarzt – Heilpraktiker	– Psychologe – nichtärztlicher Psychotherapeut – Psychagoge	– Augenoptiker – Bandagist – Orthopädiemechaniker – Zahntechniker	– Zahnmedizinische Fachangestellte – Medizinische Fachangestellte – Tiermedizinische Fachangestellte – Pharmazeutisch-kaufmännische Angestellte (PKA)

Heilhilfsberufe		**Fortgebildete Assistentinnen**
	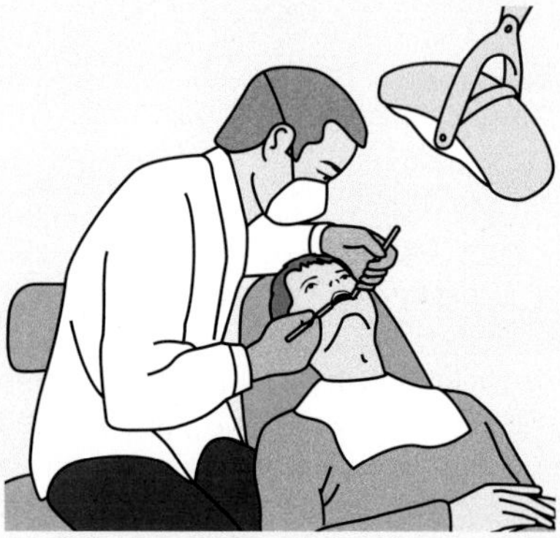	– Fachwirtin für ambulante medizinische Versorgung – Fortgebildete Zahnmedizinische Fachangestellte (ZFA, Prophylaxe oder Verwaltung) – Zahnmedizinische Prophylaxeassistentin (ZMP) – Zahnmedizinische Fachassistentin (ZMF) – Zahnmedizinische Verwaltungsassistentin (ZMV) – Dentalhygienikerin (DH)

Berufe der Primärversorgung	**Diagnostisch-technische Berufe**	**Therapeutisch-rehabilitative Berufe**	**Pflegeberufe**
z. B. Hebamme	z. B. Medizinisch-technischer Radiologieassistent	z. B. Physiotherapeut	z. B. Gesundheits- und Krankenpfleger

Abb. 1 Berufe im Gesundheitswesen (Auswahl)

Daneben existieren noch zahlreiche Berufe im Gesundheitswesen, die nicht bundeseinheitlich geregelt sind, wie z. B. Medizinischer Dokumentar, Chirurgiemechaniker, Desinfektor.

Zurzeit sind in Deutschland über fünf Millionen Menschen im Gesundheitswesen beschäftigt. Wie sich diese Beschäftigten auf die einzelnen Berufsgruppen verteilen, zeigt die folgende Abbildung.

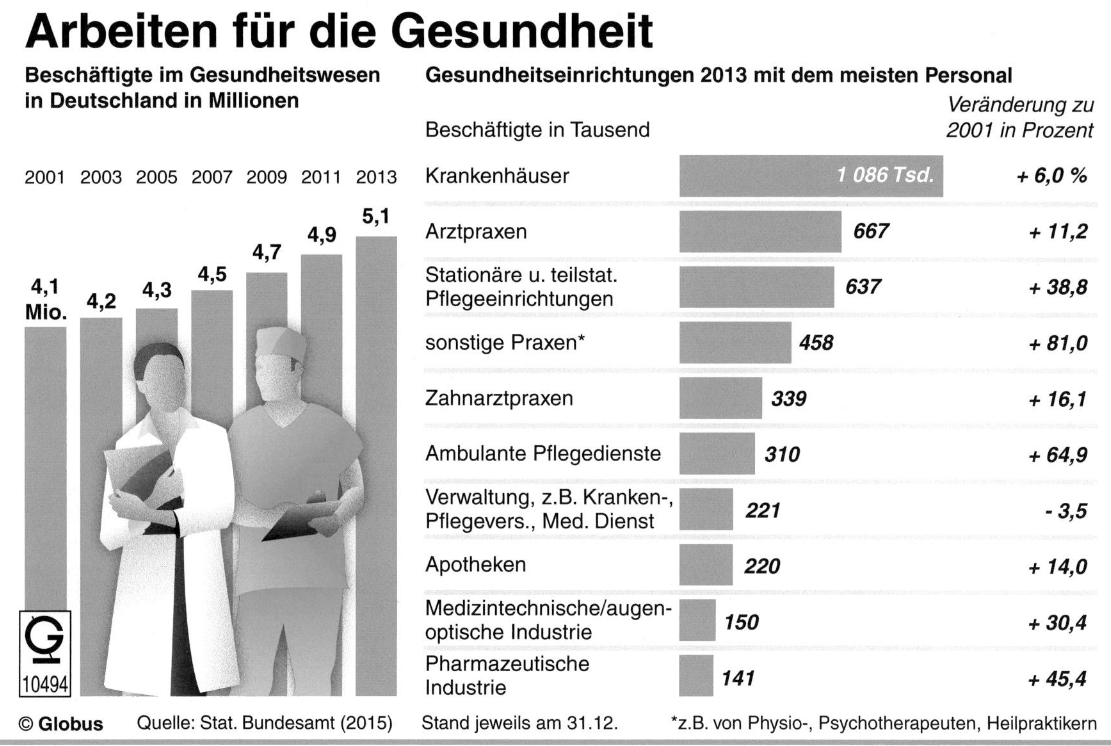

3.4 Zahnarztpraxis

3.4.1 Voraussetzungen für die Ausübung des Berufs „Zahnarzt"

Im „Gesetz über die Ausübung der Zahnheilkunde" wird in der Bundesrepublik festgelegt, unter welchen Voraussetzungen man als Zahnarzt tätig werden kann. In § 1 des Gesetzes heißt es:

> *„Ausübung der Zahnheilkunde ist die berufsmäßige, auf zahnärztlich-wissenschaftliche Erkenntnisse gegründete Feststellung und Behandlung von Zahn-, Mund- und Kieferkrankheiten. Als Krankheit ist jede von der Norm abweichende Erscheinung im Bereich der Zähne, des Mundes und der Kiefer anzusehen, einschließlich der Anomalie der Zahnstellung und des Fehlens von Zähnen."*

Nur wer die Approbation (Bestallung) als Zahnarzt besitzt, darf die Zahnheilkunde betreiben. Diese Approbation erhält jeder Deutsche und EU-Ausländer, der nach dem Studium der Zahnmedizin die zahnärztliche Prüfung abgelegt hat (Staatsexamen). Das zuständige Ministerium im betreffenden Bundesland spricht dann die Erlaubnis zur Ausübung der Zahnheilkunde aus (Approbation).

Bei „berufsbezogenen Verfehlungen" kann die Zulassung zum Beruf entzogen oder versagt werden. Hierzu gehören beispielsweise

- unbefugtes Führen eines akademischen Grades,
- Urkundenfälschung,
- Steuerhinterziehung,
- unberechtigte Ausübung der Zahnheilkunde.

Nach der Erteilung der Approbation kann sich der Zahnarzt niederlassen und den Beruf ausüben. Er kann zunächst jedoch nur Privatpatienten behandeln und Privatleistungen abrechnen. Um auch die Kassenzulassung zu erhalten, d. h., auch vertragszahnärztliche Leistungen abrechnen zu dürfen, muss eine zweijährige unselbstständige Tätigkeit nachgewiesen werden. Hierbei ist mindestens eine Tätigkeit in einem Quartal in einer freien Praxis nachzuweisen (dazu zählt nicht: Universität, Bundeswehr, öffentliches Gesundheitswesen). Durch diese Voraussetzung soll gewährleistet sein, dass sich der Zahnarzt mit der besonderen Abrechnung bei Kassenpatienten vertraut macht (s. Abb. 1).

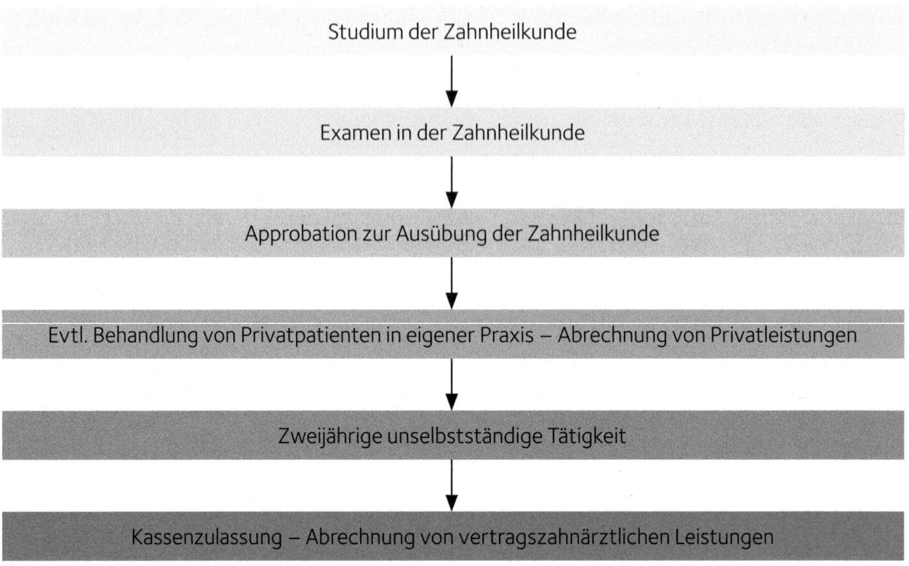

Abb. 1 Ausbildungsweg eines Zahnarztes

Promotion
lat. promotio = Beförderung (zur Doktorwürde)

Dissertation
lat. dissertatio = wissenschaftliche Abhandlung, Erörterung

Unabhängig von der Approbation ist die ›Promotion zum „Dr. med. dent.". Die Ernennung zum Doktor der Zahnheilkunde erfolgt durch die medizinische Fakultät einer Universität. Um den akademischen Grad eines Doktors der Zahnheilkunde zu erlangen, muss der Doktorand eine bislang noch nicht geklärte wissenschaftliche Fragestellung bearbeiten. Die erzielten Ergebnisse legt er in seiner ›Dissertation, seiner Doktorarbeit, schriftlich nieder. Wird die Arbeit von der medizinischen Fakultät einer Universität angenommen und positiv bewertet, erfolgt eine mündliche Prüfung und an manchen Universitäten muss auch ein Vortrag über die Doktorarbeit gehalten werden. Mit Bestehen dieser Prüfung ist die Promotion abgeschlossen.

3.4.2 Unternehmen „Zahnarztpraxis"

Die Tätigkeit als niedergelassener Zahnarzt ist ein sogenannter freier Beruf. Dies ist vergleichbar mit der Tätigkeit von z. B. Rechtsanwälten, Steuerberatern, Architekten. Zu den freien Berufen zählen aber auch Ausbildungsberufe wie Physiotherapeut oder Hebamme.

Es handelt sich bei einer Zahnarztpraxis nicht um einen Gewerbebetrieb wie das beispielsweise bei einem selbstständigen Maler- oder Optikermeister der Fall ist. Freie Berufe dürfen keine Werbung treiben, ihre Tätigkeit und ihre Bezahlung sind durch eine Berufsordnung bzw. Vergütungsbestimmungen geregelt. Sie unterliegen nicht der Gewerbeordnung.

Eine Zahnarztpraxis ist vergleichbar mit einem kleinen Unternehmen, das den Namen des Unternehmers trägt. Der Name der Praxis (die Firma) ist immer der Name des Zahnarztes. Neben der klassischen Einzelpraxis gibt es auch verschiedene Kooperationsformen.

Bei einer **Organisationsgemeinschaft** besteht der Behandlungsvertrag zwischen dem Patienten und einem Zahnarzt. Der Zahnarzt nutzt bei dieser Praxisform Personal, Räumlichkeiten und Geräte gemeinsam mit anderen Zahnärzten.

Es werden zwei Formen der Organisationsgemeinschaft unterschieden:

- **Praxisgemeinschaft:** Mindestens zwei Zahnärzte schließen sich zusammen, um bestimmte Einrichtungen und Personal (z. B. Verwaltung, Röntgen) gemeinsam zu nutzen. Die Zahnärzte sind jedoch wirtschaftlich unabhängig, d. h., jeder Arzt arbeitet für sich und erhält seine Einnahmen. Auf dem Praxisschild (Firmenname) stehen mindestens zwei Namen. Die Praxis besitzt mindestens zwei KZV-Abrechnungsnummern.
- **Apparategemeinschaft:** Mehrere Zahnärzte gleicher oder verschiedener Fachrichtungen üben ihre Praxis getrennt aus und nutzen gemeinsam technische Einrichtungen.

Bei einer **Berufsausübungsgemeinschaft** (BAG) besteht der Behandlungsvertrag zwischen der Berufsausübungsgemeinschaft und dem Patienten. Der Patient hat keinen Anspruch, von einem bestimmten Zahnarzt der Gemeinschaft behandelt zu werden. Die Berufsausübungsgemeinschaft erhält einen gemeinsamen Honorarbescheid der KZV. Zahnärzte können Mitglied in verschiedenen Berufsausübungsgemeinschaften sein. Die Berufsausübungsgemeinschaft ist eine Gesellschaft des bürgerlichen Rechts. Sie kann von Vertragszahnärzten, Vertragsärzten, Vertragspsychotherapeuten und Medizinischen Versorgungszentren gebildet werden. Diese Praxisform wurde früher auch als Gemeinschaftspraxis bezeichnet.

Die Berufsausübungsgemeinschaft kann sich auch nur auf einen Teil der medizinischen Leistungen beziehen. In diesem Fall spricht man von einer Teilberufsausübungsgemeinschaft.

In Europa hat man die Möglichkeit geschaffen, dass sich die „freien Berufe" in einer Partnerschaftsgesellschaft bzw. **Partnerschaft** zusammenschließen. Dies ist auch für Zahnärzte und Ärzte möglich. Den Partnerschaften ist gemein, dass sie einen besseren Personaleinsatz gewährleisten (z. B. Teilzeitarbeit, bessere Urlaubskoordination). Ebenso können Mitarbeiter besser entsprechend ihren individuellen Eigenschaften eingesetzt werden.

Unter **Medizinischen Versorgungszentren** (MVZ) sind fachübergreifende, zahnärztlich geleitete Einrichtungen zu verstehen, in denen Zahnärzte, die in das Arztregister eingetragen sind, als Angestellte oder Vertragsärzte tätig sind. Sie können unter bestimmten Umständen auch als ⟩GmbH betrieben werden.

GmbH
Gesellschaft mit beschränkter Haftung

3.4.3 Zahnärztliche Organisationen

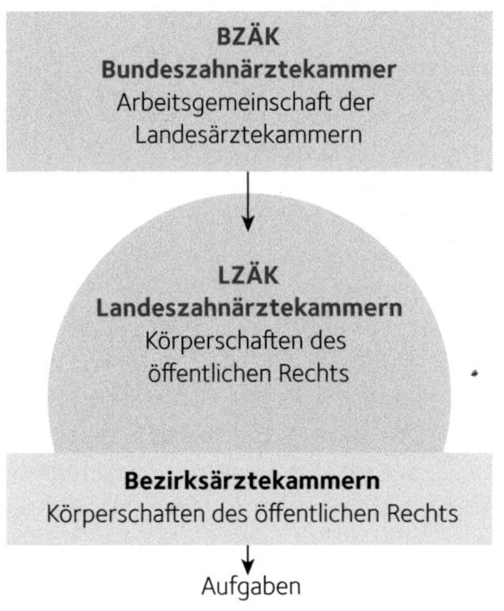
BZÄK
Bundeszahnärztekammer
Arbeitsgemeinschaft der Landesärztekammern
LZÄK
Landeszahnärztekammern
Körperschaften des öffentlichen Rechts
Bezirksärztekammern
Körperschaften des öffentlichen Rechts
Aufgaben
KZBV
Kassenzahnärztliche Bundesvereinigung
Körperschaft des öffentlichen Rechts
KZV
Kassenzahnärztliche Vereinigung
Körperschaft des öffentlichen Rechts
Unselbstständige Bezirksdirektionen
Aufgaben

Abb. 1 Zahnärztliche Organisationen

Landeszahnärztekammer

Jeder Zahnarzt ist Pflichtmitglied in seiner jeweiligen Länderkammer. Sie ist eine **Körperschaft des öffentlichen Rechts**. Das heißt, dass sie durch Gesetz zur Durchführung ihrer Aufgaben bestimmt ist und dass sie dazu verpflichtet ist, diese Aufgaben dem Gesetz entsprechend wahrzunehmen. Die Landeszahnärztekammern können in Bezirkszahnärztekammern (BZK) unterteilt sein.

Zum Beispiel ist die Landeszahnärztekammer (LZK) Baden-Württemberg unterteilt in:
- BZK Freiburg
- BZK Karlsruhe
- BZK Stuttgart
- BZK Tübingen

Die **Aufgaben der LZK** sind,
- die Berufsausbildung der Zahnmedizinischen Fachangestellten im Rahmen der gesetzlichen Bestimmungen zu regeln und die Durchführung der Berufsausbildung zu überwachen und durch Beratung zu fördern:
  - die persönliche und fachliche Eignung der Ausbilder und die Eignung der Ausbildungsstätte zu überwachen (Hierfür ist ein Ausbildungsberater und Referent für das zahnmedizinische Personal bei der Kammer zuständig),
  - das Verzeichnis der Berufsausbildungsverhältnisse zu führen (Lehrlingsrolle),
  - Prüfungsausschüsse für Zwischen- und Abschlussprüfungen zu errichten,
  - Prüfungsordnungen für diese Prüfungen zu erlassen (z. B. die Regelung der Prüfungsfächer oder die Verkürzung oder Verlängerung der Ausbildungszeit),
  - einen Berufsbildungsausschuss zu errichten (je sechs Arbeitnehmer und Arbeitgebervertreter sowie sechs Lehrer an beruflichen Schulen),
  - Abschlussprüfungen der Zahnmedizinischen Fachangestellten durchzuführen,
- Fortbildungen der Zahnärzte und der Zahnmedizinischen Fachangestellten durchzuführen,
- Berufspflichten der Mitglieder festzulegen und zu überwachen (Überwachung der Berufsordnung),
- Fachzahnarztanerkennungen zu erteilen,
- Interessenschwerpunkte und Tätigkeitsschwerpunkte zu überwachen,
- die Altersversorgung der Zahnärzte zu gewährleisten,
- die Bevölkerung über zahnmedizinische Angelegenheiten aufzuklären,
- standespolitische Interessen zu vertreten,
- zwischen Privatpatienten und Zahnärzten bei Rechnungsstreitigkeiten zu schlichten,
- den öffentlichen Gesundheitsdienst zu unterstützen.

Die Landeszahnärztekammern sind in der **Bundeszahnärztekammer (BZÄK)** zusammengeschlossen.

Der BZÄK ist ein eingetragener Verein, während die LZK Körperschaften des öffentlichen Rechts sind.

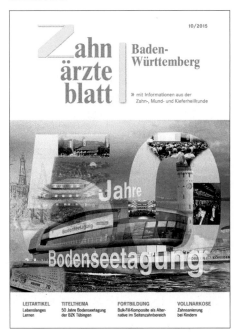

Abb. 1 Zahnärzteblatt Baden-Württemberg

Die Aufgabe des Verbandes ist die Förderung und Wahrung der beruflichen Interessen der deutschen Zahnärzte und die Förderung der Gesundheitspflege. Das offizielle Mitteilungsorgan der BZÄK sind die „Zahnärztlichen Mitteilungen", die 14-tägig erscheinen. In den Ländern existieren daneben meist noch andere Bekanntmachungen der LZK, z. B. in Baden-Württemberg das „Zahnärzteblatt Baden-Württemberg" (Abb. 1), das zusammen mit der Kassenzahnärztlichen Vereinigung Baden-Württemberg herausgegeben wird.
Die regionalen Kammern versorgen ihre Mitglieder ebenfalls mit Rundschreiben.

Die Kassenzahnärztliche Vereinigung (KZV)

Neben der Mitgliedschaft in der Kammer muss ein Zahnarzt, der Kassenpatienten behandelt, auch Mitglied in der KZV sein. Auch sie ist eine Körperschaft des öffentlichen Rechts. Die KZV ist ähnlich der Unterteilung der LZK gegliedert. Sie können auf Landes- und Regionalebene existieren. In Nordrhein-Westfalen existieren zum Beispiel die KZV Nordrhein und die KZV Westfalen-Lippe.

Die **Aufgaben der KZV** sind
- Sicherstellung der vertragszahnärztlichen Versorgung der Versicherten,
- Vertretung der Vertragszahnärzte gegenüber den Krankenkassen,
- Kontrolle und Überwachung der vertragszahnärztlichen Pflichten und Tätigkeiten,
- Abrechnung der vertragszahnärztlichen Leistungen der Zahnärzte mit den Krankenkassen,
- Einsetzen eines Zulassungs- und Berufungsausschusses zum Vertragszahnarzt,
- Unterstützung notleidender Mitglieder,
- Fortbildung der Mitglieder der KZV,
- Führung des Vertragszahnarztregisters,
- standespolitische Aufgaben.

Alle KZV sind in der Kassenzahnärztlichen Bundesvereinigung (KZBV) zusammengeschlossen. Sie ist ebenfalls eine Körperschaft des öffentlichen Rechts. Ihre Aufgaben sind u. a.
- Abschluss von Verträgen mit den Krankenkassen,
- Regelungen überbezirklicher Durchführungen der vertragszahnärztlichen Versorgung,
- Zahlungsausgleich zwischen den KZV,
- statistische Aufgaben (Erfassung und Auswertung von Daten).

Bekanntmachungen der KZBV und der KZV erfolgen durch Rundschreiben an die Praxen. Diese erscheinen unregelmäßig, mindestens aber quartalsweise.

3.4.4 Räume und Funktionsbereiche der Zahnarztpraxis

Bei der Einrichtung einer Zahnarztpraxis um 1900 empfahl man, dass der Raum so groß sein sollte, dass neben dem Operationsstuhl Bohrmaschine, Instrumententisch, Warmwasserständer, Operationstisch und natürlich der Operateur Platz finden sollten (Abb. 1). Für die Tretbohrmaschine mussten umgerechnet etwa 35,00 Euro ausgegeben werden. Sollte sich der Operateur eine Assistentin leisten, könnte sie alle Vorrichtungen für das „Nebensächliche" bedienen, z. B. die Maschine treten, damit sie die notwendige Umdrehungszahl erreicht. Bei den ersten elektrischen Bohrmaschinen war das Wohlbefinden der Patienten durch Funkenflug und elektrische Schläge erheblich beeinträchtigt. Weit entfernt war man damals von mehreren Räumen einer Zahnarztpraxis sowie von Behandlungseinheiten.

Heute sollte jede Zahnarztpraxis, die nach ❯ergonomischen Erkenntnissen geplant wird, folgende Räume enthalten:
- Personalaufenthaltsraum und Personal-WC
- Praxislabor
- Behandlungszimmer (mindestens zwei), sind weitere Behandler (z. B. Assistent, ZMF) vorhanden, erhöht sich die Zahl
- Hygiene, Wartung
- Anmeldung (Rezeption)
- Beratungszimmer (Ecke)
- separates Büro (Privatbüro)
- Röntgen
- Entwicklung (Dunkelkammer)
- Maschinenraum
- Patienten-WC
- Garderobe
- Wartezimmer (mit Kinderecke)

ergonomisch
wechselseitige Anpassung zwischen der Arbeitskraft des Menschen und seinen Arbeitsbedingungen, S. 333

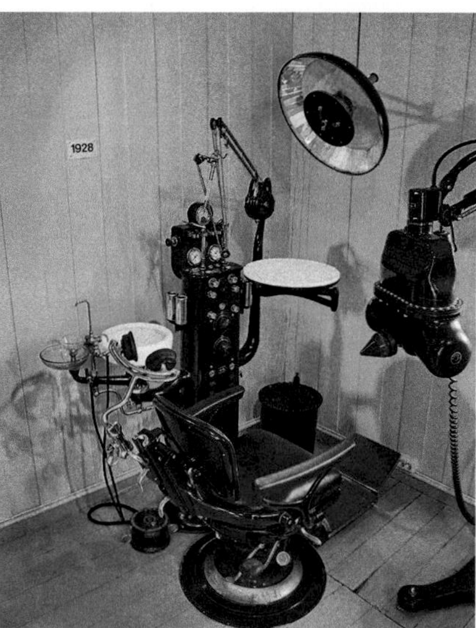

Abb. 1 Zahnarztpraxis um 1900

Neben der Anzahl und Art der Räume spielt auch deren Anordnung in der Zahnarztpraxis eine große Rolle (Abb. 1).

Um
- die Wegzeiten in der Praxis zu verkürzen,
- die Wartezeiten für die Patienten zu verringern,
- ein Ausruhen des Praxispersonals in Pausen zu ermöglichen,
- eine für den Patienten optimale Behandlung sicherzustellen und
- einen reibungslosen Praxisablauf zu gewährleisten,

sollte die Zahnarztpraxis in sogenannte Funktionsbereiche aufgeteilt werden. Ein Funktionsbereich umfasst meist mehrere Räume, in denen bestimmte Aufgaben erledigt werden (Arbeitsplätze im engeren Sinne).

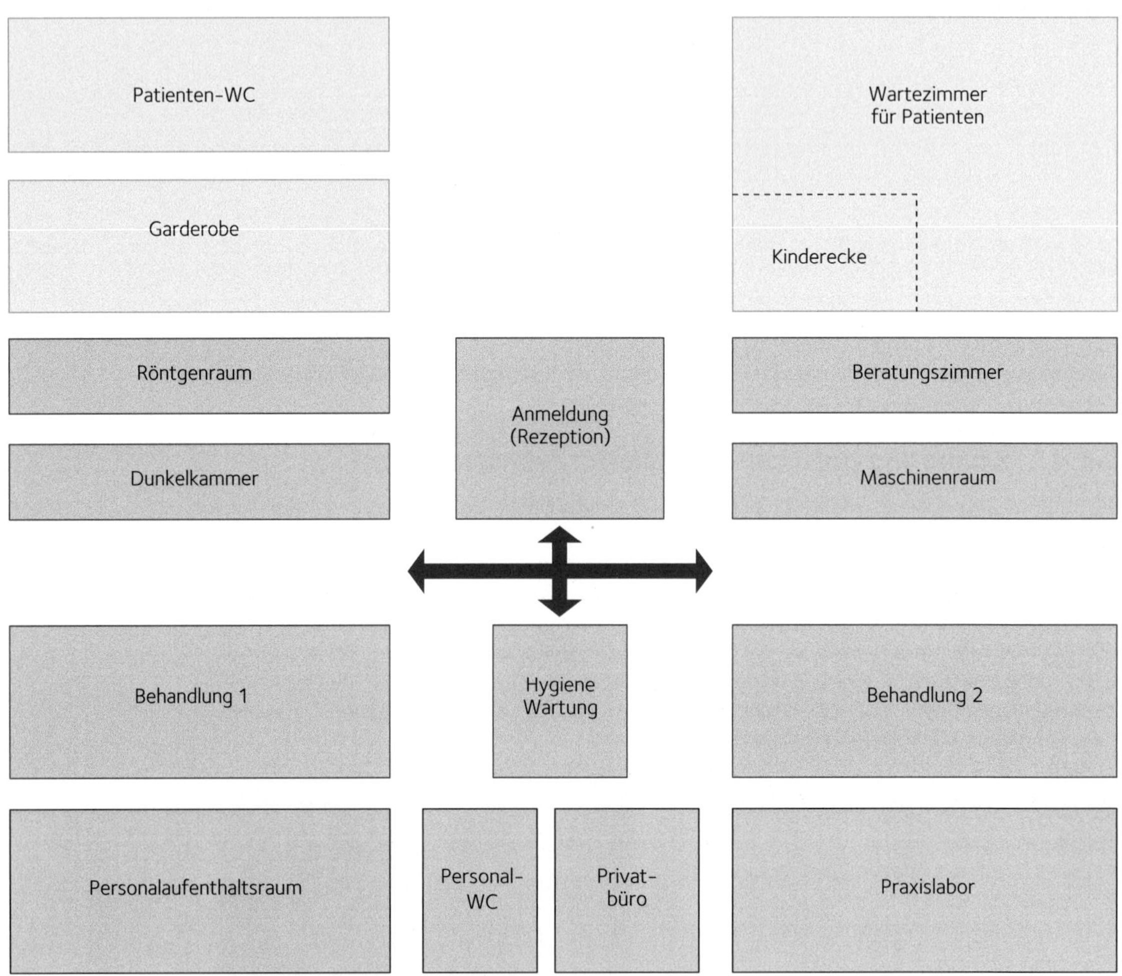

Abb. 1 Funktionsbereiche einer Zahnarztpraxis

In der Abbildung ist die Aufteilung einer Zahnarztpraxis in die Funktionsbereiche

- interner Bereich (Personalbereich),
- Kommunikationsbereich und
- öffentlicher Bereich (Patientenbereich)

skizziert.

Wie Sie der Skizze entnehmen können, sollten die Bereiche möglichst getrennt liegen, um die Anforderungen an die jeweiligen Funktionsbereiche zu erfüllen.

Interner Bereich

Zum internen oder Personalbereich gehören ein Aufenthaltsraum für das Personal und ein zusätzlicher Raum für den Zahnarzt, um Besuch empfangen zu können oder in entspannter Atmosphäre eine Beratung durchzuführen.

Ebenso gehört in diesen Bereich das Praxislabor, wo kleinere zahntechnische Arbeiten ohne die „Hektik der Praxis" erledigt werden können. Ein Personal-WC ist nach den gesetzlichen Bestimmungen vorgeschrieben.

Kommunikationsbereich

Die zentrale Kommunikationsstelle in jeder Zahnarztpraxis ist die Anmeldung, vergleichbar mit der Rezeption in einem Hotel (Abb. 1). Eintretende Patienten werden hier begrüßt und bis zur weiteren Versorgung betreut. Gleichzeitig werden in diesem Bereich Telefongespräche geführt, Patientenkarteikarten vorbereitet, Abrechnungen durchgeführt sowie weitere Verwaltungsarbeiten erledigt. Die Patienten sollten sich hier jedoch nur kurz aufhalten.

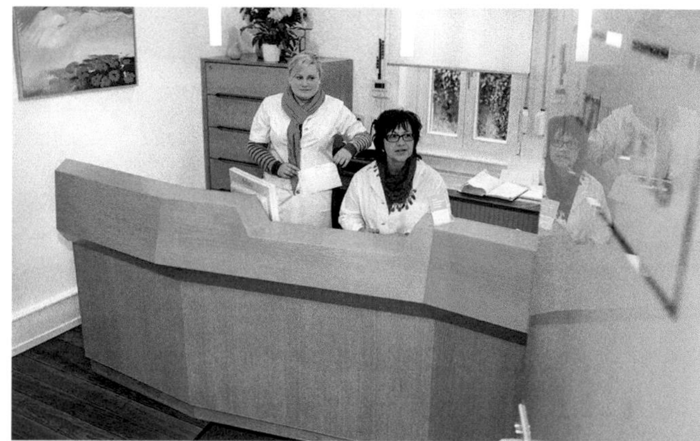

Abb. 1 Anmeldung

Die zahnärztlichen Behandlungszimmer (mindestens zwei, um unnötige Wartezeiten für den Zahnarzt zu vermeiden) sollten möglichst nahe beieinanderliegen, um lange Wege für den Zahnarzt und die Zahnmedizinische Fachangestellte zu vermeiden. Sie sollten jedoch voneinander abgeschirmt sein und für wartende Patienten keine Einsicht bieten.

Ein Vorratslager, der Maschinenraum sowie der Bereich der Hygiene und Wartung und der Raum für die Sterilisation sollten nahe bei den Behandlungsräumen liegen. Auch der Röntgenraum wird während der Behandlung gebraucht, sodass er von den Behandlungszimmern aus leicht erreichbar liegen soll. Der Entwicklungsraum kann hier oder dem internen Bereich zugeordnet werden. Wird neben dem Behandler noch eine ZMF beschäftigt, empfiehlt sich zusätzlich ein Mundhygieneraum oder ein ZMF-Behandlungszimmer. Auch das Büro des Zahnarztes kann in diesem Bereich eingerichtet werden.

Öffentlicher Bereich (Patientenbereich)

Zum Patientenbereich gehören Wartezimmer, Patienten-WC sowie die Garderobe.

Das Wartezimmer sollte ähnlich dem Aufenthaltsraum des Personals abseits der Praxishektik liegen (s. Abb. 2). Auch auf die Ausstattung des Raumes sollte sich dies auswirken. Unbedingt ist darauf zu achten, dass das Wartezimmer von den Behandlungszimmern abgeschirmt liegt. Ein spezielles Wartezimmer für Kinder oder zumindest eine Kinderecke ist empfehlenswert. Alle Räume der Praxis sollten für den Patienten gut sichtbar mit Symbolen oder mit Schriftzeichen markiert sein, damit er sich in der Praxis zurechtfindet.

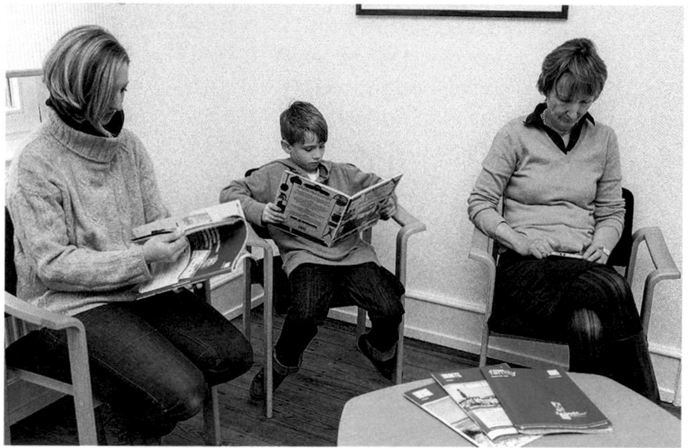

Abb. 2 Wartezimmer

Ausstattung der Zahnarztpraxis

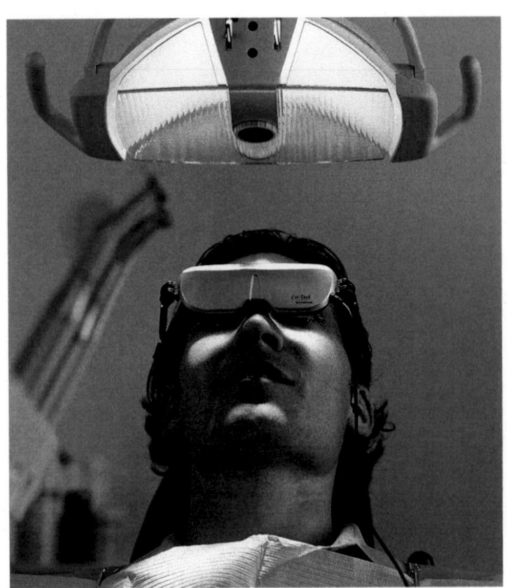

Abb. 1 Cyberbrille

In den heutigen Behandlungszimmern sind die Behandlungseinheiten (Units) nach neuesten ergonomischen Erkenntnissen gefertigt („gestylt"). Dies bringt nicht nur für Zahnarzt und Angestellte Entlastung bei der Arbeitshaltung. Auch der Patient sieht die „Folterinstrumente" nicht mehr. Der Bohrer kommt unsichtbar aus einem Gehäuse und läuft fast geräuschlos.

In vielen Praxen kann der Patient bei der Behandlung seine Lieblingsmusik über Kopfhörer hören. Da der Patient meist mit dem Gesicht zur Decke schaut, bietet sich diese für Bilder geradezu an.
Moderne Praxen stellen ihren Patienten Cyberbrillen zur Verfügung, damit diese ungestört einen Film sehen können (s. Abb. 1).

Die individuelle Note einer Praxis wird unter Marketinggesichtspunkten immer wichtiger. Dies kann durch modernes Möbeldesign, Bilder, Blumen und farbliche Gestaltung der Praxis erreicht werden.
Manche Praxen arbeiten mit Bildergalerien zusammen und veranstalten regelrechte Vernissagen, hauptsächlich in Wartezimmern. Eine Spielzeugecke lockert jedes Wartezimmer auf.
Unschätzbar ist ein eigenes Wartezimmer für Kinder mit einem alten Behandlungsstuhl, der sich auf- und abfahren lässt. Sehr beliebt sind auch weiße Boards, die die ganze Wand bedecken. Sie können von Kindern mit Wandmalerei gestaltet werden.

In diesem Zusammenhang gewinnt auch in Zahnarztpraxen die **Corporate Identity** eine größere Bedeutung. Den Begriff kann man mit Firmenidentität eines Unternehmens übersetzen. Man spricht auch vom „Fingerabdruck" eines Unternehmens oder einer Zahnarztpraxis. Corporate Identity setzt sich aus drei Elementen zusammen:

- Das **Corporate Design** (Erscheinungsbild) visualisiert die Praxis nach außen. Dies macht sich fest an z. B. der Praxiskleidung, der Gestaltung der Praxisräume, der Verwendung von Logos und Broschüren. Dem Patienten bietet sich ein einheitliches und professionelles Bild der Praxis.
- Die **Corporate Culture** (Praxiskultur) definiert das Verhalten, das Denken, die Kompetenz, das Wertesystem und den Führungsstil in einer Praxis. Ziehen alle an einem Strang, um die Praxisziele zu erreichen? Wie gehen die Praxismitglieder miteinander um? Welche Werte sind in der Zusammenarbeit wichtig? Dadurch wird die „Kultur" einer Praxis bestimmt.
- Die **Corporate Communication** (Praxiskommunikation) umfasst die „gesprochene" Kommunikation zwischen Mitarbeitern und Patienten sowie die „gelesene" Kommunikation z. B. in Broschüren, Praxiskompass, Neuen Medien. Sie dient dazu, Patienten und Mitarbeiter zu informieren, zu motivieren und zu binden.

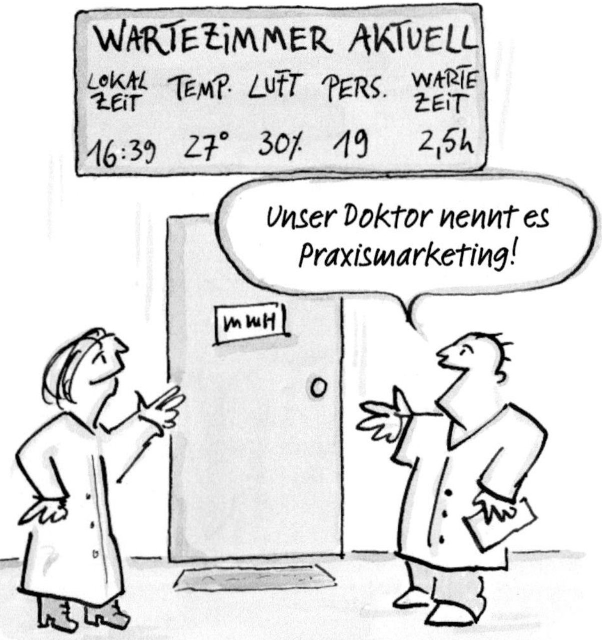
WARTEZIMMER AKTUELL
LOKAL ZEIT TEMP. LUFT PERS. WARTE ZEIT
16:39 27° 30% 19 2,5h
Unser Doktor nennt es Praxismarketing!

3.4.5 Partner der Zahnarztpraxis

Die Zahnarztpraxis ist keine Insel in der Arbeitswelt, sondern auf vielfältige Weise mit ihr verknüpft, z. B. durch

- KZV (Kassenzahnärztliche Vereinigung) als unmittelbare Abrechnungsstelle,
- zahntechnische Fremdlaboratorien für in Auftrag gegebene prothetische Arbeiten,
- andere Zahnarzt- und Arztpraxen bei Überweisungen und Beratungen,
- gesetzliche Krankenversicherungen als „Bezahler" der zahnärztlichen Leistungen,
- private Krankenversicherungen als „Bezahler" der zahnärztlichen Leistungen,
- das öffentliche Gesundheitswesen (z. B. Staatliches Gesundheitsamt),
- Krankenhäuser, Zahnkliniken bei Überweisungen, Nachbetreuungen von Patienten,
- Fortbildungseinrichtungen für die Fortbildung der Mitarbeiter und der Zahnärzte,
- Forschungseinrichtungen für aktuelle Informationen,
- Dentaldepots für Bestellung von Sprechstundenbedarf,
- Apotheken für die Rezeptierung und Sprechstundenbedarfsartikel,
- private Versicherungen der Zahnarztpraxis,
- Bürobedarfshandel, Druckereien,
- Hard- und Softwareanbieter,
- Internetberatungsfirmen für die Website-Gestaltung der Praxis,
- andere freiberufliche Praxen (z. B. Steuerberater, Anlageberater, Rechtsanwalt),
- Schul- und Jugendzahnpflege (z. B. Kindergärten und Schulen bei Patenschaften),
- andere Sozialversicherungen (z. B. Berufsgenossenschaft bei Arbeitsunfällen),
- zahnärztliche Interessenvertretungen (z. B. Freier Verband Deutscher Zahnärzte),
- internationale Organisationen (zahlreiche Zahnärzte gehören z. B. dem FDI, der Weltzahnärzteorganisation an).

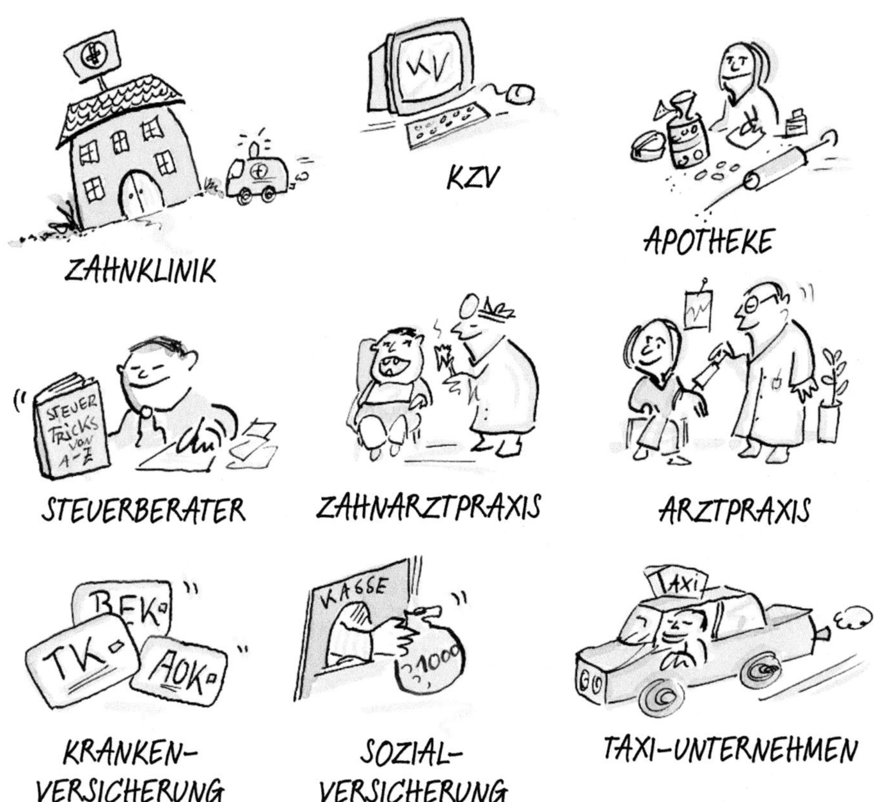

AUFGABEN

1 Nennen Sie die Hauptaufgaben des Bundesministeriums für Gesundheit.

2 Nennen Sie die zuständige staatliche Behörde für folgende Fragen.
- a Wo kann man einen anonymen Aidstest durchführen lassen?
- b Wo kann man die Stuhlprobe eines Salmonellenausscheiders kontrollieren lassen?
- c Wo erhält man kostenlos Beratung über Impfungen, die für bestimmte Länder notwendig bzw. empfohlen werden?
- d Wo werden Blutalkoholuntersuchungen als Kontrolluntersuchungen durchgeführt?
- e Wo werden tierische Lebensmittel kontrolliert?
- f Wo werden die verarbeiteten Lebensmittel kontrolliert?
- g Wo kann eine stillende Mutter die Unbedenklichkeit ihrer Muttermilch prüfen lassen?
- h Wer prüft die Funktionstüchtigkeit der Sterilisations- und Desinfektionsapparate?
- i Wo werden medizinische Messgeräte auf ihre Funktionstüchtigkeit geprüft?
- j Wer führt die Untersuchungen verdorbener Lebensmittel in Geschäften und Gaststätten durch?
- k Wer prüft in Arztpraxen die Einhaltung der Arbeitszeiten?
- l Wer berät Krankenhäuser in hygienischen Fragen?
- m Wer prüft, ob Menschen in der Umgebung eines Betriebes einer unzumutbaren Lärmbelästigung oder Strahlenbelastung ausgesetzt sind?

3 Nennen Sie unterschiedliche Krankenhaustypen.

4 Stellen Sie anhand des Telefonbuchs unterschiedliche Träger von Krankenhäusern in Ihrem Kreis bzw. in Ihrer Stadt fest.

5 Informieren Sie sich über einen der auf S. 44 genannten Berufe genauer (z. B. Berufsbild, Ausbildung). Wo können Sie diese Informationen erhalten?

6 Suchen Sie weitere, auf S. 44 nicht aufgeführte Berufe im Gesundheitswesen.

7 In einer Tageszeitung wurde nebenstehende Anzeige veröffentlicht:
- a Welche Voraussetzungen musste der Zahnarzt erfüllen, um diese neue Praxis eröffnen zu können? In welchem Gesetz ist das geregelt?
- b Ist es zulässig, dass er nur Privatpatienten behandelt?
- c In welcher zahnärztlichen Organisation muss er Mitglied sein?
- d Weshalb könnte es für ihn von Interesse sein, nur Privatpatienten zu behandeln?

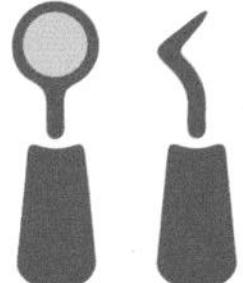

NEUERÖFFNUNG

Nur für Privatpatienten!

Preisgünstige Behandlung, das heißt:
- hervorragende Qualität
- Kinderbetreuung
- schnelle Behandlungstermine
- Abendsprechstunde
- Internettermine buchbar
- keine Wartezeiten
- eigenes Zahntechniklabor
- Kindersprechstunde
- schmerzfreie Behandlung

KEINE ANGST!

WIR HABEN ZEIT FÜR IHRE ZÄHNE!
Praxisteam Dr. Rainer Müller
Kirchstraße 4 · 79100 Freiburg
www.drmuellerfreib.com
Tel. (kostenlos): 0800 45778883

8 Lesen Sie den folgenden Auszug aus der Berufsordnung für Zahnärzte und beantworten Sie die angegebenen Fragen:

> *§ 21 Information*
> *(1) Dem Zahnarzt sind sachliche Informationen über seine Berufstätigkeit gestattet. Berufswidrige Werbung ist dem Zahnarzt untersagt. Berufswidrig ist insbesondere eine anpreisende, irreführende, herabsetzende oder vergleichende Werbung. Der Zahnarzt darf eine berufswidrige Werbung durch Dritte weder veranlassen noch dulden und hat dem entgegenzuwirken.*
> *(2) Der Zahnarzt darf auf besondere, personenbezogene Kenntnisse und Fertigkeiten in der Zahn-, Mund- und Kieferheilkunde hinweisen. Näheres regeln Richtlinien, die Bestandteil dieser Berufsordnung sind.*
> *(3) Es ist dem Zahnarzt untersagt, seine zahnärztliche Berufsbezeichnung für gewerbliche Zwecke zu verwenden oder ihre Verwendung für gewerbliche Zwecke zu gestatten.*
> *(4) Eine Einzelpraxis sowie eine Berufsausübungsgemeinschaft darf nicht als Akademie, Institut, Poliklinik, Zentrum, Ärztehaus oder als ein Unternehmen mit Bezug zum gewerblichen Betrieb bezeichnet werden.*

a Darf der Zahnarzt die in Aufgabe 7 dargestellte Anzeige in der vorliegenden Art verfassen? Wer überwacht dies?
b In welchen Berufszweigen (Branchen) gibt es ähnliche Bestimmungen?

---

9 Von welcher Stelle erhalten Sie am Ende Ihrer Ausbildung das Kammerzertifikat (Fachangestelltenbrief)?

---

10 Nennen Sie mindestens vier Aufgaben der KZV.

---

11 Welche Stelle ist in den folgenden Fällen zuständig?
a Es gibt Streit im Ausbildungsverhältnis.
b Sie haben vergessen, einen Behandlungsfall abzurechnen.
c Ein Privatpatient möchte sich über die Höhe der zahnärztlichen Rechnung beschweren.
d Eine Fortbildung für Zahnmedizinische Fachangestellte und Zahnärzte im EDV-Bereich soll angeboten werden.
e Ein Zahnarzt hat eine Frage bezüglich seiner Altersvorsorge.
f Ein Zahnarzt möchte die Kassenzulassung erhalten.
g Eine Fortbildung zu neuen Abrechnungsziffern der Primärkassen wird angeboten.
h Ein Zahnarzt rechnet mit einer Ersatzkasse falsch ab.
i Die Praxis soll eine neue Abrechnungsnummer (Abrechnungsstempel) erhalten.

---

12 Was spricht aus Ihrer Sicht für (oder gegen) eine Beschäftigung in einer Praxisgemeinschaft oder Berufsausübungsgemeinschaft?

---

13 Wodurch unterscheiden sich BZÄK und KZBV?

---

14 **a** Skizzieren Sie einen Plan mit den Räumen Ihrer Praxis.
b Zeichnen Sie anhand der folgenden Beschreibung die Wege der Patienten, des Zahnarztes und des Personals in unterschiedlichen Farben in die Skizze ein.
Zwei Patienten sitzen bereits in den beiden Behandlungszimmern (ein Patient erhält eine Füllung, der zweite hat gerade eine Injektion erhalten, weil ein Zahn gezogen werden muss). Zwei Patienten sitzen im Wartezimmer. Ein Schmerzpatient erscheint mit geschwollener Backe. Eine Zahnmedizinische Fachangestellte sitzt an der Rezeption, ihre Kollegin assistiert dem Zahnarzt. Zwei Zahnmedizinische Fachangestellte machen gerade eine halbe Stunde Pause.
Wo erkennen Sie Probleme? Wie könnte man sie lösen?

15 **a** Ordnen Sie in den vier Planungen die unterschiedlichen Funktionsbereiche einer Zahnarztpraxis zu.
b Finden Sie Argumente für und gegen die einzelnen Planungen.
c In welcher Praxis möchten Sie als Zahnmedizinische Fachangestellte arbeiten? Begründen Sie Ihre Antwort.

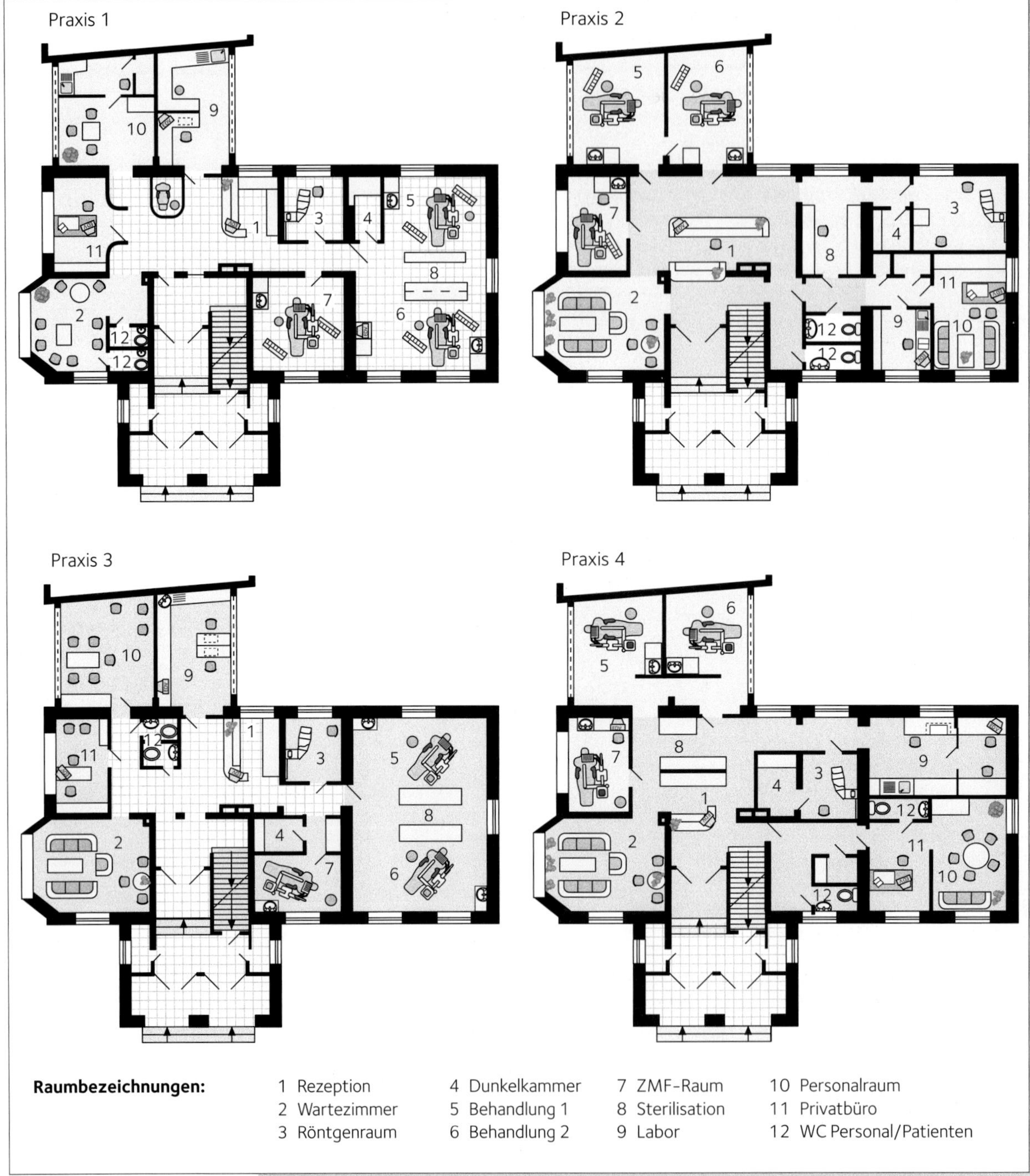

16 Zeigen Sie an drei Beispielen aus Ihrer Ausbildungspraxis, dass diese mit anderen Bereichen der Wirtschaft verknüpft ist.

4 Private und soziale Absicherung

4.1 Sozialversicherungen

Die in Deutschland bis zum heutigen Tag gültigen Sozialversicherungen verdanken ihr Entstehen der kaiserlichen Botschaft vom 17.11.1881, die der damalige Reichskanzler Otto von Bismarck verkündete. Die Industrialisierung des 19. Jahrhunderts führte zu einer Verelendung großer Teile der Arbeiterschaft. Aus sozialen und politischen Gründen regte von Bismarck eine soziale Absicherung der Arbeitnehmer an. Die kaiserliche Botschaft versprach „den Hülfsbedürftigen größere Sicherheit“.

Weitere Informationen zu den Sozialversicherungen finden Sie unter

www.sozialpolitik.com

www.deutsche-sozialversicherung.de

Nacheinander entstanden

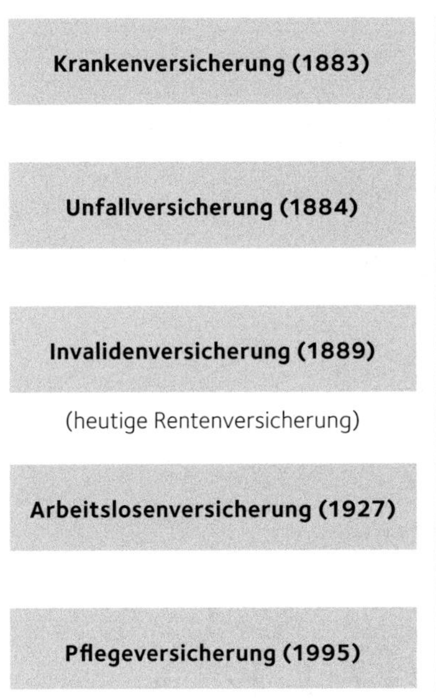
Krankenversicherung (1883)
Unfallversicherung (1884)
Invalidenversicherung (1889)
(heutige Rentenversicherung)
Arbeitslosenversicherung (1927)
Pflegeversicherung (1995)

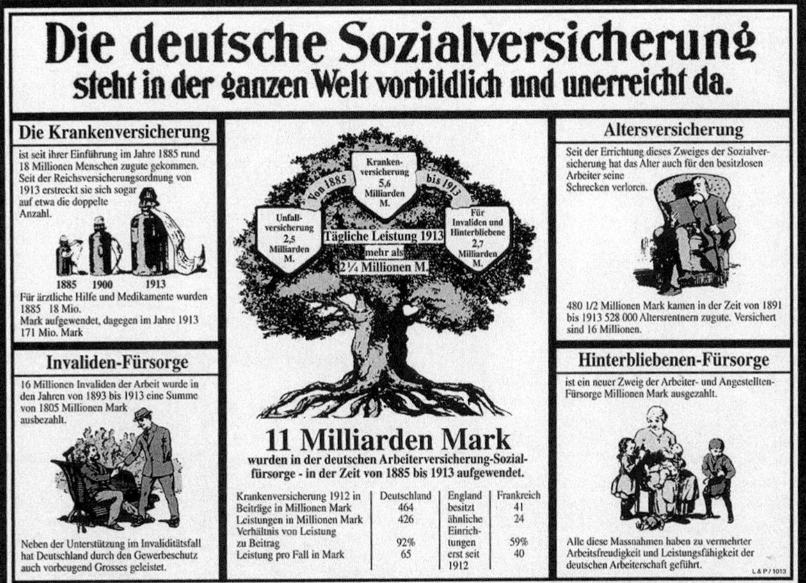

als staatliche **Pflichtversicherungen.**

Die Sozialversicherungen bzw. die entsprechenden Sozialgesetze sind heute im Sozialgesetzbuch (SGB) in folgenden Bänden zusammengefasst:

Band III: **Arbeitslosenversicherung**
Band V: **Krankenversicherung**
Band VI: **Rentenversicherung**
Band VII: **Unfallversicherung**
Band XI: **Pflegeversicherung**

Wesentliche Merkmale der Sozialversicherungen sind:

- Absicherung eines bedeutenden Teils der wirtschaftlichen Risiken des Lebens.
- Arbeitnehmer und Arbeitgeber bringen die Beiträge gemeinsam auf.
- Die Sozialversicherungen erhalten Staatszuschüsse.
- Die Versicherten haben einen Rechtsanspruch auf die Leistungen.
- Die Sozialversicherungen verwalten sich selbst durch ihre Mitglieder.
- Die Sozialversicherungen heben die Volksgesundheit und die Produktionskraft unserer Wirtschaft.

Die Bedeutung der Sozialversicherungen hat sich im Laufe der Jahrzehnte nicht geändert, obwohl sich die Situation der Arbeitnehmer erheblich verbessert hat. Die zunehmenden, vor allem wirtschaftlichen Probleme einzelner Versicherungszweige der Sozialversicherung führen heute zu Diskussionen, ob die Sozialversicherung als Pflichtversicherung noch Bestand haben soll.

Die **Träger der Sozialversicherungen**, d. h. die Organisationen, die die Versicherungen verwalten, sind im Gegensatz zu privaten Versicherungen Körperschaften des öffentlichen Rechts. Sie stehen somit unter Staatsaufsicht.

Träger der Sozialversicherungen	
Krankenversicherung – Allgemeine Ortskrankenkasse (AOK), wenn kein sonstiger Träger vorhanden – Innungskrankenkassen (IKK) – Betriebskrankenkassen (BKK) – Sozialversicherung für Landwirtschaft, Forsten und Gartenbau (SVLFG) – Ersatzkrankenkassen – Deutsche Rentenversicherung Knappschaft-Bahn-See (KBS) **Rentenversicherung** – Deutsche Rentenversicherung Bund – Deutsche Rentenversicherung Knappschaft-Bahn-See	**Pflegeversicherung** – Pflegekassen; ihre Aufgaben werden von den gesetzlichen Krankenkassen übernommen **Unfallversicherung** – Fachlich gegliederte Berufsgenossenschaften: gewerbliche Berufsgenossenschaften, landwirtschaftliche Berufsgenossenschaften – Gemeindeunfallversicherungsverbände **Arbeitslosenversicherung** – Bundesagentur für Arbeit in Nürnberg, ihr unterstehen die Landes- und örtlichen Arbeitsagenturen

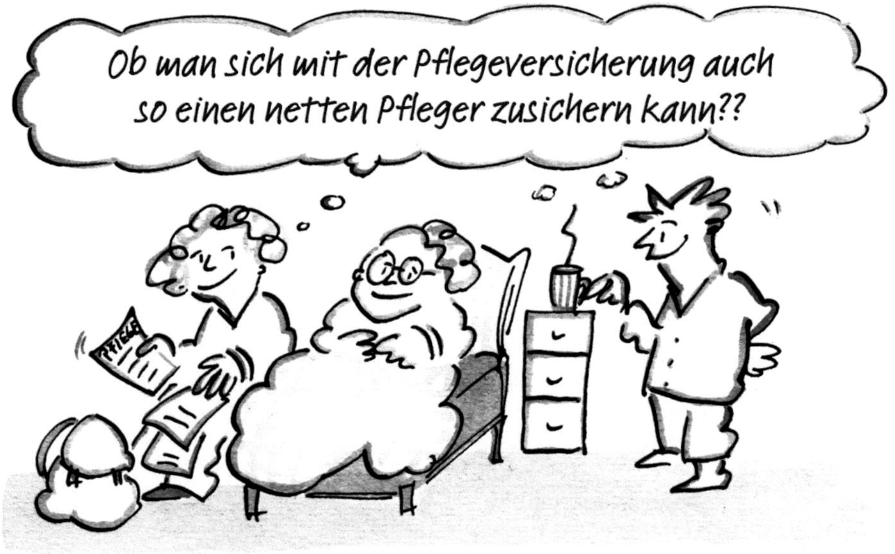

4.1.1 Krankenversicherung

Krankenversicherte haben grundsätzlich Anspruch auf Leistungen zur Verhütung, Früherkennung und Behandlung von Krankheiten.

Die Leistungen müssen zweckmäßig, ausreichend, notwendig und wirtschaftlich sein. Grundsätzlich gilt das sogenannte **Sachleistungsprinzip**, d. h., alle Sachleistungen werden nach oben genanntem Grundsatz von der Krankenversicherung bezahlt. Nur in wenigen Fällen sieht das Gesetz abweichend vom Sachleistungsprinzip eine Geldleistung oder Kostenerstattung vor. Alle Versicherten können die Kostenerstattung für ein Quartal – differenziert nach Arzt, Zahnarzt, ambulant und stationär – wählen.

Bei der ›privaten Krankenversicherung gilt vorwiegend das Prinzip der **Kostenerstattung**, d. h., der privat Versicherte muss sich zunächst die Leistungen selbst einkaufen (und bezahlen) und kann sich dann vom Versicherungsunternehmen die (versicherten) Kosten erstatten lassen.

private Krankenversicherung, S. 66

Leistungen der Krankenversicherung:

- **Leistungen zur Verhütung von Krankheiten:**
  - Aufklärung der Bevölkerung
  - Zusammenarbeit mit Berufsgenossenschaften
  - Gruppenprophylaxe bei Zahnerkrankungen (Kindergärten und Schulen)
  - Individualprophylaxe und Früherkennungsuntersuchungen bei Zahnerkrankungen
  - Kuren (Kostenbeteiligung der Versicherten)
- **Leistungen zur Früherkennung von Krankheiten:**
  - Vorsorgeuntersuchungen bei Kindern bis zum 6. Lebensjahr
  - Krebsfrüherkennung bei Frauen ab dem 20. und bei Männern ab dem 35. Lebensjahr
- **Leistungen bei Krankheit:**
  - Krankenbehandlung (ärztliche, zahnärztliche)
  - Versorgung mit Arznei-, Verband-, Heil- und Hilfsmitteln
  - Krankenhausaufenthalt (Kostenbeteiligungen der Versicherten)
  - Zahnersatz (Kostenbeteiligungen der Versicherten)
  - Haushaltshilfe, wenn ein Kind unter 8 Jahren bei einem Krankenhausaufenthalt zu versorgen ist
  - Krankengeld (78 Wochen lang innerhalb von 3 Jahren nach Ablauf der sechswöchigen Lohnfortzahlung durch den Arbeitgeber)
- **Sonstige Leistungen:**
  - Betreuung während der Schwangerschaft
  - Entbindungskosten
  - Mutterschaftshilfe
  - Mutterschaftsgeld (6 Wochen vor und 8 Wochen nach Entbindung)
  - Mitversicherung von Familienangehörigen: Haben Familienangehörige kein oder nur ein geringes Einkommen, erhalten sie die gleichen Leistungen wie das versicherte Mitglied (Ausnahmen bestehen). Der Beitrag des versicherten Mitglieds erhöht sich dadurch nicht.

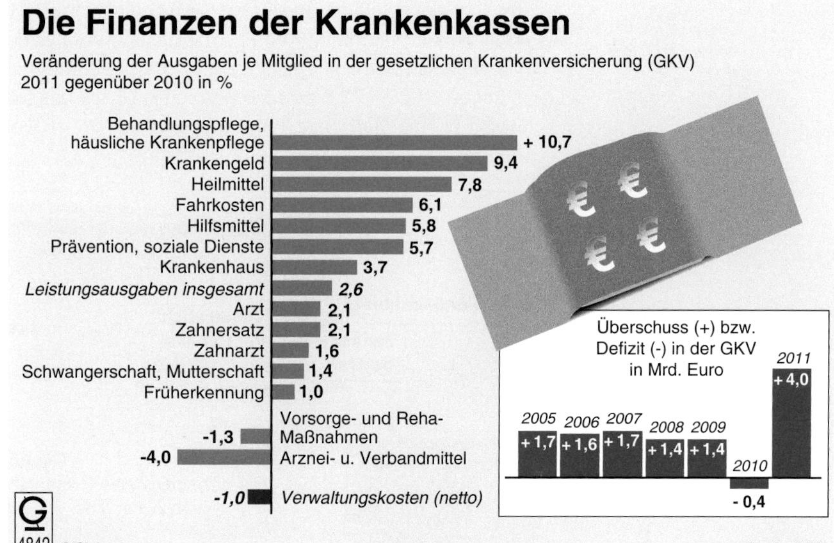

In der Krankenversicherung gibt es **Pflichtversicherte** und **freiwillige Mitglieder**. Pflichtversicherte sind Angestellte und Arbeiter bis zu einem bestimmten Bruttoentgelt **(Versicherungspflichtgrenze)**. Diese liegt im Jahr 2016 bei **4687,50 €** pro Monat. Ferner unterliegen alle Auszubildenden, Rentner, Studenten, Künstler, Arbeitslose und selbstständige Landwirte der Versicherungspflicht.

Arbeitnehmer, deren Verdienst über der Versicherungspflichtgrenze liegt, können sich freiwillig in den gesetzlichen Krankenkassen weiterversichern. Ebenso können sie sich privat gegen Krankheit versichern. Seit 2007 sind alle Bundesbürger zur Versicherung verpflichtet. Trotzdem gibt es weiterhin etwa 200 000 Menschen ohne Versicherungsschutz.
Selbstständige können sich ebenfalls freiwillig in einer gesetzlichen Krankenkasse oder privat versichern.

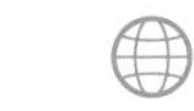

Zusatzbeiträge finden Sie unter:

www.krankenkassen.de/gesetzliche-krankenkassen/krankenkasse-beitrag/zusatzbeitrag/

Die Beiträge zur Krankenversicherung werden von **Arbeitgeber** und **Arbeitnehmer** aufgebracht. Der einheitliche Beitragssatz beträgt ab 01.01.2015 14,6 % vom Bruttolohn (14,0 % ohne Krankengeldanspruch). Die Arbeitnehmer zahlen 7,3 % und die Arbeitgeber 7,3 % hiervon (s. Abb. 1). Die Krankenkassen können prozentuale Zusatzbeiträge von ihren Mitgliedern verlangen.

Ab einem bestimmten Bruttoentgelt steigen die Beiträge für den Versicherten nicht mehr (**Beitragsbemessungsgrenze,** 4237,50 € brutto monatlich im Jahr 2016). Bis zu einer Ausbildungsvergütung von **325,00 €** monatlich werden die Beiträge **allein vom Arbeitgeber** bezahlt. Eine Lohnerhöhung für Auszubildende kann damit mit einem geringeren Nettoentgelt verbunden sein. Dies gilt auch für das „Taschengeld" im Bundesfreiwilligendienst.

Die Zahlungen erfolgen an den Gesundheitsfonds, der die weitere Verteilung an die Krankenkassen übernimmt.

BEISPIEL

Die Zahnmedizinische Fachangestellte Susanne Markus erhält ein monatliches Bruttogehalt von 1469,00 €.

Ihr Krankenkassenbeitrag beträgt 14,6 %. Ihre Kasse erhebt einen Zusatzbeitrag von 0,9 %. Frau Markus übernimmt also als Arbeitnehmerin einen Krankenkassenbeitrag von 8,2 %. Der Arbeitgeber übernimmt die anderen 7,3 % des Krankenkassenbeitrags. Der überwiesenen Summe von 227,70 € entsprechen somit 15,5 % des sozialpflichtigen Arbeitnehmerbruttogehalts. Für Frau Markus bedeutet das, dass sie 120,46 € an ihre Krankenkasse abführt; ihr Arbeitgeber führt 107,24 € ab.

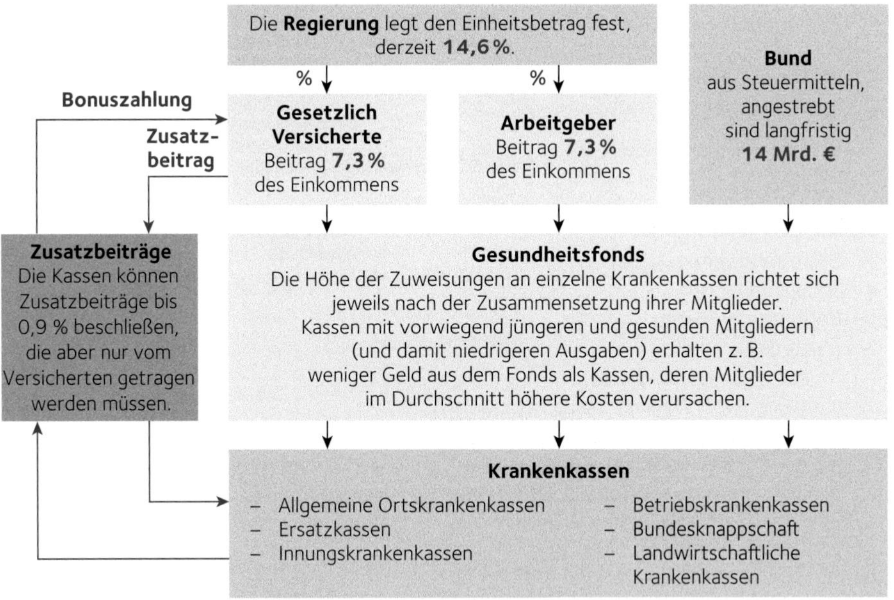

Abb. 1 So funktioniert der Gesundheitsfonds

4.1.2 Pflegeversicherung

Die Pflegeversicherung erbringt Leistungen (Sachleistungen und Pflegegeld) bei häuslicher und stationärer Pflege. **Versicherungspflichtig** sind alle in der Krankenversicherung versicherten Personen, auch freiwillig Versicherte. Ebenso sind privat Krankenversicherte verpflichtet, sich gegen das Risiko der Pflege zu versichern. Der Beitrag beträgt 2,35 % vom Bruttomonatsentgelt und wird je zur Hälfte von Arbeitgeber und Arbeitnehmer getragen (kinderlose Versicherte ab Vollendung des 23. Lebensjahres und Rentner ab Jahrgang 1940 zahlen zusätzlich 0,25 %). Ehegatten und Kinder sind beitragsfrei mitversichert.

4.1.3 Unfallversicherung

Die Leistungen der Unfallversicherung bestehen zur Hauptsache in der Verhütung von Arbeitsunfällen. Die Leistungspflicht der Unfallversicherung tritt ein bei Arbeitsunfällen, Wegeunfällen und Berufskrankheiten.

Arbeitsunfälle sind Unfälle, die dem Versicherten im Zusammenhang mit seiner beruflichen Tätigkeit zustoßen, z. B. beim Assistieren fällt ein infiziertes Skalpell auf den Fuß der Zahnmedizinischen Fachangestellten. Unfälle auf Praxisveranstaltungen zählen ebenfalls zu den Arbeitsunfällen.

Wegeunfälle sind Unfälle auf dem direkten Weg von und zur Praxis.

Berufskrankheiten sind Krankheiten, die der Versicherte sich durch die Berufsausübung zugezogen hat, z. B. Bäckerkaries (bei Bäckern und Konditoren), Hepatitis und Aids (bei Zahnmedizinischen Fachangestellten).

Berufskrankheiten der Berufsgenossenschaften für Gesundheitsdienst und Wohlfahrtspflege und Informationen zur Unfallversicherung finden Sie unter

www.bgw-online.de

Leistungen der Unfallversicherung:

- Heilung der Unfallverletzten durch Heilbehandlung (ärztliche und zahnärztliche Behandlung)
- Berufshilfe mit dem Ziel, den Verletzten wieder in seinen Beruf einzugliedern oder ihn zur Aufnahme eines anderen Berufes zu befähigen
- Entschädigungen für Unfallfolgen durch Geldleistungen:
  - Verletztengeld soll die Lohnausfälle während der Verletzung ausgleichen, ähnlich dem Krankengeld der Krankenkassen.
  - Verletztenrente wird gewährt, wenn die Erwerbsfähigkeit des Verletzten dauernd gemindert ist. Die Höhe richtet sich nach dem Grad der Behinderung und dem Jahresarbeitsverdienst des Verletzten.
- Hinterbliebenenrente und Sterbegeld werden an Hinterbliebene bezahlt, wenn der Verletzte an den Folgen eines Arbeitsunfalls, Wegeunfalls oder einer Berufskrankheit verstorben ist.

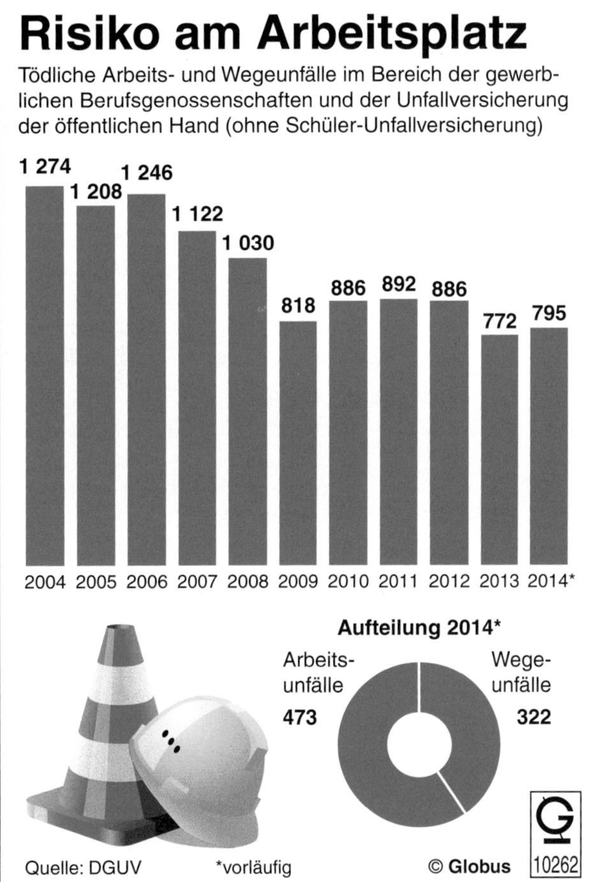

In der Unfallversicherung sind **alle Arbeitnehmer pflichtversichert.** Mitarbeiter in Arztpraxen sind in der Berufsgenossenschaft für Gesundheitsdienst und Wohlfahrtspflege (BGW), Pappelallee 35–37, 22089 Hamburg, pflichtversichert. Während des Berufsschulbesuchs sind Schüler ebenfalls versichert.

Die Beiträge werden vom **Arbeitgeber (Praxisinhaber)** allein aufgebracht. Ihre Höhe richtet sich nach der Gefahrenklasse des Betriebs und der Anzahl der Mitarbeiter (Lohnsumme). Die geleisteten Arbeitsstunden müssen jährlich an die BGW gemeldet werden. Ereignen sich viele Unfälle in der Praxis, wird sie höher eingestuft – die Beiträge steigen.

Alle Versicherten haben die Unfall- und Krankheitsverhütungsvorschriften der Unfallversicherung genau zu beachten. Ein vorsätzlicher oder grob fahrlässiger Verstoß hiergegen ist strafbar und führt u. U. zu Leistungseinschränkungen. Jeder Arbeitsunfall ist dem Arbeitgeber unverzüglich zu melden. Beteiligte an Arbeitsunfällen oder Zeugen müssen wahrheitsgemäße Aussagen machen. Ärztlich angeordnete Maßnahmen hat ein Verletzter gewissenhaft zu befolgen und sich den Untersuchungen zu stellen.

4.1.4 Rentenversicherung

Mehr zur Frage „Reicht die Rente?" finden Sie unter

www.rente.com

www.ihre-vorsorge.de

www.deutsche-rentenversicherung.de

In der Rentenversicherung gilt der „Generationenvertrag". Das bedeutet, dass die zurzeit erwerbstätige Generation mit ihren Beiträgen die Generation unterstützt, die nicht mehr im Erwerbsleben steht.

Das Prinzip des Schutzes vor Alter, Tod und Erwerbsminderung durch den Generationenvertrag „funktioniert" nur, wenn genügend junge erwerbstätige Menschen zur Beitragsfinanzierung vorhanden sind.

Leistungen der Rentenversicherung

- Medizinische und berufsfördernde Maßnahmen sollen die Erwerbsfähigkeit erhalten, bessern und wiederherstellen. Dazu zählen
  - Heilbehandlungen in Kurkliniken und Sanatorien,
  - Berufsförderung durch Weiterbildung, Umschulung, Stellenvermittlung,
  - Übergangsgeld während der Dauer der Heilbehandlung oder Umschulung;
- Renten als laufende Leistung zur Sicherung des Alters durch
  - Versichertenrenten (Regelaltersrente, Rente wegen verminderter Erwerbsfähigkeit),
  - Hinterbliebenenrenten (z. B. Witwen- und Waisenrente).

Anspruch auf eine Versichertenrente hat nur, wer bestimmte Voraussetzungen erfüllt, z. B. muss die Wartezeit erfüllt und ein bestimmtes Alter erreicht sein.

Von wenigen Ausnahmen abgesehen gilt eine allgemeine Wartezeit von 60 Kalendermonaten (5 Jahre). Beitragsfreie, beitragsgeminderte und Kindererziehungszeiten werden hierbei unterschiedlich berücksichtigt. Ein Altersruhegeld wurde in der Regel ab dem 65. Lebensjahr bezahlt. Diese Grenze steigt seit 2012 schrittweise auf 67 Jahre. Das heißt, alle nach 1964 geborenen können erst ab dem 67. Lebensjahr Rente beziehen.

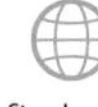

Weitere Informationen finden Sie unter

www.deutsche-rentenversicherung-bund.de

www.kbs.de
→ Minijob-Zentrale

Besondere Renten:

- Rente wegen verminderter Erwerbsfähigkeit (ersetzt die Erwerbsminderungsrente) wird gezahlt bei
  - teilweiser Erwerbsfähigkeit: Der Versicherte kann nur noch 3 bis unter 6 Stunden täglich arbeiten,
  - voller Erwerbsunfähigkeit: Der Versicherte kann nur noch weniger als 3 Stunden täglich arbeiten.
- Flexible Renten: Die Altersrente ab 65 (67) Jahren kann bis zu 3 Jahre früher in Anspruch genommen werden (Frührente). Hierfür muss ein Abschlag von 0,3 % pro Monat des vorzeitigen Bezugs von der Rente in Kauf genommen werden. Ebenso ist eine Verlängerung der Lebensarbeitszeit möglich (Zuschlag von 0,5 % pro aufgeschobenem Monat).
- Teilrenten: Um den Eintritt in das „Rentendasein" gleitend zu gestalten, hat der Versicherte die Möglichkeit, Teilrenten zu beantragen. Möglich sind eine 1/3-Rente, 1/2-Rente und 2/3-Rente. Je geringer die beantragte Rente, desto höher ist die Möglichkeit des Versicherten, noch hinzuzuverdienen.

Für langjährig Versicherte (45 Beitragsjahre) besteht die Möglichkeit, mit 63 Jahren in Rente zu gehen.

Versicherungspflichtig in der Rentenversicherung sind alle Arbeitnehmer (Arbeiter, Angestellte, Auszubildende).
Die Beitragsbemessungsgrenze liegt bei einem Bruttoentgelt von 6200,00 € (West) bzw. 5400,00 € (Ost) monatlich (Stand 2016). Nicht Versicherungspflichtige können freiwillig der Rentenversicherung beitreten oder sich privat versichern.

Die Beiträge werden von Arbeitgeber und Arbeitnehmer je zur Hälfte aufgebracht. Der Beitragssatz beträgt 18,7 % vom Bruttoentgelt (Stand 2016).
Nur bei Auszubildenden gilt, dass die Beiträge vom Arbeitgeber allein aufgebracht werden müssen, wenn das Bruttoentgelt unter 325,00 € monatlich liegt. Dies gilt auch für das „Taschengeld" des Bundesfreiwilligendienstes.

Die Rentenreform

Neben der Reform der Krankenversicherung betrachtet man die Reform der Rentenversicherung als dringend erforderlich, weil
- die Lebenserwartung der Menschen ständig steigt,
- Altersrenten immer früher in Anspruch genommen werden,
- Ausbildungszeiten immer länger geworden sind,
- die Geburtenrate ständig gesunken ist.

Sollen die Beiträge zur Rentenversicherung in Zukunft nicht über 22 % steigen und das Rentenniveau nicht stärker unter etwa 60 % des Nettoentgelts sinken, muss die Altersvorsorge der Zukunft auf drei Säulen verlagert werden (s. Abb. 1).

Die sich ergebenden Lasten für die kommenden Jahrzehnte sollen von Rentnern, Bund und Beitragszahlern gemeinsam getragen werden. Ziel dabei ist, das hohe Niveau der Renten (Rente als Lohnersatz) beizubehalten und die Renten an der Wirtschaftsentwicklung (Nettolohnverdienste) zu orientieren.

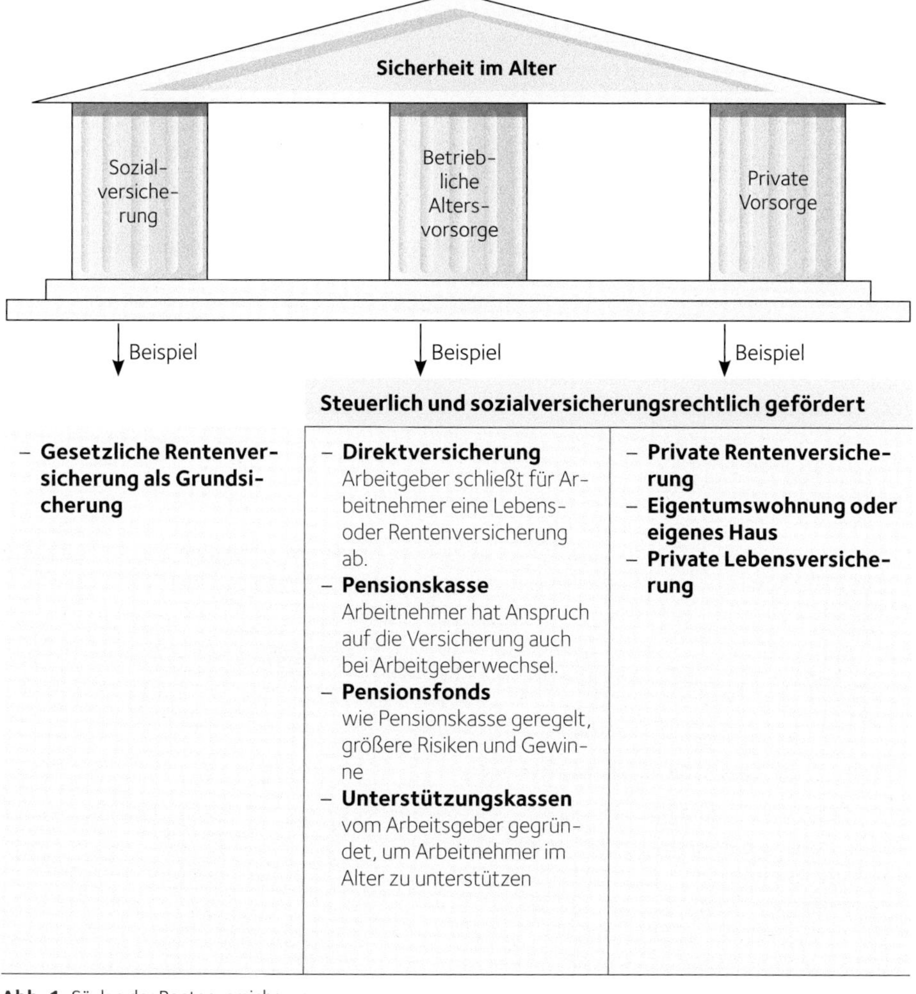

Abb. 1 Säulen der Rentenversicherung

Die Direktversicherung ist die populärste Form der betrieblichen Altersvorsorge und besonders in Klein- und Kleinstbetrieben, entsprechend der Betriebsgröße von Zahnarztpraxen, verbreitet. Es handelt sich hierbei um eine kapitalbildende Rentenversicherung, die der Arbeitgeber als Versicherungsnehmer zugunsten eines oder mehrerer Arbeitnehmer(s) und ggf. ihrer Angehörigen abschließt. Versicherungsnehmer und Beitragszahler ist der Arbeitgeber, Bezugsberechtigter ist der Arbeitnehmer (bzw. ein Angehöriger).

Bei einem Arbeitgeberwechsel kann die Rentenversicherung übertragen werden (Portabilität). Bis zu gewissen Höchstbeträgen sind die Lohnerhöhungen oder Umwandlungen von Teilen des Arbeitslohnes steuerfrei. Der Arbeitgeber ist zur Beratung verpflichtet und wird seinerseits von seinen Institutionen hierbei unterstützt.

Diese Erkenntnis findet ihren Niederschlag im sogenannten Altersvermögensgesetz. Der Staat bietet auf freiwilliger Basis eine Förderung der privaten Vorsorge an.

Wer 4 % seines sozialversicherungspflichtigen Jahresentgelts anlegt, erhält die jeweils maximale Zulage. Zusätzlich kann es auch noch einen Sonderausgabenabzug in der Steuererklärung geben. Dies wird vom Finanzamt geprüft.

BEISPIEL

Ein verheirateter Arbeitnehmer hat ein sozialversicherungspflichtiges Jahreseinkommen von 30 000,00 €, der Partner ist nicht berufstätig. Das Paar hat zwei Kinder und spart 1200,00 € (= 4 % von 30 000,00 €) pro Jahr.

Es erhält folgende Zulagen:

2 × 154,00 €	=	308,00 € (zwei Erwachsene)
2 × 185,00 €	=	370,00 € (zwei Kinder)
Gesamtzulage		678,00 €

Die Zulage macht bereits mehr als die Hälfte der Sparsumme aus. Das Paar muss nur noch 522,00 € jährlich bzw. 43,50 € monatlich zusätzlich aufbringen.

Die Bundesanstalt für Finanzdienstleistungsaufsicht – Versicherungen – finden Sie unter

www.bafin.de

Die Anlage nach dem Altersvermögensgesetz kann in folgenden Bereichen erfolgen:
- Banksparplan
- private Rentenversicherung (Lebensversicherung)
- Fondsprodukte
- betriebliche Altersvorsorge (Direktversicherung, Pensionskasse, Pensionsfonds)

Jedes Anlageprodukt, das die staatliche Förderung erhalten will, muss vom Bundesaufsichtsamt für das Versicherungswesen zertifiziert werden. Hierzu müssen die Produkte folgende Kriterien erfüllen:
- Die Auszahlung darf erst mit Beginn einer Altersrente, frühestens ab dem 60. Lebensjahr erfolgen.
- Bei Beginn der Auszahlung müssen mindestens die eingezahlten Beträge zugesichert sein.
- Die Zahlungen müssen dauerhaft bis in hohes Alter absichern (keine Einmalzahlungen).

Dazu wird folgendermaßen verfahren: Der Anbieter des Anlageprodukts schickt dem Sparer einen Antrag auf Zulage. Der Sparer füllt den Antrag aus und sendet ihn an den Anbieter zurück. Dieser schickt den Antrag an das Zulagenamt, welches die Zulage direkt an den Anbieter überweist.

4.1.5 Arbeitslosenversicherung

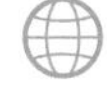

Die Seite des Bundesministeriums für Arbeit und Soziales:

www.bmas.de

www.arbeitsagentur.de

Das Sozialgesetzbuch Band III (SGB III) weist der Bundesagentur für Arbeit folgende arbeitsmarkt- und beschäftigungspolitischen Aufgaben zu:
- Berufsberatung
- Arbeitsvermittlung
- Förderung der beruflichen Bildung
- Erhaltung und Schaffung von Arbeitsplätzen
- Arbeitsmarkt- und Berufsforschung

Durch geeignete Maßnahmen soll ein hoher Beschäftigungsgrad erzielt und aufrechterhalten sowie das Wachstum der Wirtschaft gefördert werden.

Arbeitslosengeld

Das Arbeitslosengeld, auch ALG I genannt, ist eine Leistung der Arbeitslosenversicherung. Arbeitslos ist, wer vorübergehend keine Arbeitsstelle hat. Um Arbeitslosengeld beziehen zu können, müssen mehrere Voraussetzungen erfüllt sein:

- Der Arbeitslose muss der Arbeitsvermittlung zur Verfügung stehen.
- Der Arbeitslose muss sich arbeitslos gemeldet haben (sofort nach Erhalt der Kündigung).
- Der Arbeitslose muss die Anwartschaft erfüllt haben, d. h., er muss innerhalb der letzten drei Jahre mindestens 360 Tage lang Beiträge an die Arbeitslosenversicherung bezahlt haben. Arbeitslosengeld wird für unter 55-Jährige höchstens für ein Jahr gewährt. Die Dauer richtet sich nach den beitragspflichtigen Beschäftigungszeiten. Über 58-Jährige erhalten bis zu 24 Monate ALG I (s. Tab. 1).

Ist die Arbeitslosigkeit selbst verschuldet (z. B. durch eigene Kündigung), kann eine Sperrfrist von 12 Wochen verhängt werden, ansonsten wird das Arbeitslosengeld vom Tag der Antragstellung an gewährt.

Die Höhe des Arbeitslosengeldes hängt vom Lebensalter des Arbeitslosen und seinem Familienstatus ab. Ledige Arbeitnehmer ohne Kinder erhalten 60 % des letzten Nettoentgelts, Arbeitslose mit Kindern 67 %. Bei Auszubildenden orientiert sich das Arbeitslosengeld an 50 % des ersten zu erwartenden Entgelts, mindestens jedoch an der letzten Auszubildendenvergütung.

nach Versicherungspflicht-verhältnissen mit einer Dauer* von insgesamt mindestens		**und nach Vollendung des ... Lebensjahres**	**Anspruchsdauer in**	
... Monaten	**... Kalender-tagen**		**... Monaten**	**... Kalender-tagen**
12	360		6	180
16	480		8	240
20	600		10	300
24	720		12	360
30	900	50.	15	450
36	1080	55.	18	540
48	1440	58.	24	720

* – Bei der Feststellung der Anspruchsdauer können nur die Versicherungszeiten berücksichtigt werden, die der Arbeitsnehmer in den fünf Jahren vor der aktuellen Arbeitslosigkeit zurückgelegt hat.
– In Fällen, in denen „Rest"-Ansprüche zu berücksichtigen sind, ist als höchstmögliche Anspruchsdauer mindestens die Anspruchsdauer des „Rest"-Anspruchs zu berücksichtigen.
Quelle: www.arbeitsagentur.de

Tab. 1 Anspruchsdauer Arbeitslosengeld 2015

Versicherungspflichtig in der Arbeitslosenversicherung sind alle Arbeitnehmer. Eine freiwillige Mitgliedschaft gibt es z. B. für Selbstständige. Die **Beitragsbemessungsgrenze** ist mit derjenigen der Rentenversicherung identisch.

Die Beiträge werden von Arbeitgeber und Arbeitnehmer je zur Hälfte aufgebracht. Der Beitragssatz beträgt 3,0 % vom Bruttoentgelt (Stand 2016).
Liegt die Ausbildungsvergütung unter 325,00 € monatlich, muss der Beitrag zur Arbeitslosenversicherung vom Arbeitgeber allein aufgebracht werden. Dies gilt auch für das Taschengeld im Bundesfreiwilligendienst.

Arbeitslosengeld II (Hartz IV)

Arbeitslosengeld II wird allen erwerbsfähigen Hilfebedürftigen zwischen 15 und 64 Jahren zur Sicherung ihres Lebensunterhalts gewährt. Das Arbeitslosengeld II ist eine aus Steuermitteln finanzierte Fürsorgeleistung und nicht wie das Arbeitslosengeld eine Versicherungsleistung. Der Gesetzgeber geht bei der Berechnung des ALG II von einer sogenannten **Bedarfsgemeinschaft** aus. Zu einer Bedarfsgemeinschaft gehören Personen, die in einem Haushalt leben, auch Kinder bis zum 25. Lebensjahr gehören zur Bedarfsgemeinschaft der Eltern.

Nur wenn das gemeinsame Einkommen und das Vermögen zum Lebensunterhalt nicht ausreichen, kann man Arbeitslosengeld II beanspruchen. Das bedeutet: Deckt z. B. das Arbeitseinkommen des Partners den vom Gesetz vorgegebenen Bedarf, erhält der Arbeitssuchende kein Arbeitslosengeld II. Die Höhe der Leistungen orientiert sich deshalb an dem tatsächlichen Bedarf der Arbeitssuchenden (s. Tab. 1).

Mitglied der Bedarfsgemeinschaft	Betrag
Alleinstehende, Alleinerziehende und Personen mit minderjährigem Partner	399,00 €
Ehe- oder Lebenspartner jeweils	360,00 €
Kind bis zum 6. Geburtstag	234,00 €
Kind (6–13 Jahre)	267,00 €
Kind ab dem 14. Geburtstag bis zum 18. Geburtstag	302,00 €
Kinder bis zum 25. Geburtstag im Haushalt der Eltern	320,00 €

Tab. 1 Gewährte Regelleistung Arbeitslosengeld II (2015)

Außerdem:
- 140,00 € pro unterhaltspflichtigem Kind werden an Eltern gezahlt, deren Einkommen zwar für sich, aber nicht für die Kinder reicht.
- Miete und Heizungskosten sowie die Beiträge zur Kranken- und Pflegekasse werden auch übernommen.
- Zuschüsse für Schwangere.
- Nichterwerbsfähige erhalten Sozialgeld.

Auf Nummer sicher
von je 100 Haushalten besitzen diese Versicherung

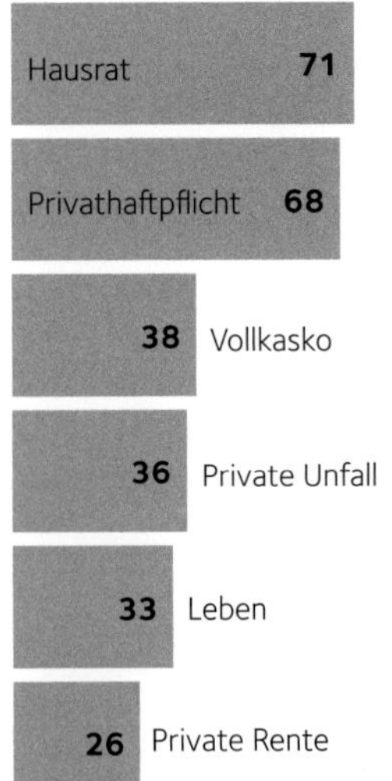

Datenquelle: AWA/GDV Stand 2014

Abb. 1 Versicherungen in Deutschland

4.2 Private Absicherung

Die Sozialversicherungen erfassen nicht alle Bevölkerungsgruppen und sind vorwiegend auf die Sicherung vor Gefahren im Berufsleben sowie auf die Vorsorge für die häufigsten Risiken des menschlichen Lebens ausgerichtet (s. Abb. 1).
Wer in der Sozialversicherung nicht versichert ist oder sich dort nicht ausreichend versichert sieht, kann eine **Individualversicherung** abschließen.

Die Aufgaben der Individualversicherung sind:
- Abdeckung von Risiken, für die die Sozialversicherung nicht eintritt (z. B. Versicherung gegen private Unfälle, Rechtsschutzversicherung, Schutz vor Diebstahl, Einbruch, Unwetter).
- Ersatz der Sozialversicherung, wenn sie für bestimmte Personen nicht angeboten wird (z. B. private Krankenversicherung, Unfallversicherung für Arbeitgeber).
- Ergänzung der Sozialversicherung, wenn die Leistungen nicht ausreichend sind (z. B. Lebens- und Rentenversicherung, private Krankenzusatzversicherung).

Die Hauptunterschiede zur Sozialversicherung sind:
- Träger sind meist private Versicherungsunternehmen.
- Leistungen richten sich nur nach dem Vertrag und sind z. B. unabhängig vom Familienstand oder dem Einkommen.
- Beiträge müssen vom Versicherten allein aufgebracht werden.
- Der Beitritt ist bis auf wenige Ausnahmen freiwillig.

Man unterscheidet drei Arten von privaten Versicherungen (s. Tab. 1).

Personenversicherungen	**Sachversicherungen**	**Vermögensversicherungen**
Durch sie werden die Folgen eines Ereignisses versichert, das unmittelbar den Körper des Versicherten betrifft.	Die Sachen (das Eigentum) einer Person werden versichert.	Das Vermögen des Versicherten wird vor Ansprüchen anderer Personen versichert.
Beispiele		
– Lebensversicherung – Rentenversicherung – Berufsunfähigkeitsversicherung – Unfallversicherung – Krankenversicherung	– Hausratversicherung – Kfz-Teil- und Vollkaskoversicherung – Fahrradversicherung	– Haftpflichtversicherung – Rechtsschutzversicherung

Tab. 1 Arten von Privatversicherungen

AUFGABEN

1 Wann sind die Sozialversicherungen entstanden? Warum gerade zu dieser Zeit?

2 Nennen Sie die fünf bis heute existierenden Sozialversicherungen.

3 Gegen welche Risiken sind Sie als Arbeitnehmerin versichert?

4 Begründen Sie den „Zwangscharakter" der Sozialversicherungen.

5 Sind Sozialversicherungen Ihrer Ansicht nach heute noch notwendig?

6 Nennen Sie die Träger der Sozialversicherungen.

7 Wer bringt die Beiträge zu den Sozialversicherungen auf?

8 Nennen Sie die Träger der Krankenversicherung.

9 Was ist das Besondere bei den Trägern der Krankenversicherung von Landwirten, Winzern und bei der Knappschaft-Bahn-See?

10 Was versteht man unter dem Sachleistungsprinzip in der Krankenversicherung?

11 Suchen Sie im Internet vier Krankenversicherungen, die keine Zuzahlung von ihren Versicherten verlangen.

12 Was versteht man unter dem morbiditätsorientierten Risikostrukturausgleich in der Krankenversicherung?

13 Welche Leistungen bietet die Krankenversicherung bei Erkrankungen?

14 Können die Versicherten die Erstattung aller von einem Arzt oder Zahnarzt angebotenen Leistungen von ihrer Krankenversicherung verlangen?

15 Kann ein gesetzlich Versicherter nur bei der zahnärztlichen Behandlung (ambulant) die Kostenerstattung wählen?

16 Welche Leistungen Ihrer Krankenversicherung haben Sie schon in Anspruch genommen?

17 Erklären Sie anhand der Gesamtrechnung im Gesundheitswesen (s. S. 59), wo die Ausgabenschwerpunkte der Krankenversicherung liegen.

18 Wer bezahlt Ihre Krankenversicherungsbeiträge?

19 Überprüfen Sie anhand eines Vergleichs der Gehaltsabrechnung vom Dezember 2013 mit einer Abrechnung nach dem 30.01.2014, ob Sie prozentual mehr oder weniger für Ihre Krankenversicherung bezahlen.

20 Was versteht man unter der Versicherungspflichtgrenze?

21 Was spricht für oder gegen eine Beitragsbemessungsgrenze?

22 Entwickeln Sie Lösungsvorschläge, um die Kassen der Pflegeversicherung aufzustocken.

23 Informieren Sie sich, welche Unfallverhütungsvorschriften in Ihrer Ausbildungspraxis zu beachten sind.

24 Wer kommt in folgenden Fällen für die Behandlungskosten auf?

- **a** Bei einem Sportunfall werden einem Fußballspieler zwei Zähne ausgeschlagen.
- **b** Auf dem Weg zur Arbeit verunglückt ein Arbeitnehmer und muss in die Klinik eingeliefert werden.
- **c** Eine Zahnmedizinische Fachangestellte muss umgeschult werden, weil sie eine Allergie gegen Nickel entwickelt hat.
- **d** Mehrere Arbeitnehmer fahren gemeinsam zur Arbeit. Auf dem Umweg zur Abholung eines Arbeitnehmers kommt es zu einem Autounfall.
- **e** In einer Praxis ist Mittagspause von 12:00 bis 14:00 Uhr. Auf dem Weg in einen benachbarten Imbiss fällt die ZFA hin und bricht sich ein Bein.
- **f** Eine ZFA fährt in der Mittagspause eine Freundin im benachbarten Ort besuchen. Auf dem Weg dorthin passiert ein Autounfall und sie wird verletzt.

25 Wonach richtet sich die Beitragshöhe zur Unfallversicherung?

26 Nennen Sie drei Branchen, in denen vermutlich viele Arbeitsunfälle passieren.

27 Welche Probleme der Rentenversicherung werden in der folgenden Abbildung veranschaulicht?

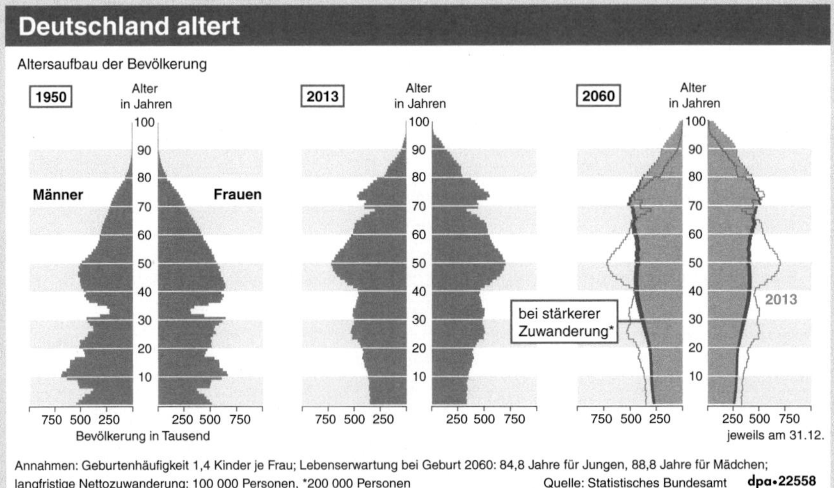

28 Was bedeutet „Beitragsbemessungsgrenze" in der Rentenversicherung und wie hoch ist sie aktuell?

29
- **a** Wie lange müssen Sie mindestens noch in die Rentenversicherung einzahlen, um einen Anspruch auf Altersruhegeld zu erhalten?
- **b** Weshalb werden Sie vermutlich länger einzahlen?

30 Welche Ziele verfolgt die Bundesregierung mit der Regelung zur Frührente? Diskutieren Sie die Auswirkungen auf die verschiedenen Sozialversicherungszweige.

31 Errechnen Sie das Jahr, ab dem Sie vermutlich Altersruhegeld beziehen können.

32 Wer ist in der Rentenversicherung beitragspflichtig?

33 Was versteht man unter der „flexiblen Rente"?

34 Wie kann man nach dem Altersvermögensgesetz die höchsten Zulagen erhalten?

35 Mit 27 Jahren entschließen Sie sich, als Ledige eine private Altersvorsorge nach dem Altersvermögensgesetz abzuschließen. Sie wollen hieraus ab dem 67. Lebensjahr 511,00 € Zusatzrente erhalten. Mehr als 50,00 € wollen Sie monatlich nicht zusätzlich sparen. Erkundigen Sie sich über die Höhe des Sparaufwands in einer Anlageform.

36 Nennen Sie die Aufgaben der Bundesagentur für Arbeit.

37 Geben Sie an, unter welchen Voraussetzungen Arbeitslosengeld gewährt wird.

38 Errechnen Sie die Sozialversicherungsbeiträge (ohne Unfallversicherung) für Arbeitgeber und Arbeitnehmer bei folgenden monatlichen versicherungspflichtigen Bruttoentgelten:
a 1456,00 €
b 2134,00 €
c 2755,00 €
d 3442,00 €
e 4950,00 €
f 6700,00 €

39 Haben Sie nach Beendigung Ihrer Ausbildung Anspruch auf
a Arbeitslosengeld?
b Arbeitslosengeld II?

40 Inwiefern ergänzen Individualversicherungen Sozialversicherungen?

41 Wie kommt der Beitritt bei einer Individualversicherung zustande?

42 Welche drei Arten von Individualversicherungen unterscheidet man?

43 Wer bringt die Beiträge zu den Sozialversicherungen auf?

44 Wer bringt die Beiträge zu den Individualversicherungen auf?

PROJEKTAUFGABEN

1 Beurteilen Sie anhand des Textes des Jugendarbeitsschutzgesetzes die nachfolgenden Fälle. Stellen Sie fest, ob die jeweilige Vorschrift oder das jeweilige Verhalten gesetzmäßig ist. Bearbeiten Sie die Fälle zunächst alleine und dann in der Gruppe.

FALL 1

Ein Vater erklärt sich schriftlich damit einverstanden, dass sein 12-jähriger Sohn dreimal in der Woche im Supermarkt beim Auffüllen der Regale hilft.

FALL 2

Eine 15-Jährige will bei einem Zahnarzt eine Ausbildung zur ZFA beginnen. Der Zahnarzt meint, dass dies nach dem Jugendarbeitsschutzgesetz nicht gehe, und will sie deshalb bis zum 16. Lebensjahr als Praktikantin anstellen.

FALL 3

In der Zahnarztpraxis hat es einen Wasserrohrbruch gegeben. Die Ausbilderin verlangt, dass die 17-jährige Auszubildende nach Praxisschluss um 18:00 Uhr noch 1 1/2 Stunden zum Aufräumen dableibt.

---

2 Zahnarzt Dr. F. und Auszubildende Monika P. (geb. am 03.07.00) vereinbarten am 10.08.2016 einen Ausbildungsvertrag zur Zahnmedizinischen Fachangestellten. Der Vertrag liegt nicht in Schriftform vor, weil man sich von Anfang an über die Tarifvertragsunterwerfung uneins war. Unstrittig ist, dass die Erziehungsberechtigten Walter P. und Petra P. dem Vertrag zugestimmt haben. Die Ausbildungsvergütung beträgt nach dem Vertrag 650,00 € bei einer Probezeit von drei Monaten. Am 10.12.2016 erhielt der Zahnarzt Dr. F. das unten abgebildete Kündigungsschreiben der Auszubildenden Monika P. Aufgrund des Nichterscheinens von Monika P. in der Vorweihnachtszeit gab es organisatorische Probleme in der Praxis und es musste kurzfristig eine ZFA als rascher Ersatz eingestellt werden, damit der Praxisablauf nicht erheblich beeinträchtigt war. Hierfür verlangt Dr. F. Schadensersatz in Höhe von 300,00 € von den Erziehungsberechtigten. Diese verlangen im Auftrag ihrer Tochter vom Zahnarzt die zu wenig bezahlte Vergütung einschließlich der vorenthaltenen Zuschüsse für vermögenswirksame Leistungen für die vier Monate.

Monika P. — *Mülheim, 10.12.16*

Dr. F.

Kündigung

Da ich mich mit der Verlängerung der Probezeit mündlich und schriftlich einverstanden erklärt habe, kündige ich den Ausbildungsvertrag zur ZFA in Ihrer Praxis mit sofortiger Wirkung.
Den mir vorenthaltenen Tariflohn sowie die vermögenswirksamen Leistungen bitte ich, mir zu überweisen.
Da ich in Ihrer Praxis nichts lerne, habe ich in der Zahnarztpraxis Dr. K. zum 15.12.16 ein neues Ausbildungsverhältnis zur ZFA begonnen.

Mit freundlichen Grüßen

Überprüfen Sie die vertraglichen und rechtlichen Bestimmungen und diskutieren Sie folgende Fragestellungen.

a Ist ein Ausbildungsvertrag zustande gekommen?
b Welche Bestimmungen gelten für den Ausbildungsvertrag?
c Was bedeutet „Tarifvertragsunterwerfung"?

d Gelten die tarifvertraglichen Bestimmungen für diesen Ausbildungsvertrag?
e Kann die Probezeit verlängert werden?
f Kann die Auszubildende wirksam kündigen?
g Hat der Zahnarzt Anspruch auf Schadensersatz?
h Wie hoch ist die zu wenig bezahlte Vergütung nach Ihrer Berechnung? Um die Frage zu beantworten, führen Sie die Lohnabrechnung für die betreffenden Monate unter folgenden Voraussetzungen durch: Es fällt keine Lohn- und Kirchensteuer an. Ebenso muss kein Solidaritätszuschlag geleistet werden. Danach entnehmen Sie dem gültigen Tarifvertrag die Ausbildungsvergütung für das erste Lehrjahr sowie die Bestimmungen über vermögenswirksame Leistungen und führen Sie die Rechnung noch einmal aus.
i Welche Empfehlung geben Sie beiden Parteien für die Zukunft?

3 Diskutieren Sie anhand der fiktiven Artikel „ALESI 2030' vorgestellt" und „Krankenversicherung Europas neu geordnet" (S. 72) unser Sozialversicherungssystem.
Berücksichtigen Sie dabei folgende Fragestellungen:
a Von welchen Sozialversicherungen ist in den Artikeln die Rede?
b Zeigen Sie Unterschiede zu aktuellen Bestimmungen dieser Sozialversicherungen auf. Gehen Sie dabei nach dem folgenden Schema vor:
- Träger
- Beiträge
- Leistungen
- Beitragsbemessungsgrenze
- Versicherungspflichtgrenze
- Versicherte

c Wie sollten diese Sozialversicherungen Ihrer Meinung nach geregelt sein?
d Halten Sie die aufgezeigte Entwicklung für realistisch?
e Welche aktuellen Sozialversicherungen sind in den Artikeln nicht angesprochen?

„ALESI 2030" vorgestellt
Brüssel, 17.07.2029

In allen 30 europäischen Hauptstädten der EU wurde heute die neue „ALESI 2030" (Alterslebenssicherung 2030) vorgestellt. Die nationalen Rentenversicherungen wurden damit aufgelöst bzw. in das System eingebaut. Hier die wichtigsten Neuerungen für das Bundesland Deutschland:
Die ALESI beträgt ab 01.01.2030 einheitlich 3000,00 € in allen Mitgliedsländern. Eine Anpassung findet jährlich zum 01.07. entsprechend der Euro-Lohnsteigerung statt.
Die Auszahlung erfolgt entweder über die Zusendung einer Wertscheckkarte, mit der direkt bezahlt oder auf ein Konto eingezahlt werden kann, oder über Onlineverfügung über ein Konto direkt beim Träger „Euro-Insurance-Company" (EIC) in Straßburg.
Die Wartezeit für die normale ALESI mit 70 Jahren beträgt 30 Jahre. Pro Jahr früherer Inanspruchnahme muss ein Abschlag von 2 % hingenommen werden. Die frühestmögliche Inanspruchnahme der ALESI kann mit 60 Jahren beginnen. Es bleibt bei der Versicherungspflichtgrenze von zurzeit 10 000,00 €. Dies ist auch gleichzeitig die Beitragsbemessungsgrenze.
So beträgt der „Normalsatz" für eine Familie mit Kind(ern) 8 % vom Bruttofamilieneinkommen. Bezahlt wird dies vollständig vom Arbeitgeber. Bei einem Ehepaar ohne Kinder beträgt der Beitragssatz 30 %, wovon der Arbeitgeber ein Drittel übernehmen muss. Das Kapital, das durch diesen höheren Beitragssatz angespart wird, kann ein Ehepaar bei Geburt eines Kindes ausgezahlt bekommen. Gleichzeitig ermäßigt sich dann der Beitrag. Für ledige Auszubildende gilt zunächst der „Normalsatz". Er steigt nach der Ausbildung kontinuierlich an. Ab dem 25. Lebensjahr beträgt der ALESI-Satz für Ledige 35 %.
Zurzeit gelten in einigen Bundesländern der EU noch Übergangsvorschriften. Das europäische Parlament hat aber beschlossen, dass mit Wirkung vom 01.01.2030 dieses Recht in allen Bundesländern der EU gilt.

Krankenversicherung Europas neu geordnet
Brüssel, 30.07.2029

Kurz nach Einführung der „ALESI 2030" wurde der gesamte Bereich der Krankenversicherung in Europa durch die „Sozialcharta" neu geregelt.
Sie gilt sowohl für Arbeitnehmer wie für Arbeitgeber. Danach besteht für alle Arbeitnehmer und Arbeitgeber völlige Freiheit, ob sie sich gegen Krankheit und Pflege im Alter versichern wollen. Die bisherigen Pflichtversicherungsbeiträge in manchen Bundesländern der Vereinigten Staaten von Europa werden aufgehoben. Bestehende staatliche Versicherungen werden privatisiert und stehen in Wettbewerb mit den bisherigen Privatversicherungen. Der Wettbewerb zwischen den europäischen Versicherern hat bisher schon erhebliche Beitragsvorteile gebracht. Alle Krankheits- und Pflegerisiken können zu jedem Prozentsatz versichert werden. Der durchschnittliche Beitragssatz für die Grundversorgung Krankheit – Pflege liegt derzeit bei 7 % des Bruttoeinkommens. Die Grundversorgung für nicht versicherte Personen wird vom Staat kostenlos in besonderen „Sozialambulanzen" übernommen. Außerdem werden die privaten Versicherungsgesellschaften nach ihren Größenanteilen zu den Kosten der Grundversorgung herangezogen.
Dementsprechend haben die Versicherten die freie Wahl unter den Apotheken, Ärzten und Zahnärzten, Krankenhäusern und Pflegeheimen. Eine Niederlassungsbeschränkung für Apotheken, Ärzte und Zahnärzte besteht nicht mehr. Ebenso besteht Gebührenfreiheit, d. h., der Arzt bzw. Zahnarzt muss vor Beginn der Behandlung mit dem Versicherten die Gebühren besprechen. Ausgenommen sind Notfälle und die Grundversorgung. Ärzte, Zahnärzte, Apotheken und Krankenhäuser stehen miteinander im Wettbewerb. Manche Versicherungen beschränken die Wahlfreiheit ihrer Versicherten auf bestimmte ärztliche Leistungen und Krankenhäuser, bieten dafür aber äußerst günstige Tarife an. Für nicht in Anspruch genommene Leistungen bieten alle Versicherungen „Gutschriften" an.

Patienten empfangen und begleiten

LF 2

1 Grundlagen des Vertragsrechts
2 Behandlungsvertrag
3 Datenverwaltung in der Zahnarztpraxis
4 Datenverarbeitung in der Zahnarztpraxis

1 Grundlagen des Vertragsrechts

In einer Zahnarztpraxis werden täglich Verträge abgeschlossen bzw. gelten „im Hintergrund". Dabei können sehr verschiedene **Vertragsarten** vorkommen. So werden mit Patienten Behandlungsverträge, mit Zahnmedizinischen Fachangestellten Arbeitsverträge und mit Auszubildenden Ausbildungsverträge geschlossen. Die Materialeinkäufe werden durch Kaufverträge und das Erstellen der Webseite über einen Werkvertrag geregelt.

Gehören die Räumlichkeiten der Zahnarztpraxis einem Dritten, ist ein Pachtvertrag abgeschlossen. Mit einem Techniker kann ein Provisionsvertrag geschlossen sein.

Um einen Vertrag abschließen zu können, sind aber gewisse Voraussetzungen nötig.

BEISPIEL

Ein 6-Jähriger und ein 12-Jähriger sind seit Jahren bei einem Zahnarzt in Behandlung. Nach der Aufforderung der Schule zur zahnärztlichen Untersuchung erschienen sie erneut in der Praxis. Neben der Untersuchung wurden beim 12-Jährigen Röntgenaufnahmen gefertigt, bei dem 6-Jährigen erfolgte eine Fluoridierung und Fissurenversiegelung.

Die Honorarforderung des Zahnarztes wurde von den Eltern nicht beglichen. Das Gericht gab den Eltern recht, da zwischen dem Zahnarzt und den Eltern kein Behandlungsvertrag zustande gekommen war.

Um das Gerichtsurteil nachvollziehen zu können, ist zu klären, wie Rechtsgeschäfte zustande kommen und wer welche Rechte und Pflichten hat.

1.1 Rechts- und Geschäftsfähigkeit

1.1.1 Rechtsfähigkeit

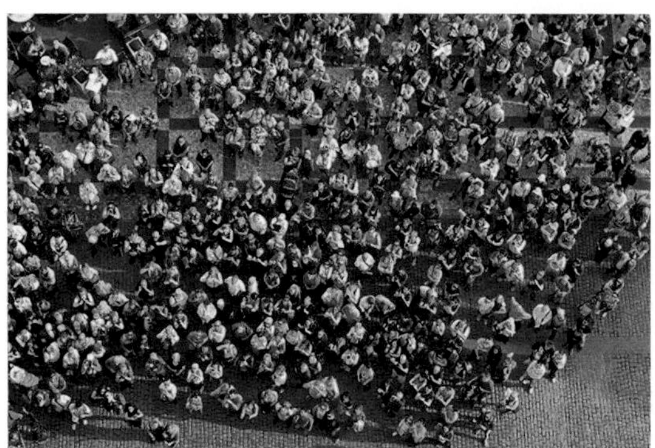

Abb. 1 Natürliche Personen

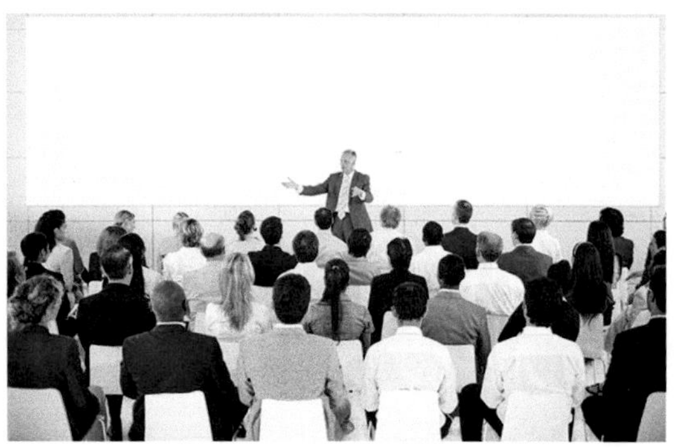

Abb. 2 Juristische Personen, z. B. Aktiengesellschaft

Nach § 1 des **Bürgerlichen Gesetzbuches (BGB)** ist jeder Mensch mit Vollendung der Geburt rechtsfähig, das heißt sie oder er hat Rechte und damit immer verbundene Pflichten.

Menschen werden im Gesetz als **natürliche Personen** bezeichnet (s. Abb. 1). Die Rechtsfähigkeit kann einem Menschen von niemandem genommen werden (nicht zu verwechseln mit dem Verlust der bürgerlichen Ehrenrechte!). Die Rechtsfähigkeit erlischt erst mit dem Tod.
Neben den natürlichen gibt es noch künstliche, vom Recht geschaffene Personen, die sogenannten **juristischen Personen**. Dies sind rechtliche Gebilde, wie z. B. Aktiengesellschaften, Gesellschaften mit beschränkter Haftung (GmbH), aber auch Vereinigungen des öffentlichen Rechts (Bund, Länder, Gemeinden), die ebenfalls die Rechtsfähigkeit besitzen (s. Abb. 2).

Eine Zahnarztpraxis ist keine juristische Person, auch wenn sie in der Form einer Berufsausübungsgemeinschaft (BAG) oder Partnerschaft geführt wird. Der Zahnarzt handelt für die Zahnarztpraxis (manches kann er delegieren). Er ist, bis auf wenige Ausnahmen, immer haftbar und nur er kann für Schäden verklagt werden, die die „Praxis" verursacht hat.

Dass die Kinder in dem Eingangsfall das Recht auf Behandlung haben, geht aus der Rechtsfähigkeit hervor. Können sie aber auch ein Einverständnis zu einer Röntgenaufnahme, einer Fissurenversiegelung oder einer Fluoridierung geben bzw. einen Kauf tätigen? Können sie also Rechtsgeschäfte selbstständig und voll wirksam abschließen? Dies ist die Frage nach der Geschäftsfähigkeit.

1.1.2 Geschäftsfähigkeit

Im BGB hat man die Geschäftsfähigkeit in drei Stufen eingeteilt:

Geschäftsfähigkeit
Fähigkeit, Rechtsgeschäfte selbstständig und rechtswirksam abzuschließen

Geschäftsunfähigkeit	Beschränkte Geschäftsfähigkeit	Unbeschränkte Geschäftsfähigkeit
– Kinder bis 6 Jahre – andauernd Geisteskranke *Rechtsfolgen:* – Willenserklärung ist nichtig (Risiko trägt der Käufer) – kann Bote sein – gesetzlicher Vertreter oder Vormund handelt	– 7 bis 18 Jahre *Rechtsfolgen:* – Zustimmung des gesetzlichen Vertreters notwendig – Verträge sind schwebend unwirksam *Ausnahmen:* – Taschengeld – wenn kein rechtlicher Nachteil entsteht – Arbeitsverhältnis	– über 18 Jahre *Rechtsfolgen:* – alle Rechtsgeschäfte sind gültig – Person handelt selbst

Geschäftsunfähigkeit (§ 104 BGB)

- Kinder unter 7 Jahren
- dauernd Geisteskranke

HINWEIS
Rechtsgeschäfte, die nicht geschäftsfähige Personen tätigen, sind ungültig (nichtig).

BEISPIEL

a Eine 4-Jährige kauft sich ein Tafel Schokolade und isst sie auf. Der Kaufvertrag über die Schokolade ist ungültig. Der Kaufmann muss den Kaufpreis den Eltern rückerstatten. Dass die Schokolade nicht mehr zurückerstattet werden kann, geht zulasten des Kaufmanns.

b Ein 4-Jähriger wird von seinen Eltern mit einem Zettel zum Einkaufen geschickt. Die Geldbörse mit Einkaufszettel und abgezähltem Betrag übergibt er dem Verkäufer. Dieser packt ihm die Sachen ein und nimmt das Geld an sich. Der Kaufvertrag ist gültig. Der 4-jährige ist als Bote seiner Eltern unterwegs und überbringt deren Willenserklärung.

Ein 6-jähriges Kind kann kein Rechtsgeschäft (Behandlungsvertrag) schließen. Daraus folgt, dass das Rechtsgeschäft (Fluoridierung und Fissurenversiegelung bei dem 6-Jährigen) ungültig ist und folglich der Zahnarzt keinen Honoraranspruch hat.
Erscheint ein Elternteil mit zur Behandlung, gilt dies grundsätzlich als Einwilligung zur Behandlung. Erscheint ein Kind unter 7 Jahren und übermittelt mündlich die Einwilligung seiner Eltern zur Behandlung (als Bote), sollte dies durch einen Anruf bei den Eltern überprüft werden. Empfehlenswert ist in jedem Fall die schriftliche Einwilligung der Eltern. Bei größeren zahnärztlichen Eingriffen ist es ratsam, die Einwilligung beider Elternteile zu verlangen. Dies gilt insbesondere, wenn die Eltern getrennt leben. Eine nachträgliche Genehmigung ist in jedem Fall ausgeschlossen. Der Behandlungsvertrag kommt zwischen Eltern und Zahnarzt zustande.

HINWEIS
Botengänge sind auch nicht geschäftsfähigen Personen erlaubt.

Beschränkte Geschäftsfähigkeit (§ 106 BGB)

- Personen von 7 bis 18 Jahren
- Unter Umständen sind hiermit auch Personen vergleichbar, die unter Betreuung gestellt sind (s. § 1903 BGB).

Tätigen beschränkt Geschäftsfähige ein Rechtsgeschäft ohne vorherige Zustimmung, ist dieses schwebend unwirksam. Das bedeutet, dass der gesetzliche Vertreter dem Rechtsgeschäft auch nachträglich zustimmen kann. Verweigert er die nachträgliche Zustimmung, ist das Rechtsgeschäft von Anfang an nichtig (§ 107 BGB). Fordert der Zahnarzt vom gesetzlichen Vertreter die nachträgliche Zustimmung, dieser lässt jedoch 14 Tage nichts von sich hören, gilt die Zustimmung als verweigert.

HINWEIS

Alle Rechtsgeschäfte, die beschränkt Geschäftsfähige tätigen wollen, bedürfen der Einwilligung des gesetzlichen Vertreters, auch vorherige Zustimmung genannt.

Auch zwischen dem 12-Jährigen und dem Zahnarzt ist kein Behandlungsvertrag zustande gekommen, da die Eltern die nachträgliche Zustimmung verweigern.

BEISPIEL

Ein 16-Jähriger kauft sich ein gebrauchtes Mofa. Das Rechtsgeschäft ist schwebend unwirksam, da die Zustimmung des gesetzlichen Vertreters nicht vorliegt. Der Händler fordert den Vater des 16-Jährigen auf, die Zustimmung zu erteilen. Da er aber nicht reagiert, gilt die Zustimmung als verweigert. Der Kauf ist somit ungültig. Das Mofa und der Kaufpreis müssen zurückerstattet werden. Wenn der Verkäufer den Vater nicht zur Zustimmung aufgefordert und der Vater den Kauf stillschweigend geduldet hätte, wäre der Kauf gültig.

Der Behandlungsvertrag kommt zwischen dem beschränkt Geschäftsfähigen und dem Zahnarzt zustande.

Für die Zahnarztpraxis empfiehlt sich bei der Behandlung beschränkt Geschäftsfähiger folgende Vorgehensweise: Nach der Untersuchung sollte ein Schreiben an den gesetzlichen Vertreter geschickt werden mit der Bitte um Genehmigung der aufgeführten Behandlung. Erfolgt hierauf innerhalb von 14 Tagen keine Antwort, gilt die Zustimmung als verweigert.

Ab dem 14. Lebensjahr kann auch ein Jugendlicher einen Behandlungsvertrag abschließen, wenn er die nötige **Einwilligungsfähigkeit** besitzt.

Der Bundesgerichtshof (BGHZ 920, 33, 36) hat entschieden, dass es darauf ankommt, ob der Jugendliche „nach seiner geistigen und seelischen Reife die Bedeutung und Tragweite des Eingriffs und seiner Gestaltung zu ermessen vermag". Es ist also von großer Bedeutung, dass der Jugendliche das Aufklärungsgespräch versteht. Er muss in der Lage sein, weiterführende Fragen zu stellen und den Zahnarzt auf Besonderheiten seines Lebensumstandes (z. B. Vorerkrankungen) hinzuweisen. Ebenso ist es wichtig, dass der Jugendliche die Informationen verarbeiten kann und bei seiner Entscheidung berücksichtigt.

Bestimmte Rechtsgeschäfte kann auch der beschränkt Geschäftsfähige tätigen, ohne dass er den gesetzlichen Vertreter benötigt.

Dazu zählen:

- **Taschengeldparagraf**
  Für alle Geschäfte, die ein beschränkt Geschäftsfähiger mit Mitteln bewirkt, die ihm zur freien Verfügung stehen, ist er voll geschäftsfähig (z. B. Taschengeld, Ausbildungsvergütung). Dies gilt auch, wenn ihm größere Summen für einen bestimmten Zweck (z. B. Kauf eines Autos) überlassen werden. Dennoch wird der Verkäufer sich in diesen Fällen immer bei den Erziehungsberechtigten rückversichern. Nicht durch den Taschengeldparagrafen abgedeckt sind Ratenkaufverträge. Auch wenn die Raten nicht hoch sind und der Jugendliche sie mit „eigenen" Mitteln bestreiten kann, sind diese Verträge von der Zustimmung der Erziehungsberechtigten abhängig.
  Unter den Taschengeldparagrafen fallen auch Zahnarztbesuche von Auszubildenden und Arbeitnehmern, wenn es um die Wiederherstellung ihrer Arbeitsfähigkeit geht. Ebenso sind damit unaufschiebbare Behandlungsmaßnahmen (Schmerzpatienten) gedeckt. Hier besteht eine Pflicht des gesetzlichen Vertreters zur nachträglichen (stillschweigenden) Genehmigung.
- **Rechtliche Vorteilsgeschäfte**
  Für alle Geschäfte, die dem beschränkt Geschäftsfähigen nur einen rechtlichen Vorteil bringen, ist er voll geschäftsfähig. Dies gilt nicht für wirtschaftliche Vorteilsgeschäfte, d. h. Geschäfte, die für ihn „lukrativ" sein können, z. B. man erhält ein teures Auto für einen geringen Verkaufspreis.

BEISPIEL

Die Enkelin, 17 Jahre alt, erhält von ihrer Großmutter 1000,00 € geschenkt. Diese Schenkung kann sie ohne Zustimmung ihrer Eltern annehmen, weil diese ihr nur einen rechtlichen Vorteil bringt.

- **Geschäfte im Rahmen eines Arbeits- oder Ausbildungsverhältnisses**
  Geht ein beschränkt Geschäftsfähiger ein Arbeits- oder Ausbildungsverhältnis mit Zustimmung seines gesetzlichen Vertreters ein, so ist er für alle Rechtsgeschäfte, die normalerweise damit zusammenhängen, voll geschäftsfähig. Beim Arbeitsverhältnis umfasst dies sogar die selbstständige Kündigung.

BEISPIEL

Eine auszubildende Zahnmedizinische Fachangestellte unter 17 Jahren willigt in eine Änderung der Praxisarbeitszeit ein.

- **Geschäfte im Rahmen eines selbstständigen Betriebs**
  Wird ein beschränkt Geschäftsfähiger von seinen gesetzlichen Vertretern und dem Vormundschaftsgericht ermächtigt, selbstständig einen Betrieb zu führen, ist er für alle Rechtsgeschäfte voll geschäftsfähig, die der Betrieb normalerweise mit sich bringt.

Volle (unbeschränkte) Geschäftsfähigkeit

Mit Vollendung des 18. Lebensjahres ist man voll geschäftsfähig. Das bedeutet, alle Rechtsgeschäfte sind voll wirksam.

Müssen Menschen betreut werden (z. B. ältere Menschen in Pflegeeinrichtungen), hat dies keine automatische Auswirkung auf die Geschäftsfähigkeit. Die Betreuung soll stärker als bisher auf das individuelle Betreuungsbedürfnis eingehen und die verbliebenen Fähigkeiten des Betroffenen berücksichtigen. Soweit die Teilnahme am Rechtsverkehr im Einzelfall eingeschränkt werden muss, kann das Gericht dies anordnen. Dann kann der Betreute nur mit Einwilligung eines Betreuers rechtswirksame ›Willenserklärungen abgeben.

Willenserklärungen, S. 82

1.2 Delikts- und Schuldfähigkeit

1.2.1 Deliktsfähigkeit

Die Deliktsfähigkeit legt fest, wer aus unerlaubten Handlungen ›zivilrechtlich den Schaden zu tragen hat. Die Schuldfähigkeit legt fest, wer aus unerlaubten Handlungen ›strafrechtlich zur Verantwortung gezogen werden kann.

Zivilrecht
regelt Ansprüche der Bürger untereinander

Strafrecht
regelt Ansprüche des Staates gegenüber Bürgern

BEISPIEL

Ein 6-Jähriger fährt mit dem Auto seines Vaters gegen ein anderes Auto. In dieser Situation stellen sich folgende juristische Fragen:

a Ist der 6-Jährige deliktsfähig, d. h., muss er für den Schaden haften (z. B. Reparatur bezahlen)?
b Ist der 6-Jährige schuldfähig, d. h., kann ein Gericht ihn zu einer Strafe verurteilen?

Bei der **Deliktsfähigkeit** unterscheidet man drei Stufen:

- **Deliktsunfähigkeit**
  - Personen bis zum 7. Lebensjahr
  - dauernd Geisteskranke

Deliktsunfähige haften nicht für Schäden, die sie anderen zufügen. Unter Umständen haftet der gesetzliche Vertreter, wenn er die Aufsichtspflicht verletzt.

- **Beschränkte Deliktsfähigkeit**
  - Personen von 7 bis 18 Jahren
  - Taubstumme

Beschränkt Deliktsfähige haften für den verursachten Schaden nur, wenn sie bei der Begehung der unerlaubten Handlung die zur Erkenntnis ihrer Verantwortlichkeit erforderliche Einsicht hatten. Unter Umständen haftet der gesetzliche Vertreter für die Verletzung der Aufsichtspflicht.

Eine Besonderheit gilt im Straßenverkehr: Kinder unter 10 Jahren können für Verkehrsunfälle nicht haftbar gemacht werden, wenn sie sie nicht vorsätzlich verursacht haben.

- **Volle Deliktsfähigkeit**
  Ab dem 18. Lebensjahr ist jeder Mensch für seine (unerlaubten) Handlungen zivilrechtlich voll verantwortlich.

1.2.2 Schuldfähigkeit

Im Strafrecht können Personen bis zum 14. Lebensjahr nicht bestraft werden (strafrechtliche Schuldunfähigkeit des Kindes nach § 19 des Strafgesetzbuches). Ab dem 14. Lebensjahr überprüft das Gericht, ob der Jugendliche die Einsicht in die Verantwortlichkeit seiner unerlaubten Handlung hatte. Wird dies bejaht, wird der Jugendliche nach Jugendstrafrecht bestraft. Man spricht in diesem Fall von einer **bedingten Schuldfähigkeit** (s. Abb. 1).

Bei unerlaubten Handlungen, die zwischen dem 18. und 21. Lebensjahr begangen werden, überprüft das Gericht, ob das Jugendstrafrecht oder das schwerwiegendere Erwachsenenstrafrecht angewendet werden muss. Auch dies richtet sich nach der Einsichtsfähigkeit des jungen Erwachsenen.

Der 6-Jährige aus dem Eingangsfall ist somit weder delikts- noch schuldfähig. Es ist zu prüfen, ob die Eltern ihre Aufsichtspflicht verletzt haben.

In der Zahnarztpraxis spielt die Altersbegrenzung des Strafrechts u. U. eine wichtige Rolle. Haben die gesetzlichen Vertreter einer Behandlung zugestimmt, muss der Zahnarzt den beschränkt Geschäftsfähigen auch über die Risiken des Eingriffs aufklären.
Unter 14 Jahren muss diese Aufklärung gegenüber den gesetzlichen Vertretern erfolgen. Über 14 Jahren steht der Zahnarzt vor der gleichen Entscheidung wie ein Richter im Strafrecht: Hat der Jugendliche das Verständnis und die Einsicht, um die Aufklärung über den zahnärztlichen Eingriff zu verstehen?

Hat der Jugendliche diese Einsicht nicht, muss die Aufklärung gegenüber den gesetzlichen Vertretern erfolgen. Andernfalls begeht der Zahnarzt eine unerlaubte Handlung.

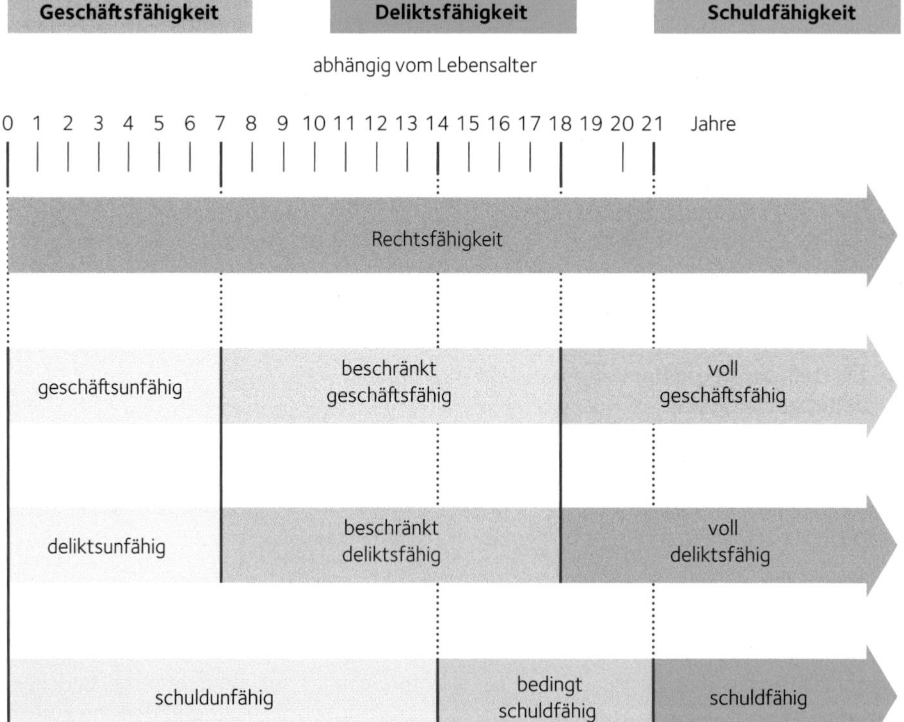

Abb. 1 Entwicklung der Geschäfts-, Delikts- und Schuldfähigkeit ab der Geburt

1.3 Rechtsgeschäfte

Rechtsgeschäfte entstehen durch die Erklärung eines Willens. Um rechtswirksam zu sein, muss die Willenserklärung auf einen rechtlichen Erfolg gerichtet sein.

BEISPIEL

Wer einem Freund verspricht, aus dem Urlaubsort einen Brief zu schreiben, hat zwar eine Willenserklärung abgegeben, sie ist aber rechtlich ohne Bedeutung. Wenn aber ein Lieferer verspricht, die bestellte Sache zu einem bestimmten Termin zu liefern, so hat er sich verpflichtet, den Liefertermin einzuhalten.

Willenserklärungen können auf vielfältige Weise abgegeben werden (s. Abb. 1).

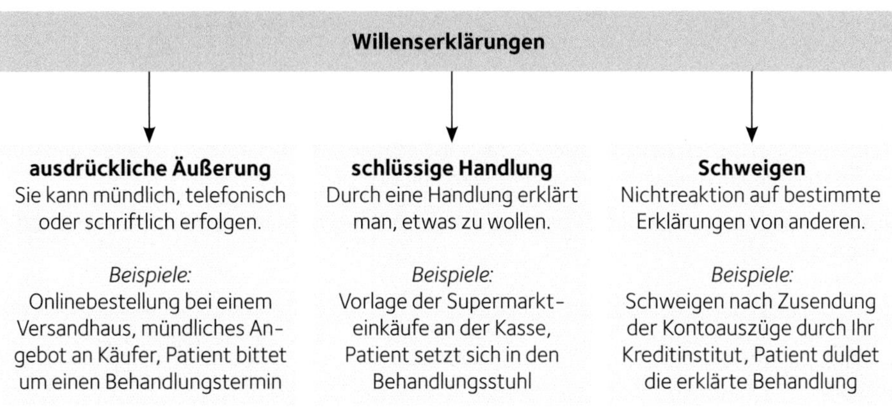

Abb. 1 Abgabe einer Willenserklärung

Normalerweise bedeutet Schweigen Ablehnung. Jedoch unter Kaufleuten kann es in bestimmten Fällen als Zustimmung gelten (z. B. Nichtreaktion auf eine abgeänderte Auftragsbestätigung). Schweigt man als Privatperson auf die Zusendung einer unbestellten Ware, bedeutet dies Ablehnung. Man hat lediglich die Pflicht, die Ware so aufzubewahren, wie man ähnliche Waren aufbewahrt.

Arbeitet eine Zahnarztpraxis schon lange mit einem Dentaldepot zusammen, kann dieses Depot auch unbestellte Ware (zur Probe) zusenden. Schweigen bedeutet in diesem Fall Annahme und Pflicht zur Bezahlung.

Ein Rechtsgeschäft besteht aus mindestens einer Willenserklärung. Nach der Anzahl der Willenserklärungen unterscheidet man einseitige und mehrseitige Willenserklärungen (s. Abb. 2, Abb. 1 S. 80).

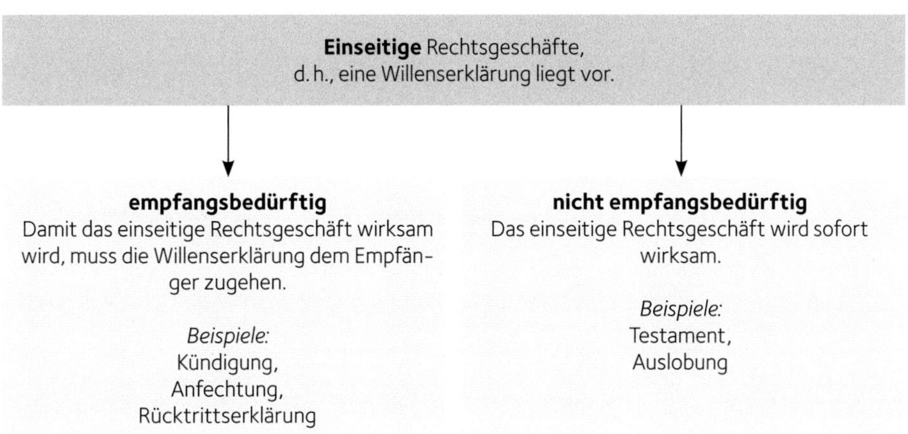

Abb. 2 Einseitiges Rechtsgeschäft

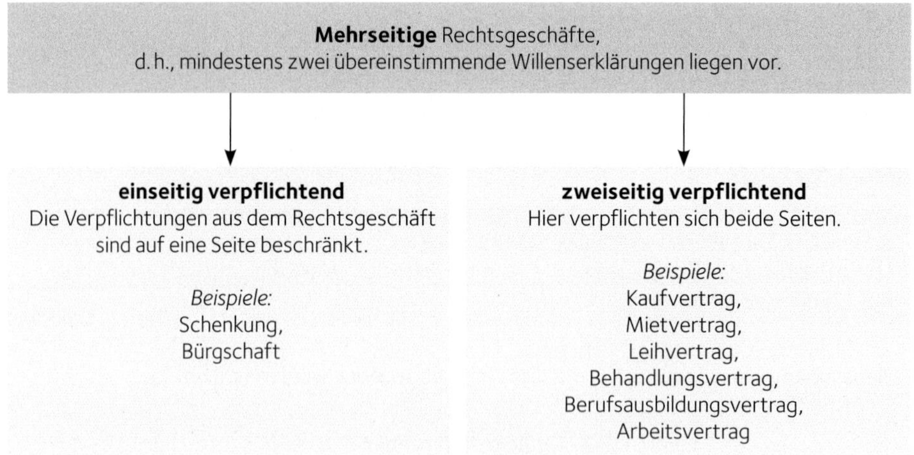

Abb. 1 Mehrseitiges Rechtsgeschäft

Mehrseitige Rechtsgeschäfte bezeichnet man als Verträge. Sie kommen nur zustande, wenn die Willenserklärungen übereinstimmen, d. h., wenn sie sich „vertragen".

Eine Willenserklärung wird als Antrag, die andere Willenserklärung als Annahme bezeichnet (s. Abb. 2).

Antrag (Willenserklärung) → **Übereinstimmung** ← **Annahme** (Willenserklärung)

Vertrag

Abb. 2 Zustandekommen von Rechtsgeschäften

1.4 Stellvertretung

Die Möglichkeit, dass man als Stellvertreter Willenserklärungen für einen anderen abgibt, d. h., für ihn handelt, ist in unserer arbeitsteiligen Wirtschaft nicht mehr wegzudenken (s. Abb. 3). Die ZFA gibt häufig Willenserklärungen für die Praxis (den Zahnarzt) ab.

BEISPIEL

Eine Zahnmedizinische Fachangestellte wird gebeten, beim Bürohändler um die Ecke für die Zahnarztpraxis Papier, Schreibmaterial und eine Schreibunterlage zu besorgen. Sie gibt eine Willenserklärung im Auftrag der Praxis (stellvertretend für die Praxis) gegenüber dem Bürohändler ab.

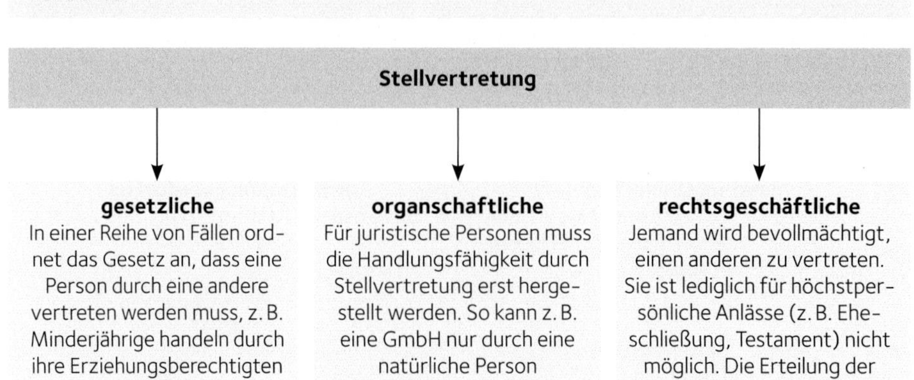
Stellvertretung
gesetzliche
In einer Reihe von Fällen ordnet das Gesetz an, dass eine Person durch eine andere vertreten werden muss, z. B. Minderjährige handeln durch ihre Erziehungsberechtigten (i. d. R. Eltern).
organschaftliche
Für juristische Personen muss die Handlungsfähigkeit durch Stellvertretung erst hergestellt werden. So kann z. B. eine GmbH nur durch eine natürliche Person (Geschäftsführer) handeln.
rechtsgeschäftliche
Jemand wird bevollmächtigt, einen anderen zu vertreten. Sie ist lediglich für höchstpersönliche Anlässe (z. B. Eheschließung, Testament) nicht möglich. Die Erteilung der Vollmacht kann formlos sein.

Abb. 3 Stellvertretung

Für die Zahnarztpraxis kommt hauptsächlich die rechtsgeschäftliche Stellvertretung infrage. Dazu ist eine Erklärungsvollmacht oder eine Duldungsvollmacht erforderlich (s. Tab. 1).

Erklärungsvollmacht	Duldungsvollmacht
Der Zahnarzt **erklärt** ausdrücklich, dass die Zahnmedizinischen Fachangestellten Rechtsgeschäfte für ihn tätigen dürfen.	Der Zahnarzt **duldet**, dass die Zahnmedizinischen Fachangestellten Rechtsgeschäfte für ihn tätigen.

Tab. 1 Vollmachten

Damit eine **wirksame** Stellvertretung stattfinden kann, sind drei Voraussetzungen notwendig:

- Die Zahnmedizinische Fachangestellte muss eine **eigene Willenserklärung** abgeben können. Sie bestimmt, welches Papier, welches Schreibmaterial und welche Art der Schreibunterlage sie einkauft. Ohne Spielraum für eigene Entscheidungen handelt sie als Bote.
- Die Zahnmedizinische Fachangestellte muss im **Namen der Zahnarztpraxis** (des Zahnarztes) handeln und dies ausdrücklich zu erkennen geben. Dem Bürohändler muss klar sein, dass er es mit einem Stellvertreter der Zahnarztpraxis zu tun hat.
- Die Zahnmedizinische Fachangestellte muss die **Vertretungsmacht** auch tatsächlich besitzen (Erklärungs- oder Duldungsvollmacht).

Wenn diese drei Voraussetzungen vorliegen, spricht man von einer wirksamen Stellvertretung, d. h., die Auswirkungen des von der Zahnmedizinischen Fachangestellten abgeschlossenen Rechtsgeschäfts gelten für und gegen die Zahnarztpraxis (z. B. den Zahnarzt).
Die Praxis muss die eingekauften Büromaterialien bezahlen, auch wenn sie dem Zahnarzt nicht gefallen.

Die **Vollmacht erlischt**

- durch Erledigung, wenn sie nur für ein bestimmtes Rechtsgeschäft erteilt worden war,
- durch Widerruf der Vollmacht,
- mit dem Erlöschen des Grundgeschäftes zwischen Zahnarztpraxis und Zahnmedizinischer Fachangestellter, in der Regel nach Beendigung des Arbeits- oder Ausbildungsvertrags.

Unter **Vertretung ohne Vertretungsmacht** versteht man die Verletzung der dritten Voraussetzung für die wirksame Stellvertretung. Das heißt, eine Zahnmedizinische Fachangestellte handelt für die Zahnarztpraxis, ohne dass sie eine Vollmacht besitzt. Ein Vertrag, der im Namen eines anderen ohne Vollmacht geschlossen wird, ist schwebend unwirksam. Das bedeutet, dass der Vertrag nicht zustande kommt, es sei denn, dass der Zahnarzt innerhalb von 14 Tagen den Vertrag bestätigt.

BEISPIEL

Die Auszubildende Petra bestellt für die Praxis im Versand einen Computer, der auch prompt geliefert wird. Folgende Rechtsfolgen sind möglich:

- Der Zahnarzt genehmigt das Rechtsgeschäft, indem er den Computer bezahlt.
- Der Zahnarzt genehmigt das Rechtsgeschäft nicht. Folgen:
  - Wenn die Auszubildende wusste, dass sie nicht die Vollmacht der Praxis besaß, kann der Computerversand von ihr die Erfüllung des Vertrags (Annahme und Zahlung) oder Schadensersatz (Zu- und Rücksendung, entgangener Gewinn) verlangen.
  - Wenn die Auszubildende nicht wusste, dass sie einen Computer für die Praxis nicht kaufen durfte, haftet sie nur für den sogenannten Vertrauensschaden (die Kosten der Zu- und Rücksendung und die Kosten, die dem Computerversand dadurch entstanden sind, dass er darauf vertraute, dass es ein normales Rechtsgeschäft sei).
  - Die Haftung der Auszubildenden entfällt, wenn der Computerversand wusste, dass sie die Vollmacht nicht besaß, oder wenn die Auszubildende beschränkt geschäftsfähig war und ohne Zustimmung ihres gesetzlichen Vertreters handelte.

1.5 Form der Willenserklärungen (Rechtsgeschäfte)

Bei Willenserklärungen hat der Gesetzgeber grundsätzlich Formfreiheit vorgesehen. Nur für einige wichtige Willenserklärungen schreibt das Gesetz eine bestimmte Form bindend vor. Man unterscheidet:

- **Schriftform:**
  Sie ist vorgeschrieben bei Berufsausbildungsverträgen, Ratenkaufverträgen, Arbeitsverträgen, Schuldversprechen, Schuldanerkenntnissen, Testamenten, Miet- und Pachtverträgen (wenn die Dauer von vornherein über ein Jahr betragen soll) und Bürgschaften. In der Zahnarztpraxis ist die Schriftform bei Abdingungen erforderlich.
  Mindestens die Unterschriften unter den Erklärungen müssen handschriftlich geleistet werden.
  Durch das Signaturgesetz können auch über Computerverbindungen Unterschriften „geleistet" werden. Die Partner müssen hierbei an einen sogenannten Trustcenter angeschlossen sein (z. B. D-Trust GmbH der Bundesdruckerei). Über die Signaturkarte, Lesegerät und Software wird die „Echtheit" der Unterschrift der Erklärung beigefügt (sogenannte Authentifizierung). Seit November 2010 ist dies auch mit dem neuen Personalausweis möglich.
- **Öffentliche Beglaubigung:**
  Diese können nur von Notaren und Gerichten durchgeführt werden und sind z. B. erforderlich bei Antrag auf Eintrag in das Handelsregister oder Vereinsregister, Antrag auf Eintrag in das Grundbuch sowie Ausschlagen einer Erbschaft.
  Beglaubigt wird vom Notar nur, dass die Unterschrift von der betreffenden Person geleistet wurde. Normale Beglaubigungen, z. B. von Zeugnissen, können Behörden durchführen, die ein Dienstsiegel führen (z. B. Schulen).
- **Öffentliche Beurkundung:**
  Diese „höchste Stufe der Form" ist erforderlich bei Haus- und Grundstücksverträgen, Schenkungsversprechen, Belastung von Grundstücken, Adoptionsanträgen, Erbverträgen (ähnlich: Ehevertrag).
  Der Notar fasst die Willenserklärung der Beteiligten schriftlich ab, nachdem er deren Willen erfasst hat, und bestätigt, dass die Willenserklärungen in seiner Gegenwart abgegeben und unterschrieben wurden.

HINWEIS

Bei Verstößen gegen die gesetzlichen Formvorschriften gelten die Willenserklärungen nicht.

Grundsätzlich ist man an eine abgegebene Willenserklärung gebunden, wenn man nichts anderes vereinbart hat. Natürlich gilt diese nur, solange man im Gespräch ist oder unter normalen Umständen mit einer Antwort (Annahme) rechnen kann (s. Abb. 1).

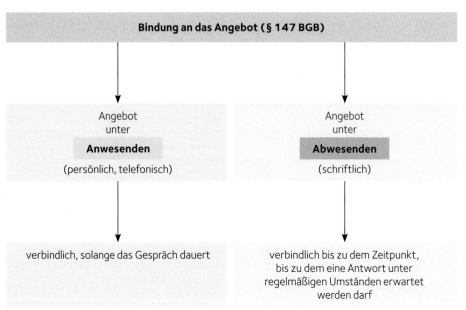

Bindung an das Angebot (§ 147 BGB)

Angebot unter **Anwesenden** (persönlich, telefonisch)	Angebot unter **Abwesenden** (schriftlich)
verbindlich, solange das Gespräch dauert	verbindlich bis zu dem Zeitpunkt, bis zu dem eine Antwort unter regelmäßigen Umständen erwartet werden darf

Abb. 1 Gültigkeit von Angeboten

Es gibt Willenserklärungen, die mit einem solchen Mangel behaftet sind, dass der Gesetzgeber sie von Anfang an als ungültig erklärt hat. Bei manchen Willenserklärungen hat der Gesetzgeber einen „Mittelweg“ eingeschlagen. Diese Willenserklärungen sollen gelten, können aber durch **Anfechtung** vernichtet werden. Das daraus folgende Rechtsgeschäft **gilt zunächst,** kann aber aus bestimmten Gründen im Nachhinein für **nichtig** erklärt werden (s. Tab. 1).

Gründe für die Nichtigkeit eines Vertrages	Gründe für die Anfechtbarkeit eines Vertrages
– Mangel in der Geschäftsfähigkeit (Vertrag mit Geschäftsunfähigen). – Mangel im Willen, das Rechtsgeschäft abzuschließen (z. B. bei Bewusstlosigkeit oder vorübergehender Störung der Geistestätigkeit; beim Scheingeschäft z. B. wird im Grundstückskaufvertrag der Kaufpreis niedriger als tatsächlich vereinbart eingetragen, um Steuern und Gebühren zu sparen; beim Scherzgeschäft: ein Vertrag, bei dem eigentlich jeder sieht, dass er nicht ernst gemeint sein kann). – Der Inhalt des Vertrages verstößt gegen ein Gesetz (z. B. Drogenhandel) oder gegen die guten Sitten (z. B. Mietwucher). – Fehler in der Vertragsform (Verstoß gegen eine Formvorschrift, z. B. Kauf eines Hauses ohne Einschalten eines Notars). – Unmöglichkeit der Leistung (z. B. Grundstücksverkauf auf dem Mond).	– Erklärungsirrtum (ein Vertragspartner hat sich verschrieben oder versprochen); vom Erklärungsirrtum zu unterscheiden ist der Motivirrtum, der keinen Anfechtungsgrund hergibt (z. B. hofft der Käufer von Aktien, dass der Aktienkurs steigt; wenn der Aktienkurs tatsächlich sinkt, kann er nicht wegen dieses Motivirrtums anfechten). – Arglistige Täuschung (der Verkäufer eines Kraftfahrzeugs kennt eine nicht unmittelbar sichtbare Beschädigung des Fahrzeugs und verschweigt diese). – Widerrechtliche Drohung (unter Androhung körperlicher Gewalt wird eine Schülerin gezwungen, ihr Fahrrad zu einem Zehntel des Wertes zu verkaufen).

Tab. 1 Ungültigkeit von Verträgen

AUFGABEN

1 Erklären Sie die Begriffe Rechtsfähigkeit und Geschäftsfähigkeit. Erläutern Sie anhand eines Beispiels die Unterschiede.

2 Nennen Sie die Stufen der Geschäftsfähigkeit und ordnen Sie Ihren gesamten Bekannten- und Verwandtenkreis zu.

3 Unter welchen Voraussetzungen kommt in den folgenden Fällen ein (zahnärztlicher Behandlungs-)Vertrag zustande?

- **a** Der 5-jährige Fritz Walter erscheint in der Zahnarztpraxis und bittet um eine Behandlung, weil er sich beim Fußballspielen eine Zahnkante abgeschlagen hat.
- **b** Der 6-jährige Karl erscheint mit seiner Mutter, um einen kariösen Zahn behandeln zu lassen.
- **c** Die 17-jährige Auszubildende Petra kommt in Ihre Zahnarztpraxis und bittet um eine prophylaktische Behandlung.
- **d** Bei der Patientin in Fall c) wurde bei der Behandlung in Ihrer Zahnarztpraxis eine Röntgenübersichtsaufnahme (Orthopantomogramm) angefertigt. Hierbei wurde eine ausgedehnte Zyste im Oberkiefer festgestellt. Nunmehr erscheint sie mit einem Überweisungsschein in der Universitätszahnklinik und bittet um Durchführung der großen Operation der Zyste.
- **e** Der 16-jährige Gymnasiast Mario erscheint mit seiner Krankenversicherungskarte (er ist familienmitversichert) in der Zahnarztpraxis und bittet um eine konservierend-chirurgische Behandlung.
- **f** Der 17 Jahre alte Manuel ist privatversichert. Er bittet in der Zahnarztpraxis um eine chirurgische Behandlung.
- **g** Die 13-jährige Bettina wird schon seit Jahren in der Praxis behandelt. Heute ergibt die Untersuchung, dass eine größere Operation nötig ist.

- **h** In der Schule gibt es auf dem Schulhof ein „Gerangel“. Dabei wird die 8-jährige Anita im Mundbereich verletzt. Die Sanitäts-AG der Schule geht mit ihr zur gegenüberliegenden Zahnarztpraxis. Dort wird eine Röntgenaufnahme gefertigt.
- **i** Vor der Zahnarztpraxis geschieht ein Fahrradunfall. Ein 12-jähriges Mädchen blutet stark aus dem Mund. Es müssen zwei lockere Zähne vollständig entfernt werden, weil die Gefahr besteht, dass sie sie verschluckt.

4 Gelten hier die Ausnahmen von der Zustimmungspflicht bei beschränkt Geschäftsfähigen?
- **a** Eine Auszubildende (17 Jahre) kauft sich ein gebrauchtes Mofa von ihrer Ausbildungsvergütung.
- **b** Ein Auszubildender (16 Jahre) kauft sich ein neues Mofa auf Raten, deren Höhe im Rahmen seiner Ausbildungsvergütung liegen.
- **c** In einer Zahnarztpraxis erhält die 17-jährige Auszubildende Monika den Auftrag, Blumen für das Wartezimmer zu besorgen.
- **d** In einer Zahnarztpraxis stimmt auch die Auszubildende Petra für das neue Arbeitszeitmodell der Praxis, welches am Mittwochnachmittag und am Freitag ganztags freie Zeit bedeutet.
- **e** Einem 16-Jährigen wird ein tolles Auto zu einem sagenhaften Preis angeboten. Er willigt sofort ein, da er weiß, dass das Auto viel mehr wert ist.
- **f** Die Oma schenkt dem 17-jährigen Enkel ihr 2 Jahre altes Auto.
- **g** Eine 16-Jährige wird zum Einkaufen geschickt. Dabei kauft sie Waren im Gesamtwert von 400,00 €.

5 Erklären Sie die Begriffe Deliktsfähigkeit und Schuldfähigkeit. Erläutern Sie anhand eines Beispiels die Unterschiede.

6 Handelt es sich im rechtlichen Sinne um eine Willenserklärung?
- **a** Ein Verliebter: „Dein ist mein ganzes Herz!“
- **b** Eine Klassenkameradin: „Mein Mofa bekommst du für 300,00 €.“
- **c** Ein Politiker: „Wenn ich die Wahl gewinne, senke ich die Steuern.“
- **d** Sie zu Ihrem Chef: „Hiermit kündige ich fristlos.“
- **e** Ware, die im Regal des Supermarkts liegt.
- **f** Speisen auf einer Speisekarte in einem Restaurant.
- **g** Sie legen Waren aus dem Supermarkt auf das Kassenband und wollen bezahlen.
- **h** Waren in Automaten am Straßenrand.
- **i** Ich liebe dieses Land.
- **j** Dir würde ich gerne mein Auto verkaufen.

7 Finden Sie Beispiele aus Ihrem Alltag, wo Sie Ihren Willen durch schlüssiges Handeln und Schweigen erklären.

8 Sie ahnen, dass Ihnen Ihr Chef schriftlich kündigen möchte. Das Einschreiben mit Rückschein nehmen Sie daraufhin vom Postboten nicht an. Gilt die Kündigung?

9 Die Äußerung unter 6d) haben Sie gemacht, weil Sie sehr wütend waren, die Kündigung aber eigentlich nicht wollten. Diskutieren Sie die Situation.

10 Ihre Chefin erklärt dem Patienten die Vorgehensweise bei einer notwendigen Operation. Der Patient daraufhin: „Ich weiß nicht so recht.“ Gilt dies als zustimmende Willenserklärung?

11 Einem Kassenpatienten wird erklärt, dass eine bestimmte Behandlung (Prothetik: Verblendung einer Krone am Zahn 27) nicht voll von der Kasse bezahlt wird. Er stimmt dem zu. Beim Zugang der Rechnung erklärt er, dass er Kassenpatient sei und er durch die Vorlage der eGK alle Behandlungen bezahlt hätte.
- **a** Ist der Behandlungsvertrag zustande gekommen?
- **b** Ist der Patient wirtschaftlich aufgeklärt worden?
- **c** Sind mit der Vorlage der eGK immer alle Behandlungen bezahlt?
- **d** In welcher Form muss die Zustimmung des Patienten erfolgt sein?
- **e** Wie ist die Rechtslage, wenn die Zahnarztpraxis die Zustimmung nicht nachweisen kann?

12 Liegt in folgenden Fällen eine wirksame Stellvertretung vor? Begründen Sie Ihre Antwort.

a Die Zahnärztin Dr. Christa Meyer beauftragt ihre Auszubildende Ayse, die bestellten 10 kg Abformmaterial abzuholen. Neben den 10 kg Abformmaterial hat ihr der Verkäufer auch noch zwei Pakete Einmalhandschuhe „aufgeschwatzt", wie sie sagt.

b Die ZMF Anita Schumacher, die seit Jahren den Einkauf für die Praxis Dr. Michael Schumacher macht, kauft 5 kg eines neuen Materials für provisorische Kronen. Ihr Chef, der gerade einen negativen Bericht über dieses Material gelesen hat, möchte dieses Material aber nicht verwenden und nicht bezahlen.

c Die ZMV Jutta wird von einer Patientin um Geldrückgabe für die gekaufte elektrische Zahnbürste gebeten. Jutta habe ihr schließlich die defekte Maschine verkauft, argumentiert die Patientin.

d Die ZMF Nora erhält von ihrer Zahnärztin Claudia Winkler den Auftrag, ein paar Blumen für das Wartezimmer zu besorgen. Nora erscheint mit einem 50,00 € teuren Strauß Schnittblumen. Die Zahnärztin hatte aber Topfblumen gemeint, die nicht so teuer sein sollten. Das Blumengeschäft weigert sich, die Blumen zurückzunehmen.

13 Weshalb gilt für die meisten Rechtsgeschäfte des täglichen Lebens keine Formvorschrift?

14 Für manche Rechtsgeschäfte ist die Schriftform verbindlich bzw. wird empfohlen. Nennen Sie Gründe für diese Regelung und finden Sie Beispiele.

15 Ein Zahnarzt legt bei Anstellung einer Zahnmedizinischen Fachangestellten Wert auf einschlägige Berufserfahrungen in seinem Fachgebiet. Ausgewählt wird unter den Bewerberinnen eine aus einem anderen Bundesland, die erklärt, sie verfüge über langjährige einschlägige Erfahrungen. Nach der Einstellung stellt sich heraus, dass diese Angaben nicht stimmen. Ist der Vertrag nichtig, anfechtbar oder gültig? Begründen Sie Ihre Antwort.

16 Pia, 17 Jahre alt, hat eine Ausbildung als Zahnmedizinische Fachangestellte begonnen. Sie versteht sich nicht sehr gut mit ihren Kollegen. In der Praxis einer Freundin wird eine Auszubildende gesucht. Pia kündigt bei ihrem alten Ausbilder und unterschreibt den neuen Ausbildungsvertrag. Ihre Eltern sind dagegen. Können Pias Eltern den Wechsel rechtswirksam verhindern?

2 Behandlungsvertrag

2.1 Zustandekommen des Behandlungsvertrags

Der Zahnarzt muss bei der Behandlung von Patienten zahlreiche Gesetze bzw. Paragrafen berücksichtigen. Neben dem Zahnarzt sollte auch die Zahnmedizinische Fachangestellte über die wichtigsten gesetzlichen Bestimmungen der zahnärztlichen Behandlung informiert sein. Wie schon im vorangegangenen Kapitel dargestellt, kommt ein zahnärztlicher Behandlungsvertrag durch zwei übereinstimmende Willenserklärungen zustande.
Diese Willenserklärungen können in einer Zahnarztpraxis über unterschiedliche Stationen zu einem Behandlungsvertrag führen (s. Abb. 1).

Abb. 1 Zustandekommen eines Behandlungsvertrages

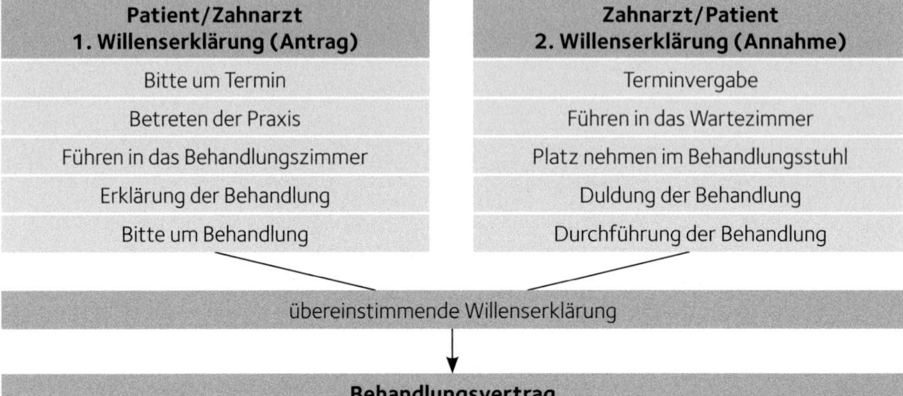
Patient/Zahnarzt
1. Willenserklärung (Antrag)
Bitte um Termin
Betreten der Praxis
Führen in das Behandlungszimmer
Erklärung der Behandlung
Bitte um Behandlung
Zahnarzt/Patient
2. Willenserklärung (Annahme)
Terminvergabe
Führen in das Wartezimmer
Platz nehmen im Behandlungsstuhl
Duldung der Behandlung
Durchführung der Behandlung
übereinstimmende Willenserklärung
Behandlungsvertrag

Behandlungspflicht, S. 96

Für die Zahnarztpraxis besteht kein „Kontrahierungszwang", d. h., der Zahnarzt muss einen Patienten nicht zwangsläufig behandeln. Die ❯Behandlung kann aus folgenden Gründen abgelehnt werden:

- Überbeanspruchung der Zahnarztpraxis
- fehlende Fachgebietskenntnisse des Zahnarztes (Fachzahnarztbereiche)
- gestörtes Vertrauensverhältnis (z. B. fehlende Mithilfe, schlechte Zahlungsmoral, üble Nachrede, Patient verschweigt Beschwerden)

2.2 Vertragsarten

2.2.1 Werkvertrag (§§ 631 ff. BGB)

Hierbei geht es um die Lieferung eines Werkes (z. B. Prothese), welches nicht mit Mängeln behaftet sein darf. Es wird also der **Erfolg** (der Behandlung) geschuldet. Der Zahnarzt oder der Zahntechniker ist verpflichtet, das „Werk" so herzustellen, dass es die zugesicherten Eigenschaften hat und nicht mit Fehlern behaftet ist. Verschuldensunabhängig gilt für Mängel eine Verjährungsfrist von zwei Jahren. Ansonsten gilt die allgemeine Verjährungsfrist von drei Jahren.

Der Zahnarzt ist nach dem Werkvertragsrecht berechtigt, etwaige Fehlergebnisse seiner Behandlung selbst zu korrigieren. Ausnahmen sind möglich, z. B. bei einem gestörten Vertrauensverhältnis zwischen Patient und Zahnarzt.

2.2.2 Dienstvertrag (§§ 630a und b BGB)

lege artis
kunstgerecht, nach den Regeln der (zahnärztlichen) Kunst

In diesen neuen Paragrafen wird die Dienstleistung zwischen Zahnarzt und Patient beschrieben. Diese Vertragsart kennt kein eigenes Gewährleistungsrecht, d. h., sie schuldet keinen Erfolg. Der zur Dienstleistung Verpflichtete (Zahnarzt) muss seine **Dienste** nach „bestem Wissen und Gewissen" sowie ❯lege artis erbringen. Diese Vertragsart ist typisch bei Privatpatienten (s. Abb. 1, S. 87).

Der Erfolg hängt hierbei nicht nur von der zahnärztlichen Kunst ab, sondern auch von besonderen, vom Zahnarzt nur beschränkt beeinflussbaren physischen und psychischen Faktoren beim Patienten.

Zivilrechtlich kann der Zahnarzt nur in Anspruch genommen werden, wenn ihn ein Verschulden bei der Behandlung im weitesten Sinne trifft. Er muss eine ›positive Verletzung seines Vertrags mit dem Patienten begangen haben. Bei einer Verletzung der Gesundheit gilt die 30-jährige Verjährungsfrist des BGB. Haftet der Zahnarzt aus positiver Vertragsverletzung, muss er den Schaden durch Geldzahlung regulieren.

positive Vertragsverletzung · Ein Schuldner verletzt durch aktives Handeln im Rahmen der Erfüllung seine vertraglichen Pflichten.

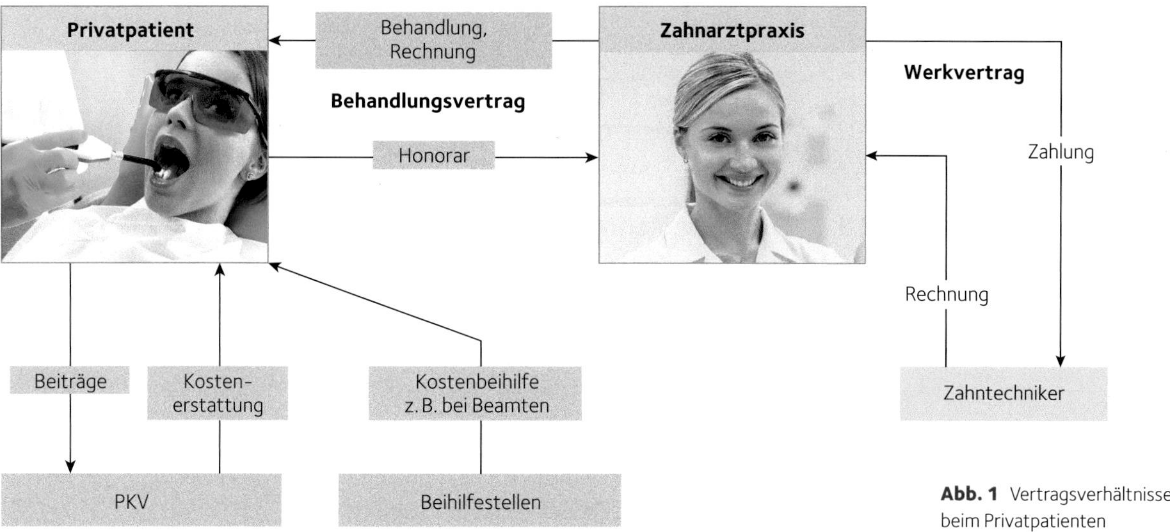

Abb. 1 Vertragsverhältnisse beim Privatpatienten

2.2.3 Sorgfaltspflichtverhältnis

Durch § 76 im SGB V wird das besondere Sorgfaltspflichtverhältnis aufgrund des Behandlungsvertrags mit einem Kassenpatienten auch durch die Krankenkassen unterstützt. Im § 66 SGB V werden die Krankenkassen sogar zur Unterstützung des Kassenpatienten gegenüber dem Zahnarzt verpflichtet (s. Abb. 2).

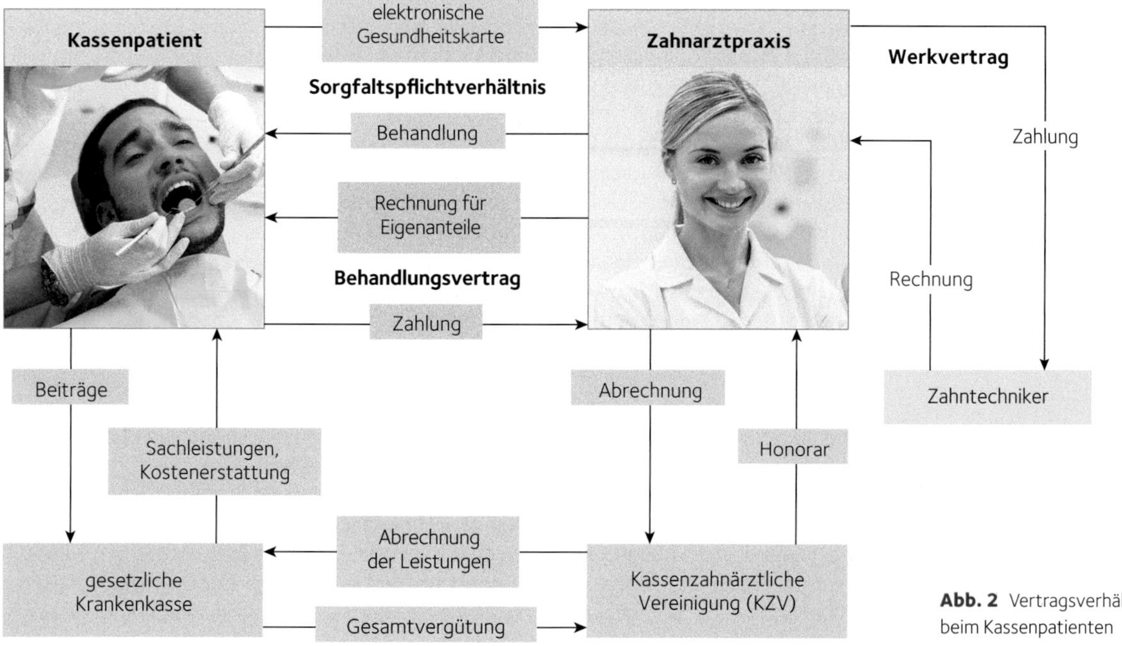

Abb. 2 Vertragsverhältnisse beim Kassenpatienten

2.3 Rechte und Pflichten aus dem Behandlungsvertrag

Aus dem Behandlungsvertrag ergeben sich sowohl für den Zahnarzt als auch für den Patienten Rechte und Pflichten (s. Abb. 1).

Abb. 1 Rechte und Pflichten

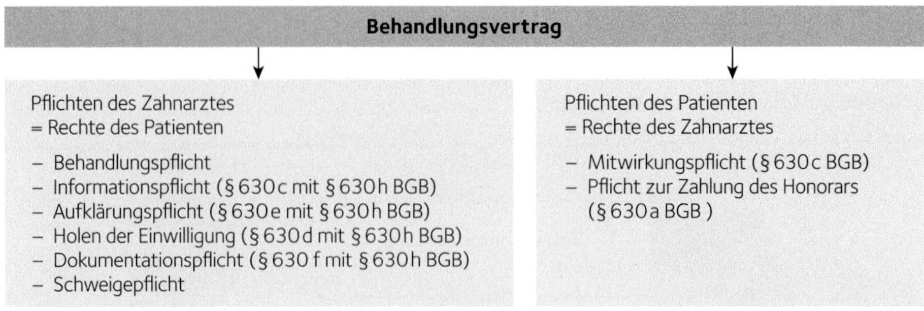

Behandlungsvertrag
Pflichten des Zahnarztes
= Rechte des Patienten
– Behandlungspflicht
– Informationspflicht (§ 630c mit § 630h BGB)
– Aufklärungspflicht (§ 630e mit § 630h BGB)
– Holen der Einwilligung (§ 630d mit § 630h BGB)
– Dokumentationspflicht (§ 630 f mit § 630h BGB)
– Schweigepflicht
Pflichten des Patienten
= Rechte des Zahnarztes
– Mitwirkungspflicht (§ 630c BGB)
– Pflicht zur Zahlung des Honorars (§ 630a BGB)

2.3.1 Pflicht zur sorgfältigen Behandlung

Unter Sorgfalt wird jene sachkundige Umsicht verstanden, die
- durch eine besondere berufliche Ausbildung erworben worden ist (Studium und Approbation),
- durch praktische Erfahrung ausgebaut ist (praktische Tätigkeit als Zahnarzt),
- am jeweiligen Stand der Erkenntnis und des zahnärztlichen Wissens orientiert ist (dauernde Fortbildung des Zahnarztes),
- aber auch durch an den Grundsätzen der höchstrichterlichen Rechtsprechung zum Arztrecht und zum Selbstbestimmungsrecht des Patienten orientierte Fortbildung geschärft wird (Verfolgung der höchstrichterlichen Rechtsprechung).

Hieraus ersieht man, dass die Richtschnur der Behandlung „nach den allgemeinen anerkannten fachlichen Standards (§ 630a BGB) und „der im Verkehr erforderlichen Sorgfalt" (§ 276 BGB) für Zahnärzte und Ärzte sehr weit ausgelegt wird. Neben den „klassischen Kunstfehlern" gehören auch Fehler aus dem Behandlungsumfeld zu den Sorgfaltspflichtverletzungen.

Behandlungsfehler

Folgende **Behandlungsfehler** unterscheidet man im Einzelnen:
- **Diagnosebereich:** Alle zahnärztlichen Maßnahmen (Behandlungen, Operationen) dürfen nur aufgrund einer Diagnose durchgeführt werden. Der Zahnarzt muss alle ihm zur Verfügung stehenden Erkenntnisquellen nutzen, deren Anwendung unter Berücksichtigung des Standes der medizinischen Erkenntnis möglich ist. Er darf hierbei nicht von den anerkannten Regeln abweichen.
- **Einsatz technischer Mittel:** Der Zahnarzt muss modernste Geräte einsetzen, deren Funktionsweise er beherrscht und die er laufend kontrolliert und überwacht. Die Kontrolle und Wartung ist grundsätzlich delegierbar (auf andere Personen übertragbar). Je größer der potenzielle Schaden an der Gesundheit von Patienten ist, desto höher sind auch die Anforderungen an die Delegation dieser Aufgaben.
- **Prüfungs-, Konsultations- und Belehrungspflichten:** Auch die Vernachlässigung der unter den ersten beiden Punkten genannten Pflichten kann zu einem Behandlungsfehler des Zahnarztes führen. So muss beispielsweise ein Zahnarzt, der eine Diagnose aufgrund fehlender Fachkenntnisse nicht stellen kann, den Patienten an einen Spezialisten überweisen. Patienten müssen über bestimmte Verhaltensmaßnahmen vor, während und nach Behandlungen belehrt werden (z. B. der Hinweis, sich nach Verabreichung einer Lokalanästhesie nicht mehr an das Steuer eines Kraftfahrzeugs zu setzen).
- **Klassische Behandlungsfehler („Kunstfehler"):** Hierbei wird unterschieden zwischen einem Abweichen von den Grundsätzen der zahnmedizinischen Erkenntnisse (z. B. Abdruckmaterial in die Kieferhöhle, Verwechseln der Kieferhälfte bei der Extraktion, vergessene Instrumente in der Operationswunde) und der Unterlassung einer sachgerechten Heilbehandlung (z. B. organisatorische Mängel in der Zahnarztpraxis, Ablehnung eines Hausbesuchs).

Zur Unterlassung einer sachgerechten Heilbehandlung zählt auch der regelwidrige Einsatz von Auszubildenden und Zahnmedizinischen Fachangestellten. Unter Aufsicht und Anleitung des Zahnarztes dürfen Hilfspersonen in der Zahnarztpraxis beschäftigt werden.

Ihr Einsatz erfolgt im Rahmen der jeweiligen Ausbildungs- und ❯Fortbildungsordnung (Zahnmedizinische Fachangestellte, Fortgebildete Zahnmedizinische Fachangestellte, Zahnmedizinische Fachassistentin (Prophylaxeassistentin), Zahnmedizinische Verwaltungsassistentin, Dentalhygienikerin, Auszubildende).

Fort- und Weiterbildung, S. 342

Je geringer die Qualifikation, desto höher muss die Anforderung an die Aufsichts- und Anleitungspflicht sein.

Zusammenhang zwischen Behandlungsfehler und Behandlungsschaden (§ 630h BGB)

Die Haftung des Zahnarztes tritt nur ein, wenn der Fehler ursächlich für den Schaden war.

BEISPIEL

Ein Zahn musste vom Zahnarzt devitalisiert werden. Dabei wurde der Patient darauf hingewiesen, dass er den Folgetermin unbedingt einhalten muss (eine entsprechende Dokumentation lag vor). Der Patient ist aber nicht wieder in der Praxis erschienen, da er die anschließenden Termine "vergessen" hatte. Nach der Devitalisierung entwickelte sich am Zahn eine Gingivanekrose.

Der Patient muss nachweisen können, dass der Schaden ohne den Fehler des Zahnarztes nicht eingetreten wäre. Jede Partei muss dabei die für sie günstigen Behauptungen beweisen.

Dies ist für Patienten in der Regel sehr schwierig bis unmöglich. Die Gerichte haben im Sinne der „Waffengleichheit vor Gericht" eine Reihe von Regeln erarbeitet, die dem Patienten Beweiserleichterungen bringen. Dies geht sogar bis zur Beweislastumkehr, d. h., der Zahnarzt muss den Beweis für die korrekte Behandlung erbringen.

So ergeben sich Beweiserleichterungen für den Patienten in folgenden Fällen:

- **Nichterheben von Befunden:** Bestimmte diagnostische Maßnahmen sind vom Zahnarzt außer Acht gelassen worden oder nicht durchgeführt worden.
- **Grobe Behandlungsfehler:** Der Zahnarzt hat gegen fundamentale Grundzüge der zahnmedizinischen Heilbehandlung verstoßen (z. B. Durchführen einer Osteotomie ohne Röntgenbild, Zurücklassen von Instrumenten, s. Abb. 1).
- **Beherrschbare Risiken:** Hier geht es insbesondere um die Bereiche Hygiene und technische Einrichtungen bei zahnärztlichen Behandlungen. Beispiele: Zurücklassen eines Tupfers in der Wunde bei Osteotomie des Zahnes (durch Rückrechnung hätte die ursprünglich benötigte Menge an Tupfern leicht wieder rekonstruiert werden können); Arbeiten ohne Handschutz; unsterile Injektionen.
- **Verletzung der Dokumentationspflicht:** Hierunter versteht man jede Verfälschung in den Aufzeichnungen der Behandlung. Schon der Verdacht sollte vermieden werden, z. B. Vermeidung von Radierungen, Korrekturflüssigkeiten, „Skalpellbehandlung" in Karteikarten der Patienten (Wegkratzen der ursprünglichen Eintragung mit dem Skalpell).
- **Anscheinsbeweis:** Bei typischen Geschehensabläufen kann der Anscheinsbeweis greifen, d. h., es kann ein ursächlicher Zusammenhang zwischen Behandlungsfehler und Behandlungsschaden typischerweise vermutet werden. Beispiel: Intraalveolare Perforation (= Durchbohrung des Zahnfachs) lässt eine unsachgemäße Wurzelkanalaufbereitung vermuten.

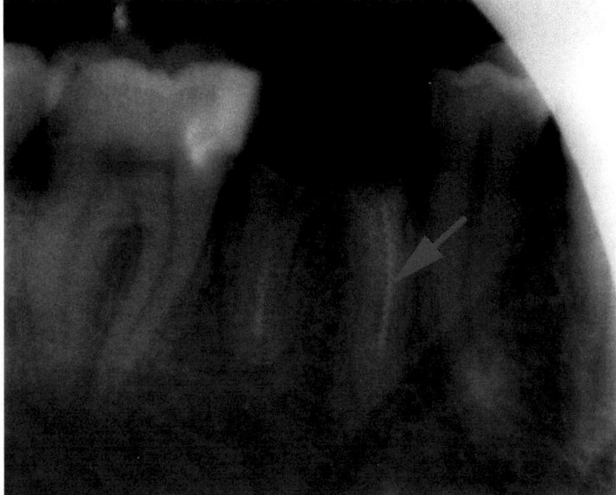

Abb. 1 Zurückgelassenes Instrumentenbruchstück nach einer Zahnwurzelbehandlung

2.3.2 Informations- und Aufklärungspflicht, Einwilligung

Fast jeder ärztliche und zahnärztliche Heileingriff ist eine Körperverletzung (§ 223 StGB = aktive Körperverletzung, § 13 StGB = Unterlassung). Diese Körperverletzung kann nur durch die wirksame Einwilligung des Patienten „geheilt" werden, der vorher sachgerecht und individuell aufgeklärt wurde.

Dies folgt aus dem Selbstbestimmungsrecht des Einzelnen gemäß Grundgesetz der Bundesrepublik Deutschland Artikel 1 und 2.

> **Grundsätze der Aufklärung**
> *„Sinn und Zweck der ärztlichen Aufklärung über die Risiken eines bevorstehenden Eingriffs ist, dem Patienten, der selbst bestimmen darf und soll, ob er sich einer Operation unterziehen will, die für seine Entscheidung notwendigen Fakten in einer für den medizinischen Laien verständlichen Form mitzuteilen."*
> *(BGH vom 19.11.85)*

Fehlt die rechtswirksame Einwilligung des Patienten, hat der Zahnarzt eine Körperverletzung begangen. Gleichzeitig ist eine Pflicht aus dem Behandlungsvertrag verletzt.

Einige Besonderheiten sollten beachtet werden:
- Es gibt keine Einwilligung zu einem zahnmedizinisch nicht indizierten Eingriff.
- Der Patient muss über alternative Behandlungsmethoden aufgeklärt werden.
- Dem Patienten muss eine angemessene Überlegungsfrist nach der Aufklärung gegeben werden.
- Der Zahnarzt muss die Aufklärung durchführen.
- Die Schriftform ist für die Aufklärung nicht vorgeschrieben. Wenn schriftliche Einverständniserklärungen verwendet werden, sollte der Patient eine Kopie erhalten.
- Der Bildungsstand und die Erfahrung des Patienten sind bei der Aufklärung zu berücksichtigen.
- Bei Sprachschwierigkeiten sollte ein Dolmetscher hinzugezogen werden.
- Formulare können das Aufklärungsgespräch nicht ersetzen.

Die Einwilligung zu einem Eingriff muss vom Zahnarzt „geholt" werden. Ohne dass der Patient weiß, worin er einwilligt, darf er von keinem Zahnarzt behandelt werden. Dazu muss der Patient zunächst informiert und aufgeklärt worden sein. Bei nicht einwilligungsfähigen Personen (z. B. Kindern) muss die Einwilligung der Erziehungsberechtigten eingeholt werden. Die Einwilligung kann jederzeit ohne Form widerrufen werden.

2.3.3 Schweigepflicht

Die Schweigepflicht des Zahnarztes findet sich in mehreren Gesetzen und Verordnungen:
- Berufsordnung der Landeszahnärztekammern
- Strafgesetzbuch § 203
- Zivilprozessordnung
- Strafprozessordnung
- Abgabenordnung
- Datenschutzgesetze

Sie folgt aus dem Prinzip der Achtung der menschlichen Würde im Grundgesetz der Bundesrepublik Deutschland.
Von der zahnärztlichen Schweigepflicht werden alle Tatsachen erfasst, die einem Zahnarzt in seiner Eigenschaft als Arzt anvertraut oder bekannt gegeben worden sind.

Das beinhaltet unter anderem folgende Informationen:
- medizinische Fakten
- Art der Behandlung
- persönliche Mitteilungen (z. B. Urlaubsziele)
- persönliche Verhältnisse des Patienten gesellschaftlicher, wirtschaftlicher oder sonstiger Natur
- Besuch der Praxis überhaupt

Der Schweigepflicht unterliegen neben dem Zahnarzt folgende Personen:
- Vertretung des Zahnarztes
- Assistenten
- zahnmedizinisches Personal
- mithelfende Familienangehörige
- Praktikanten
- Reinigungskräfte
- Zahntechniker

Hierüber sind die Betroffenen schriftlich zu belehren. Eine schriftliche Bestätigung über diese Belehrung sollte in der Praxis aufbewahrt werden. Die Schweigepflicht gilt über den Tod des Patienten hinaus. Sie gilt gegenüber jedermann, insbesondere auch gegenüber dem Ehegatten, den Eltern erwachsener Kinder, dem Arbeitgeber des Patienten, den Behörden (Polizei), den Körperschaften und den Gerichten.

Aufhebung der Schweigepflicht

Eine Aufhebung der Schweigepflicht kommt in verschiedenen Fällen in Betracht.

Entbindung durch den Patienten

Der Patient (auch ein Minderjähriger, der die Einsichtsfähigkeit einer solchen Erklärung hat) kann den Zahnarzt ganz oder teilweise von der Schweigepflicht entbinden. Hier empfiehlt sich die Schriftform (s. Abb. 1). Sie kann auch durch „schlüssiges Handeln" erfolgen (z. B. durch Aushändigen der eGK). Durch Vorlage der elektronischen Gesundheitskarte ist der Zahnarzt nach ›EKV-Z und ›BMV-Z verpflichtet, den Krankenkassen Auskünfte zu erteilen. Gleiches gilt für die Pflicht des Zahnarztes, Auskunft über den Patienten als Unfallversicherungspflichtigen zu geben.
Selbst hier wird heute empfohlen, den Patienten um Entbindung von der Schweigepflicht zu bitten.

Schweigepflichtentbindung

Meinen Behandler

Herrn Dr. Zahn
Habsburgerstr. 13
79108 Freiburg

entbinde ich gegenüber der Allianz-Versicherung (KV-Nr. 4577399-09) von der gesetzlichen Schweigepflicht.
Er darf an den beratenden Zahnarzt die geforderten Unterlagen (Karteikartenauszug, Röntgenbilder, Modelle) aushändigen.
Diese Schweigepflichtentbindung hat nur für den aktuellen Fall Gültigkeit.

Matthias Patient, Freiburg, 02.04.2016

Abb. 1 Beispiel für eine Schweigepflichtentbindung

EKV-Z
Ersatzkassenvertrag – Zahnärzte

BMV-Z
Bundesmantelvertrag – Zahnärzte

In jedem Fall muss bei Anfragen folgender Versicherungen um Entbindung von der Schweigepflicht nachgefragt werden:
- Lebensversicherung
- Haftpflichtversicherung
- private Unfallversicherung
- private Krankenversicherung u. Ä.

Dies gilt, obwohl der Patient bei Abschluss der Versicherungen diesen meist zugestanden hat, bei Ärzten Auskünfte einzuholen.

Interessen des Zahnarztes

Geht es um die Durchsetzung zivilrechtlicher oder strafrechtlicher Ansprüche des Zahnarztes gegen den Patienten, darf der Zahnarzt die Schweigepflicht ebenfalls verletzen. Ebenso beim Schreiben eines wissenschaftlichen Buches, insoweit die Daten des Patienten dabei verborgen bleiben (z. B. Fotos mit Balken). Bei Gesprächen unter Kollegen (Kasinogespräche) geht dies nur mit Entbindung von der Schweigepflicht, es sei denn, es dient der besseren Behandlung des Patienten.

Anzeigepflicht

Mord, Totschlag, Völkermord sowie erpresserischer Menschenraub, Geiselnahme oder ein Angriff auf den Luftverkehr durch eine terroristische Vereinigung müssen vom Zahnarzt angezeigt werden (§§ 138, 139 StGB). Dies gilt auch gegenüber Polizei und Gerichten zur Verbrechensverhütung.

Gefährdung höherwertiger Rechtsgüter

Es gelten hier die Kriterien des **rechtfertigenden Notstandes** nach § 34 StGB. Werden höherwertige Rechtsgüter gefährdet, darf der Zahnarzt beispielsweise seine Schweigepflicht brechen:

- Teilnahme am Straßenverkehr, obwohl der Patient dazu nicht mehr in der Lage ist
- Ansteckungsgefahr durch den Patienten
- Verhinderung schwerwiegender Verbrechen (falls durch den Zahnarzt möglich)

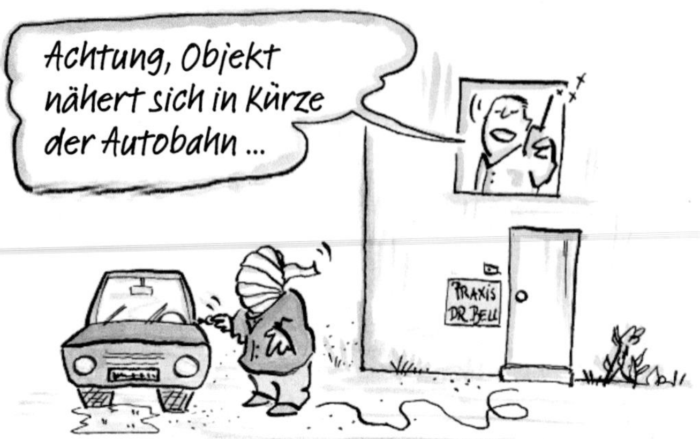
Achtung, Objekt nähert sich in Kürze der Autobahn ...
PRAXIS DR. BELL

Es muss jedoch immer ein persönliches Gespräch mit dem Patienten vorausgehen. Die Gefährdung höherwertiger Rechtsgüter und die Kriterien des rechtfertigenden Notstandes kommen in der Zahnarztpraxis nur recht selten vor.

BEISPIEL

Ein Patient wird nach einer Anästhesie darauf hingewiesen, dass er nicht im unmittelbaren Anschluss Auto fahren sollte. Er sagt aber, dass er jetzt auf jeden Fall mit dem Auto auf die Autobahn fährt.

Gesetzliches Gebot

In Sozialversicherungsgesetzen, z. B. § 294 Sozialgesetzbuch (SGB) Band V und darauf aufbauend § 16 BMV-Z und § 2 EKV-Z sowie in § 60 SGB Band I verzichtet der Patient auf die Schweigepflicht des Zahnarztes gegenüber den Sozialversicherungsträgern. Der Zahnarzt ist teilweise verpflichtet, Behandlungsdaten an die Sozialversicherungsträger weiterzugeben. Die Mitwirkungspflicht des Kassenpatienten ergibt sich auch aus den §§ 6 ff. SGB Band I. Nach den §§ 55 ff. SGB Band V ergibt sich die Verpflichtung des Zahnarztes, dem gewerblichen Labor mitzuteilen, ob es sich um eine Leistung für einen gesetzlich versicherten Patienten handelt. Die Entbindung von der Schweigepflicht wird trotzdem empfohlen.

Meldepflicht

In bestimmten Fällen kann der Zahnarzt zur Offenbarung bestimmter Tatsachen verpflichtet sein, z. B. wenn er bei einem Patienten eine ansteckende Krankheit im Sinne des Bundesseuchengesetzes feststellt (Meldepflichten nach §§ 3, 4 Bundesseuchengesetz). Geschlechtskrankheiten sind nach dem Gesetz zur Bekämpfung der Geschlechtskrankheiten zu melden. Es besteht weiterhin eine Meldepflicht für alle stoffbezogenen Erkrankungen (gesundheitliche Schäden, die auf chemische Stoffe und Zubereitungen zurückgeführt werden) beim Bundesinstitut für Arzneimittelprodukte und Arzneimittelsicherheit nach dem Chemikaliengesetz.

Finanzbehörden dürfen die Patientenunterlagen nicht beschlagnahmen.

Sonderfälle der Weitergabe von Daten an Dritte

- Beim Verkauf der Zahnarztpraxis darf die Patientenkartei nicht mit übergeben werden. Dies wäre ein Verstoß gegen die Schweigepflicht. Die Patienten müssen mündlich oder schriftlich ihre Zustimmung geben. Dies kann durch „schlüssige Handlung" erfolgen, d. h., der Patient erscheint in der Praxis des Nachfolgers zur weiteren Behandlung.
- Tritt ein Zahnarzt in eine Berufsausübungsgemeinschaft neu ein, gilt die Schweigepflicht auch gegenüber dem neuen Partner. Die Patienten müssen mit der Behandlung durch den neuen Partner einverstanden sein und dem zustimmen.
- In einer Praxisgemeinschaft müssen die Programme mandantenfähig sein, d. h., die Patientendaten der Partner müssen getrennt geführt werden. Hier gilt die Schweigepflicht auch gegenüber den Partnern. An das gewerbliche Zahnlabor dürfen keine Daten der Patienten ohne deren Zustimmung weitergegeben werden.
- An die KZV und an berufsständische Organisationen dürfen zu Abrechnungszwecken Daten von Patienten weitergeben werden.
- Im Gutachterverfahren dürfen Daten des Patienten an den Gutachter weitergegeben werden, soweit dies für das Verfahren notwendig ist.

Elektronische Speicherung der Patientendaten (Computeranwendung)

Der Zahnarzt benötigt zur Speicherung der Patientendaten keine schriftliche Einwilligung des Patienten, da dieser weiß, dass er die Pflicht zur Dokumentation der Daten hat. Die Genehmigung zur elektronischen Speicherung der Daten lassen sich Zahnarztpraxen mittlerweile dennoch im ›Anamnesebogen vom Patienten unterschreiben.

Anamnesebogen, S. 105

Den bei der Datenverarbeitung beschäftigten Personen ist untersagt, personenbezogene Daten unbefugt zu verarbeiten oder zu nutzen (Datenschutz). Diese Personen sind bei Aufnahme ihrer Tätigkeit auf das ›Datengeheimnis zu verpflichten (§ 8 des Bundesdatenschutzgesetzes). Diese Belehrung geschieht zweckmäßigerweise zusammen mit der Belehrung über die Schweigepflicht.

Datenschutz, S. 129

Der Zahnarzt muss in seiner Praxis folgende technische und organisatorische Maßnahmen ergreifen, um die Bestimmungen des Bundesdatenschutzgesetzes zu erfüllen:

- Unbefugten den Zugang zu Datenverarbeitungsanlagen verwehren (**Zugangskontrolle**).
- Maßnahmen ergreifen, um unbefugte Kenntnisnahme, Veränderung oder Löschung zu verhindern (**Speicherkontrolle**).

Eine Datenübermittlung an Dritte (z. B. private Rechenzentren, Privatzahnärztliche Verrechnungsstellen, Inkassobüros) darf nur nach einer schriftlichen Einwilligung des Patienten erfolgen.

2.3.4 Dokumentationspflicht

Die Pflicht des (Zahn-)Arztes zur Aufzeichnung von Behandlungsdaten resultiert aus dem § 630f BGB. Daneben finden sich weitere Begründungen für die Aufzeichnungspflicht:

- **Musterberufsordnung § 5:** Dies ist die älteste Begründung für die Aufzeichnungspflicht der Ärzte und Zahnärzte. Schon vor Jahrhunderten musste sich ein Arzt bestimmte Aufzeichnungen über die Krankheitsgeschichte eines Patienten machen, damit keine Informationen verloren gehen.
- **Abrechnungsgrundlage § 5 BMV-Z und § 4 EKV-Z:** Die gesetzlichen Krankenkassen fordern in den Verträgen die Niederschrift über die Behandlung. Bei Streitigkeiten über Abrechnungsmodalitäten werden im ›Prüfungsausschuss und Beschwerdeausschuss die Vorlage der entsprechenden Aufzeichnungen vom Zahnarzt gefordert. Vor Gericht dienen sie als Beweisgrundlage.

Prüfungsausschuss und Beschwerdeausschuss, S. 101

Einsichtsrecht des Patienten

Dem Patienten steht grundsätzlich am Ende einer Behandlung oder eines Behandlungsabschnitts ein Einsichtsrecht in die Unterlagen zu (§ 630g BGB). Er kann auch Abschriften seiner Akte verlangen. Einen Anspruch auf Herausgabe hat er nicht. Diesen Anspruch kann er jedoch mit dem Zahnarzt vereinbaren.

Form der Aufzeichnung

Die Aufzeichnung kann durch manuelle oder elektronische Führung von ›Karteikarten erfolgen. Die Eintragungen sollen übersichtlich und deutlich sowie chronologisch sein. Bei Verschreiben soll leserlich durchgestrichen werden. Es sollen möglichst keine praxisinternen Kürzel verwendet werden, damit gegebenenfalls auch eine zahnärztliche Vertretung den Fall rekonstruieren kann. Die elektronische Aufzeichnung wird vor Gerichten anerkannt, wenn sichergestellt ist, dass diese unabänderlich erfolgt und Änderungen daran deutlich gemacht werden können (Wer? Wann? Was?). Nur wenn die Aufzeichnungen dieser Form entsprechen, haben sie vor Gericht Beweiskraft und gelten als wahr.

Karteikarten, S. 113

Umfang der Aufzeichnungen

Die Aufzeichnungen müssen alle Angaben enthalten, die der Zahnarzt benötigt, um die Leistungen korrekt abzurechnen. Sie müssen ihn darüber hinaus in den Stand versetzen, über den einzelnen Behandlungsfall die notwendigen Auskünfte vor den Prüfungsinstanzen geben zu können (siehe auch § 295 SGB V).

Die Aufzeichnungen sollten in der Regel folgende Punkte umfassen:

- Behandlungsdatum
- Befund und Anamnese
- Diagnose und Zahn
- Leistungsziffer, ggf. mit weiteren Erläuterungen
- Aufklärungsgespräch mit kurzer Inhaltsangabe
- Patientenerklärungen zur Behandlung
- Untersuchungsergebnisse (z. B. Röntgenbefund)
- Behandlungsplanung (insbesondere bei Parodontalbehandlung, Prothetik und kieferorthopädischer Behandlung)
- konsiliarischer Befund, Zahnarztbrief
- Rezeptausstellung
- Überweisungen, sonstige Bescheinigungen
- nicht wahrgenommene Termine
- Bemerkungen des Patienten zur Behandlung
- Fremdleistungen und Vorschüsse

Aufbewahrungsfristen

Aufbewahrungsfristen, S. 178

Die Aufzeichnungen müssen nach den Kassenverträgen (und nach den Berufsordnungen) **10 Jahre** nach Abschluss der Behandlung ❯aufbewahrt werden. Werden in den Aufzeichnungen auch Angaben gemäß der Strahlenschutzverordnung gemacht, z. B. Röntgenbefunde, ist die Aufbewahrungsfrist ebenfalls 10 Jahre nach Abschluss der Behandlung. Das Gleiche gilt für Aufzeichnungen gemäß Einkommensteuergesetz (z. B. Zahlungen des Patienten sind auf der Karteikarte vermerkt). Weitere Fristen sind in Tab. 1 vermerkt.

Art des Materials	Bestimmungen	Aufbewahrungsfrist
Karteikarten und andere Aufzeichnungen über zahnärztliche Behandlung (konservierende, chirurgische und prothetische Behandlung von Primärkassen- und Ersatzkassenpatienten)	§ 5 BMV-Z § 7 EKV-Z Patientenrechtegesetz (§ 630f Abs. 3)	10 Jahre*
Diagnostische Unterlagen bei Kfo-Behandlung (Kiefermodelle, ggf. Fotografien und HNO-Befunde)	§ 5 BMV-Z § 7 EKV-Z	mindestens 3 Jahre*
Röntgenaufnahmen und Röntgenunterlagen einschließlich der Angaben nach der Röntgenverordnung	§ 28 Abs. 4 der Röntgenverordnung	10 Jahre ab dem 18. Lebensjahr des Patienten
Durchschriften der Arbeitsunfähigkeitsbescheinigungen	§ 12 BMV-Z	12 Monate
Befundmaterial nach dem Parodontosevertrag EKV-Z	§ 4 PA-Vertrag EKV-Z	5 Jahre*
Modelle für Zahnersatz	Empfehlung wegen zweijähriger gesetzlicher „Garantie“	2 Jahre*
Alle zur Steuererklärung notwendigen Belege	Einkommensteuergesetz	10 Jahre

Tab. 1 Aufbewahrungsfristen

*nach Abschluss der Behandlung

Verletzung der Dokumentationspflicht

Zu einer Verletzung der Dokumentationspflicht kann es von zwei Seiten kommen:

- **durch den Zahnarzt:** Sie stellt eine grobe Verletzung von berufsrechtlichen Pflichten sowie einen Verstoß gegen vertragszahnärztliche Pflichten dar. Hieraus kann der Patient Schadensersatzansprüche geltend machen, zum Beispiel bei Weiterbehandlung durch einen anderen Zahnarzt bei Fehlen wichtiger Aufzeichnungen.
  Im Gerichtsprozess kann dies zur Beweislastumkehr führen, d. h., nicht der Patient muss einen behaupteten Behandlungsfehler oder Aufklärungsmangel beweisen, sondern der Zahnarzt muss beweisen, dass er die Behandlung lege artis erbracht bzw. die Aufklärung durchgeführt hat.
- **durch die Zahnmedizinische Fachangestellte:** Hier kann der Zahnarzt Rückgriff auf die Zahnmedizinische Fachangestellte nehmen, wenn diese **vorsätzlich** oder zumindest **grob fahrlässig** bestimmte Eintragungen, die für die Abrechnung oder den Gerichtsprozess erforderlich sind, nicht gemacht hat. Hierbei muss auf den Einzelfall abgehoben werden.

2.3.5 Mitwirkungspflicht des Patienten

Der Patient ist verpflichtet, die zahnärztliche Behandlung aktiv zu unterstützen. Dazu zählt:

- **Erscheinen zum Termin:** Der Patient ist verpflichtet, sich an vereinbarte Termine zu halten, d. h., in der Zahnarztpraxis zu erscheinen. Bei Nichterscheinen kann der Zahnarztpraxis unter Umständen ein Verlust entstehen. Will man für diesen Fall den Patienten eine Ausfallgebühr bezahlen lassen, muss dies mit ihm vorher schriftlich vereinbart werden (›Termineinverständniserklärungen).
  Die Erhebung der Ausfallgebühr ist nur möglich, wenn der Patient ohne wichtigen Grund fernbleibt. Eine Abrechnung zulasten der gesetzlichen Krankenkassen ist nicht möglich.
- **Mitwirkung bei der Behandlung:** Dies gilt insbesondere bei der Prophylaxe, der Parodontosebehandlung und der kieferorthopädischen Behandlung. Die mangelhafte Mitwirkung und Unterstützung der Behandlung durch den Patienten kann den Erfolg der gesamten Behandlung infrage stellen. Hieraus ergibt sich die Kritik der Zahnärzte an der sogenannten 2-Jahres-Garantie für bestimmte Leistungen.

Termineinverständniserklärungen, S. 160

2.3.6 Pflicht zur Zahlung des Honorars

Die Pflicht zur Zahlung des Honorars ergibt sich durch § 630a BGB. Sie kann erfolgen durch:

- **Vorlage der elektronischen Gesundheitskarte (eGK) bei Kassenpatienten:** Die Patienten, die Mitglieder der gesetzlichen Krankenkassen sind, werden in den entsprechenden Verträgen und Vereinbarungen zur Vorlage der Behandlungsausweise (elektronischen Gesundheitskarte) verpflichtet.
- **Zahlung der zahnärztlichen Rechnung beim Privatpatienten:** Die Bezahlung einer ›zahnärztlichen Rechnung unterliegt den gleichen rechtlichen Grundsätzen wie die Bezahlung von Rechnungen im sonstigen Wirtschaftsleben. Die Unterschiede zwischen zahnärztlichen Rechnungen und sonstigen Rechnungen sind:
  - Zahnärztliche Rechnungen sind nicht ›skontierfähig.
  - Zahnärztliche Rechnungen sind nicht ›rabattfähig.
  - Zahnärztliche Rechnungen müssen nach § 10 GOZ bestimmte Angaben enthalten.
  - Zahnärztliche Rechnungen werden im Insolvenzverfahren als persönliche, nicht nachrangige Schulden behandelt.

zahnärztliche Rechnung, S. 254

Skonto
Preisnachlass auf den Rechnungsbetrag bei Zahlung innerhalb einer bestimmten Frist.

Rabatt
Allgemeiner Nachlass vom Preis einer Dienstleistung oder Ware.

Nach BGB gilt hier: Alle Rechnungen werden 30 Tage nach Zustellung zur Zahlung fällig. Dies muss allerdings auf der Rechnung vermerkt sein. Soll die Rechnung früher fällig werden, muss dies in Tagen oder als Datum auf der Rechnung vermerkt sein.

BEISPIEL

Beispiel 1: Bitte bezahlen Sie die zahnärztliche Rechnung bis zum 31.07.2016.

Beispiel 2: Bitte bezahlen Sie die zahnärztliche Rechnung gemäß § 286 BGB innerhalb von 14 Tagen nach Zustellung.

kaufmännisches Mahnverfahren, S. 273

Bei Nichtzahlung steht dem Zahnarzt ein Zins von 5 % über dem Basiszinssatz der Europäischen Zentralbank zu. Bei Nichtzahlung leiten die meisten Zahnarztpraxen ein ›kaufmännisches Mahnverfahren ein. Für die Weiterbehandlung eines Patienten kann die Nichtzahlung auf ein gestörtes Vertrauensverhältnis hinweisen und zur Ablehnung der Behandlung führen.

Eine zahnärztliche Rechnung verjährt nach 3 Jahren. Die Frist beginnt am jeweiligen Jahresende.

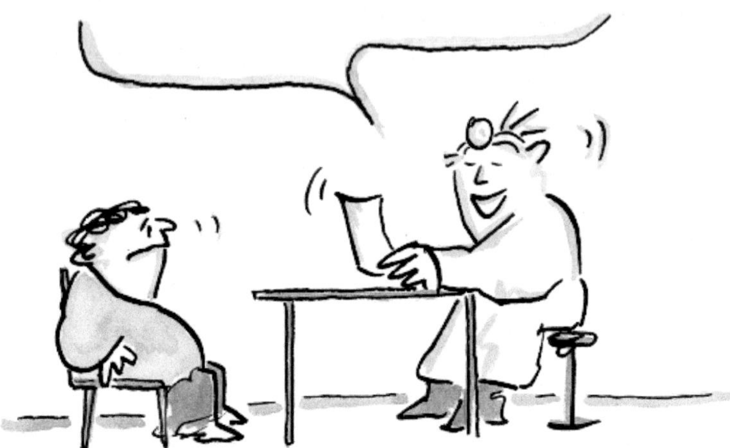
Was haben Sie?
In den 900 € Behandlungskosten
sind doch Türöffnen,
Guten-Tag-Sagen und
Gute-Besserung-Wünschen
inklusive!

2.4 Beendigung des Behandlungsvertrags

Der Behandlungsvertrag endet durch
- **Abschluss der Behandlung:** Ist die Behandlung abgeschlossen und sind alle Leistungen bewirkt, ist der Behandlungsvertrag beendet. Die Gewährleistungsfristen beginnen mit diesem Datum.
- **Tod eines Vertragschließenden:** Stirbt ein Partner des Vertrags, gilt dieser als beendet.
- **Kündigung:** Die Kündigung durch den Zahnarzt ist nur unter erschwerten Bedingungen möglich, z. B.
  - wenn kein Notfall vorliegt und die Behandlung durch einen anderen Zahnarzt fortgeführt werden kann oder
  - wenn das Vertrauensverhältnis nachhaltig gestört ist.

Grundsätzlich unterliegt jeder (Zahn-)Arzt der **Behandlungspflicht**, d. h., er muss den zu ihm kommenden Patienten auch behandeln. Er macht sich andernfalls strafbar wegen **unterlassener Hilfeleistung.**
Bei Ärzten kann auch noch die **Geschäftsführung ohne Auftrag** hinzukommen, d. h., der Patient muss behandelt werden, ohne dass er selber in der Lage ist, dem Behandlungsvertrag zuzustimmen (z. B. nach einem Autounfall).

Die Kündigung durch den Patienten ist jederzeit formlos möglich. Bei Nichterscheinen zu einem Termin muss der Patient diesen absagen. Die Inanspruchnahme der zahnärztlichen Leistungen bis zur Kündigung muss bezahlt werden.

2.5 Haftung und Schadensersatz

2.5.1 Allgemeine Grundsätze

Unter Haftung versteht man das Einstehen einer Person für einen Schaden, den sie durch eigenes oder fremdes Verschulden verursacht hat. Man unterscheidet die Haftung aus einem Vertrag, die Haftung aus einer schuldhaften Vertragsverletzung und die Haftung aus einer unerlaubten Handlung.

Nur bei der Haftung aus unerlaubter Handlung besteht in der Bundesrepublik Deutschland ein Schmerzensgeldanspruch.

Vertragliche Haftung

Jemand verpflichtet sich durch Vertrag, für einen Schaden zu haften, obwohl er weder gesetzlich dazu verpflichtet ist noch schuldhaft gehandelt hat. Beispiele hierfür sind Garantieerklärungen und Versicherungsverträge.

Haftung aus schuldhafter Vertragsverletzung

Wer sich aufgrund eines Vertrags zu Leistungen verpflichtet hat, kann dem Vertragspartner einen Schaden zufügen, wenn er seine Vertragspflichten schuldhaft nicht erfüllt. Beispiele sind die Lieferung von Ware mit einem arglistig verschwiegenen Mangel und die Zuspätlieferung einer Ware.

Haftung aus unerlaubter Handlung

Handlungen, die gegen das Gesetz verstoßen, sind sogenannte unerlaubte Handlungen. Sie ziehen in den meisten Fällen nicht nur strafrechtliche Verfolgung nach sich, sondern auch zivilrechtlichen Schadensersatz.

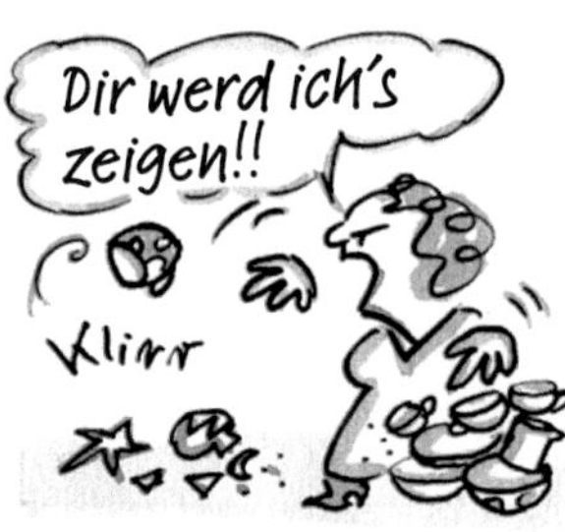
Dir werd ich's zeigen!!
Klirr
Vorsatz

> **Schadensersatz**
> *„Wer vorsätzlich oder fahrlässig das Leben, den Körper, die Gesundheit, die Freiheit, das Eigentum oder ein sonstiges Recht eines anderen widerrechtlich verletzt, ist dem anderen zum Ersatz des daraus entstehenden Schadens verpflichtet."*
> *(BGB § 823)*

Derjenige, der den Schaden verursacht hat, muss danach den Zustand wiederherstellen, der bestehen würde, wenn der zum Ersatz führende Umstand nicht eingetreten wäre. Diese Wiedergutmachung ist in vielen Fällen nur schwer möglich, weshalb das Gesetz den Schadensersatz in Geld vorsieht.

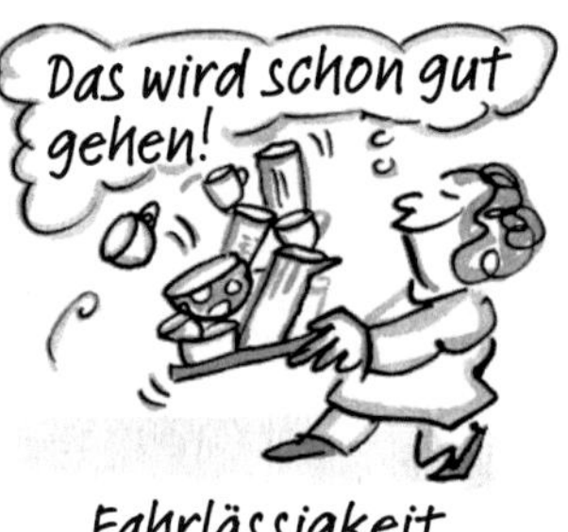
Das wird schon gut gehen!
Fahrlässigkeit

Wegen der schwierigen Berechnung von Schäden werden in den Verträgen sogenannte Konventionalstrafen festgelegt. Bei Verstoß gegen Vertragspflichten werden diese Summen zur Zahlung fällig.

Es gibt seit 2002 einen allgemeinen Anspruch auf Schmerzensgeld bei der Verletzung von Körper, Gesundheit und sexueller Selbstbestimmung.

BEISPIEL

Nach einem Urteil des Koblenzer Oberlandesgerichts (AZ:10U692/01) steht einem Patienten auch dann Schmerzensgeld zu, wenn eine Operation an einer falschen Stelle erfolgt. Auch wenn die Operation lege artis durchgeführt wird und keine negativen Folgen für den Patienten hatte.

Produkthaftungsgesetz

Nach diesem Gesetz gibt es eine aus dem amerikanischen Recht stammende verschuldensunabhängige Herstellerhaftung für fehlerhafte Produkte.

Arzneimittelgeschädigte erhalten Beweiserleichterungen für ihren Anspruch gegen Pharmafirmen. Außerdem müssen Pharmahersteller den Betroffenen Auskunft über alle Erkenntnisse zu schädlichen Wirkungen des Arzneimittels erteilen.

2.5.2 Haftung des Zahnarztes

Neben den allgemeinen Grundsätzen über die Haftung und den Schadensersatz gelten für die Zahnarztpraxis verschiedene Besonderheiten. Die Haftung des Zahnarztes ist dadurch zweigeteilt (s. Tab. 1, Abb. 1).

Haftung aus dem Behandlungsvertrag (Vertragshaftung)	**Haftung wegen unerlaubter Handlung (Deliktshaftung)**
Aufgrund des geschlossenen Behandlungsvertrags haftet der Zahnarzt für Behandlungsfehler (positive Vertragsverletzung) und sonstige Pflichtverletzungen des Behandlungsvertrags.	Für diese Art der Haftung muss zwischen Patient und Zahnarzt kein Vertrag zustande gekommen sein. – Haftung für Körperverletzung – Haftung für unterlassene Hilfeleistung
Der Zahnarzt hat die Verpflichtung, die Ausgangssituation wiederherzustellen, z. B. durch Übernahme – der Heilungskosten, – der Rehabilitationskosten, – des entgangenen Gewinns (Lohn bzw. Gehalt) des Patienten. Die Verjährung beträgt 3 Jahre.	Der Zahnarzt hat die Verpflichtung, die Ausgangssituation wiederherzustellen, z. B. durch Übernahme – der Heilungskosten, – der Rehabilitationskosten, – des entgangenen Gewinns (Lohn bzw. Gehalt) des Patienten. **Schmerzensgeldanspruch** Die Verjährung beträgt 3 Jahre.

Tab. 1 Zweigeteilte Haftung des Zahnarztes

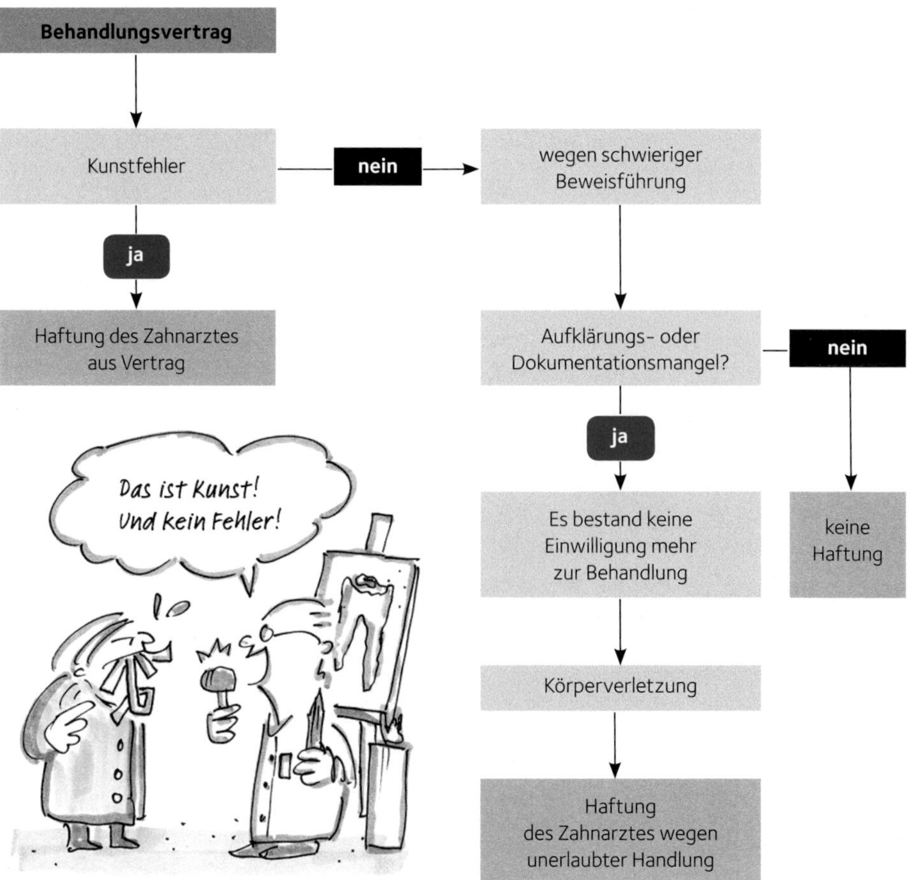

Abb. 1 Haftung für Pflichtverletzungen aus dem Behandlungsvertrag

2.5.3 Haftung des Zahnarztes für das Praxispersonal

Auch hier ist die Haftung des Zahnarztes wiederum zweigeteilt (s. Tab. 1).

Haftung aus dem Behandlungsvertrag	Haftung wegen unerlaubter Handlung
Erfüllt der Zahnarzt den Behandlungsvertrag mit Hilfskräften, spricht man in diesem Fall von sogenannten **Erfüllungsgehilfen.**	Begehen Hilfskräfte unerlaubte Handlungen während ihrer Beschäftigung, spricht man von **Verrichtungsgehilfen.**

Tab. 1 Haftung für das Praxispersonal

Diese Unterscheidung soll an vier Fällen verdeutlicht werden.

FALL 1

Petra Murder ist ausgelernte Zahnmedizinische Fachangestellte in der Praxis Frau Dr. Koller. Im Rahmen einer prothetischen Behandlung bereitet sie das Abdruckmaterial falsch zu mit der Folge, dass der Gebisszustand nicht exakt dargestellt werden kann. Der Patient reklamiert später die Prothese, die daraufhin neu gefertigt werden muss.

Kann die Zahnärztin von der ZFA Schadensersatz für den Material- und Zeitausfall verlangen?

Aufgrund des Verschuldens der Fachangestellten ist tatsächlich ein Fehler passiert. Aus dem Behandlungsvertrag gegenüber dem Patienten haftet die Zahnärztin für die ZFA als Erfüllungsgehilfin. Gegenüber der Zahnärztin könnte die Fachangestellte nur aus dem Arbeitsvertrag haften, dies jedoch nur bei Vorsatz und grober Fahrlässigkeit, was hier nicht vorliegt.

FALL 2

Im Rahmen der Überprüfung der Rechnungen eines Zahnarztes fällt auf, dass dieser grundsätzlich die Entfernung von harten Zahnbelägen sowie die anschließende Kontrolle bei sämtlichen Zähnen berechnet, obwohl dies nachweislich nicht der Fall war. Der Zahnarzt gibt an, dass seine ZMV diese Eintragungen so in der Karteikarte vorgenommen und dies anschließend so abgerechnet habe.

Hier haftet ebenfalls allein der Zahnarzt aus dem Behandlungsvertrag gegenüber den Patienten für die ZMV als Erfüllungsgehilfin.

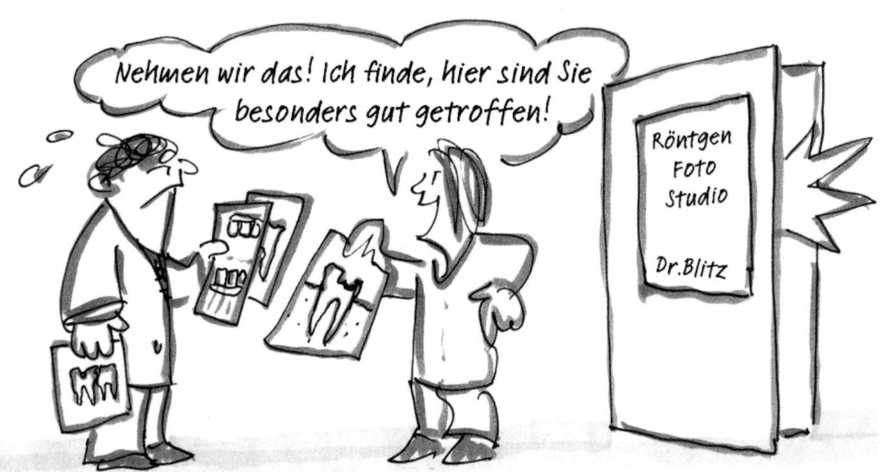
Nehmen wir das! Ich finde, hier sind Sie besonders gut getroffen!
Röntgen Foto Studio
Dr. Blitz

FALL 3

Die Zahnärztin Dr. Lemke beauftragt ihre ausgelernte, nicht fortgebildete Zahnmedizinische Fachangestellte Rita Schmal mit der selbstständigen Entfernung von Zahnbelägen, dem Legen von Füllungen sowie der Eingliederung von Zahnersatz. Bei der Entfernung supragingivaler Konkremente verletzt die Zahnmedizinische Fachangestellte einen Patienten. Der Patient will Schadensersatz und Schmerzensgeld von der Zahnärztin. Sie lehnt ab mit der Begründung, dass die Zahnmedizinische Fachangestellte den Schaden verursacht habe.

In diesem Fall haftet die Fachangestellte zunächst aus dem Behandlungsvertrag, weil sie fahrlässig den Patienten verletzt hat. Jedoch führte sie Arbeiten im Rahmen des Behandlungsvertrags aus, die sie aufgrund ihrer Ausbildung nicht ausführen darf. Damit liegt keine Einwilligung des Patienten mehr vor. Sie begeht eine Körperverletzung, eine unerlaubte Handlung. Hierfür haftet jedoch ihr Arbeitgeber für sie als Verrichtungsgehilfin.

FALL 4

Der Zahnarzt Dr. Sommer beschäftigt seit 8 Jahren die zuverlässige Zahnmedizinische Fachangestellte Jutta Meiner. Eines Morgens verspätet sich Herr Dr. Sommer. Die Patientin wartet bereits seit einer halben Stunde. Sie bittet die ZFA Jutta, die Füllungen zu polieren, da sie keine Zeit mehr habe. Die Zahnmedizinische Fachangestellte poliert die Füllungen. Dabei bricht infolge einer Unachtsamkeit die Polierscheibe, die die Patientin verletzt. Die Patientin fordert Schmerzensgeld vom Zahnarzt Dr. Sommer.

exkulpieren
Aus der Haftung wegen unerlaubter Behandlung durch Verrichtungsgehilfen kann sich der Zahnarzt befreien (exkulpieren), wenn er nachweist, dass er bei der Auswahl der Hilfsperson oder bei der Ausführung der Verrichtung die im Verkehr übliche Sorgfalt hat walten lassen.

In diesem Fall gilt das Gleiche wie in Fall 3. Jedoch besteht hier die Möglichkeit des Zahnarztes, sich zu ›exkulpieren. Das bedeutet, dass die Fachangestellte für ihr Tun haftet.

2.6 Strafrechtliche Verantwortung des Zahnarztes und seiner Mitarbeiter

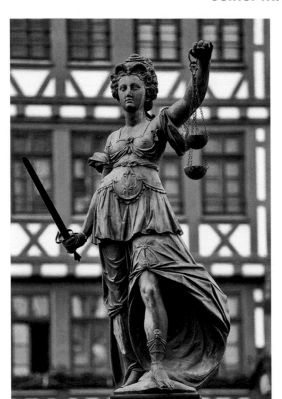

Neben der zivilrechtlichen Haftung kann es für den Zahnarzt und seine Mitarbeiter bei Verstößen gegen Pflichten aus dem Behandlungsvertrag auch zu strafrechtlichen Konsequenzen kommen (Abb. 1).

Wird zum Beispiel ein Verstoß als **Körperverletzung** betrachtet, kann dies nach den §§ 223 und 230 Strafgesetzbuch (StGB) mit Freiheitsstrafe bis zu 3 Jahren oder Geldstrafe bestraft werden. Daraus können sich u. U. für den Zahnarzt noch berufsrechtliche Konsequenzen ergeben (z. B. Entzug der Approbation). Für die Mitarbeiter des Zahnarztes gilt dies ebenso.

Wie schon dargestellt, unterliegt der Zahnarzt nach der Berufsordnung und den Kassenverträgen sowie seinem ärztlichen Eid der **Behandlungspflicht.** Bei Verstoß hiergegen kann eine Bestrafung nach § 323c StGB wegen unterlassener Hilfeleistung bis zu einem Jahr Freiheitsstrafe oder Geldstrafe erfolgen. Die häufigsten Prozesse finden wegen nicht ausreichender Präsenz des Zahnarztes im Notdienst statt. Dies bedeutet, er ist seiner Behandlungspflicht nicht nachgekommen.

Bei **Verletzung der Schweigepflicht** durch den Zahnarzt oder durch seine Mitarbeiter können sie nach § 203 StGB mit einer Freiheitsstrafe bis zu einem Jahr oder Geldstrafe bestraft werden.

Abb. 1 Justitia

2.7 Schiedsstellen (Schlichtungsstellen)

Ähnlich wie im Handwerk sind auch im Bereich der zahnärztlichen Versorgung Schiedsstellen eingerichtet, die bei Streitigkeiten um Zahlungs-, Qualitäts- und Mängelfragen zu schlichten versuchen. Im Vorfeld haben einige Kammern und ❯Kassenzahnärztliche Vereinigungen sogenannte Zweitmeinungsmodelle und Patientenberatungen installiert. Hier können sich Patienten kostenlos und unabhängig beraten lassen oder eine zweite Meinung (neben der des behandelnden Zahnarztes) einholen.

Kassenzahnärztliche Vereinigung, S. 49

2.7.1 Streitigkeiten aus zahnärztlichen Rechnungen

Handelt es sich um Streitigkeiten, die die Rechnung mit Privatpatienten betreffen, ist bei den Bezirkszahnärztekammern oder der ❯Landeszahnärztekammer eine Art Schiedsstelle (GOZ-Referent) eingerichtet, die zu vermitteln versucht. Gelingt dies nicht, muss beim Amts- oder Landgericht geklagt werden. Auch Patienten können jederzeit einen Privatgutachter beauftragen. Die Listen für Privat- und Gerichtsgutachter findet man im Internet.

Landeszahnärztekammer, S. 47

Listen von Gutachtern finden Sie auf den Websites der Landeszahnärztekammern, z. B. der von Baden-Württemberg:

www.lzkbw.de/

→ Zahnärzte
→ Gutachterwesen
→ Gerichts- und Privatgutachter der Kammer

2.7.2 Abrechnungsstreitigkeiten mit gesetzlichen Krankenkassen

Für den Bereich der konservierend-chirurgischen Abrechnung ist die jeweilige KZV zuständig, die zwei verschiedene Ausschüsse eingerichtet hat:

- Prüfungsausschuss
- Beschwerdeausschuss

Die Aufgabe des **Prüfungsausschusses** ist die Überwachung der Wirtschaftlichkeit der vertragszahnärztlichen Abrechnung (z. B. ein Zahnarzt fällt in seiner ❯Spiegelkartei durch eine übermäßig hohe Anzahl von Beratungen auf).

Spiegelkartei
Summierung aller zahnärztlichen Leistungen pro Quartal

Über den Beschluss des Prüfungsausschusses kann beim **Beschwerdeausschuss** Beschwerde eingelegt werden. Der Beschluss des Beschwerdeausschusses ist ein Verwaltungsakt. Hiergegen kann beim Sozialgericht geklagt werden.

Im Bereich der **kieferorthopädischen**, der **parodontologischen** und **prothetischen Behandlungen** wird bei Streitigkeiten ein Gutachterverfahren durchgeführt. Bei den Krankenkassen besteht eine Gutachterliste, aus der die Kasse einen Gutachter auswählt. Ist man mit diesem Gutachten ebenfalls nicht zufrieden, besteht die Möglichkeit, im Bereich der Prothetik ein Obergutachten (VdEK, IKK) zu beantragen und im Bereich der Primärkassen den Prothetik-Einigungsausschuss anzurufen. Letzten Endes kann bei Nichteinigung wiederum das Sozialgericht angerufen werden.

Werden von Patienten **Mängel ohne Gesundheitsschaden** in der Behandlung durch einen Zahnarzt reklamiert, kann dies einem von der KZV benannten Gutachter zur Klärung und Einigung vorgelegt werden.

Eine **Gutachterkommission zur Klärung zahnärztlicher Haftungsfragen** wird tätig, wenn die behaupteten Mängel zu einem Gesundheitsschaden beim Patienten geführt haben. Die Kommission entscheidet nach eingehender Würdigung des Falls, ob ein Mangel und ein Gesundheitsschaden vorlagen, den der behandelnde Zahnarzt zu vertreten hat. In den meisten Fällen können die Streitigkeiten hier beendet werden, wenn die Beteiligten sich vergleichen (einigen). Wird der Fall vor Gericht gebracht, stützen sich die Gerichte bei Verhandlungen häufig auf die Entscheidungen der Gutachterkommission, obwohl sie an deren Entscheidung nicht gebunden sind.

2.7.3 Gutachter vor Gericht

Gerichte bedienen sich in Verfahren gegen Zahnärzte häufig eines Gutachters, weil ihnen die zahnmedizinischen Sachkenntnisse fehlen. Dies gilt insbesondere bei der Feststellung eines Behandlungsfehlers.

Da es grundsätzlich schwierig ist, einen Behandlungsfehler später festzustellen, allein weil der Zustand vor dem Behandlungsfehler nur sehr schwer zu ermitteln ist, verlagern sich viele Prozesse hin zur Behauptung eines Aufklärungsmangels.

2.7.4 Medizinischer Dienst der Krankenversicherung (MDK)

Den Medizinischen Dienst der Krankenversicherung finden Sie unter:

www.mdk-net.de

Der MDK bietet Beratung und Begutachtung für alle gesetzlichen Krankenkassen an. Bei diesem „Gutachterdienst" handelt es sich nicht um einen neutralen Schiedsrichter im Interessenkonflikt zwischen Kassen und Ärzten/Zahnärzten, sondern um einen sachverständigen Berater der Krankenkassen. Dennoch bedarf der MDK der partnerschaftlichen Zusammenarbeit mit niedergelassenen Ärzten und Zahnärzten.

AUFGABEN

1 Beschreiben Sie mit eigenen Worten,
- **a** wie weit die Aufklärung eines Patienten über einen Eingriff gehen muss,
- **b** wer die Aufklärung durchzuführen hat,
- **c** wann die Aufklärung durchzuführen ist und
- **d** wann die Aufklärung als nicht erbracht angesehen wird.

2 Entscheiden Sie in den folgenden Fällen, ob eine Aufklärung im Sinne des Gesetzgebers stattgefunden hat.
- **a** Eine Patientin möchte alle Zähne des Oberkiefers gezogen haben, weil sie ihrer Meinung nach Kopfschmerzen verursachen. Nach umfangreichen Beratungen und Aufklärungsgesprächen extrahiert der Zahnarzt die Zähne ohne zahnmedizinischen Befund auf ausdrücklichen Wunsch der Patientin (liegt schriftlich vor).
- **b** Nachdem ein Patient schon anästhesiert ist, wird er noch kurz über die Risiken des Eingriffs aufgeklärt.
- **c** Der Patient willigt in eine Behandlung durch eine nicht fortgebildete Zahnmedizinische Fachangestellte ein. Bei der Zahnsteinentfernung rutscht ihr der Scaler aus und sie verletzt den Patienten am Mundboden.
- **d** Im Rahmen einer prothetischen Behandlung wird der Patient über alle Risiken aufgeklärt. Bei der Bezahlung stellt sich heraus, dass die Höhe des Eigenanteils dem Patienten nicht klar war.
- **e** Ein Patient wird über die Risiken einer Zahnextraktion aufgeklärt. Nach der Extraktion erfährt er, dass auch eine Wurzelbehandlung möglich gewesen wäre.
- **f** Ein Patient möchte nicht aufgeklärt werden, weil er dann noch mehr Angst vor dem Eingriff bekommt.
- **g** Um die Aufklärung zu rationalisieren, werden in einer Praxis nur noch Formulare verwendet, die der Patient jeweils unterschreiben muss.

3 In welchen Gesetzen und Verordnungen finden sich Bestimmungen zur Schweigepflicht der Zahnarztpraxis?

4 Welche Informationen der Praxis unterliegen der Schweigepflicht?

5 Für welche Personen in der Zahnarztpraxis gilt die Schweigepflicht?

6 Wie lange gilt die Schweigepflicht?

7 Wird in folgenden Fällen die Schweigepflicht verletzt?
- **a** Sie bestätigen telefonisch die Anwesenheit eines Patienten ohne Rücksprache.
- **b** Auf Anfrage sagen Sie dem Ehemann, dass seine Frau Patientin in Ihrer Praxis ist.
- **c** Auf schriftliche Anfrage der gesetzlichen Krankenkasse geben Sie die geforderten persönlichen Daten des Patienten an die Kasse weiter.
- **d** Auf schriftliche Anfrage einer privaten Krankenkasse geben Sie die geforderten persönlichen Daten des Patienten an die Kasse weiter.
- **e** Im Zuge der Verbrechensermittlung werden von Ihnen Patientendaten an die Polizei weitergegeben.
- **f** Da Sie Ihre zahnärztlichen Rechnungen von einem privaten Rechenzentrum schreiben lassen, geben Sie die Patientendaten an dieses Rechenzentrum online weiter.

g Sie geben die Abrechnungsdaten mit den Patientendaten über das Internet im Zuge des Uploads an die Kassenzahnärztliche Vereinigung weiter.

h Ihre Praxis wird verkauft und Sie werden von dem Nachfolger übernommen. Die Patientendaten werden vom neuen Praxisinhaber natürlich eingesehen.

i In der neuen Praxis gibt der Inhaber grundsätzlich alle Patientendaten an das zahntechnische Labor weiter, damit im Falle eines Zahnersatzes eine optimale Versorgung erfolgen kann.

j Der Unfallversicherung teilen Sie mit, dass ein Patient, der Bäcker ist, bei Ihnen wegen Karies behandelt wurde.

k Der Zahnarzt verwendet Patientendaten für ein wissenschaftliches Buch.

8 Muss eine Meldung erfolgen?

a Ein Patient erklärt vor der Behandlung, dass er HIV-infiziert ist.

b Ein Patient will eine lange Wegstrecke mit dem Auto fahren, nachdem er für eine große Operation anästhesiert war.

9 Wie begründet man die Pflicht des Zahnarztes zur Aufzeichnung von Behandlungsdaten?

10 Müssen die Karteikarten (Krankenblätter) auf Anfrage an die Patienten ausgegeben werden?

11 Sie haben sich bei der Aufzeichnung verschrieben. Wie ändern Sie die Aufzeichnung?

12 Diskutieren Sie den folgenden Fall nach Aktenlage. Es liegt die Karteikarte der Patientin im Original vor (s. Abb. 1).

Nach Darstellung der Patientin: Am 01. Mai 2015 bekam sie rasende Zahnschmerzen. Sie rief daraufhin bei ihrem Zahnarzt an, der sie sofort einbestellte. Nach einer Röntgenaufnahme teilte der Zahnarzt mit, dass der Weisheitszahn entfernt werden müsse. Der Zahnarzt bemerkte noch, dass dies nicht ganz schmerzlos sein werde und sie wohl am nächsten Tag nicht zur Arbeit gehen könne. Ein Jahr nach dem Eingriff hat sie immer noch kein Gefühl im Gesicht unterhalb der Unterlippe. Sie verlangt vom Zahnarzt Schmerzensgeld.

Nach Darstellung des Zahnarztes: Die Patientin erschien als Schmerzfall (SS) am 01. Mai 2015 um 10:00 Uhr in meiner Praxis. Nachdem ich ein Röntgenbild gemacht habe, wurde die Patientin über die Risiken des Eingriffs aufgeklärt (Ä1). Den verlagerten Zahn 38 habe ich dann nach Anästhesie mit ihrer Einwilligung entfernt. Die Gefühllosigkeit der Unterlippe ist ein seltener Fall der Nervverletzung des Nervus mandibularis, der aber auch bei sorgfältiger Arbeit manchmal nicht zu verhindern ist. Weiterhin liegt das Krankenblatt im Original vor:

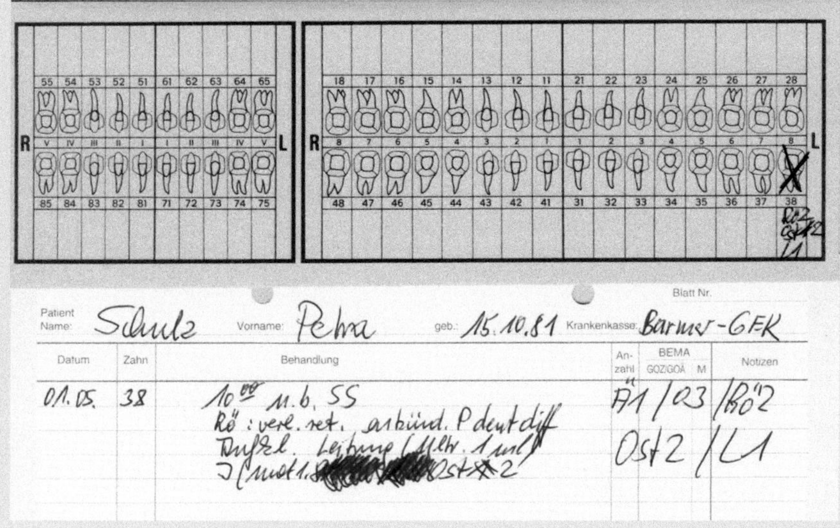

	55	54	53	52	51	61	62	63	64	65	
R	V	IV	III	II	I	I	II	III	IV	V	L
	85	84	83	82	81	71	72	73	74	75	

	18	17	16	15	14	13	12	11	21	22	23	24	25	26	27	28	
R	8	7	6	5	4	3	2	1	1	2	3	4	5	6	7	8	L
	48	47	46	45	44	43	42	41	31	32	33	34	35	36	37	38	
																Rö2 Ost2 L1	

Blatt Nr.

Patient Name: Schulz Vorname: Petra geb.: 15.10.81 Krankenkasse: Barmer-GEK

Datum	Zahn	Behandlung	Anzahl	BEMA GOZ/GOÄ	M	Notizen
01.05.	38	10[00] m.b. SS Rö: verl. ret. ... P dent diff ... Leitung (... 1 ml) ... [illegible] Ost 2	Ä1 / 03 Ost2			Rö2 L1

Abb. 1 Krankenblatt

13 Beurteilen Sie folgende Fälle:
- **a** Ein Patient erscheint mit ungeputzten Zähnen in der Zahnarztpraxis und möchte behandelt werden.
- **b** Ein Patient erscheint zum wiederholten Male nicht zu einem zweistündigen Präparationstermin.
- **c** Ein Patient legt auch nach dreimaliger Mahnung seine eGK nicht vor.
- **d** Ein Patient zieht von einer Rechnung 10 % Rabatt wegen hoher Schmerzen ab.
- **e** Ein Patient bezahlt eine Rechnung nicht, weil das Behandlungsdatum fehlt.
- **f** Der Zahnarzt sieht sich außerstande, die vom Patienten gewünschte Behandlung vorzunehmen.

14 Wie kann der Behandlungsvertrag vom Patienten beendet werden? Ist hierzu eine besondere Form notwendig?

15 Ein Schmerzpatient möchte vom Zahnarzt behandelt werden. Kann der Zahnarzt die Behandlung ablehnen? Begründen Sie Ihre Antwort.

16 Nennen Sie die beiden Haftungsgrundlagen des Zahnarztes.

17 Wann kann ein Patient von einem Zahnarzt Schmerzensgeld fordern?

18 Wann spricht man in der Haftung des Zahnarztes für das Praxispersonal von Erfüllungs- und wann von Verrichtungsgehilfen?

19 Entscheiden Sie in den folgenden Fällen, ob die Zahnmedizinische Fachangestellte, die Zahnmedizinische Verwaltungsassistentin bzw. die Zahnmedizinische Fachassistentin haften müssen:
- **a** Eine Zahnmedizinische Fachangestellte fertigt eine Röntgenaufnahme, die keine Diagnose zulässt. Nachdem eine zweite Aufnahme gefertigt werden muss, verklagt der Patient die Fachangestellte auf Schadensersatz wegen erhöhter Strahlenbelastung.
- **b** Einer Zahnmedizinischen Verwaltungsassistentin, die seit Jahren die Abrechnung einer Zahnarztpraxis „schmeißt", ist ein großer Abrechnungsfehler unterlaufen. Die Krankenkasse verlangt von ihr den Ersatz des Schadens für zu viel abgerechnete Leistungen in Höhe von 784,34 €.
- **c** Eine Zahnmedizinische Fachassistentin legt bei einem Patienten einen Kofferdam an und verletzt infolge einer Unachtsamkeit den Patienten mit der Kofferdamzange.

20
- **a** Aufgrund eines Gerichtsbeschlusses muss ein Zahnarzt wegen Körperverletzung einem Patienten Schadensersatz leisten. Welche weiteren Konsequenzen muss er befürchten?
- **b** Kann diese Konsequenz auch für eine Zahnmedizinische Fachangestellte eintreten?

21 Welche beiden Ausschüsse bei der KZV überwachen die Wirtschaftlichkeit der vertragszahnärztlichen Praxen im konservierend-chirurgischen Bereich?

22 Die Ersatzkrankenkasse ist mit der Meinung des Gutachters bezüglich einer prothetischen Planung nicht einverstanden. Wie kann das weitere Vorgehen aussehen?

23 Ein Patient behauptet einen Mangel an der Prothese, der behandelnde Zahnarzt bestreitet ihn. Welche „Einigungsinstanz" ist hier zuständig?

24 Wann wird die Gutachterkommission für Fragen zahnärztlicher Haftung tätig?

25 Nennen Sie die Aufgaben des MDK. Suchen Sie die entsprechenden Informationen auf der Website des MDK.

3 Datenverwaltung in der Zahnarztpraxis

3.1 Neue Patienten empfangen und registrieren

Betrat früher ein neuer Patient die Zahnarztpraxis, um behandelt zu werden, wurden nur seine persönlichen Daten von der Zahnmedizinischen Fachangestellten am Empfang notiert.
Heute bekommt der Patient nach der ersten Begrüßung in den meisten Praxen ein **Anmeldeformular** ausgehändigt, in welches er neben seinen persönlichen Daten (Name, Anschrift, Krankenkasse, Arbeitgeber) auch weitere Angaben eintragen kann, die für die Behandlung wichtig erscheinen. Dazu zählen Fragen nach bestehenden Krankheiten und Behandlungen, einer Schwangerschaft bei Frauen sowie den letzten Röntgenaufnahmen (Röntgenpass).
Ebenso kann es von Interesse sein, wer dem Patienten die Praxis empfohlen hat.

Bei einem Kassenpatienten ist der Versichertenstatus zu erfragen, ggf. die Anschrift des Mitgliedes. Bei einem Privatpatienten ist zu klären, ob dieser z. B. tatsächlich privatversichert ist, ob er beihilfeberechtigt ist. Auf das Datum und die Unterschrift des Patienten muss geachtet werden.

Im Handel werden zahlreiche **Anamnesebögen** angeboten. Die Praxis kann natürlich auch ein eigenes Formular entwickeln. Auch Praxisverwaltungsprogramme bieten Anamnesebögen an (s. Abb. 1).
Der Patient sollte in Ruhe Gelegenheit haben, den Anamnesebogen auszufüllen. Er ist die Grundlage des ersten Gesprächs mit dem Behandler und eine wichtige Ergänzung.

Bei den im Anamnesebogen erfragten Daten handelt es sich überwiegend um Stammdaten und Bewegungsdaten:

- **Stammdaten** sind Daten, die für eine relativ lange Zeit fest und unverändert bestehen (z. B. Name, Geburtsdatum, Krankenkasse, Adresse). Sie befinden sich meist außen auf der ❯Karteikarte.
- **Bewegungsdaten** werden dagegen ständig geändert bzw. ergänzt. Hierzu zählen z. B. laufende Eintragungen der Behandlungen, Befunde, verabreichte Medikamente. Sie stehen im Inneren der Kartei, mit Erweiterungsmöglichkeiten.

Karteikarte, S. 113

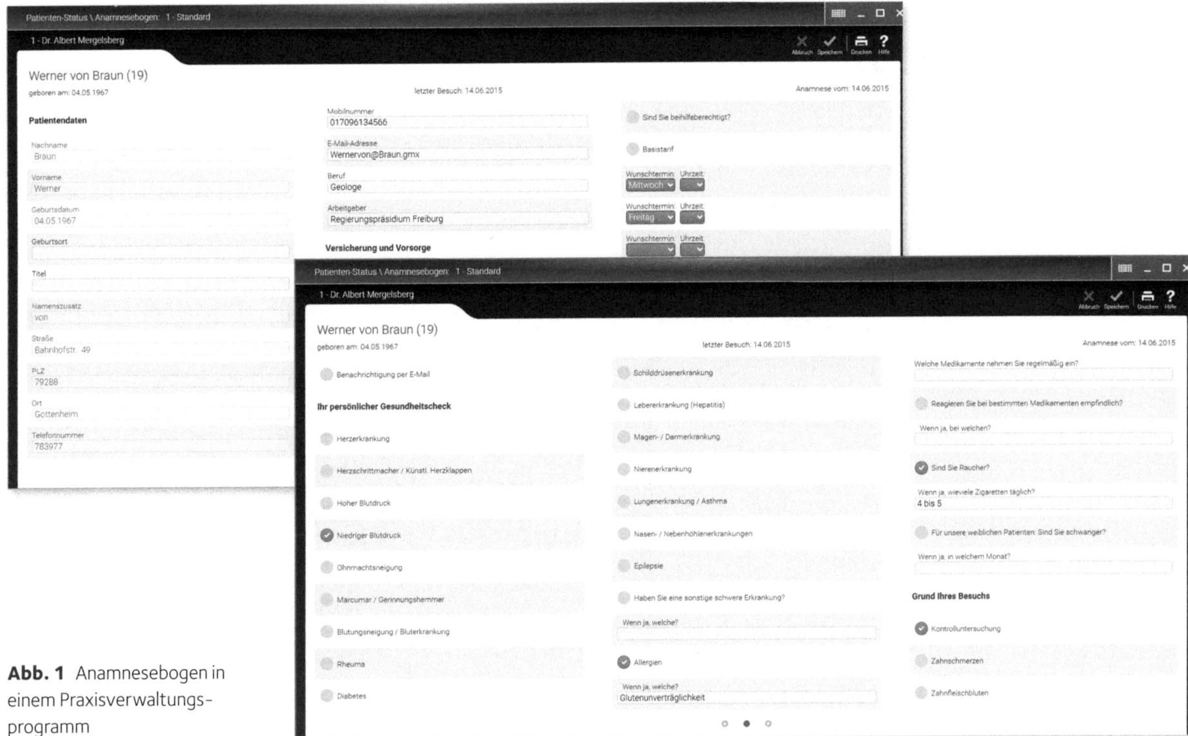

Abb. 1 Anamnesebogen in einem Praxisverwaltungsprogramm

Dass es sich bei den hier genannten Daten um sehr persönliche Angaben handelt, die selbstverständlich der Schweigepflicht des Praxisteams unterliegen, sei noch einmal besonders betont. Ebenso sollte es keinem Patienten möglich sein, in Karteikarten anderer Patienten Einblick zu nehmen.

Neben den Daten der Patienten fallen in der Zahnarztpraxis zahlreiche weitere Daten an, zum Beispiel im Bereich

- medizinische Dokumentationen (z. B. Anamnesen, Befunde, Diagnosen, Therapien, Medikationen, die nach verschiedenen Kriterien ausgewertet werden können),
- Textverarbeitung (Gutachten, Briefe, Rezepte, Bescheinigungen, Atteste),
- Material- und Maschineninformationen (Fachkataloge, Preis- und Mengenlisten von Praxismaterial, Hinweise zu Medikamenten, Bedienungsanleitungen, Liefereranschriften),
- Abrechnungswesen (Quartalsabrechnung mit KZV, eGK-Mahnungen, zahnärztliche Rechnungen, Zahlungseingang, Mahnwesen),
- Buchführung (Einnahme- und Ausgabebelege, Liquiditätsstatus, Kostenübersicht, Gehaltsabrechnungen, steuerliche Unterlagen).

Bei allen Daten, die in den genannten Bereichen vorkommen, lassen sich wiederum Stamm- und Bewegungsdaten unterscheiden.

3.2 Ordnen von Daten (Ordnungssysteme)

Damit die Vielzahl von Daten, die in einer Zahnarztpraxis anfallen, auch schnell wiedergefunden werden können, sollte man sich an eine Ordnung halten.
Man unterscheidet folgende Ordnungssysteme:

- alphabetische Ordnung
- numerische Ordnung
- alphanumerische Ordnung
- chronologische (zeitliche) Ordnung
- sachliche (mnemotechnische) Ordnung

In den meisten Praxen werden fast alle Ordnungssysteme angewandt.

3.2.1 Alphabetische Ordnung

HINWEIS

DIN-Normen werden vom Deutschen Institut für Normung e. V. (DIN) festgelegt.

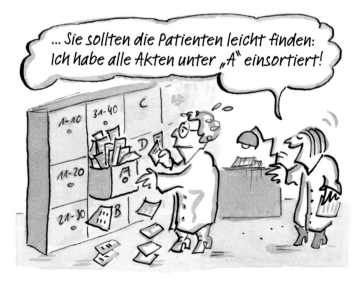

Die alphabetische Ordnung ist in der DIN 5007 geregelt. Die wichtigsten Regeln werden hier vorgestellt. Man unterscheidet grundsätzlich die Ordnung von

- Namen,
- Behörden, Firmen, Dienststellen, Vereinen usw.,
- Ortsnamen,
- Straßennamen.

Die wichtigste Ordnung für die Praxis ist die Ordnung von Namen in der Patientenkartei. Die Regeln für diese und andere Ordnungen werden auf den folgenden Seiten erklärt (s. Tab. 1, S. 107, s. Tab. 1, 2, 3, S. 108).

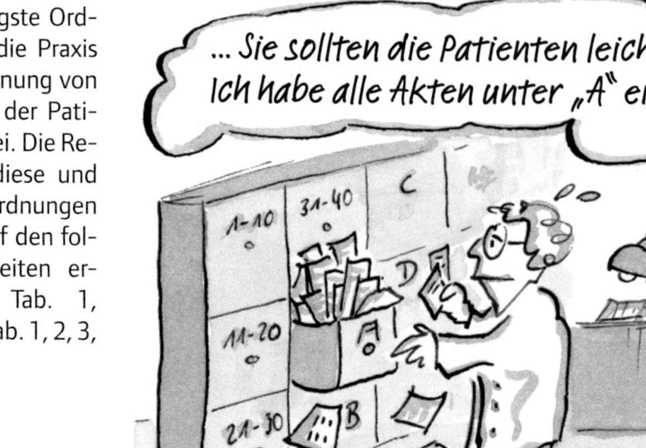
... Sie sollten die Patienten leicht finden: Ich habe alle Akten unter „A" einsortiert!
1-10
31-40
C
D
A
11-20
21-30
B

Regel	Beispiel
Die Ordnung wird bestimmt durch die Anfangsbuchstaben des Alphabets. Stimmen die Anfangsbuchstaben überein, so ist die Reihenfolge der Buchstaben innerhalb der einzelnen Wörter zu berücksichtigen.	Amelung Anelan Anusch Arndt Arno
Die Buchstabenfolgen ch, ck, sp, sch, st werden wie einzelne Laute behandelt (Ausnahme: Es sind Registerblätter für s, sch, st vorhanden.).	**ohne Register:** Sattel Schäfer Schilz Sperber Strehler Szimaniak **mit Register:** Sattel Sperber Szimaniak Schäfer Schilz Strehler
Familiennamen ohne Vornamen stehen vor Familiennamen mit Vornamen. Abgekürzte Vornamen gelten als selbstständige Wörter.	Schulz Schulz, A. Schulz, Alb. Schulz, Albert Schulz, B. Schulz, Bernd Schulz, Christian
Die DIN 5007 sieht als Ordnungsvariante vor, die Umlaute wie die Grundlaute zu behandeln (ä = a, ö = o, ü = u). Das ß wird wie ss behandelt.	Bäcker, Berta Bäcker, Emil Baecker, August Baecker, Emil Baecker, Paul Keßler, Anton Kessler, Franz Keßler, Franz
Vorsatzwörter wie von, van, von der, zur, de, du und Akzente bleiben unberücksichtigt. Ebenso werden akademische Grade nicht berücksichtigt.	Bergen, Helge (von der) Moliére, Jean Pont, Jaques (du) Schilz, Erna (Dr.) Straeten, Jürgen (van der) Ummhoff, Klaus (Dipl.-Volkswirt)
Zusammengesetzte Familiennamen folgen auf einfache Familiennamen.	Meyer, Peter Meyer-Schulz, Gertrud Meyer-Treu, Anita

Tab. 1 Ordnung der Namen

HINWEIS

Für die Ordnung von Adressen gilt nach DIN 5007:
- Erstes Ordnungswort ist der Familienname.
- Zweites Ordnungswort ist der Vorname.
- Drittes Ordnungswort ist der Ort.
- Viertes Ordnungswort ist die Straße.
- Fünftes Ordnungswort ist die Hausnummer.
- Sechstes Ordnungswort kann die Berufsbezeichnung, der akademische Grad oder Ähnliches sein.

Regel	Beispiel
Grundsätzlich ist das erste Wort für die Ordnung maßgebend. Unberücksichtigt bleiben: • Präpositionen (am, zum, für), es sei denn sie stehen am Anfang • Konjunktionen (und, &) • Artikel (der, die, das)	Berufsverband (für) Apotheker Berufsverband (der) Arzt- und Tierarzthelferinnen und Zahnmedizinischen Fachangestellten Verband (für das) Baugewerbe Verein (für) Bürowirtschaft
Vornamen in Betriebsnamen, die mit gleicher Sachbezeichnung beginnen, haben erst nach dem Familiennamen Ordnungswert.	Andrea-Zorn-Praxisbedarf Küchengeräte Roeder Küchengeräte H. Roeder Küchengeräte Helmut Roeder Praxisgeräte Brunner Praxisgeräte Helmut Brunner
Bei Wörtern, die durch Bindestriche verbunden sind, ist jeder Teil ein selbstständiges Ordnungswort.	Dental-Huber Dental-Technik Zahnmedizintechnik-Einrichtungshaus GmbH
Feststehende Abkürzungen werden wie selbstständige Wörter behandelt.	AG (für) Dentalprodukte BÄK-Pfalz DAG-Schulungsheim GmbH (für) Praxisbedarf (der) Ärzte (und) Zahnärzte KV-Freiburg LÄK-Stuttgart

Tab. 1 Ordnung von Behörden, Firmen, Dienststellen, Vereinen und anderen Organisationen

Regel	Beispiel
Die einzelnen Namensbestandteile gelten zusammen als ein Wort. Das Gleiche gilt für Vorsatzwörter bei Orten.	Baden-Baden Bad Schönborn Bad Überlingen St. Blasien Sankt Peter

Tab. 2 Ordnung von Ortsnamen

Regel	Beispiel
Alle Namensbestandteile sind zusammen ein Ordnungswort. Nicht ausgeschriebene Straßennamen gelten immer als ausgeschrieben.	Gothaer Pl. (= Platz) In der Breite Insterburgerstr. Kaiser-Louis-A. (= Allee) Wilh.-Hauff-Str. (Wilhelm-Hauff-Straße)

Tab. 3 Ordnung von Straßennamen

In Zahnarztpraxen wird häufig von der hier beschriebenen Ordnung abgewichen. Sind beispielsweise Name und Vorname identisch und sind noch der Ort und die Straße gleich (z. B. bei Mutter und Tochter bzw. Vater und Sohn), bietet sich das Geburtsdatum als drittes Ordnungskriterium zur schnellen Unterscheidung an.

3.2.2 Numerische Ordnung

Unter numerischer Ordnung versteht man die Ordnung nach den Zahlen, d. h., die Daten werden nummeriert. Sehr häufig wird dies auch von Computerprogrammen neben der alphabetischen Ordnung angewandt (s. Abb. 1).

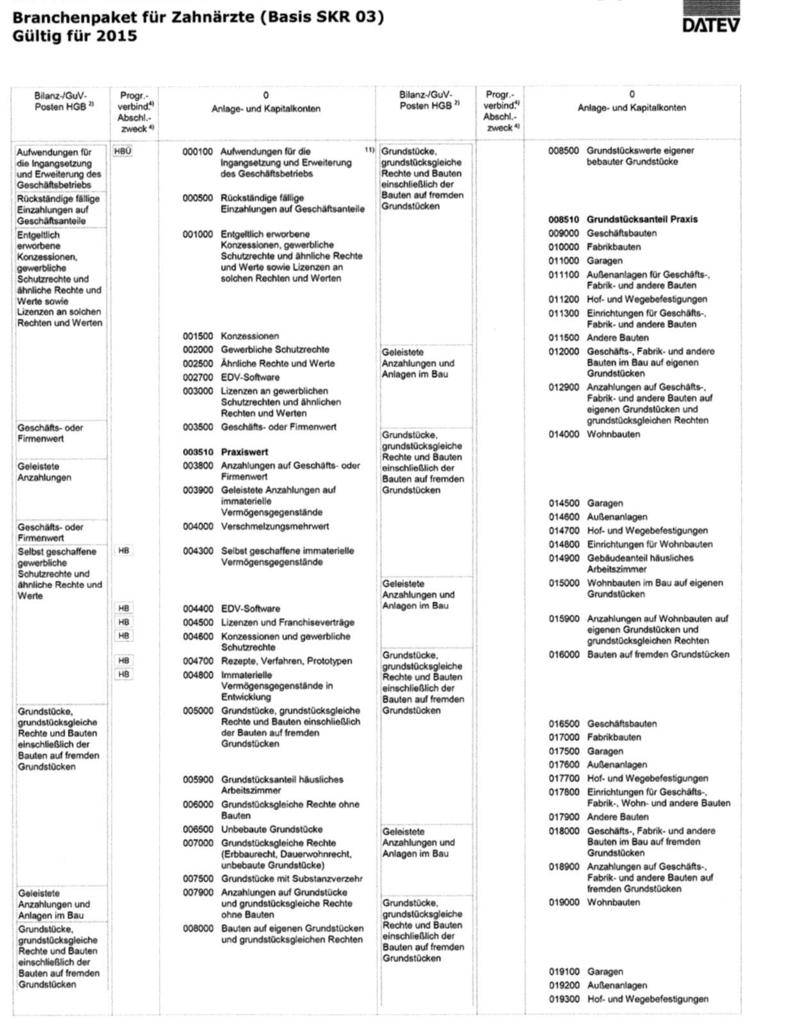

DATEV-Kontenrahmen nach dem Bilanzrechtsmodernisierungsgesetz
Branchenpaket für Zahnärzte (Basis SKR 03)
Gültig für 2015

DATEV

Bilanz-/GuV-Posten HGB [2]	Progr.-verbind.[4] Abschl.-zweck [4]	0 Anlage- und Kapitalkonten	
Aufwendungen für die Ingangsetzung und Erweiterung des Geschäftsbetriebs	HBÜ	000100	Aufwendungen für die Ingangsetzung und Erweiterung des Geschäftsbetriebs [11]
Rückständige fällige Einzahlungen auf Geschäftsanteile		000500	Rückständige fällige Einzahlungen auf Geschäftsanteile
Entgeltlich erworbene Konzessionen, gewerbliche Schutzrechte und ähnliche Rechte und Werte sowie Lizenzen an solchen Rechten und Werten		001000	Entgeltlich erworbene Konzessionen, gewerbliche Schutzrechte und ähnliche Rechte und Werte sowie Lizenzen an solchen Rechten und Werten
		001500	Konzessionen
		002000	Gewerbliche Schutzrechte
		002500	Ähnliche Rechte und Werte
		002700	EDV-Software
		003000	Lizenzen an gewerblichen Schutzrechten und ähnlichen Rechten und Werten
Geschäfts- oder Firmenwert		003500	Geschäfts- oder Firmenwert
		003510	**Praxiswert**
Geleistete Anzahlungen		003800	Anzahlungen auf Geschäfts- oder Firmenwert
		003900	Geleistete Anzahlungen auf immaterielle Vermögensgegenstände
Geschäfts- oder Firmenwert		004000	Verschmelzungsmehrwert
Selbst geschaffene gewerbliche Schutzrechte und ähnliche Rechte und Werte	HB	004300	Selbst geschaffene immaterielle Vermögensgegenstände
	HB	004400	EDV-Software
	HB	004500	Lizenzen und Franchiseverträge
	HB	004600	Konzessionen und gewerbliche Schutzrechte
	HB	004700	Rezepte, Verfahren, Prototypen
	HB	004800	Immaterielle Vermögensgegenstände in Entwicklung
Grundstücke, grundstücksgleiche Rechte und Bauten einschließlich der Bauten auf fremden Grundstücken		005000	Grundstücke, grundstücksgleiche Rechte und Bauten einschließlich der Bauten auf fremden Grundstücken
		005900	Grundstücksanteil häusliches Arbeitszimmer
		006000	Grundstücksgleiche Rechte ohne Bauten
		006500	Unbebaute Grundstücke
		007000	Grundstücksgleiche Rechte (Erbbaurecht, Dauerwohnrecht, unbebaute Grundstücke)
		007500	Grundstücke mit Substanzverzehr
Geleistete Anzahlungen und Anlagen im Bau		007900	Anzahlungen auf Grundstücke und grundstücksgleiche Rechte ohne Bauten
Grundstücke, grundstücksgleiche Rechte und Bauten einschließlich der Bauten auf fremden Grundstücken		008000	Bauten auf eigenen Grundstücken und grundstücksgleichen Rechten

Bilanz-/GuV-Posten HGB [2]	Progr.-verbind.[4] Abschl.-zweck [4]	0 Anlage- und Kapitalkonten	
Grundstücke, grundstücksgleiche Rechte und Bauten einschließlich der Bauten auf fremden Grundstücken		008500	Grundstückswerte eigener bebauter Grundstücke
		008510	**Grundstücksanteil Praxis**
		009000	Geschäftsbauten
		010000	Fabrikbauten
		011000	Garagen
		011100	Außenanlagen für Geschäfts-, Fabrik- und andere Bauten
		011200	Hof- und Wegebefestigungen
		011300	Einrichtungen für Geschäfts-, Fabrik- und andere Bauten
		011500	Andere Bauten
Geleistete Anzahlungen und Anlagen im Bau		012000	Geschäfts-, Fabrik- und andere Bauten im Bau auf eigenen Grundstücken
		012900	Anzahlungen auf Geschäfts-, Fabrik- und andere Bauten auf eigenen Grundstücken und grundstücksgleichen Rechten
Grundstücke, grundstücksgleiche Rechte und Bauten einschließlich der Bauten auf fremden Grundstücken		014000	Wohnbauten
		014500	Garagen
		014600	Außenanlagen
		014700	Hof- und Wegebefestigungen
		014800	Einrichtungen für Wohnbauten
		014900	Gebäudeanteil häusliches Arbeitszimmer
Geleistete Anzahlungen und Anlagen im Bau		015000	Wohnbauten im Bau auf eigenen Grundstücken
		015900	Anzahlungen auf Wohnbauten auf eigenen Grundstücken und grundstücksgleichen Rechten
Grundstücke, grundstücksgleiche Rechte und Bauten einschließlich der Bauten auf fremden Grundstücken		016000	Bauten auf fremden Grundstücken
		016500	Geschäftsbauten
		017000	Fabrikbauten
		017500	Garagen
		017600	Außenanlagen
		017700	Hof- und Wegebefestigungen
		017800	Einrichtungen für Geschäfts-, Fabrik-, Wohn- und andere Bauten
		017900	Andere Bauten
Geleistete Anzahlungen und Anlagen im Bau		018000	Geschäfts-, Fabrik- und andere Bauten im Bau auf fremden Grundstücken
		018900	Anzahlungen auf Geschäfts-, Fabrik- und andere Bauten auf fremden Grundstücken
Grundstücke, grundstücksgleiche Rechte und Bauten einschließlich der Bauten auf fremden Grundstücken		019000	Wohnbauten
		019100	Garagen
		019200	Außenanlagen
		019300	Hof- und Wegebefestigungen

Art.-Nr. 10154 2015-01-01 Branchenpaket für Zahnärzte (Basis SKR 03) Eigenformular, Nachdruck - auch auszugsweise - nicht gestattet Seite 1

Abb. 1 Numerische Ordnung im Kontenrahmen für Zahnärzte (Auszug)

Die einfachste Form ist die **Durchnummerierung.** Zum Beispiel erhalten in Computerprogrammen alle neuen Patienten in der Reihenfolge, wie sie die Praxis aufgesucht haben bzw. von der Zahnmedizinischen Fachangestellten erfasst wurden, eine Nummer. Ebenso können Röntgenbilder fortlaufend nummeriert werden, z. B.:

Rö Maxer, Achim 234
OPG Arnold, Manfred 235
Rö Kolummna, Carla 236
Rö Mayer, Alfred 237

Werden Röntgenbilder durchnummeriert, ist je nach Ablage auch noch ein Suchindex vorteilhaft. Der Suchindex wäre dann folgendermaßen aufgebaut:

Arnold, Manfred OPG 235
Kolummna, Carla Rö 236
Maxer, Achim Rö 234
Mayer, Alfred Rö 237

Bei der **dekadischen Ordnung** werden nur die Ziffern 0–9 verwendet, die halbdekadische Ordnung geht bei der Nummerierung der Untergruppen über 9 hinaus. Außerdem erhalten die Ziffern bestimmte Bedeutungen (s. Abb. 1).

1 Kassenpatient			**(Hauptgruppe)**
	10 Primärkasse		**(Gruppe)**
		100 AOK-Nördlicher Oberrhein	**(Untergruppe)**
		101 AOK-Südlicher Oberrhein	
		(...)	
		106 BKK-Advita	
		(...)	
	11 Ersatzkassen		
		110 BARMER-GEK	
		111 DAK-Gesundheit	
		112 KKH	
		113 TK	
		(...)	
	12 Sonstige		
		120 Bundeswehr	
		121 KVB	
		122 Postbeamtenkrankenkasse	
		123 Berufsgenossenschaft	
		(...)	
2 Privatpatient			

Abb. 1 Dekadische Nummerierung

Der Plan, nach dem die Ziffern festgelegt werden, heißt Aktenplan.

Die dekadische Ordnung wird auch für die statistische Erfassung der abgerechneten Leistungen eingesetzt. Mit einer entsprechenden Software kann relativ leicht z. B. die unterschiedliche Vergütung der einzelnen Kassenarten errechnet werden.

3.2.3 Alphanumerische Ordnung

Bei diesem Ordnungsprinzip ist die alphabetische Ordnung mit der numerischen kombiniert. Sie findet sich in allen Bereichen des Lebens, so zum Beispiel im Kfz-Verkehr bei den Autokennzeichen oder bei der Klassenbezeichnung in der Berufsschule.

Hierbei gibt es viele praxisindividuelle Formen. Man beginnt meist mit den Buchstaben, z. B.:

LQ 11/1–11/356	Liquidationen aus dem Jahre 2011, Nummern 1–356
AR 12/1–12/439	Ausgangsrechnungen aus dem Jahr 2012, Nummern 1 bis 439
DD 16	Dentaldepotrechnungen des Jahres 2016
KZV RS 16/1–17/1	Rundschreiben der KZV vom 1. Quartal 2016 bis zum 1. Quartal 2017
LF1 (Lernfeld 1)	POV (Praxisorganisation) AR (Abrechnung) BA (Behandlungsassistenz) Wi (Wirtschaft)

3.2.4 Chronologische (zeitliche) Ordnung

Hierbei werden die Daten (auch Schriftstücke) der Zeit nach geordnet (Tagesdatum). Dieses Ordnungsprinzip ist für sich allein in einer Praxis nicht anwendbar, da man nach kurzer Zeit kaum noch etwas wiederfinden würde. Meist wird chronologische Ordnung mit der alphabetischen oder numerischen Ordnung kombiniert angewandt.

Beispiele:
- Praxisbuchführung: Eintragungen müssen chronologisch erfolgen.
- Kontoauszüge: Auszüge sollten chronologisch abgeheftet werden.
- Recall-Kartei: kann chronologisch geordnet sein.
- Mahnkartei: sollte chronologisch geordnet sein.
- Durchschläge zahnärztlicher Rechnungen (bis 2012: Liquidationsdurchschläge): können chronologisch abgelegt werden.

Es gibt dabei zwei Möglichkeiten der chronologischen Ablage:
- Absteigende Reihenfolge: Oben liegt immer das älteste Exemplar (älteste Daten). Neue Schriftstücke werden danach eingeordnet (= Amtsablage).
- Aufsteigende Reihenfolge: Das neueste Schriftstück (die neuesten Daten) finden sich obenauf.

3.2.5 Sachliche (mnemotechnische) Ordnung

Dieses Ordnungsprinzip ist in Zahnarztpraxen sowie kleineren und mittleren Betrieben weit verbreitet. Die Ordnung erfolgt hier zunächst nach Merkhilfen (Stichwörtern) oder Sachgebieten. Wird das Datenmaterial sehr umfangreich, kann dieses Ordnungsprinzip auch unübersichtlich werden bzw. erfordert einen Aktenplan.

Ein Beispiel hierfür sind Ordner mit bestimmten Aufschriften (Stichwörter = Sachgebiete):

Ordner Steuer
Ordner KZV-Rundschreiben
Ordner ZR (zahnärztliche Rechnungen)
Ordner ZR bezahlt
Ordner Dentaldepot Willo
Ordner Andere Dentaldepots
Ordner BZK
Ordner Konto Voba (Volksbank)
Ordner Konto Comba (Commerzbank)

Innerhalb der Ordner erfolgt dann eine chronologische (z. B. bei Kontoauszügen) oder eine alphabetische Ordnung (z. B. bei bezahlten Rechnungen).

3.3 Patientenkartei

3.3.1 Aufgaben der Patientenkartei

Die Patientenkartei ist in den meisten Zahnarztpraxen der zentrale Datenspeicher sämtlicher Patienteninformationen und das wichtigste Organisationshilfsmittel. Ihre Aufgabe umfasst die Dokumentation der gesamten Behandlung eines Patienten
- zur Gedächtnisstütze,
- zur Abrechnung der zahnärztlichen Leistungen,
- zur Beweisführung bei Streitigkeiten,
- als Unterlage für spätere Behandlungen,
- als Unterlage für Praxisvertretungen,
- zur Identifizierung von Personen und
- als Querverbindung zur Buchführung.

Um diese Aufgaben erfüllen zu können, muss die Kartei übersichtlich geführt sein. Da seit dem Patientenrechtgesetz auch eine ›elektronische Speicherung gesetzlich vorgegeben ist, wird diese Form der Karteikarte bald ausgedient haben.

elektronische Speicherung, S. 93

3.3.2 Bestandteile einer Patientenkartei

Die Patientenkartei (s. Abb. 1) besteht in der Regel aus
- Karteikarten,
- Ordnungshilfsmitteln (z. B. Leitkarten, Reiter),
- Karteibehälter.

Eine Karteikarte besteht grundsätzlich aus vier Teilen (s. Abb. 2).

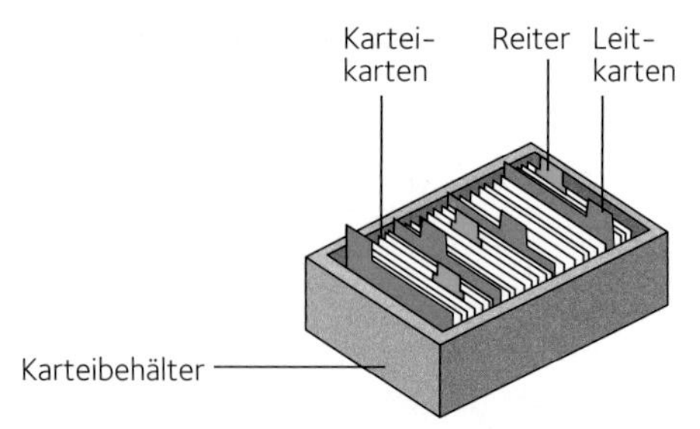

Abb. 1 Bestandteile einer Patientenkartei

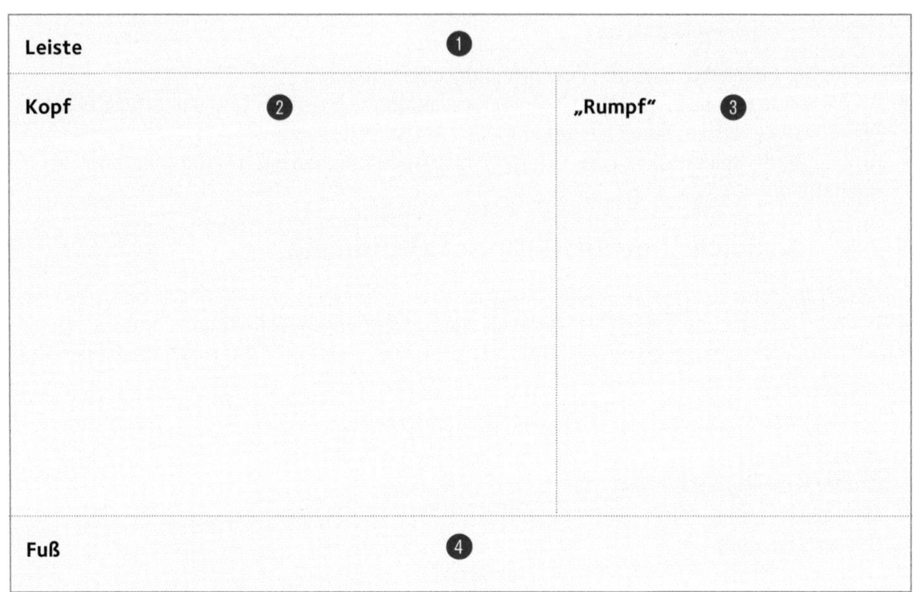

Abb. 2 Aufbau einer Patientenkarteikarte

Die **Kartenleiste** ❶ dient häufig als Ordnungshilfsmittel. Hier können ein Alphabet, Löcher für Reiter, Kerben oder Tabe (Ausbuchtungen) vorhanden sein.

Der **Kartenkopf** ❷ enthält die Stammdaten. Dabei handelt es sich um die persönlichen Angaben des Patienten und des Versicherten sowie wichtige Informationen zur Behandlung (z. B. Bluter).

Der **Kartenrumpf** ❸ ist bereits für die laufenden Eintragungen (Bewegungsdaten) vorgesehen. Bei den meisten zahnärztlichen Patientenkarteien ist der Kartenrumpf auf die rechte Seite der Karteikarte gerückt und dient zur Eintragung der Behandlungsquartale.

Der **Kartenfuß** ❹ enthält z. B. Herstellerangaben oder Papierqualitätsangaben.

Alle Daten auf einer Karteikarte kann man auch als Datei bezeichnen.

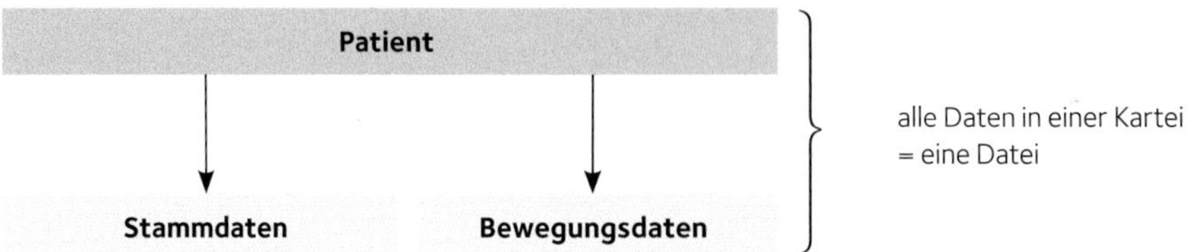

3.3.3 Arten von Karteikarten

Format

Das in Zahnarztpraxen am meisten verwendete Karteikartenformat ist DIN A5 quer (s. Abb. 1). Daneben werden DIN A6 quer, z. B. bei Recall (s. Abb. 2), und DIN A5 hoch eingesetzt. DIN A4 hoch und quer wird häufig in kieferorthopädischen Praxen verwendet, da Röntgenaufnahmen und Orthopantomogramme in die Karteikarte eingeheftet werden können.

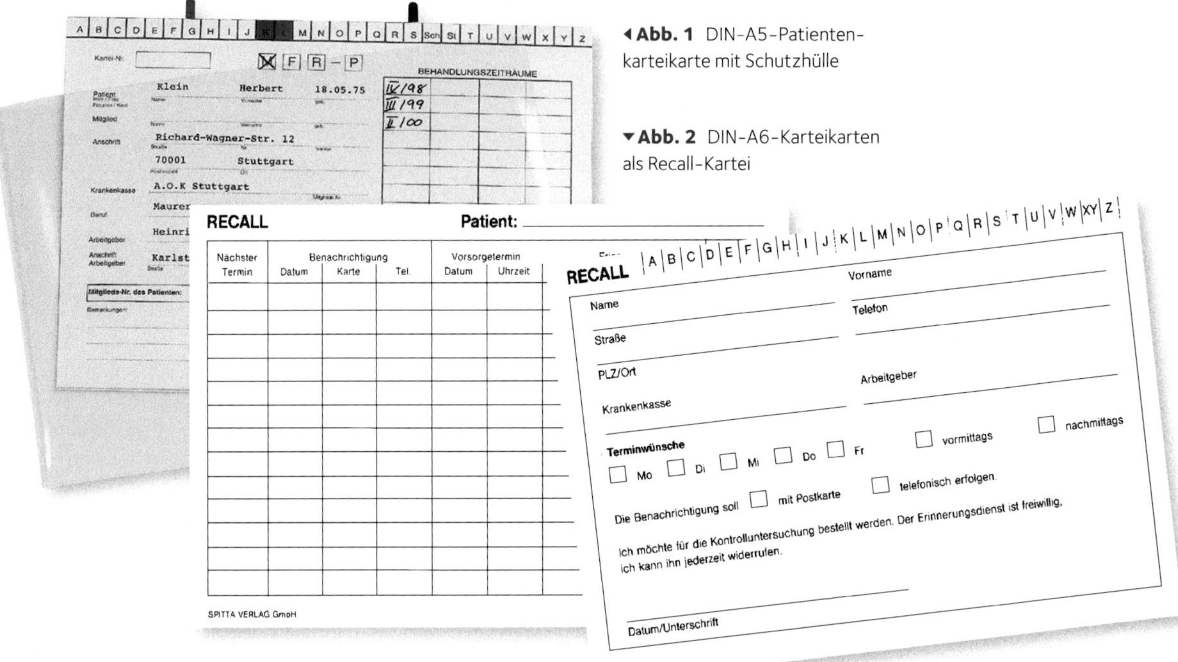

◀ **Abb. 1** DIN-A5-Patientenkarteikarte mit Schutzhülle

▼ **Abb. 2** DIN-A6-Karteikarten als Recall-Kartei

Material

Die meisten Karteikarten werden in Pappe in unterschiedlichen Stärken und Qualitäten angeboten. Manchmal findet man zusätzlich eine Umhüllung aus Kunststoff oder der „Mantel“ der Karteikarte besteht aus Kunststoff. Im „Inneren“ der Karteikarte findet sich das Behandlungsblatt aus Papier unterschiedlicher Sorten. Auch das Behandlungsblatt sollte gewisse Einteilungen, z. B. für Behandlungszeit, Art der Behandlung, vorsehen.

Änderungen, Ordnungshilfsmittel

Für die Karteikarte sollten Änderungsmöglichkeiten (z. B. Überkleber) und Ordnungshilfsmittel (z. B. Reiter, 01-Befund-Aufkleber) verfügbar sein.

Erweiterung

Eine Karteikarte muss leicht erweiterbar sein und zusätzliche Daten (Schriftstücke) aufnehmen können. So sollten bei längerer Behandlung weitere Krankenblätter eingefügt (geheftet), ein Abrechnungsschein eingelegt und Röntgenbilder aufgenommen werden können.

3.3.4 Ordnungshilfsmittel

Ordnungshilfsmittel dienen dazu, die Ordnung in Karteien zu erleichtern. Man unterscheidet mehrere Arten.

Farbige Karteikarten

Sie werden in Zahnarztpraxen häufig verwendet. Es werden mindestens zwei Farben eingesetzt, z. B. eine Farbe für Privat- und eine für Kassenpatienten. Weitere Farben können z. B. zur Unterscheidung von Ersatz - und Primärkassenpatienten verwendet werden.

Alphabetleiste (Sichtleiste)

Die Alphabetleiste ist eine Unterform der Sichtleiste. Sie kann aus einem einfachen Alphabet bestehen. Daneben gibt es Formen, die mit Zahlen gekoppelt sind und z. B. das Markieren des Geburtstags des Patienten erlauben. In Registraturen, z. B. in der Versicherungswirtschaft, sind die Sichtleisten häufig aufgesetzt und umfassen weitere Informationen.

Die Alphabetleiste kann ein wichtiges Ordnungshilfsmittel werden, wenn man sie mit Farben kombiniert. Wird z. B. der erste Buchstabe des Familiennamens rot markiert und der zweite Buchstabe blau, muss die Kartei bei Draufsicht ein bestimmtes Muster haben. Die Farbe Rot „läuft" wie die Farbe Blau immer von links nach rechts. Eine fehlerhaft eingeordnete Karteikarte sieht man sofort. Gleichzeitig kann eine Karteikarte schnell gefunden und eingeordnet werden.

Leitkarten (Trennblätter)

Mit Leitkarten oder Trennblättern kann man die Übersichtlichkeit zusätzlich erhöhen (s. Abb. 1, S. 112). Hiermit lassen sich Gruppen von Karteikarten – meist nach dem Alphabet – schnell finden.

Signale (Reiter)

Reiter sind die am häufigsten in Zahnarztpraxen verwendeten Signale an Karteikarten. Man unterscheidet hier die verschiedensten Formen und Farben (s. Abb. 1). Auch mit Reitern lässt sich nur eine beschränkte Zahl von Ordnungsprinzipien herstellen. Werden zu viele Reiter eingesetzt, ergibt sich dann leicht eine „Reiterei", d. h., die Übersichtlichkeit geht verloren.
Reiter werden z. B. „gesetzt" bei

- offenstehender Rechnung,
- fehlender eGK,
- gemahnten Patienten.

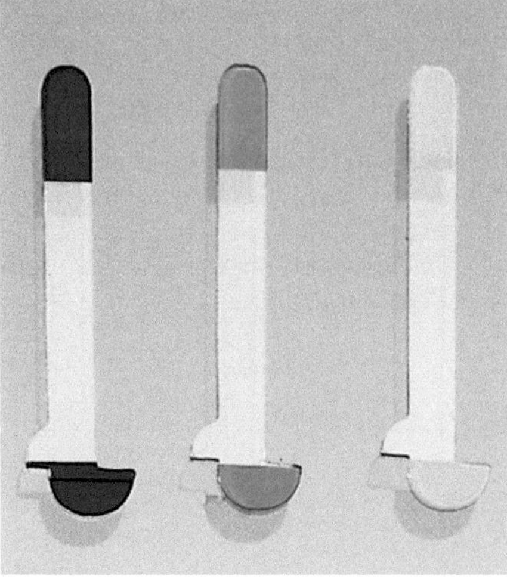

Abb. 1 Farbige stabile Steckreiter (links), Reiterkarte (rechts)

Reiter, die leicht zu befestigen sind, fallen ebenso leicht auch ab. Deshalb sollte das Ordnungsprinzip noch auf eine andere Weise deutlich gemacht werden.

BEISPIEL

Ein Patient hat eine Rechnung zu bezahlen. Ein roter Reiter wird gesetzt. Gleichzeitig erfolgt ein Eintrag in das Rechnungskontrollbuch oder in die Karteikarte. Geht der Reiter verloren, kann man notfalls nachkontrollieren.

Daneben gibt es noch die farbigen Reiterkarten, die in die Kartei eingelegt werden und seitlich hinausragen (s. Abb. 1).

Tabe und Kerben

Tabe sind über den Rand von Karteikarten hinausragende Teile, die fest mit der Karteikarte verbunden sind (Klebetabe). Kerben sind in die Karteikarte eingeschnittene Vertiefungen (s. Abb. 1). Beide eignen sich höchstens, um zwei bis drei Ordnungskriterien zu erfüllen (z. B. die Trennung der Kartei von drei Zahnärzten in einer Berufsausübungsgemeinschaft durch unterschiedliche Tabe oder Kerben).

Abb. 1 Tab und Kerbe

Sonstiges Zubehör

Auf jeden Fall sollten für eine Karteikarte zusätzliche Einlagen (Krankenblätter) zu erhalten sein, um die Karteikarte weiterführen zu können.

Daneben sind selbstklebende Adressfeldaufkleber und Alphabetleistenaufkleber nützlich, wenn sich die Adresse oder der Name des Patienten ändern. Ebenso sind meist selbstklebende Heftzungen erhältlich, um gelochtes Schriftgut in die Karteikarte aufzunehmen. Für Eintragungen wie Kontoänderungen usw. gibt es ebenfalls selbstklebende Aufkleber (s. Abb. 2).

Manche Karteikarten enthalten auch Schnellhefter und taschenförmige Sammler, in die Unterlagen eingelegt werden können, z. B. Durchschrift einer AU-Bescheinigung (s. Abb. 3).

Will man wichtige Unterlagen in der Kartei sammeln, empfehlen sich durchsichtige Sammeltaschen. Zur Verstärkung gibt es für Karteikarten Schutzhüllen aus Plastik.

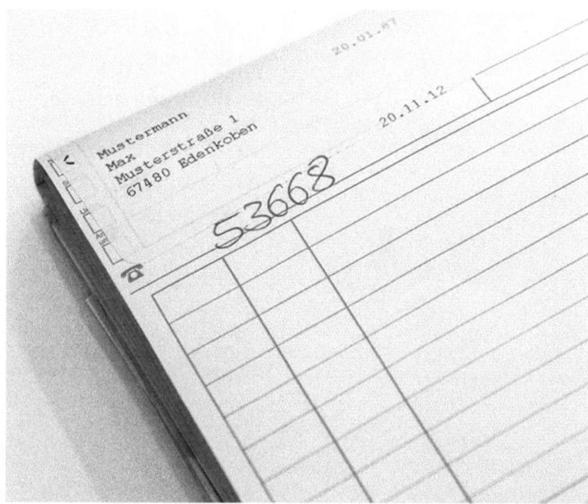

Abb. 2 Karteikartenaufkleber

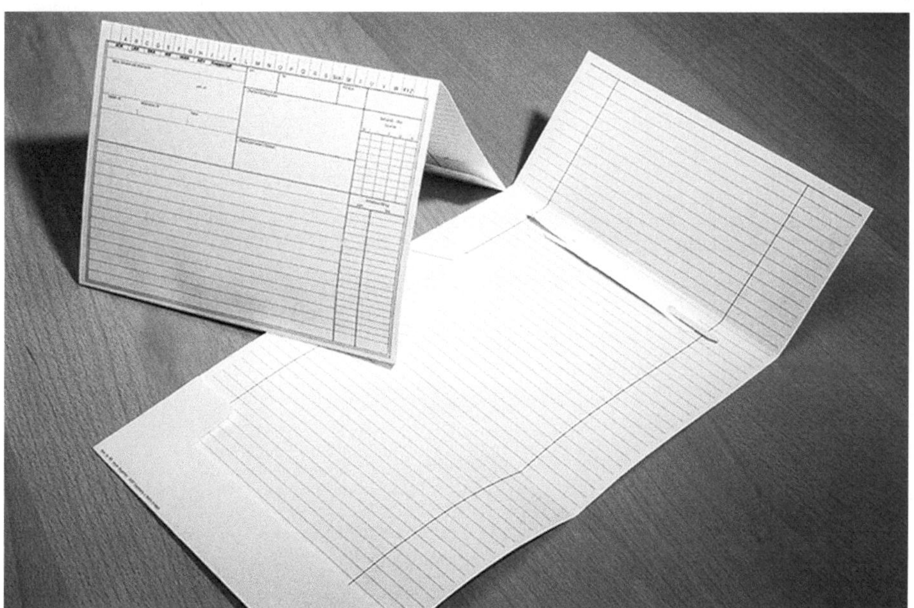

Abb. 3 Karteikarte mit Sammeltasche und Schnellhefter

3.3.5 Karteisysteme

Unter einem Karteisystem versteht man die Anordnung einer Sammlung von Karteikarten. Man unterscheidet zwei Systeme:

- **Steilkartei:** Die Karteikarten stehen oder hängen hintereinander als Block in einem Behälter. Sie sind durch Leitkarten (alphabetisch) geordnet. Man hat immer den ganzen Block (die Kartei) vor sich.
- **Staffelkartei:** Die Karteikarten stehen oder hängen jeweils in Gruppen (Staffeln). Man überblickt immer nur eine Gruppe von Karteikarten.

In Zahnarztpraxen finden sich überwiegend Steilkarteien.

Häufig ist die Patientenkartei in einer Zahnarztpraxis mehrfach unterteilt (s. Abb. 1). Folgende Möglichkeiten existieren:

- Archiv (verstorbene Patienten; Patienten, die seit Jahren nicht mehr in Behandlung waren)
- Altkartei (Patienten, die vier Quartale nicht mehr in Behandlung waren)
- laufende Kartei (übrige Patienten)
- Mahnkartei (Patienten, die die gesamte oder Teile der Behandlung selbst bezahlen müssen), kann chronologisch geordnet sein
- Recall-Kartei (Patienten, die am Recall teilnehmen), kann ebenfalls chronologisch geordnet sein
- Notfallkartei
- Röntgenkartei (enthält die Röntgenbilder der Patienten, getrennt von laufender Kartei)

Die laufende Kartei kann geordnet sein nach

- Patienten, die in Behandlung sind (müssen abgerechnet werden),
- Patienten, die nicht in Behandlung sind,
- Patientengruppen entsprechend dem Kostenträger (Privat-, Kassen-, Primär-, Ersatzkassenpatienten).

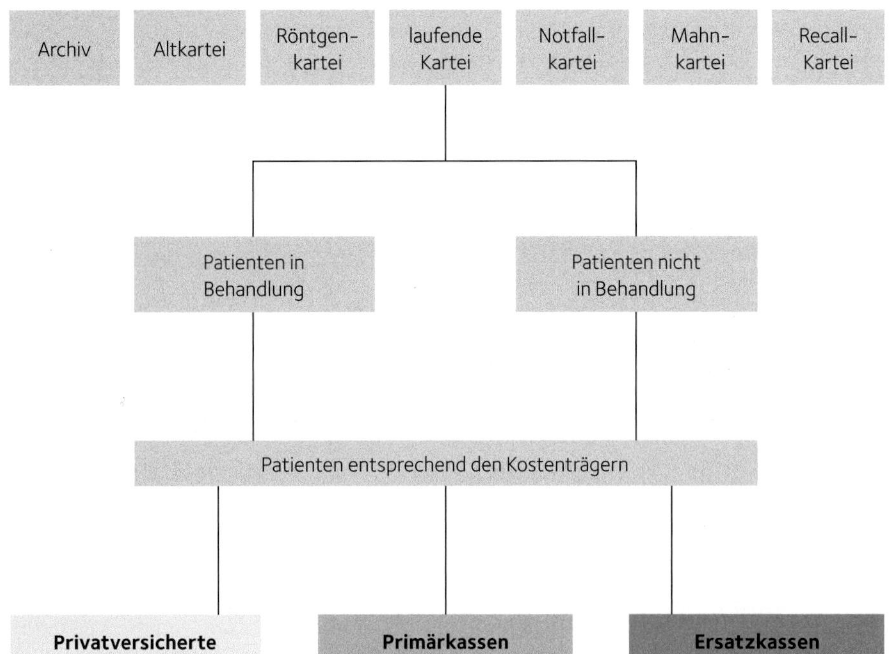

Abb. 1 Arten von Patientenkarteien in einer Zahnarztpraxis

AUFGABEN

1 Welche Daten erheben Sie von neuen Patienten in Ihrer Praxis?

2 Erläutern Sie die Begriffe „Stammdaten" und „Bewegungsdaten".

3 Unterscheiden Sie Stamm- und Bewegungsdaten bei einer Rechnung des Dentaldepots.

4 Nennen Sie Ordnungssysteme, die in Ihrer Praxis verwendet werden.

5 Ordnen Sie folgende Namen nach der alphabetischen Ordnung:
Hans Bauer, Friedel Bauermann, Emil Bauer aus Crailsheim, Christian Bauer, Albert Bauer, Ernst Bauer-Mann aus Stuttgart, Peter Richard Bauer, Dr. Otto Freiherr von Bauer, Peter Paul Bauer, Bauer, Alf Bauer, A. Bauer, Emil Bauer junior, Emil Adolf Bauer, Emil Bauer aus Aalen, Manfred Bauer, Zacharias Bauer, A. Bauer, Gerhard Bauer, Manfred Bäuer, Bertram Bauer.

6 Weshalb wird in Zahnarztpraxen als 3. Ordnungswort häufig das Geburtsdatum verwendet?

7 Was versteht man unter einer Datei?

8 Nennen Sie Beispiele für Dateien.

9 Beschreiben Sie die grundsätzliche Einteilung einer Patientenkartei und nennen Sie ihre Funktion.

10 Ermitteln Sie, wie die Patientenkartei Ihrer Praxis eingeteilt ist. Welche Arten von Patientenkarteien existieren?

11 Halten Sie es für sinnvoll, die laufende Kartei nur nach dem Alphabet zu ordnen?

12 Was versteht man unter einer Notfallkartei?

13 Welchem Zweck dient die Alphabetleiste bei der Patientenkartei?

14 Nennen Sie Beispiele, wie in einer Patientenkartei Reiter bzw. Signalkarten angewendet werden können.

15 Welches sonstige Zubehör verwendet Ihre Ausbildungspraxis in der Patientenkartei?

16 Welche Vorteile bietet eine rein elektronisch geführte Karteikarte?

17 Welche Risiken ergeben sich aus der elektronischen Karteiführung?

18 Welche Besonderheiten sind bei der elektronischen Karteiführung in Bezug auf den Datenschutz zu beachten?

4 Datenverarbeitung in der Zahnarztpraxis

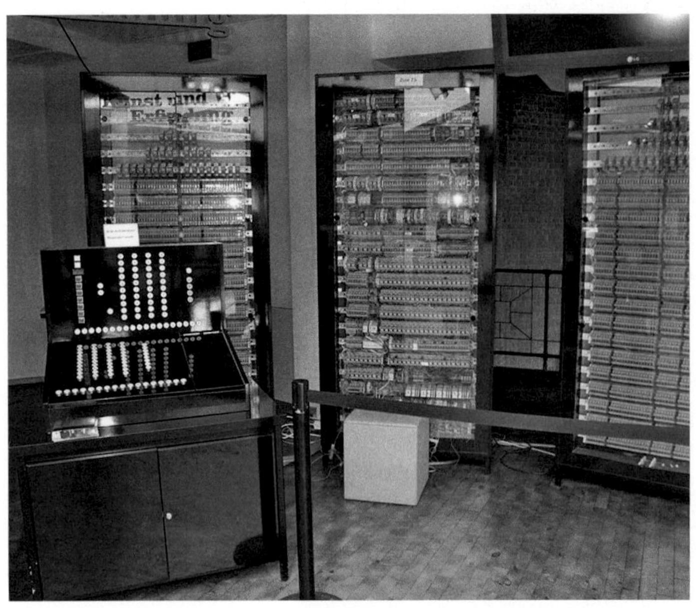

Abb. 1 Erste programmgesteuerte Rechenanlage (Rekonstruktion): Diese Anlage, auch Z3 genannt, wurde 1941 von Konrad Zuse in Berlin entwickelt. Sie war der erste Computer der Welt und somit der Startschuss in eine Ära, die immer mehr von Computern geprägt ist.

Der erste Computer wurde in den 1940er-Jahren in Berlin entwickelt. Der größtenteils aus Altmaterial konstruierte Digitalrechenautomat nahm zwar einen ganzen Raum ein und wog über eine Tonne, arbeitete jedoch in jeder Hinsicht fehlerfrei (s. Abb. 1).

Neben den vier Grundrechenarten (Addition, Subtraktion, Multiplikation und Division) beherrschte die Maschine auch die Multiplikation mit fest eingegebenen Faktoren und das Ziehen quadratischer Wurzeln.

Damals konnte wohl noch niemand ahnen, dass in einigen Jahrzehnten Computer auf nahezu jedem Büroarbeitsplatz stehen würden.

Erst in den 1980er-Jahren zog der Computer in die Zahnarztpraxen ein. Zunächst beschränkte sich der Einsatz auf das Aufnehmen der Patientendaten und das Schreiben von Liquidationen (heute: zahnärztliche Rechnungen).

Später wurden zahlreiche Programme entwickelt, die schließlich auch das komplizierte Ausfüllen des damaligen Krankenscheins ermöglichten (s. Abb. 2).

Bis Mitte der 1990er-Jahre handelte es sich bei der auf dem Markt angebotenen Software um reine Abrechnungsprogramme. Die zeitaufwendige Arbeit der Zusammenstellung der Abrechnungsunterlagen, insbesondere am Quartalsende, wurde rationalisiert.

Heute ist der Computer integraler Bestandteil der Zahnarztpraxis und wird als multimediales Kommunikationsinstrument mit dem Patienten und anderen Partnern der Zahnarztpraxis eingesetzt.

Patient: Sterling, Edith — geb.: 08.05.54
Bezeichnung der Kasse: DAK-Heidelberg M — Nr. der Kasse — Nr. der Abrechnungsstelle
Arbeitsunfall/Unfall / Berufskrankheit / Versorgungsleiden — Zutreffendes unterstreichen
Quartal I /198 4 — Lfd. Nr.

Nur auszufüllen bei Abrechnung d. Nr. 01
Befund
c c c c c | c c c c
8 7 6 5 4 3 2 1 | 1 2 3 4 5 6 7 8
V IV III II I | I II III IV V
V IV III II I | I II III IV V
6 5 4 3 2 1 | 1 2 3 4 5 6 7 8
z z z z z c c c c f
kariöse Defekte = c — fehlende Zähne = f — zerstörte Zähne = z
Zahnstein* [X] Mundkrankheit* [X]
Sonstiger Befund (z. B. Fistel): Fistel
*Zutreffendes ankreuzen

	8	7	6	5 (V)	4 (IV)	3 (III)	2 (II)	1 (I)	1 (I)	2 (II)	3 (III)	4 (IV)	5 (V)	6	7	8
oben	F3 bMF Cp F3 F3	F1 F3	F3	1505 Rö2 F2 F2 F2 F2					WF-1 Med Med Med Med WK-1 Trp1	F2 F2 bMF ←	0106 Rö2 F3 WF-1 WK-1 Dev	F2 F2	F2 F2		F1 F1	
unten	L1 1505 Ost1 N 1705 XN 1805	Ost1 ← 2005 XN	X3	X1	X1	F4 I 0106	F4 I 3006	F3	F3	F2			F1	F1 F1 F1 F1	→ 1005	L1 X3 N 0505 XN 0705 XN

Begonnen am: 04.05.84
letzter Behandlungstag: 04.05.84
Abrechnungsstempel des Zahnarztes: Dr. Hubert Klein, Zahnarzt, 6900 Heidelberg, 4 7 1 1 KZV-MA
† Leistungsbezeichnung im Zahnschema angeben, (†) wenn nach Bema erforderlich.
(III) Datum im Zahnschema angeben, wenn nach Bema erforderlich.

✧ Diagnose (✧) bei mehr als 3 Leist. ○ Begründung
Kw – dolor post

■ Datum/Uhrzeit (Leistungs-Nr. angeben)
Ä1 – 04.05 01 – 06.05
Ä1 – 05.05 – 20:45
03 – 05.05 – 20:45

Röntgenbefund bzw. Begründung
Rö2 – 15 keine Beherdung
– Ä935d ZE
Rö2 – 23 WF bis Apex

Ä1 Ber	03 Zu		Ä6 Bes	Ä7 Bes	Ä8,9,11 Bes	Ä10 Bes	Ä29 IH	Ä161 Inz 1	Ä164 Inz 2	Ä775 Bst	Ä777 Kw	Ä925 Rö 2	Ä925 Rö 5	Ä925 Rö 8	Stat	33 Phys
2		1									4	2				
01		03	05	06	07	08	09	10	11	12	13	14	15	16	17	18

Sonstiges (Gebührenverzeichnis der Bugo-Ä)
– Ä935d 06.05.84
F4 – 2

01 U	02 Ohn	8a ViPr 2	8b ViPr 1	10 üZ	11 pV	12 bMF	13a F1	13b F2	13c F3	23 EKr	25 Cp	26 P	27 VitA	28 VitE	29 Dev	30 MoA	31 Trep 1	32 WK	34 Med	35 WF	36 Nbl 1	37 Nbl 2	38 N	39 O	40 I	41a L1	41b L2
1		1				2	8	11	8		1				1		1	2	4	2			2		2	2	
19	20	21	22	23	24	25	26	27	28	29	30	31	32	33	34	35	36	37	38	39	40	41	42	43	44	45	46

An	43 X1	44 X2	45 X3	46 XN	47 Ost 1	48 Ost 2	49 Exc 1	50 Exc 2	51 Pla 1	52 Trep 2	53 Ost 3	54a WR 1	54b WR 2	54c WR 3	54d WR 4	55 Rl	56a Zy 1	56b Zy 2	57 SMS	58 KnR	59 Pla 2	60 Pla 3	61 Dia	62 Alv	105 Mu	106 sK	107 Zst
	2		2	4	2																				1	1	1
47	48	49	50	51	52	53	54	55	56	57	58	59	60	61	62	63	64	65	66	67	68	69	70	71	72	73	74

Abb. 2 EDV-Krankenschein von 1984

4.1 Beispiele für den Computereinsatz in den unterschiedlichen Bereichen der Zahnarztpraxis

Im Bereich der **Organisation** und **Patientenbetreuung** gibt es viele Möglichkeiten für den Einsatz des Computers:

- **Terminplaner:** Die gesamte Terminvergabe und die Personaleinsatzplanung erfolgen mithilfe eines Programms.
- **Dokumentationsprogramme („Karteilose Praxis"):** Die Aufnahme der Patientendaten und die Dokumentation der Behandlung erfolgen mittels elektronischer Karteikarte. Eine Karteikarte (aus Papier) ist nicht mehr erforderlich.
- **Patienteninformationsprogramme:** Die Programme unterstützen die Beratung des Patienten. Sie können auch auf einem Rechner im Wartezimmer installiert werden. Dies ermöglicht dem Patienten, sich während der Wartezeit individuell zu informieren.
- **Wartezimmerprogramme für Kinder:** Hier können die Kinder verschiedene Lern- und Unterhaltungsprogramme nutzen.

Im Rahmen der **Beratung** und **Diagnostik** werden folgende computergestützten Hilfsmittel angewendet:

- **Intraorale Kamera:** Die Kamera ermöglicht die Demonstration der individuellen Mundverhältnisse des Patienten am Bildschirm (s. Abb. 1).
- **Videofilme (DVD oder Filmdateien):** Sie unterstützen die Beratung des Patienten direkt am Behandlungsstuhl.
- **Kephalometrie (Kfo):** Mithilfe einer Fernröntgenaufnahme und einem Profilfoto kann die Zahn- und Kieferstellung für einen Patienten errechnet und ein postoperatives Bild gezeigt werden.
- **Fotobearbeitungsprogramme:** Ein Foto des Patienten wird eingescannt und in dem Programm gespeichert. Durch Bearbeitung des Fotos können die durch eine geplante Behandlung eintretenden Veränderungen (z. B. Zahnstellung) demonstriert werden. Dabei kann auch ein Aufklärungsatlas am Bildschirm das Beratungsgespräch durch individuelle (Farb-)Ausdrucke unterstützen.

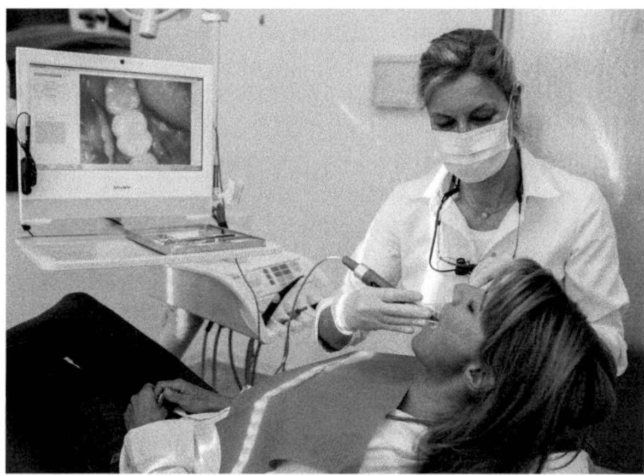

Abb. 1 Intraorale Kamera

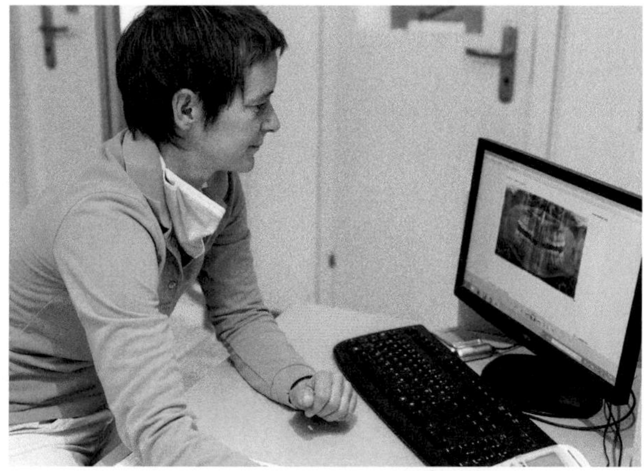

Abb. 2 Befundung einer DVT-Aufnahme (Digitale Volumentomografie)

- **Digitales Röntgen:** Die Röntgenaufnahmen des Patienten werden nicht mehr entwickelt, sondern digitalisiert im Computer gespeichert (s. Abb. 2). In Speicherfoliensystemen werden die Speicherfolien mit einem Röntgengerät „belichtet" und dann mit einem speziellen Scanner ausgelesen. Die Bilder können anschließend am Computermonitor dargestellt werden.

Zur **Behandlung** können beispielsweise diese Geräte eingesetzt werden:

- **Aufnahme- und Konstruktionsgeräte:** Mit einer Messkamera wird der präparierte Zahn vermessen und mit diesen Daten eine Füllung aus einem kompakten Porzellanstück herausgefräst. Dies geschieht mit einem computerisierten numerischen Steuerungsverfahren (CAD- oder CNC-Verfahren), wie es aus der Industrie bekannt ist (s. Abb. 1).
- **Taschentiefenmessung bei der PA-Behandlung:** Mithilfe einer Sonde (Florida-Probe) werden die Taschentiefen gemessen und die Daten in das Programm eingelesen.
- **Positionierungsprogramm** für Implantate: Nach Herstellung eines Computertomogramms beim Radiologen werden die Daten in ein Programm eingelesen, welches den Kiefer dreidimensional abbildet und eine exakte Positionierung der Implantate in den 2-D- und 3-D-Ansichten ermöglicht (s. Abb. 2 und 3).

Der unbestreitbare Vorteil der CAD-Geräte ist, dass der Patient schon nach 2–3 Stunden seinen Zahnersatz eingegliedert erhält. Zudem fällt bei der digitalen Abformung die für die meisten Patienten unangenehme Abformung mit Abformmassen weg. Der Nachteil ist, dass die „Kunst" des Zahntechnikers durch die individuelle Farbgestaltung mit der Anpassung an die übrigen Zähne etwas in den Hintergrund tritt.

Gerade in der **Verwaltung** kann auf den Einsatz des Computers nicht verzichtet werden:

- **Patientenarchivierungssoftware:** Alle Daten, die zu einem Patienten gehören, werden unter seinem Namen archiviert und können beliebig lange aufbewahrt werden. Hierüber können Bilder mit der Software verknüpft und patientenbezogen gespeichert werden. Die Software muss so konstruiert sein, dass Änderungen an Eintragungen ersichtlich bleiben (z. B. ›WORM-Verfahren).
- **Internet:** Updates, weltweite Informationsbeschaffung, Onlinebestellungen beim Dentaldepot und Onlineaufträge für das Fremdlabor erfolgen über das Internet.
- **Abrechnungsprogramme:** Die Datenübertragung an die zuständige KZV erfolgt mittels Upload. Abrechnungshilfen unterstützen die Zahnmedizinische Fachangestellte bei allen Fragen zur Abrechnung und bieten vorgefertigte Formulare zur Bearbeitung.

WORM
engl. Write Once Read Many = einmal schreiben, mehrmals lesen; Verfahren zur manipulationssicheren Speicherung von Daten

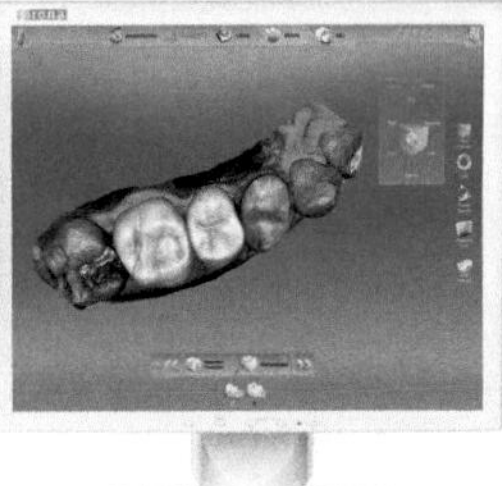

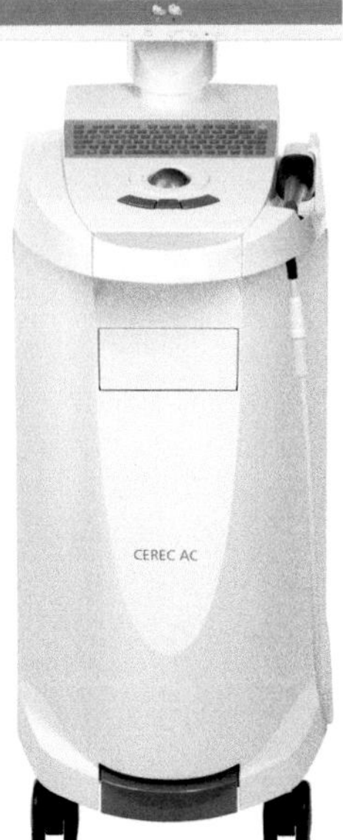

Abb. 1 Aufnahme- und Konstruktionsgerät

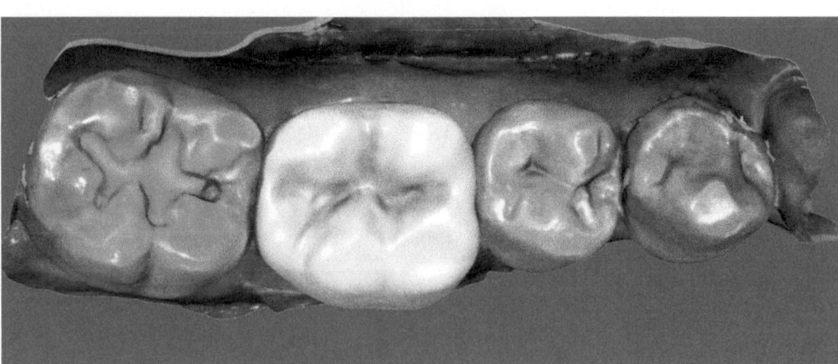

Abb. 2 Optischer Abdruck mit Höckervorschlag

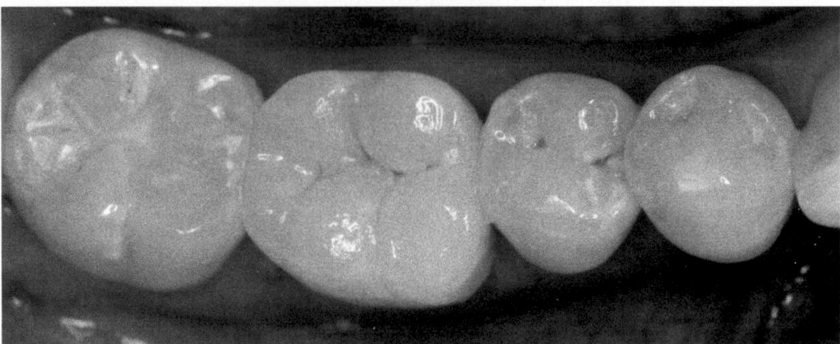

Abb. 3 Adhäsiv eingesetztes Overlay nach Glanzbrand

4.2 Konfiguration einer EDV-Anlage für eine Zahnarztpraxis

Mittlerweile finden es die meisten Anwender selbstverständlich, Daten in einen Rechner einzugeben, sie zu verarbeiten und meist nach der Speicherung wieder ausgeben zu lassen. In diesem Kapitel soll der Frage nachgegangen werden, wie die Aufnahme, Verarbeitung und Ausgabe der Daten durch eine Maschine (Computer) erfolgen kann.

4.2.1 Hardware

Die materiellen Bestandteile einer EDV-Anlage werden als Komponenten (Einzelteile) oder als Konfiguration (Zusammenstellung von Komponenten) unter dem Oberbegriff **Hardware** zusammengefasst.

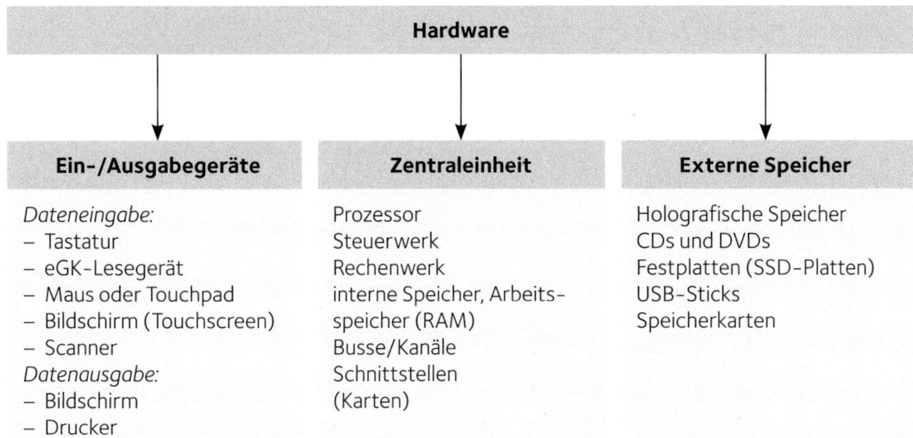

Hardware
Ein-/Ausgabegeräte
Dateneingabe:
– Tastatur
– eGK-Lesegerät
– Maus oder Touchpad
– Bildschirm (Touchscreen)
– Scanner
Datenausgabe:
– Bildschirm
– Drucker
Zentraleinheit
Prozessor
Steuerwerk
Rechenwerk
interne Speicher, Arbeitsspeicher (RAM)
Busse/Kanäle
Schnittstellen
(Karten)
Externe Speicher
Holografische Speicher
CDs und DVDs
Festplatten (SSD-Platten)
USB-Sticks
Speicherkarten

4.2.2 Software

Computer sind dumm. Gemeint ist, dass die gesamte Hardware eine Maschine ist, die nur auf Anweisungen (Befehle) reagiert. Diese Anweisungen erhält die Hardware durch Programme, die man als Software bezeichnet. Man unterscheidet System- und Anwenderprogramme.

Systemprogramme

Systemprogramme werden auch als Betriebssysteme bezeichnet. Ohne sie ist der Rechner nicht lauffähig. Sie werden heute bei jedem Computerkauf mitgeliefert. Weit verbreitet sind Windows XP (immer noch!), Windows 7 und 8 sowie Windows 10. Neben den Microsoft-Produkten findet man u. a. Linux und Mac OS (Apple) auf dem Markt. Im Bereich der Smartphones haben sich mittlerweile die Betriebssysteme iOS (Apple) und Android (Google) durchgesetzt.

Anwenderprogramme

Auch Anwenderprogramme werden häufig beim Computerkauf mit angeboten. Meist handelt es sich um branchenübergreifende Software, wie z. B. Word oder Excel. Als Branchensoftware bezeichnet man spezielle Anwenderprogramme, die als Lösungen für eine bestimmte Branche (z. B. spezielle Programme für Bäcker, Friseure, Maler) angeboten werden. Für den Bereich Zahnarzt existieren in der Bundesrepublik ca. 160 solcher Programme. Die wichtigsten sind in der folgenden Übersicht dargestellt (s. Tab. 1 S. 122).

Alle Anwender arbeiten mittlerweile auch an Cloud-Lösungen für Zahnarztpraxen. Dabei muss ein neues System der Verschlüsselung der Daten entwickelt werden, da es um hochsensible Informationen geht. Die Daten müssen bereits in verschlüsselter Form auf dem Praxisrechner vorliegen und dürfen nur vom **Praxisinhaber** (und nicht vom Cloud-Betreiber) entschlüsselt werden. Die Software steht dann morgens in der Praxis in der aktuellen Version mit allen Daten zur Verfügung. Software-Updates und Datensicherungen gehören dann der Vergangenheit an.

Rang	Programm und Hersteller	Anteil elektronisch eingereichter Abrechnungen (%)
1	Z1, CompuGroup Medical Dentalsysteme GmbH	25,9
2	DS-WIN-PLUS, Dampsoft GmbH	25,6
3	ChreMaSoft, CompuGroup Medical Dentalsysteme GmbH	7,5
4	Charly, Solutio	6,7
5	Evident, Evident	5,1
6	DENSoffice, DENS GmbH	4,8
7	LinuDent, Pharmatechnik GmbH & Co. KG	3,2
8	DIOS ZX, DIOS GmbH	2,5
9	consys-dent, CONSYS GmbH	2,2
10	D1denis, DATAMED Computerservice Ltd.	2

Tab. 1 Rangliste der wichtigsten Praxisverwaltungsprogramme (nach KZBV Köln, Stand 2015)

Die meisten Zahnarztverwaltungsprogramme laufen nur unter Windows-Betriebssystemen.

4.2.3 Organisation der EDV in der Zahnarztpraxis

Um die Vorteile einer EDV-Anlage in der Zahnarztpraxis optimal zu nutzen, wurden verschiedene Organisationsformen entwickelt und realisiert. Jede Praxis ist bestrebt, ihre EDV-Anlage ihren speziellen Bedürfnissen anzupassen.

Einzelplatzsystem (Stand-alone-System)

Es existiert nur ein einzelner Rechner, der meist an der Rezeption oder im Büro des Zahnarztes steht. Ebenso stehen die zugehörigen Peripheriegeräte (z. B. Bildschirm, Drucker) nur an diesem Arbeitsplatz zur Verfügung. Verbindungen oder Vernetzungen zu anderen Arbeitsplätzen oder Rechnersystemen bestehen nicht. Neben der Hardware verfügt der Einzelarbeitsplatz auch über die gesamte Software. Diese auch als „Insellösung" bezeichnete Organisation findet sich heute kaum noch, da bei diesem System nicht die Möglichkeit besteht, von jedem Arbeitsplatz auf benötigte, zentral gespeicherte Daten zuzugreifen. Zudem müssten für jeden Arbeitsplatz alle Einzelgeräte angeschafft werden, damit jeweils ein vollwertiger Arbeitsplatz entsteht.

Mehrplatzsystem (Multiuser-System)

Mehrplatzsysteme bestehen aus einem Zentralrechner und den angeschlossenen Terminals. Diese „nicht intelligenten Terminals" bestehen lediglich aus Bildschirm und Eingabegerät (Tastatur, Maus). Sie ermöglichen die gemeinschaftliche Nutzung von Dateien, Programmen und Peripheriegeräten.

Der Zentralrechner wird auch als „Server" (Diener) bezeichnet. Ein Ausfall des Servers legt die gesamte Datenverarbeitungsanlage der Praxis lahm.

BEISPIEL

Der Server mit einem Terminal steht in der Rezeption (oder im Büro), hier sind auch die Peripheriegeräte angeschlossen. In den Behandlungszimmern stehen Terminals, die eine Eingabe der Behandlung gestatten. Auch Ausdrucke können von den Behandlungszimmern gesteuert werden.

Wegen des geringen Platzes in den Behandlungsräumen bietet sich ein Touchscreen an, bei dem die Eingabe über das Berühren des Bildschirms mit einem Stift erfolgt (s. Abb. 1). Die Übertragung zum Rechner erfolgt mittels Funktechnologie (Bluetooth), sodass keine Kabel stören.

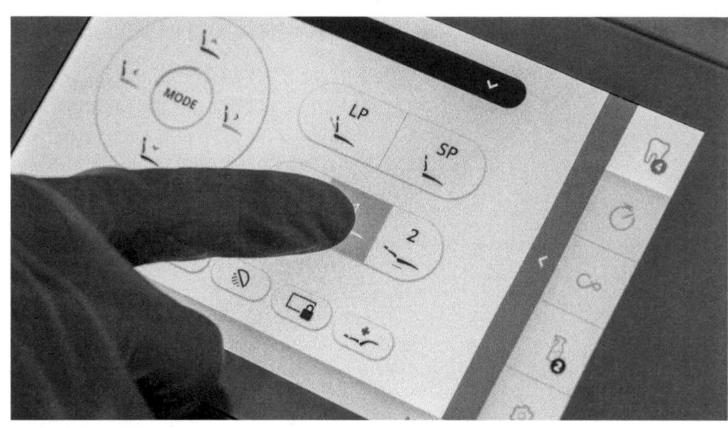

Abb. 1 Touchscreen in der Praxis

Computernetz

Ein Computernetzwerk ist eine Verbindung zwischen mehreren Rechnern. Die Rechner sind durch spezielle Netzwerkkabel oder durch Funk (WLAN) miteinander verbunden (s. Abb. 2).

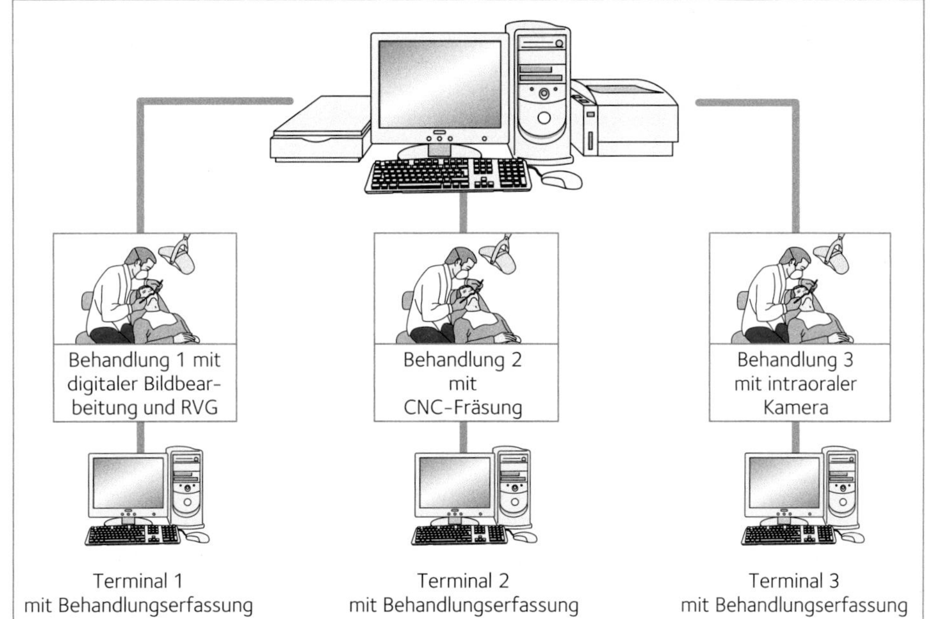

Abb. 2 Computernetzwerk einer Zahnarztpraxis

Internet

Das ›Internet ist ein weltweites Netzwerk. Die Rechner sind über die Telefonleitung, spezielle Datenleitungen oder über Satellit miteinander verbunden. Über die Telefonleitung können Sie sich in das Internet einwählen. Sobald Sie diese Verbindung, z. B. mit Ihrem privaten PC oder dem Netzwerk der Zahnarztpraxis, hergestellt haben, sind Sie online.

Internet, s. auch S. 195

Heute besteht das Internet aus ca. 20 bis 30 Millionen Netzen und ca. 1,5 Milliarden Computern, die über die gesamte Welt verstreut sind.

Es gibt keine steuernde Zentrale. Jeder hat freien Zugang und kann an allen Einrichtungen teilnehmen. Niemand besitzt bzw. verwaltet das Internet. Das Informationsangebot wird von Zentralrechnern **(Servern)** zur Verfügung gestellt. Diese Server verfügen über sogenannte Standleitungen zum Netz, sodass die Informationen jederzeit durch Eingabe der entsprechenden Internetadressen abgerufen werden können. Unterhalten werden die Server des Internets von Universitäten, Forschungseinrichtungen, Behörden und Firmen. Diese Anbieter vermieten auch Speicherplätze auf ihren Servern, damit Kunden (z. B. Zahnarztpraxen) auch ihre eigenen Seiten im Internet veröffentlichen können. Zahnarztpraxen haben häufig noch einen zusätzlichen Rechner, der mit dem Internet verbunden ist, damit das Praxissystem nicht „angreifbar" ist. Über diesen Zusatzrechner nutzt man das Internet z. B. für den Upload (mit Zertifikat), den BKV-Download, Rundschreiben-Download.

HINWEIS

Ein Intranet liegt vor, wenn Rechner mit denselben Technologien vernetzt sind wie im Internet, aber nur intern (z. B. im Computernetz einer Zahnarztpraxis) kommunizieren können.

Cloud-Computing in der Zahnarztpraxis

Der Begriff bedeutet wörtlich übersetzt „Wolken-Rechner". Die Entwicklung im Computerbereich war in den letzten 20–30 Jahren durch Rechner mit steigender Leistung und durch quartalsmäßige Updates der verschiedenen Programme geprägt. Dies ändert sich durch die Einführung des Cloud-Computings entscheidend.

Cloud-Computing in der Zahnarztpraxis bedeutet, dass Sie morgens Ihren Rechner einschalten und sowohl die aktuellen Betriebssystemprogramme als auch den aktuellen Stand Ihrer Zahnarztsoftware mit allen Daten zur Verfügung haben. Eine Datensicherung in der Zahnarztpraxis ist nicht mehr notwendig.

Das Einzige was man in der Zahnarztpraxis benötigt, ist eine schnelle, gesicherte Internetverbindung und einen Vertrag mit einem **„Cloud-Unternehmen"**. Die Entwicklung zeigt, dass die Zahnarztsoftware-Anbieter dies in Zukunft übernehmen wollen. Das Cloud-Unternehmen stellt der Zahnarztpraxis alle Daten und Programme zur Verfügung. Auch die Datensicherung und der Schutz der Daten sind durch das Cloud-Unternehmen gewährleistet. Die Cloud-Unternehmen stellen zudem die Server zur Verfügung. Momentan ist es für viele Zahnärzte noch nicht vorstellbar, dass sie ihre Daten „völlig aus der Hand geben". Vermutlich wird der erste Schritt sein, dass man die Daten zusätzlich noch in der Zahnarztpraxis auf dem Rechner speichert. Viele Fragen sind noch zu klären, insbesondere was den Datenschutz angeht. Bei vielen Unternehmen und auch im privaten Bereich hat die Cloud längst Einzug gehalten, z. B. um Fotos in der Cloud zu speichern.

Auch die Weiterentwicklung der elektronischen Gesundheitskarte geht in diese Richtung. So soll als nächste Entwicklungsstufe der **eGK** die Onlineabfrage des Lesegerätes mit dem Rechner der Krankenkassen erfolgen. Dabei können die aktuellen Versichertendaten abgefragt und aktualisiert werden. Damit muss der Rechner in der Zahnarztpraxis zwingend mit dem Internet verbunden werden. In den aktuellen Broschüren der KZV wird von Cloud-Computing abgeraten.

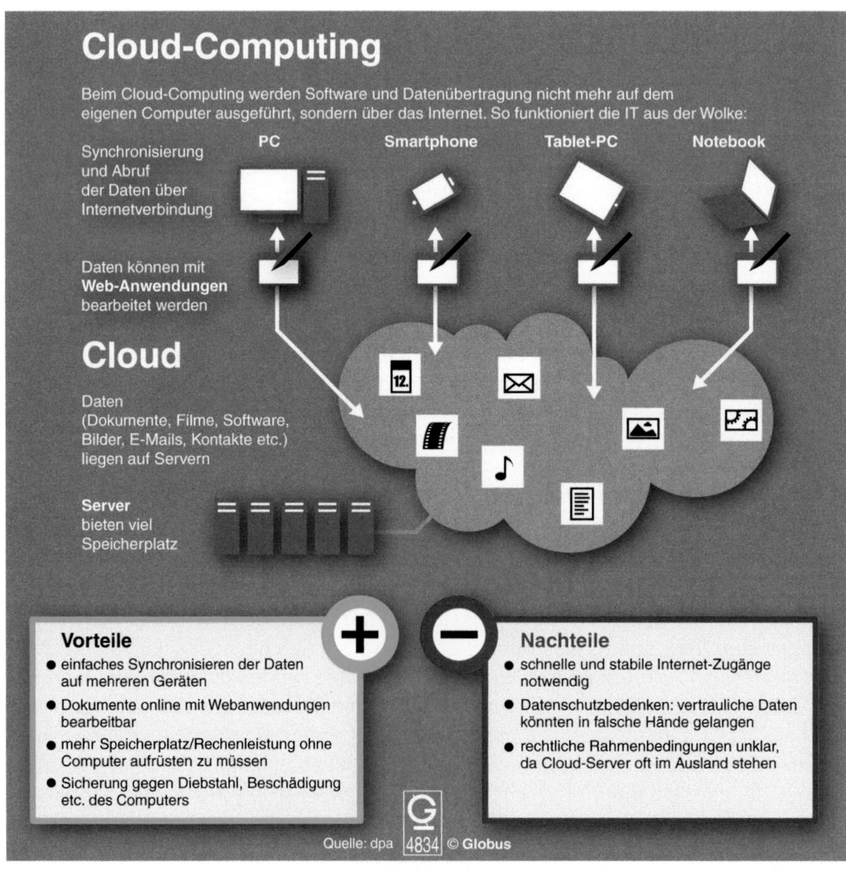

4.2.4 Elektronische Gesundheitskarte

Mit der Einführung der **elektronischen Gesundheitskarte** (eGK) bekommt das Internet eine bedeutende Rolle in der Gesundheitsversorgung. Die Gesundheitskarte enthält elektronisch verfügbare Daten, die laut Gesetz oder in der zweiten Phase freiwillig auf der Karte gespeichert werden (eine Forderung der Notfallmediziner) und nach Bedarf über ein sicheres Telematiknetz an verschiedene Einrichtungen der Gesundheitsversorgung weitergeleitet werden können.

Jeder Versicherte kann selbst entscheiden, in welchem Umfang er in Zukunft von der Möglichkeit der Speicherung seiner medizinischen Daten auf der eGK Gebrauch machen möchte. Dazu werden die Daten durch Eingabe einer PIN gesichert. Zudem muss der Zahnarzt oder das Praxispersonal sich durch einen Heilberufsausweis bzw. Praxisausweis, der ebenfalls mit PIN gesichert ist, legitimieren (s. Abb. 1). Dann kann auf die Daten des Patienten zugegriffen werden.

Aktuell (2015) ist die eGK nur ein Ersatz der alten Krankenversichertenkarte. Lediglich ein Bild und die Blindenaufschrift unterscheiden sie (un)wesentlich davon. Als erste neue Projekte stehen der Onlineabgleich der Patientendaten und der Medikationsplan auf der Karte an (s. Abb. 2).

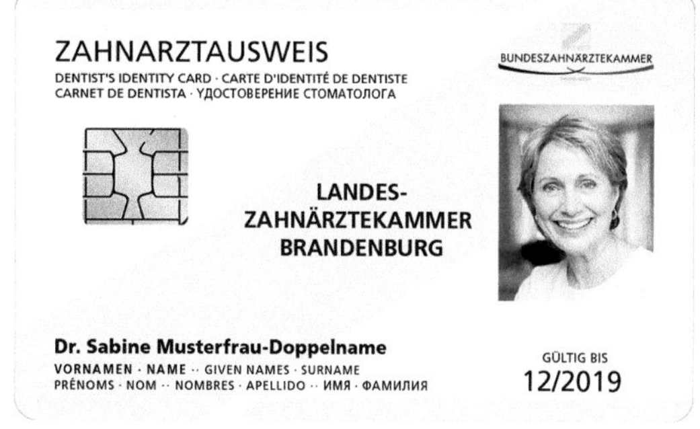
ZAHNARZTAUSWEIS
DENTIST'S IDENTITY CARD · CARTE D'IDENTITÉ DE DENTISTE
CARNET DE DENTISTA · УДОСТОВЕРЕНИЕ СТОМАТОЛОГА
BUNDESZAHNÄRZTEKAMMER
LANDES-
ZAHNÄRZTEKAMMER
BRANDENBURG
Dr. Sabine Musterfrau-Doppelname
VORNAMEN · NAME ·· GIVEN NAMES · SURNAME
PRÉNOMS · NOM ·· NOMBRES · APELLIDO ·· ИМЯ · ФАМИЛИЯ
GÜLTIG BIS
12/2019

Abb. 1 Heilberufsausweis

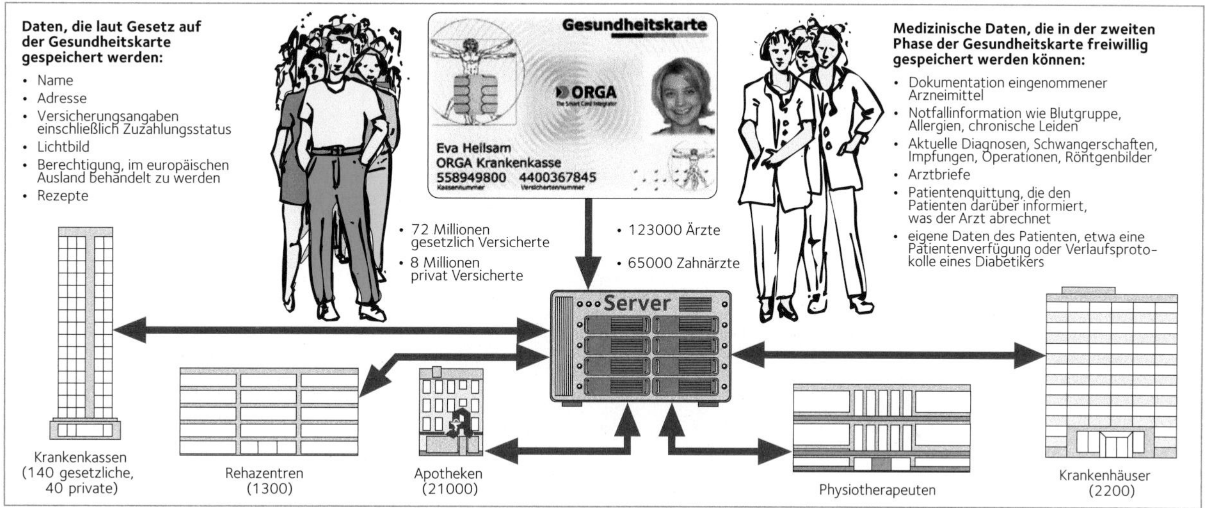
Daten, die laut Gesetz auf der Gesundheitskarte gespeichert werden:
• Name
• Adresse
• Versicherungsangaben einschließlich Zuzahlungsstatus
• Lichtbild
• Berechtigung, im europäischen Ausland behandelt zu werden
• Rezepte
Gesundheitskarte
ORGA
Eva Heilsam
ORGA Krankenkasse
558949800 4400367845
• 72 Millionen gesetzlich Versicherte
• 8 Millionen privat Versicherte
• 123000 Ärzte
• 65000 Zahnärzte
Medizinische Daten, die in der zweiten Phase der Gesundheitskarte freiwillig gespeichert werden können:
• Dokumentation eingenommener Arzneimittel
• Notfallinformation wie Blutgruppe, Allergien, chronische Leiden
• Aktuelle Diagnosen, Schwangerschaften, Impfungen, Operationen, Röntgenbilder
• Arztbriefe
• Patientenquittung, die den Patienten darüber informiert, was der Arzt abrechnet
• eigene Daten des Patienten, etwa eine Patientenverfügung oder Verlaufsprotokolle eines Diabetikers
Server
Krankenkassen (140 gesetzliche, 40 private)
Rehazentren (1300)
Apotheken (21000)
Physiotherapeuten
Krankenhäuser (2200)

Abb. 2 Funktion der elektronischen Gesundheitskarte

Für den Patienten bieten sich perspektivisch verschiedene Vorteile:

- Doppeluntersuchungen wie mehrfaches Röntgen entfallen.
- Bei neu verordneten Medikamenten fällt dem Arzt und Apotheker auf, wenn diese nicht mit jenen zusammenpassen, die der Patient bereits nimmt, oder wenn er dagegen allergisch ist.
- Das elektronische Rezept vereinfacht die Abrechnung bei Ärzten, Kassen sowie Apotheken und spart Kosten.
- Laborbefunde, frühere Erkrankungen, Röntgen- oder tomografische Bilder können von allen behandelnden Ärzten eingesehen werden, Probleme lassen sich schneller und besser diagnostizieren.
- In schwierigen Fällen kann ein Spezialist auf die Befunde und Bilder zugreifen und sie aus der Ferne beurteilen, ohne dass der Patient anreisen muss.
- Operationen können anhand der übermittelten Patientendaten exakt vorgeplant werden, ohne dass der Patient vorher im Krankenhaus erscheinen muss.
- Chronisch Kranke oder alte, gebrechliche Menschen können zu Hause oder in ihrer vertrauten Umgebung überwacht werden, indem sie selbst oder ihre Pfleger Messdaten an einen betreuenden Arzt übermitteln.

4.3 Datensicherung und Datenschutz in der Zahnarztpraxis

Zur Datensicherung gehören alle Verfahren, die gegen den Verlust einzelner Daten, ganzer Datenbestände bzw. deren Verfälschung durch technische Ursachen, menschliches Versagen, unberechtigte Eingriffe oder durch höhere Gewalt schützen. Man unterscheidet verschiedene Maßnahmen (s. Tab. 1).

Organisatorische Maßnahmen	Technische Maßnahmen	Programmtechnische Maßnahmen
Alle Maßnahmen, die Daten vor Verlust und Verfälschung sowie vor unberechtigtem Zugriff schützen.	Alle baulichen und technischen Sicherungsmaßnahmen zum Schutz der Daten.	Alle Sicherungsmaßnahmen, die zum Schutz der Software vor Missbrauch getroffen werden.

Tab. 1 Maßnahmen zum Datenschutz

4.3.1 Organisatorische Maßnahmen

Erstellen von Sicherungskopien

In jedem Zahnarztverwaltungsprogramm ist heute ein Daten- und Archivsicherungsprogramm enthalten. Hiermit können die eingegebenen Daten und/oder das Programm gesichert werden. Es werden zudem im Handel Datensicherungsprogramme angeboten.

Nutzt eine Praxis den Rechner lediglich zur Abrechnung, ist eine halbtägliche oder tägliche Sicherung ausreichend. Handelt es sich jedoch um eine „karteilose" Praxis, sollten häufigere Datensicherungen erfolgen. Die Sicherung kann auf Magnetbändern, CD-RWs, DVDs, Sticks, weiteren Festplatten oder besonderen Rechnern durchgeführt werden.

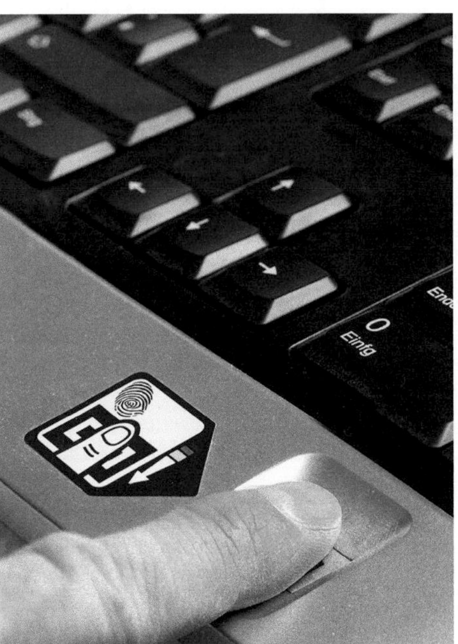

Abb. 1 Zutrittskontrolle mit Fingerabdruck

Zutrittskontrollsysteme

Der Zutritt zum Rechnerraum (zumindest des Servers) kann mit Ausweiskarten, Chipkarten, visueller und akustischer Identitätskontrolle gesichert werden (Closed-Shop-Betrieb). Einzelne Rechner können auch ein- oder abgeschlossen werden.

In Ihrer KZV dürfen Sie den Rechnerraum nur nach vorheriger Anmeldung besuchen.

In Unternehmen setzen sich bestimmte Erkennungsverfahren durch, z. B. Fingerabdruck-Scan mittels Tastatur, Maus oder spezieller Lesegeräte (s. Abb. 1).

Protokollierung

Auf einem speziellen Protokollband werden alle Benutzeraktivitäten aufgezeichnet, sodass verfolgt werden kann, wer am Rechner gearbeitet hat (Logbuch). In den meisten Zahnarztverwaltungsprogrammen müssen Sie sich mit einem Passwort anmelden. So kann immer zurückverfolgt werden, wer welche Eingaben wann im Rechner gemacht hat.

Datenträgertransport

Es wird geregelt, wer die Datenträger (z. B. Bänder, Festplatten) transportiert. Dabei muss sichergestellt sein, dass diese gegen unbeabsichtigtes Lesen, Verändern oder Löschen gesichert sind.

Benennung eines Datenschutzbeauftragten (DSB)

In jeder Praxis mit mehr als 9 Mitarbeitern, die im EDV-Bereich beschäftigt sind, muss ein Datenschutzbeauftragter benannt sein, der sich mit der Überwachung und Kontrolle der Einhaltung der Datenschutzgesetze und Datenschutzregeln befasst. Durch diese Bestimmung sind die meisten Zahnarztpraxen von der Bestellung eines DSB befreit.

In größeren Gesundheitszentren sind dies oft **extern bestellte** Personen, die entsprechend fortgebildet sein müssen.

Raumschutz

Die Raumtemperatur im Rechnerraum sollte 30 °C nicht überschreiten. Magnete und Elektrogeräte mit starkem Magnetfeld sollten nicht in der Nähe von Computern und Datenträgern stehen (z. B. Telefon nicht neben Bildschirm, Lautsprecher nicht neben Bildschirm).

Vertrauensbildende Maßnahmen

Hierbei muss den Mitarbeitern bewusst werden, dass der Umgang mit Daten, und vor allem mit persönlichen Daten, besondere Gewissenhaftigkeit erfordert. Hilfsmittel hierzu sind z. B. Klassifikationen von Arbeitsplatzfunktionen und der dazugehörigen Datenbestände. Ein Beispiel kann die Zuordnung bestimmter Sicherheitsstufen sein (s. Tab. 1).

Schutzerfordernis	Stufe	Beispiel
kein Schutz notwendig	1	Rechner im Wartezimmer
bedingter Schutz notwendig	2	Rechner zu Demonstrationszwecken im Behandlungszimmer
vertraulich	3	Rechner zur Datenerfassung und -verarbeitung im Behandlungszimmer (ohne sonstige Zugriffsmöglichkeiten)
sehr vertraulich	4	Rechner in der Zentrale (Rezeption), ohne Zugriff z. B. auf Umsätze der Praxis
geheim	5	Rechner im separaten Büro mit Zugriff auf alle Daten

Tab. 1 Sicherheitsstufen für Daten

4.3.2 Technische Maßnahmen

Hierunter versteht man physikalische Maßnahmen, um die Daten des Rechners zu schützen, wie zum Beispiel:
- Sicherung des Rechners durch Schlüsselschalter
- Aufbewahrung von Sicherungskopien bzw. Installation eines separaten Rechners in einem speziellen feuerfesten und einbruchsicheren Raum (Praxistresor)
- Einbau von Alarmanlagen (mit Bewegungsmelder)
- Türsicherungen
- unterbrechungsfreie Stromversorgungen (USV)
- Notstromaggregate
- Schutz der Datenträger durch mechanische Sicherung

4.3.3 Programmtechnische Maßnahmen

Benutzerkennungen und Passwortverfahren

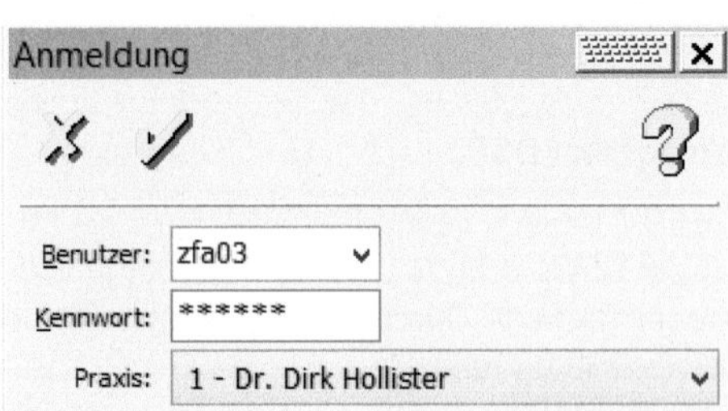

Abb. 1 Benutzer und Kennwort vor Programmstart

Hierbei werden bestimmte Programmteile durch Passwörter oder Benutzerkennungen gesperrt bzw. geöffnet. In Zahnarztverwaltungsprogrammen kann dies für fast alle Programmteile separat geregelt werden (s. Abb. 1).

Nutzung von Datenbeständen

Zu allen Dateien können für jeden Benutzer bestimmte Zugriffsberechtigungen festgelegt werden (s. Abb. 2). Mögliche Kriterien können sein:

- Einschränkungen auf bestimmte Benutzerkreise
- Zugriff (Lesen und Schreiben)
- Kennwort (für Lesen und/oder Schreiben)

BEISPIEL

Die ZFA Petra kann nur auf das Terminprogramm zugreifen, ihre Kollegin kann die gesamte Leistungserfassung vornehmen, die ZMV kann auf die Buchführung zugreifen, die Statistik ist nur für die Zahnärztin zugänglich.

Zugriffsberechtigungen

Berechtigungstyp: 14 Neuaufnahme

Beschreibung:

Zugriff erlaubt:
Behandlungserfassung
Abrechnungsregeln
BEL2stamm
Fallsummenstatistik
GOZ2012Stamm
Kassenstatistik
Laborrechnung

<- Hinzufügen

Entfernen ->

Zugriff nicht erlaubt:
Abrechnungswege
Änderungsrechte Behandl.
Arbeitsplatz
BEB97stamm
BEBstamm
Behandlerstamm
BELstamm
Briefadressen
Datensicherung
Etiketten-Designer
Festpreisstamm
Formularparameter
GOZ-Faktor-Analyse
GOZstamm
GOZ-Statistik(BZÄK)
Kassenstamm
KZV-Einstellungen
Laborauftrag
Landstamm
Lastschriftverfahren
Leistungsstatistik

Abb. 2 Festlegung der Zugriffsberechtigungen in einem Zahnarztverwaltungsprogramm

Kopierschutz

Häufig sind Programme geschützt, um unberechtigtes Kopieren zu verhindern. Die Abrechnungsdaten (Quartalsabrechnung) werden verschlüsselt als Upload über ein Zertifikat an die KZV übermittelt.

Plausibilitätsprüfung

Sie besteht in der Erkennung von inhaltlichen Fehlern, die plausibel sind. Alle zahnärztlichen Programme sind damit ausgestattet.

BEISPIEL

Das Programm Z1 macht z. B. bei Eingabe der Leistung X2 an Zahn 21 durch ein akustisches Signal und/oder einen Bildschirmhinweis auf den Fehler aufmerksam.

Wenn ein Patient angibt, er habe am 29.02.61 Geburtstag, wird das Programm dies ebenfalls nicht akzeptieren. Ein eigenes Plausibilitätsprogramm stellt das BEMA-Prüfmodul dar, welches die Leistungseingaben auf Abrechenbarkeit prüft. Dieses BEMA-Prüfmodul wird von Zeit zu Zeit erneuert und den Softwarefirmen zum „Einbau" in ihre Software von der KZBV zur Verfügung gestellt.

Das von der KZBV zur Verfügung gestellte BEMA-Prüfmodul prüft alle Eingaben in allen Zahnarztprogrammen, ob sie mit dem BEMA in der aktuellen Fassung konform sind.

Virenschutz (Virenscanner)

Viren sind Programme, die bestimmte Dateien sowie ganze Datenbestände löschen oder manipulieren können. Es gibt auch harmlose Viren, die sich lediglich im Rechner „einnisten". Antivirenprogramme (Virenscanner) können Viren erkennen und vernichten (s. Abb. 1). Sie können dauernd aktiviert sein, damit keine Datei ungeprüft in den Rechner eindringen kann. In der Regel führt man aber nur in bestimmten Abständen eine Virenprüfung des Rechners durch. Alle Datenträger, die von außen in die Praxis kommen, müssen mit einem Virenscanner geprüft werden.

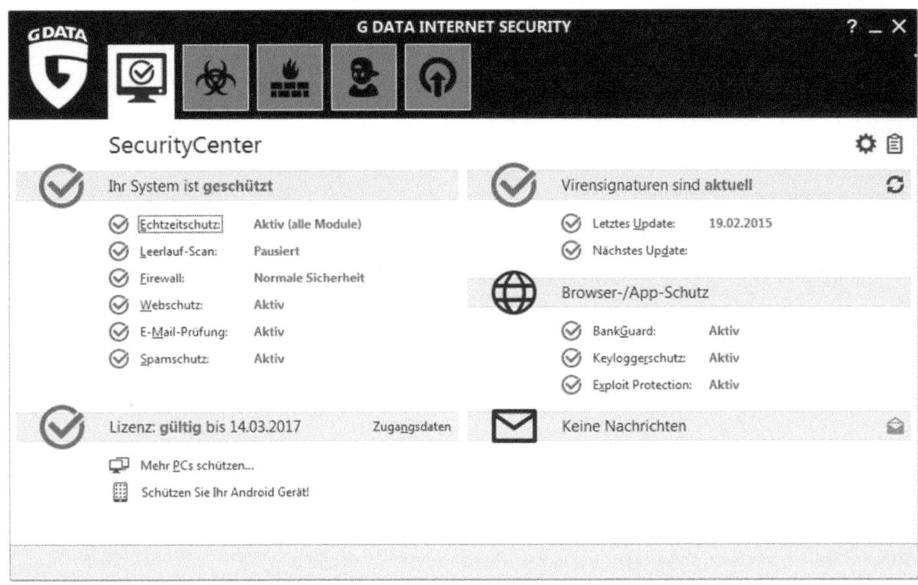

Abb. 1 Virenscanner

Beim Downloaden (Herunterladen) von Dateien und Programmen aus dem Internet ist ebenfalls höchste Vorsicht geboten. Durch das Internet werden mittlerweile die meisten Viren verbreitet. Besonders zerstörerisch waren der „I love you"- und der „Melissa"-Virus. Besonderer „Beliebtheit" erfreuen sich auch sogenannte Trojaner. Dies sind in normalen Programmen, häufig kostenlose Programme aus dem Internet (Shareware), versteckte Virenprogramme. Der „Produzent" (Hacker) kann sie aktivieren, wenn der Betreffende online geht. Auf diese Weise kann ein Rechner ausspioniert („Phishing") werden, z. B. um Geheimzahlen zu erfahren.

Regeln zum **Schutz vor Viren:**
- Keine ungeprüften Datenträger verwenden.
- Keine Dateien von Fremden annehmen (insbesondere E-Mail-Anhänge und Downloads aus dem Internet).
- Im Startprogramm des Rechners (BIOS) das Booten von Datenträgern deaktivieren.

Firewall

Auch eine Firewall ist eine wichtige Schutzmaßnahme vor fremden und unberechtigten Verbindungsversuchen aus dem Internet in das Praxisnetzwerk. Mit einer Firewall lässt sich der ankommende und abgehende Datenverkehr nach festen Regeln kontrollieren, protokollieren, sperren und freigeben. Oft ist die Firewall Teil eines Routers.

4.3.4 Datenschutz

Der Begriff Datenschutz ist missverständlich. Nicht die Daten sollen geschützt werden, sondern der Bürger vor den nachteiligen Folgen der Datenverarbeitung. Diese resultieren im Wesentlichen aus der mangelnden Sorgfalt beim Umgang mit personenbezogenen Daten, aus ihrer zweckwidrigen Verwendung, zu langer Aufbewahrung, Weitergabe an Unbefugte und Verknüpfung von Daten zum Nachteil einer Person.

In Zahnarztpraxen galten schon immer einschlägige berufsrechtliche und strafrechtliche Bestimmungen einer strengen Schweigepflicht.

> **Eid des Hippokrates**
> *„... Was ich in meiner Praxis sehe oder höre oder außerhalb dieser im Verkehr mit Menschen erfahre, was niemals anderen Menschen mitgeteilt werden darf, darüber werde ich schweigen, in der Überzeugung, dass man solche Dinge streng geheim halten muss ..."*
> *Quelle: Capelle 1955, S. 179 ff., in: B. Irrgang, Grundriss der medizinischen Ethik, München 1995, S. 12*

Zusätzlich gelten heute die Bestimmungen der Bundes- und Landesdatenschutzgesetze, die die Verarbeitung und Nutzung personenbezogener Daten und Dateien im öffentlichen und nicht öffentlichen Bereich regeln. Die Zahnarztpraxis zählt zum nicht öffentlichen Bereich. Der Unterschied zwischen personenbezogenen Daten und Dateien wird aus Tab. 1 ersichtlich.

Personenbezogene Daten	Einzelangaben wie Name, Anschrift, Geburtsdatum; Angaben über sachliche und persönliche Verhältnisse des Bürgers (Betroffener), z. B. Krankheiten (siehe Anamnesebogen), Vermögen, Beruf, Hobby, Zahlungsverhalten, politische Anschauungen.
Personenbezogene Dateien	Dies sind Sammlungen von personenbezogenen Daten, die durch automatisierte Verfahren (z. B. Computer, Magnetbänder oder -platten, CD-ROM) oder durch nicht automatisierte Verfahren („herkömmliche Kartei") ausgewertet werden können.

Tab. 1 Unterschied Daten und Dateien

HINWEIS

Geschützte Daten sind in Dateien gespeicherte personenbezogene Daten.

Unter Datenverarbeitung versteht das Bundesdatenschutzgesetz

- die Speicherung
- die Übermittlung
- die Veränderung
- das Sperren
- das Löschen

} von personenbezogenen Daten.

Die Zahnarztpraxis, die personenbezogene Daten speichert, darf die Daten an Dritte (z. B. Rechenzentrum, Computerfirma bei Reparatur des Computers) nur unter folgenden Bedingungen weitergeben:

- Eine Rechtsvorschrift erlaubt dies im Gesetz ausdrücklich oder ordnet es an oder
- der Betroffene willigt ein (schriftlich).

Die Reparatur eines Rechners kann demnach nur in den Praxisräumen unter Aufsicht des Zahnarztes stattfinden. Eine sogenannte Fernwartung über einen „Remote-Zugriff" kommt damit nur unter bestimmten Bedingungen in Betracht, z. B. muss der Zahnarzt den Remote-Zugriff auf den Praxiscomputer die ganze Zeit mitverfolgen und er darf die Steuerung nicht aus der Hand geben.

Der Weitergabe der Abrechnungsdaten über Upload an die KZV bzw. die Krankenkasse hat der Versicherte durch die Aufnahme in einer gesetzlichen Krankenkasse zugestimmt. Dies gilt nicht für Privatpatienten.

Momentan ist man sich nicht sicher, wie lange die Daten auf den unterschiedlichen Datenträgern überhaupt gespeichert (gesichert) werden können. Früher verwendete Disketten hatten eine „Lebensdauer" von knapp 30 Jahren. Bei Festplatten geht man von etwa 100 Jahren aus. Die längste Aufbewahrung ist zurzeit nur mit Mikrofilmen (etwa 1000 Jahre) möglich.
Wenn auch die gesetzlichen Aufbewahrungsfristen damit weit überschritten werden, kann es durchaus vorkommen, dass ältere Daten gebraucht und wiederhergestellt werden müssen.

Innerbetrieblich sind alle mit der EDV befassten Mitarbeiter von dem Datenschutzbeauftragten über den Datenschutz zu belehren. Dies gilt auch für Personen, die in Dateien oder Karteien erfasste Daten manuell bearbeiten oder am Rechner abrufen.

Alle Bürger sind mittlerweile sehr sensibilisiert, wenn es um ihre persönlichen Daten geht. Dies muss auch in der Zahnarztpraxis bedacht werden. Hinsichtlich seiner Daten hat jeder Bürger bestimmte Rechte (s. Tab. 1).

Auskunft	Der Betroffene hat ein Auskunftsrecht über alle Daten, die über ihn gespeichert und an Dritte weitergegeben worden sind. Der Zweck der Speicherung muss ihm angegeben werden. Damit hat der Patient ein Einsichtsrecht in seine Krankheitsakte (elektronisch oder herkömmlich gespeichert). Hiervon ausgenommen sind persönliche Bemerkungen des Zahnarztes zum Patienten, die er gesondert speichern kann.
Berichtigung	Sind falsche Daten gespeichert, hat der Betroffene das Recht zu verlangen, dass diese Daten korrigiert werden.
Sperrung	Ist der Wahrheitsgehalt der Daten umstritten, dürfen diese Daten nicht weiter benutzt werden. Sie sind vorhanden, aber gesperrt.
Löschung	Sind die Voraussetzungen für die Speicherung entfallen oder ist die Speicherung unzulässig, müssen die Daten gelöscht werden.
Schadensausgleich	Sind Fehler, z. B. durch unrichtige Datenverarbeitung, entstanden, hat der Betroffene ein Recht auf Schadensersatz.
Anrufung	Jedem Bürger steht das Recht zu, sich an den Landes- oder Bundesbeauftragten für Datenschutz zu wenden.

Tab. 1 Die Rechte des Bürgers (des Betroffenen)

Im Internet finden Sie die Datenschutzbeauftragten der einzelnen Bundesländer, z. B.:

www.datenschutz.sachsen-anhalt.de
oder
www.thueringen.de/datenschutz

Im Bund ist zuständig die Bundesbeauftragte für den Datenschutz:
Andrea Voßhoff
Husarenstr. 30
53117 Bonn

www.bfdi.bund.de
(mit einem Lexikon zum Datenschutz)

Die Einhaltung der Datenschutzbestimmungen wird im nicht öffentlichen Bereich (z. B. Zahnarztpraxen) überwacht. Die zuständige Stelle für Beschwerden der Bürger ist in den einzelnen Bundesländern meist das Innenministerium.

Darüber hinaus hat die Bundesregierung das Bundesamt für Sicherheit in der Informationstechnik (BSI), Godesberger Allee 183, 53175 Bonn, gegründet. Hier können Sicherheitstipps, Sicherheitsberatung, Erstellung eines Sicherheitskonzepts (z. B. Informationen zu Computerviren und Hoaxes) auch für Zahnarztpraxen erfragt werden.

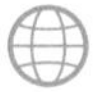

Das Bundesamt für Sicherheit in der Informationstechnik finden Sie unter:

www.bsi.bund.de

Beim Versand von **E-Mails** muss man sich im Klaren sein, dass sie jeder lesen kann. Es handelt sich um „Postkarten im Internet". Will man das nicht, muss man sie vor dem Versand verschlüsseln. Man versieht die E-Mail mit einem Schlüssel, den nur der gewollte Empfänger der Nachricht erhält.

Gleichzeitig kann man auch eine qualifizierte digitale Signatur verwenden, die als Schriftform gesetzlich anerkannt ist. Hierzu muss mithilfe eines speziellen Verfahrens sichergestellt werden, dass ein Schriftstück von einer genau bestimmten Person verfasst worden ist. Dies ist mit dem neuen Personalausweis und einem speziellen Lesegerät möglich.

Um E-Mails als verschlüsselte und digital signierte Nachrichten zu verschicken, können verschiedene Programme genutzt werden, z. B. Pretty Good Privacy (PGP). Dieses Programm der PGP-Corporation ist derzeit für Privatanwender als 30-Tage-Testversion unentgeltlich nutzbar. Daneben gibt es eine dazu kompatible, zeitlich unbegrenzt nutzbare, Open-Source-Implementierung.

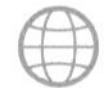

Hier können Sie Programme zur Verschlüsselung von E-Mails herunterladen:

www.openpgp.org

www.gnupg.org

AUFGABEN

1 Lesen Sie den Text und geben Sie an, welche der beschriebenen Praxisvorgänge Sie
- **a** in der Zukunft für realisierbar halten.
- **b** sich bereits heute für Ihren Berufsalltag wünschen.

Praxis 2030

Eine Mutter betritt mit ihrem sechsjährigen Sohn die Praxis. Den Termin hatte sie über die Internetseite der Praxis online gebucht. Sie wird von der Zahnmedizinischen Fachassistentin freundlich mit Namen begrüßt, da der Rechner aufgrund der Gesichtsidentifizierung am Eingang ihre Kartei bereits auf den Bildschirm „gelegt" hat. Die Sensoren haben ebenfalls erkannt, dass die Patientin eine gültige GIK (Gesundheitsidentifizierungskarte) mit sich führt.

Die Patientin wird in den Entspannungsraum geleitet. Hier kann sie entweder ein für sie individuell zusammengestelltes zahnmedizinisches Programm oder ein Video am Bildschirm verfolgen oder eine Entspannungsübung durchführen. Der Kleine versucht unterdessen am Rechner mit dem Programm „EXI" die Zähne aus einem Mund zu entfernen und Brücken zu bauen. Er merkt dabei nicht, dass die Mutter über Bildschirm aufgerufen wurde.

Die ZFA platziert die Patientin in eine Behandlungseinheit, wo die Patientin ihr „Programm" weiter bearbeiten kann. Die Zahnärztin betritt den Behandlungsraum und erläutert anhand der MORT-Aufnahmen (**M**agnet-**O**ptische **R**esonanz-**T**omografie), die in der vorangegangenen Sitzung gemacht wurden, auf dem Bildschirm die geplante Behandlung. Die Zahnärztin erklärt der ängstlichen Patientin noch einmal, dass dabei keinerlei Strahlen mehr auftreten. Fragen der Patientin nach der weiteren Behandlung können ebenfalls am Bildschirm mittels intraoraler Kamera demonstriert werden. Nach Eingabe der Art des Eingriffs fährt die Behandlungseinheit in die entsprechende Lage und versorgt die Patientin mit ihren gewünschten Programmen (z. B. Musik, Video). Diagnosen, Befunde und Therapien werden während der Behandlung über die Spracherkennung eingegeben. Während der Behandlung werden am Stuhl Ultraschallaufnahmen zur Diagnose der Wurzelkanalbehandlung gefertigt, ohne dass die Patientin aufstehen muss. Die ZFA überwacht während der Assistenz die Aufnahme des Rechners insbesondere der abrechnungsrelevanten Daten.

Mittlerweile hat der Kleine das Fehlen seiner Mutter bemerkt und wird zu ihr in den Behandlungsraum gebracht. Neben seiner Mutter spielt er nun mit dem Programm „EXI" weiter.

Nach der Behandlung erhält die Patientin per elektronischer Post eine Zusammenstellung der Kosten ihrer bisherigen Behandlung. Da die gesamte Behandlung zur sogenannten „Grundversorgung" gehört, werden die Kosten ihrer „Gesundheitskasse" über die VZA (Vertragszahnärztliche Abrechnungsstelle) per elektronischer Post am Monatsende übermittelt. Beim Verlassen der Praxis wird die gesamte Behandlung auf die GIK der Patientin drahtlos übertragen und der Kleine erhält „für seine Tapferkeit" das Programm „EXI" mit seinem aktuellen Spielstand auf DVD mit nach Hause.

Auf einen Ausdruck der intraoralen Mundverhältnisse hatte die Patientin verzichtet.

- **c** Was versteht man unter MORT?
- **d** Kann eine Wurzelbehandlung mittels Laser erfolgen?
- **e** Welche Bedeutung hat die Ultraschalldiagnostik in der Wurzelkanalbehandlung?
- **f** Suchen Sie im Internet Spracherkennungssoftware und benennen Sie diese.
- **g** Gibt es drahtlose Übertragung von Daten auf Karten?
- **h** Kann mit Karten drahtlos bezahlt werden?
- **i** Wofür wird Gesichtserkennungssoftware eingesetzt?

2 Benennen Sie die Hardware, die Sie auf der Abbildung erkennen.

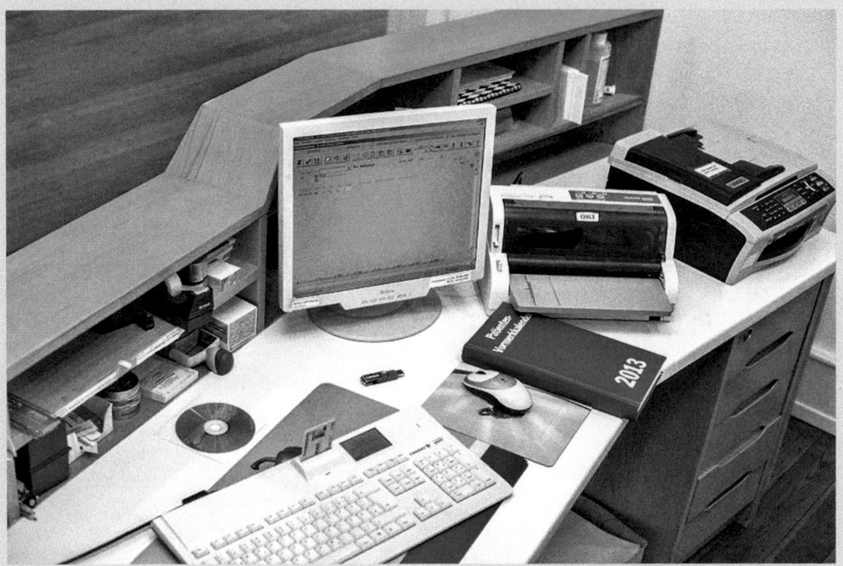

Abb. 1 EDV-Arbeitsplatz in einer Zahnarztpraxis

3 Nennen Sie mindestens vier Einsatzmöglichkeiten von zahnärztlichen Programmen.

4 Was versteht man unter einer „karteilosen" Praxis?

5 Auf welchen externen Speichern werden in Ihrer Praxis die Daten gesichert? Wie werden sie aufbewahrt?

6 In Ihrer Praxis soll ein neues Zahnarztverwaltungsprogramm eingeführt werden. Ihr Chef möchte die Hardware und die Betriebssystemsoftware von Apple kaufen. Worauf muss geachtet werden?

7 Nennen Sie mindestens sechs Zahnarztverwaltungsprogramme.

8 Unterscheiden Sie: Datenschutz und Datensicherung.

9 Bringen Sie die Allgemeinen Geschäftsbedingungen Ihres Handy-Vertrags (gilt auch für Prepaid-Cards) in den Unterricht mit und erklären Sie die Bestimmungen zum Datenschutz.

10 Was versteht man unter einem Virenscanner?

11 Muss in Ihrer Praxis ein Datenschutzbeauftrager benannt sein?

12 Ein Patient fragt bei Ihnen an, welche Daten über ihn in der Praxis gespeichert sind. Müssen Sie ihm die Frage beantworten?

13 Welche Probleme sehen sie bei einem zahnärztlichen Cloud-Programm?

14 Früher verwendete man zur Datenspeicherung Steintafeln, die seit Jahrtausenden erhalten geblieben sind. Womit behilft man sich heute, wenn man Daten längerfristig speichern will?

PROJEKTAUFGABEN

1 Anlässlich einer Teambesprechung trägt Ihre Chefin, Frau Dr. Christiane Sumser, vor, dass im Dentalkatalog ein Beiblatt lag, auf dem ein Kompressor DE 50/204 mit 150 l Abgabemenge/Min., 50 l Tankvolumen zum Preis von 1 500,00 € angeboten wurde. Nachdem sie diesen bestellen wollte, gab man an, dass leider kein Gerät mehr vorrätig wäre. Frau Dr. Sumser bestätigt noch einmal, dass man in Zukunft schneller auf solche Angebote reagieren solle und notfalls auch ohne sie sofort bestellen könne. In einer Mittagspause der folgenden Tage übernimmt die Auszubildende Andrea, 17 Jahre alt, den Telefondienst.

Gegen 14:00 Uhr ruft das Dentaldepot an und bietet den obigen Kompressor der Praxis zu den genannten Konditionen erneut an. Da die Chefin nicht greifbar ist, sagt Andrea, dass die Praxis den Kompressor nimmt. Nachdem man einige Zeit gewartet hat, wird der Kompressor jedoch nicht geliefert. Frau Dr. Sumser ruft im Dentaldepot an und fragt, wo denn das bestellte Gerät bleibe. Dort wird mit Erstaunen reagiert. Man sagt ihr, dass doch nur die Auszubildende am Telefon war, und die könne keine rechtsverbindlichen Erklärungen für die Praxis abgeben. Man habe auf den Rückruf von Dr. Sumser gewartet. Klären Sie die Rechtslage mithilfe der folgenden Fragen und der Auszüge aus den Gesetzestexten:

a War das Beiblatt ein Angebot?
b War der Anruf des Dentaldepots in der Praxis ein Angebot?
c Kann Andrea überhaupt für die Praxis Willenserklärungen abgeben?
d War Andrea beauftragt und befugt, die Bestellung aufzugeben?
e Ist das Dentaldepot an Willenserklärungen gegenüber beschränkt Geschäftsfähigen gebunden?
f Ist ein Kaufvertrag zustande gekommen?
g Wie soll Ihrer Meinung nach verfahren werden?

BGB § 130 Wirksamwerden der Willenserklärung gegenüber Abwesenden
(1) Eine Willenserklärung, die einem anderen gegenüber abzugeben ist, wird, wenn sie in dessen Abwesenheit abgegeben wird, zu dem Zeitpunkt wirksam, in welchem sie ihm zugeht. Sie wird nicht wirksam, wenn dem anderen vorher oder gleichzeitig ein Widerruf zugeht.

BGB § 131 Wirksamwerden gegenüber nicht voll Geschäftsfähigen
(1) Wird die Willenserklärung einem Geschäftsunfähigen gegenüber abgegeben, so wird sie nicht wirksam, bevor sie dem gesetzlichen Vertreter zugeht.

BGB § 133 Auslegung einer Willenserklärung
Bei der Auslegung einer Willenserklärung ist der wirkliche Wille zu erforschen und nicht an dem buchstäblichen Sinne des Ausdrucks zu haften.

BGB § 145 Bindung an den Antrag
Wer einem anderen die Schließung eines Vertrags anträgt, ist an den Antrag gebunden, es sei denn, dass er die Gebundenheit ausgeschlossen hat.

BGB § 146 Erlöschen des Antrags
Der Antrag erlischt, wenn er dem Antragenden gegenüber abgelehnt oder wenn er nicht diesem gegenüber nach den §§ 147 bis 149 rechtzeitig angenommen wird.

BGB § 147 Annahmefrist
(1) Der einem Anwesenden gemachte Antrag kann nur sofort angenommen werden. Dies gilt auch von einem mittels Fernsprechers oder einer sonstigen technischen Einrichtung von Person zu Person gemachten Antrag.
(2) Der einem Abwesenden gemachte Antrag kann nur bis zu dem Zeitpunkt angenommen werden, in welchem der Antragende den Eingang der Antwort unter regelmäßigen Umständen erwarten darf.

BGB § 164 Wirkung der Erklärung des Vertreters

(1) Eine Willenserklärung, die jemand innerhalb der ihm zustehenden Vertretungsmacht im Namen des Vertretenen abgibt, wirkt unmittelbar für und gegen den Vertretenen. Es macht keinen Unterschied, ob die Erklärung ausdrücklich im Namen des Vertretenen erfolgt oder ob die Umstände ergeben, dass sie in dessen Namen erfolgen soll.

(2) Tritt der Wille, in fremdem Namen zu handeln, nicht erkennbar hervor, so kommt der Mangel des Willens, im eigenen Namen zu handeln, nicht in Betracht.

BGB § 165 Beschränkt geschäftsfähiger Vertreter

Die Wirksamkeit einer von oder gegenüber einem Vertreter abgegebenen Willenserklärung wird nicht dadurch beeinträchtigt, dass der Vertreter in der Geschäftsfähigkeit beschränkt ist.

2 Die Kassenpatientin Doris Schreiber ist zur Behandlung in die Praxis Dr. Max Winter einbestellt. Da sie schon des Öfteren zu spät gekommen ist, wurde mit ihr durch die ZFA Maria eine Behandlungszeit von 90 Min. für das Einsetzen von zwei Stiften verabredet und schriftlich bestätigt.

Am Behandlungstag kam die Patientin unentschuldigt nicht in die Praxis. Der Termin konnte auch nicht durch Patienten auf der Warteliste gefüllt werden. Herr Dr. Winter möchte der Patientin nun eine Rechnung über die ausgefallene Praxiszeit in Rechnung stellen. Er weiß, dass die Behandlung 262,00 € Einnahmen für die Praxis gebracht hätte. Auf der anderen Seite hat sein Steuerberater ermittelt, dass die Praxisstunde mit 220,00 € Kosten zu kalkulieren ist.

a Besteht zwischen der Praxis und der Patientin ein Behandlungsvertrag?
b Ändert sich die Sachlage, wenn die Patientin Privatpatientin wäre?
c Hat die Praxis einen Zahlungsanspruch gegen die Patientin?

BGB § 615 Vergütung bei Annahmeverzug und bei Betriebsrisiko

Kommt der Dienstberechtigte mit der Annahme der Dienste in Verzug, so kann der Verpflichtete für die infolge des Verzugs nicht geleisteten Dienste die vereinbarte Vergütung verlangen, ohne zur Nachleistung verpflichtet zu sein. Er muss sich jedoch den Wert desjenigen anrechnen lassen, was er infolge des Unterbleibens der Dienstleistung erspart oder durch anderweitige Verwendung seiner Dienste erwirbt oder zu erwerben böswillig unterlässt.

3 Aus den Gerichtsakten des OLG Brandenburg: Die beklagte Zahnärztin nahm bei der Kassenpatientin eine Wurzelspitzenresektion an Zahn 25 vor. Anschließend wurde der Wurzelkanal abgefüllt und ein vom Labor gefertigter gegossener Stift eingebracht und eine Krone angefertigt und eingegliedert. Es ergeben sich zunächst keine Beschwerden für die Patientin. Ein Jahr später ergab sich eine fortgeschrittene Entzündung, was ein anderer Zahnarzt feststellte. Die Wurzelfüllung an 25 hatte zu einer Überstopfung (in die Kieferhöhle) geführt, außerdem hatte die Zahnärztin einen zweiten Wurzelkanal bei 25 übersehen. Der Zahn musste extrahiert werden.

Bei Gericht lagen vor: Die Röntgenaufnahmen der Zahnärztin, auf denen ein zweiter Wurzelkanal nicht zu ersehen war. Eine Überstopfung des Wurzelkanals lässt sich auf der Kontrollaufnahme „erahnen". Gutachter: Kontrollaufnahme war „verdächtig". Überstopfung hat nicht zur Entzündung und Extraktion des Zahnes geführt, sondern die Nichtfüllung des zweiten Wurzelkanals.

Die Patientin forderte Schmerzensgeld für den gezogenen Zahn von der Zahnärztin und die Rückzahlung des Eigenanteils an der Krone.

a Welche Verträge wurden zwischen den Beteiligten geschlossen?
b Hätte die Patientin mit ihrer Reklamation nicht zur ursprünglichen Zahnärztin gehen müssen?
c Liegt ein Behandlungsfehler der Zahnärztin vor?
d Steht der Patientin Schmerzensgeld für den extrahierten Zahn zu?
e Kann die Patientin vom Labor die anteiligen Kosten für die Krone zurückfordern?
f Entscheiden Sie den Fall als Richterin und begründen Sie Ihr Urteil.

Praxisabläufe organisieren

LF 6

1 Qualitätsmanagement
2 Organisation der Fernkommunikation
3 Konfliktmanagement

1 Qualitätsmanagement

1.1 Qualitätsbegriff

Der Zahnarzt hat den Eid des Hippokrates geschworen und dient damit der Gesundheit des einzelnen Menschen und des gesamten Volkes. Jeder Zahnarzt in freier Praxis ist jedoch auch Unternehmer und muss neben den medizinisch fachlichen Faktoren auch wirtschaftliche Interessen verfolgen.
Dies gelingt langfristig nur, wenn eine gewisse Qualität der Leistungen und Produkte gesichert wird.

Unter Qualität verstand man früher meist die Qualität oder die Güte eines Produkts bzw. einer Dienstleistung. Heute wird der Begriff weiter gefasst: **Qualität bedeutet, die Bedürfnisse eines Kunden (z. B. eines Patienten) zu erfüllen.**

Diesem neuen Qualitätsbegriff wurde in der **Qualitätsmanagement-Richtlinie vertragszahnärztliche Versorgung** (ZÄQM-RL von 2006, geändert 2014) Rechnung getragen:

> *„Die Einführung und Weiterentwicklung eines einrichtungsinternen Qualitätsmanagements dient der kontinuierlichen Sicherung und Verbesserung der Patientenversorgung und der Praxisorganisation. Insbesondere sollen die Ausrichtung der Praxisabläufe an gesetzlichen und vertraglichen Grundlagen unterstützt sowie die Vorteile von Qualitätsmanagement als wichtiges Element zur Förderung der Patientensicherheit bewusst werden. Qualitätsmanagement muss für Praxisleitung und Praxismitarbeiter sowie für die Patienten nützlich, hilfreich und unbürokratisch sein. Zusätzlich soll Qualitätsmanagement dazu beitragen, die Zufriedenheit der am Prozess Beteiligten, insbesondere der Patienten zu erhöhen."* ZÄQM-RL § 1

Der Patient will als Kunde behandelt werden. Qualität umfasst somit alle Bereiche der Zahnarztpraxis, sie fängt beim ersten Patientenkontakt, z. B. durch einen Anruf oder ein Praxisschreiben, an und hört auch nach dem Praxisbesuch nicht auf. Insbesondere Serviceleistungen (z. B. Recall, geringe Wartezeiten, angenehmes Praxisklima) gewinnen in diesem Zusammenhang zunehmend an Bedeutung.

Fehler oder Probleme, die sichtbar werden (z. B. ein unzufriedener Patient aufgrund eines Telefonanrufs in der Praxis), sind in der Regel nur die Spitze eines Eisbergs. Häufig sind Mängel in der Praxisorganisation, der Personalführung oder ein schlechtes Betriebsklima die Ursache.

Werden Fehler entdeckt, sind in der Regel bereits Fehlerkosten angefallen (z. B. Patientenabwanderung, fehlende Motivation der Mitarbeiter).

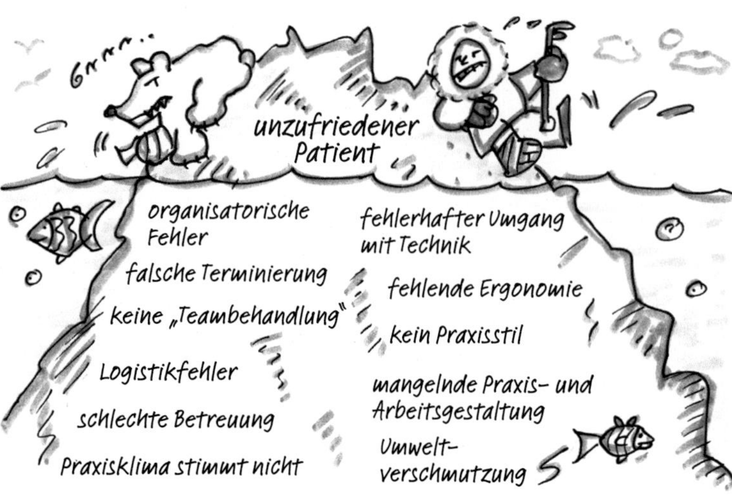
Grrr..
unzufriedener Patient
organisatorische Fehler
fehlerhafter Umgang mit Technik
falsche Terminierung
fehlende Ergonomie
keine „Teambehandlung"
kein Praxisstil
Logistikfehler
mangelnde Praxis- und Arbeitsgestaltung
schlechte Betreuung
Umwelt-verschmutzung
Praxisklima stimmt nicht

Nur auf sichtbare Mängel zu reagieren, verhindert Fehler nicht. Es geht also vielmehr darum, stabile Prozesse durch ein geeignetes Qualitätsmanagementsystem (QM-System) sicherzustellen und damit das Entstehen von Fehlern zu verhindern. Das QM-System muss auch gewährleisten, dass die Erfahrungen aus gemachten Fehlern automatisch zu einer kontinuierlichen Systemverbesserung führen.

1.2 Umsetzung in der Zahnarztpraxis

> *„Unter Qualitätsmanagement ist die kontinuierliche und systematische Durchführung von Maßnahmen zu verstehen, mit denen eine anhaltende Qualitätsförderung und Verbesserung erreicht werden soll. Qualitätsmanagement bedeutet konkret, dass Organisation, Arbeitsabläufe und Ergebnisse einer Einrichtung regelmäßig überprüft, dokumentiert und gegebenenfalls verändert werden.“*
> *ZÄQM-RL § 1*

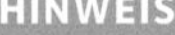
HINWEIS

Bei allen Fragen zur Organisation darf es jedoch nie dazu kommen, dass die Organisation zum Selbstzweck wird.
Es gilt: So viel Regelungen wie nötig, so viel Flexibilität wie möglich.

Diese Aussage aus den ZÄQM-RL muss in allen Zahnarztpraxen mit gewissen Mindestanforderungen umgesetzt werden. Dabei wird auf die individuellen Gegebenheiten und Bedingungen in den einzelnen Praxen Rücksicht genommen. Die Überprüfung findet durch die zuständige KZV seit 2011 statt.
Daraus leiten sich grundsätzliche Anforderungen ab: Es muss zunächst der sogenannte **Ist-Zustand** in der Praxis erhoben und bewertet werden. Viele Anforderungen sind bereits in Zahnarztpraxen erfüllt, aber noch nicht verbalisiert oder dokumentiert. Dabei geht es um die
- Definition von Zielen,
- Beschreibung von Prozessen und Verantwortlichkeiten,
- Ausbildung und Anleitung aller Beteiligten,
- Durchführung von Änderungsmaßnahmen,
- erneute Erhebung des Ist-Zustandes,
- praxisinterne Rückmeldung über die Wirksamkeit von QM-Maßnahmen.

Man spricht in diesem Zusammenhang auch vom Qualitätskreislauf oder PDCA-Zyklus nach Deming (s. Abb. 1):
- **P**lan: Aufgrund des Ist-Zustandes der Praxis macht man einen Plan (Ziele definieren, Prozesse beschreiben).
- **D**o: Dann setzt man das Ganze um und baut es in die Praxis ein.
- **C**heck: Anschließend wird alles bewertet.
- **A**ct: Es erfolgt eine Problemerkennung, die wieder zu einem neuen Plan führt.

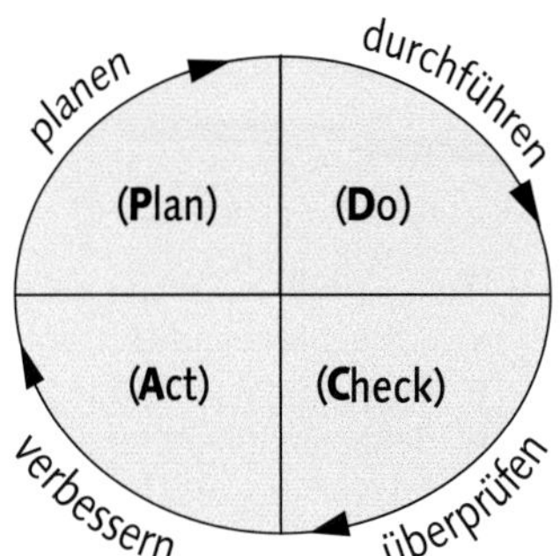

Abb. 1 PDCA-Zyklus nach Deming

1.2.1 Definition von Praxiszielen

Aus dem Qualitätsanspruch leiten sich Ziele und Standards für die Praxis ab. Bei der Beschreibung der Praxisziele helfen auch Umfragen (s. Tab. 1). Mögliche Praxisziele sind:
- Praxisteam ist hervorragend ausgebildet
- hohe Arbeitszufriedenheit des Teams
- Fortbildungen werden angeboten und genutzt
- Patienten haben nur kurze Wartezeiten
- neueste Technik wird eingesetzt
- Arbeitshaltung, Maschinen und Werkzeuge sind an ergonomischen Erkenntnissen ausgerichtet
- beste Praxisorganisation und -verwaltung
- beste Lieferanten
- umweltgerechte Entsorgung
- optimale Betreuung des Patienten
- Patient ist „Kunde“

Diese Ziele gibt es heute in fast allen großen und kleinen Unternehmen und auch an jeder Schule. Sie sind häufig ganz ähnlich den Zielen, die auch für Zahnarztpraxen gelten. Manche kann man auf die Praxisziele direkt übertragen, andere müssen angepasst werden.

Authentizität des Zahnarztes	99 %
verständliche Erklärungen	98 %
Freundlichkeit des Praxispersonals	96 %
kurze Wartezeit auf einen Termin	93 %
Behandlung ohne Zeitdruck	93 %
Berücksichtigung eigener Wünsche	89 %
kurze Wartezeit in der Praxis	89 %
Recall	57 %

Tab. 1 Patientenerwartung an die Praxis (Quelle: Praxisumfrage des Autors)

In allen Organisationen, die ein QM-System installiert haben, finden Sie eine Zusammenfassung der Unternehmensziele als Leitbild des Unternehmens. Das Leitbild einer Zahnarztpraxis könnte z. B. so aussehen:

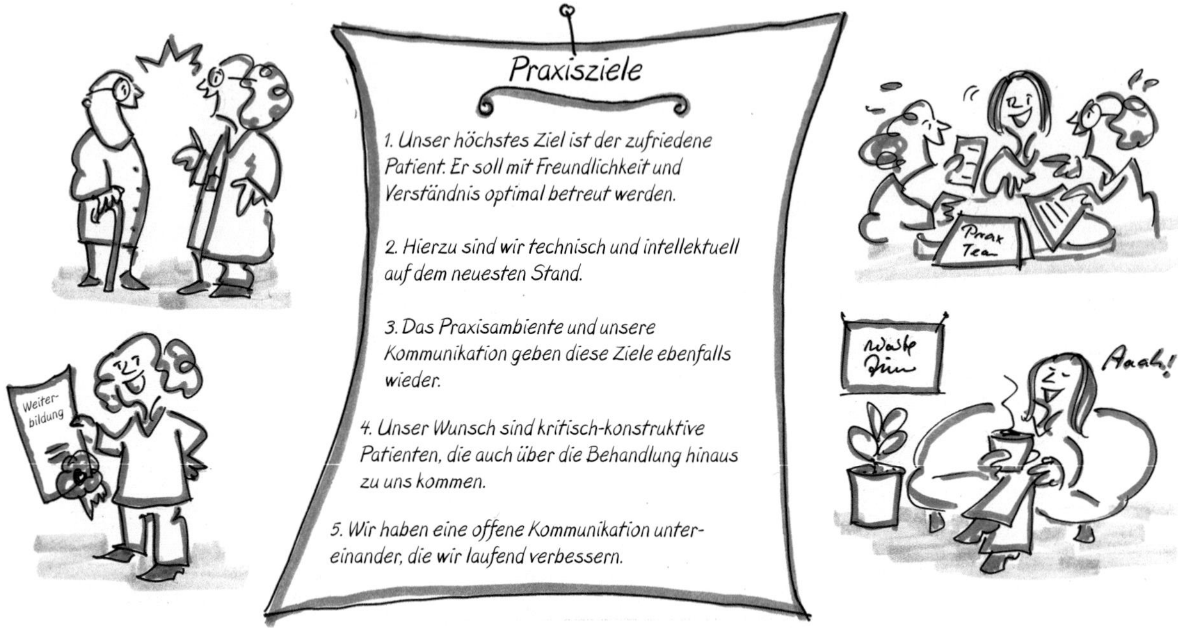

Praxisziele
1. Unser höchstes Ziel ist der zufriedene Patient. Er soll mit Freundlichkeit und Verständnis optimal betreut werden.
2. Hierzu sind wir technisch und intellektuell auf dem neuesten Stand.
3. Das Praxisambiente und unsere Kommunikation geben diese Ziele ebenfalls wieder.
4. Unser Wunsch sind kritisch-konstruktive Patienten, die auch über die Behandlung hinaus zu uns kommen.
5. Wir haben eine offene Kommunikation untereinander, die wir laufend verbessern.
Weiter-bildung
Aaah!

Weitere Indikatoren für die Patientenzufriedenheit können sein:
- Patientenzulauf (Anzahl der Neupatienten)
- Auswertung von Patientengesprächen (Dokumentation in Karteikarte)
- Beanstandungen und Reklamationen
- Anzahl abgebrochener Behandlungen

Patientenfragebögen, S. 153

Die Ziele können beispielsweise im Wartezimmer ausgehängt oder in einer Praxisbroschüre abgedruckt werden, die jeder Patient zu Beginn seiner Behandlung bekommt. Um die Qualität der Praxis zu messen, werden mittlerweile ❯Fragebögen eingesetzt. Die Auswertung eines solchen Fragebogens liefert gleichzeitig Anzeichen für die Patientenzufriedenheit.

1.2.2 Instrumente des Qualitätsmanagements

Checklisten und Prozessbeschreibungen

Ein entscheidendes Hilfsmittel für die Organisation von Praxisarbeiten bilden die **Checklisten.** Der Begriff stammt aus der Pilotensprache und wird heute bei der Pkw-Inspektion und auch bei Operationen in Kliniken verwendet. In Checklisten oder Prozessbeschreibungen werden die wichtigsten Arbeiten und Aufgaben notiert, die in einem Arbeitsbereich anfallen, und an Mitarbeiter delegiert. Man kann sie auch als „Vorratskammern" gemachter Erfahrungen bezeichnen. Mit dem Einsatz von Checklisten können Arbeitsabläufe effizienter gestaltet und somit die Zufriedenheit von Patienten und Mitarbeitern kontinuierlich gesteigert werden. Ihr richtiger Einsatz führt zu einer Kosten- und Zeitersparnis. Zur Vorbeugung gegen mögliche Haftpflichtfälle durch Sicherung von Qualitätsstandards spielen sie eine immer größere Rolle.

BEISPIEL

Es geht in einem Haftpflichtfall um die Frage, ob ein Patient nach einer Osteotomie über deren Risiken aufgeklärt wurde. In dieser Praxis besteht eine Checkliste „Entfernung eines Zahnes durch Osteotomie". Diese enthält auch die genaue Anweisung, über welche Risiken der Patient aufgeklärt wird. Damit bildet diese Liste einen Qualitätsstandard, der auch von einem Gericht akzeptiert wird.

Für neue Mitarbeiter, insbesondere für Auszubildende, sind Checklisten eine große Einarbeitungshilfe und geben gleichzeitig Einblicke, worauf in einer Praxis besonders geachtet wird.

Arbeiten, die weniger häufig anfallen (z. B. Arbeiten nach oder vor dem Praxisurlaub, wöchentliche, monatliche oder vierteljährlich zu erledigende Aufgaben) sind mithilfe von Checklisten leichter durchzuführen (s. Abb. 1).
Checklisten können z. B. erstellt werden für
- Belehrungen des Praxispersonals (z. B. Röntgenbelehrungen, Verhaltensregeln zum Datenschutz und zur Schweigepflicht, Hygieneanweisungen),
- Materialbeschaffung und Lagerhaltung,
- zahnmedizinische Behandlungsmaßnahmen,
- die Praxisablauforganisation (z. B. Patientenempfang, Terminvergabe),
- Standardtexte und Redewendungen (z. B. Begrüßung und Verabschiedung von Patienten, Kommunikation am Telefon, Besprechen des Anrufbeantworters).

Checklisten werden auch als Vordrucke angeboten. Die bekanntesten, gesetzlich vorgeschriebenen Standardchecklisten sind der Hygieneplan und die Unfallverhütungsvorschriften in der Zahnarztpraxis. Dentaldepots bieten Praxen Hygienepläne an, die lediglich noch personell zugeordnet werden müssen. Da Praxen sehr verschiedene Strukturen und Organisationen aufweisen, empfiehlt sich immer die Anfertigung praxisindividueller Checklisten.

Praxis Dr. D. Hollister	Ersteinweisung Auszubildende	Datum 17.8.2015
Name Azubi:		
Eingewiesen durch:		

1. Tag
- ◯ Soweit im Vorfeld nicht geschehen: Teammitglieder vorstellen, Personalakte ergänzen, Einführung in Tagesablauf
- ◯ Unterschriftenprobe im QMH
- ◯ Mitarbeiterunterweisung QMH-E-1.5, insbesondere Jugendarbeitsschutzgesetz, Hygieneplan, Hautschutzplan, Immunisierungsmöglichkeiten, Gefahrenstoffverordnung, Erste-Hilfe-Maßnahmen, Biostoffverordnung, Feuerlöscher
- ◯ Ausgabe Praxiskleidung, Zuweisung von Ablagefächern
- ◯ Führung durch die Organisation, Benutzung des Sozialraumes, Steri, Labor, Behandlungsräume, Pausen, Raucherbereich, Toiletten
- ◯ Materiallager zeigen und erläutern
- ◯ Erklärungen zu Informationstafeln, Aushängen, Teamsitzung
- ◯ Ab erstem Tag kontinuierliche Einarbeitung in Behandlung mit Kolleginnen und Dr. Dammbach

2. Tag
- ◯ Einweisung Fotokopierer, Telefonanlage, PC
- ◯ Einweisung Abfallentsorgung/Umweltschutz
- ◯ Festlegen des ersten Vieraugengesprächs, Vorgehen Berichtsheft

Abb. 1 Checkliste für die Einweisung einer Auszubildenden

Vorteile der Checklistentechnik:
- Zeit- und Kostenersparnis: Gespeicherte Erfahrungen ermöglichen einen Zeitgewinn, insbesondere bei der Einarbeitung.
- Rasche Beseitigung von Schwachstellen: Reduzierung der Fehlerquoten.
- Sicherung von Qualitätsstandards: Sicherung der Qualität in der täglichen Praxisarbeit.
- Sicherung des „Praxis-Know-how": Kein Informationsverlust bei Personalwechsel.
- Steigerung der Effektivität: Wirtschaftlicher Gewinn durch rationelles Arbeiten.
- ›Kaizen: Stetige Qualitätssicherung der Dienstleistung mithilfe von Prüflisten für neue Praxismitarbeiter.
- Notwendige Dokumentation bei Rechtsstreitigkeiten.
- Praxismarketing: Wettbewerbsvorteile gegenüber anderen Praxen durch höhere Patientenzufriedenheit.

Kaizen
japanisch: kontinuierliche Verbesserung der Arbeitsabläufe

Für die **Erstellung** von Checklisten hat sich folgendes Verfahren bewährt:
1. Legen Sie zunächst den Bereich, für den Checklisten erstellt werden sollen, fest.
2. Notieren Sie über mehrere Wochen, welche Arbeiten in dem gewählten Bereich anfallen und erledigt werden müssen. Auch allgemeine Arbeiten, wie z. B. Lüften, Pflanzen gießen, bestimmte Hähne an- oder abdrehen, sollten dabei nicht vergessen werden. Für Pflege- und Wartungsarbeiten sind die Bedienungsanleitungen der Hersteller eine große Hilfe.
3. In Teambesprechungen sollten im Rahmen eines ›Brainstormings die Ergebnisse ohne Bewertung gesammelt werden. Anschließend werden die genannten Aufgaben ergänzt und zugeordnet (z. B. Personen, Tageszeiten). Durch die Niederschrift ist dann eine Checkliste entstanden.

Brainstorming
Verfahren, durch Sammeln spontaner Einfälle die beste Lösung für ein Problem zu finden.

HINWEIS

Checklisten sind nie etwas Endgültiges. Sie sollten immer weiterentwickelt und verbessert werden.

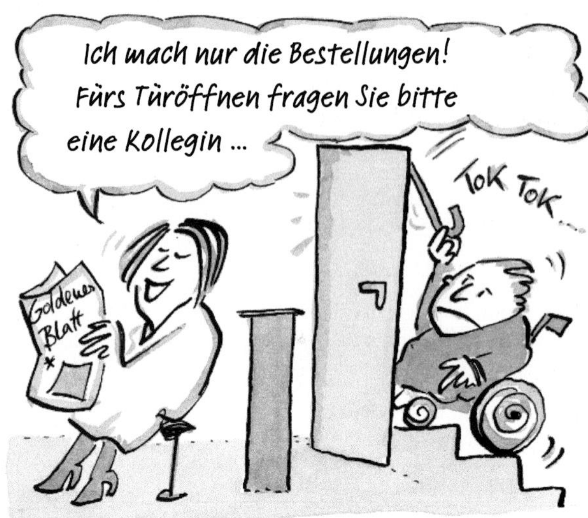
Ich mach nur die Bestellungen! Fürs Türöffnen fragen Sie bitte eine Kollegin ...
TOK TOK ...
Goldenes Blatt

In den Checklisten werden häufig personelle Zuordnungen getroffen. Aus der Sicht eines Mitarbeiters in einer Zahnarztpraxis ergibt sich dadurch indirekt eine **Stellenbeschreibung,** die natürlich über die Checklisten hinausgeht. Es hat sich in allen Betrieben und Praxen als vorteilhaft erwiesen, wenn genaue Zuständigkeiten in einem Stellenplan oder einer Arbeitsbeschreibung für den jeweiligen Mitarbeiter vorliegen (s. Abb. 1).

In der Stellenbeschreibung wird zunächst festgelegt, welche Qualifikation die Bewerberin haben sollte, z. B. Abschluss als ZFA, Berufserfahrung. Als Nächstes werden die Anforderungen an die Stelle formuliert, z. B. Erfahrung im Umgang mit Patienten, Erfahrung in der Mundhygieneaufklärung, Kompetenz in der Patientenberatung und dem Verkauf von Prophylaxeartikeln sowie Kenntnisse insbesondere über Zahnfleischerkrankungen. Das Ziel der Stelle, die Aufgaben im Einzelnen und die Arbeitszeit runden die Stellenbeschreibung ab.

Praxis	**Stellenbeschreibung ZFA Verwaltung**	**Datum**
Dr. D. Hollister		03.03.2016

Qualifikation
- Abgeschlossene Ausbildung zur Zahnmedizinischen Fachangestellten

Persönliche Voraussetzungen
- Bereitschaft zur Teamarbeit
- Zuverlässigkeit und Verantwortungsbewusstsein
- Flexibilität und Einsatzbereitschaft
- Konflikt- und Kritikfähigkeit
- Innovationsbereitschaft

Aufgaben und Kompetenzen
- Erstellung der Quartalsabrechnung KCH
- Abrechnung der ZE-Pläne Kasse
- Abrechnung der PA-Pläne Kasse
- Erstellung der Rechnungen für Privatpatienten
- Zahlungsüberwachung
- Betreuen von Auszubildenden
- Bestellung von Praxisbedarf
- Kommunikation der Hygienerichtlinien
- Terminvergabe
- Organisation der Teambesprechungen
- Organisation der Patientenaufnahme

Arbeitszeit: 38,5 Wochenstunden

Erstellt von:	**Genehmigt am:**	**Seite**
		1 von 1

Abb. 1 Beispiel für eine Stellenbeschreibung

Organigramme

Die Organisation soll es der Zahnarztpraxis erleichtern, die Praxistätigkeit optimal zu gestalten und ein gutes Aufwand-Nutzen-Verhältnis zu erzielen. Die Erfahrung zeigt, dass Organisationen sehr unterschiedlich ausgeprägt sein können. Jede Zahnarztpraxis sollte deshalb bestrebt sein, für sich die beste Form der Organisation zu finden.

Besteht eine Praxis z. B. aus
- drei Behandlern (eine Zahnärztin als Praxisinhaberin, ein Assistent und eine Zahnmedizinische Fachassistentin oder Dentalhygienikerin),
- sechs Zahnmedizinischen Fachangestellten,
- einer Zahnmedizinischen Verwaltungsassistentin und
- zwei Auszubildenden,

müssen andere organisatorische Regeln festgelegt werden als in einer Praxis mit nur einem Behandler und zwei Zahnmedizinischen Fachangestellten.

Um den Praxiserfolg langfristig zu sichern, muss sich auch die Organisation der Praxisabläufe weiterentwickeln. Dazu ist es immer wieder erforderlich, Organisationsformen im Interesse der Praxisziele flexibel zu halten.

Die Organisation einer Praxis wird im Hinblick auf den **Aufbau** von organisatorischen Einheiten (Arbeitsbereiche, Hierarchien) sowie den **Ablauf** in organisatorischen Einheiten (Arbeitsabläufe) untersucht.

Aufbauorganisation

Die Aufbauorganisation zerlegt die Gesamtaufgabe der Zahnarztpraxis in Teilaufgaben und überträgt diese Teilaufgaben auf eine Person.

Mögliche **Teilaufgaben** sind:
- Patientenempfang (z. B. Begrüßung, Anamnesebogen ausfüllen, eGK einlesen)
- Patient in das Behandlungszimmer begleiten
- Betreuung besonderer Patientengruppen (z. B. Behinderte, Kinder)
- Behandlungsassistenz
- Behandlungsdokumentation (z. B. Dateneingabe, Karteikartenführung, Verwalten von Röntgenbildern)
- Hygiene (z. B. Desinfektion)
- Raumbetreuung (z. B. Arbeitsmaterialien und sterile Instrumente auffüllen)
- Abrechnung der Behandlung mit Kostenträgern und Patienten
- Lagerverwaltung (z. B. Bestellungen ausführen, Listen über Lagerbestände erstellen)
- Terminplanung
- Personaleinsatzplanung

Mit einer Stellenbeschreibung wird versucht, einer Person bestimmte Teilaufgaben zu übertragen. Die Stellenbeschreibung kann als eine Art Checkliste angesehen werden und ist für neu eingetretene Mitarbeiterinnen sehr hilfreich.

Die Aufbauorganisation bezieht auch die hierarchische Gliederung der Praxis mit ein. Mit ihr werden Weisungsbefugnisse, Zugehörigkeiten und Verantwortungsgebiete vereinbart und organisiert. Je größer die Organisation Zahnarztpraxis wird, desto wichtiger wird auch die Weisungsbefugnis der einzelnen Stellen. Dabei ist zu klären, welche Freiräume die einzelne Mitarbeiterin hat (z. B.: Kann die Praxismanagerin (ZMV) den Behandlern die Termine „vorschreiben"? Wer ist gegenüber den Auszubildenden weisungsbefugt?).

Eine QM-Beauftragte sollte beispielsweise folgende Befugnisse besitzen:
- Veranlassung der Wartung und Kontrolle der medizinischen Geräte
- Einleitung von Korrekturmaßnahmen und Überwachung des QM-Systems
- Einweisung der anderen MFAs in das QM-System

Um die Kompetenzen im Aufbau der Praxis zu klären, bedient man sich eines Leitungssystems (Organigramm), wie es auch in anderen Unternehmen verwendet wird. Die Bezeichnung Organigramm leitet sich von den Begriffen Organisation und Diagramm ab.

In Zahnarztpraxen gibt es im Prinzip zwei Leitungssysteme: das Einliniensystem und das Mehrliniensystem.
Beim Einliniensystem ist die Zuordnung klar erkennbar (s. Abb. 1). Lediglich bei den Auszubildenden liegen Überschneidungen vor. Neben dem Zahnarzt sind die ZFA 1 und die ZFA 2 mit für die Auszubildenden verantwortlich. Das Einliniensystem wird in vielen Praxen eingesetzt, obwohl es sehr leicht zu Missverständnissen führen kann. Häufige Reaktion der Auszubildenden: „Die andere hat mir aber das gesagt!"

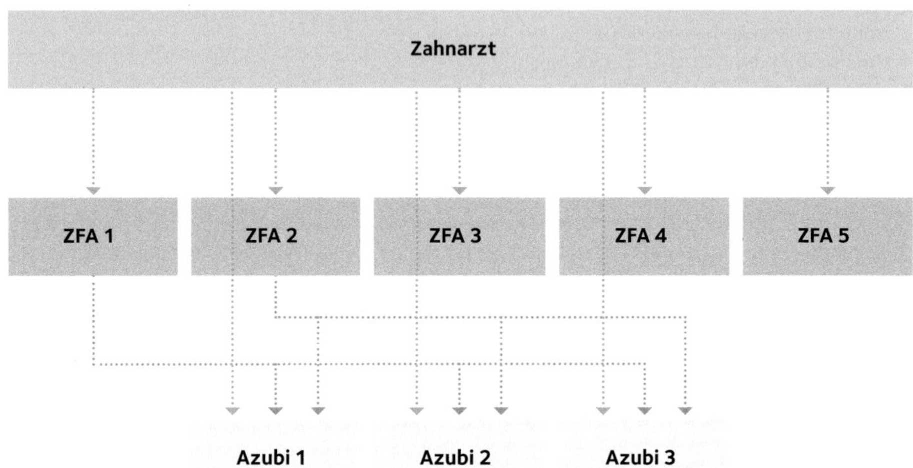

Abb. 1 Einliniensystem

Wird eine Zahnarztpraxis größer, werden die Weisungssysteme komplexer (s. Abb. 2). In der dargestellten Zahnarztpraxis sind bestimmte ZFAs den Behandlern fest zugeteilt. Der Gesamteinsatz wird von der ZMV organisiert. Die Auszubildenden werden ebenfalls von der ZMV betreut.

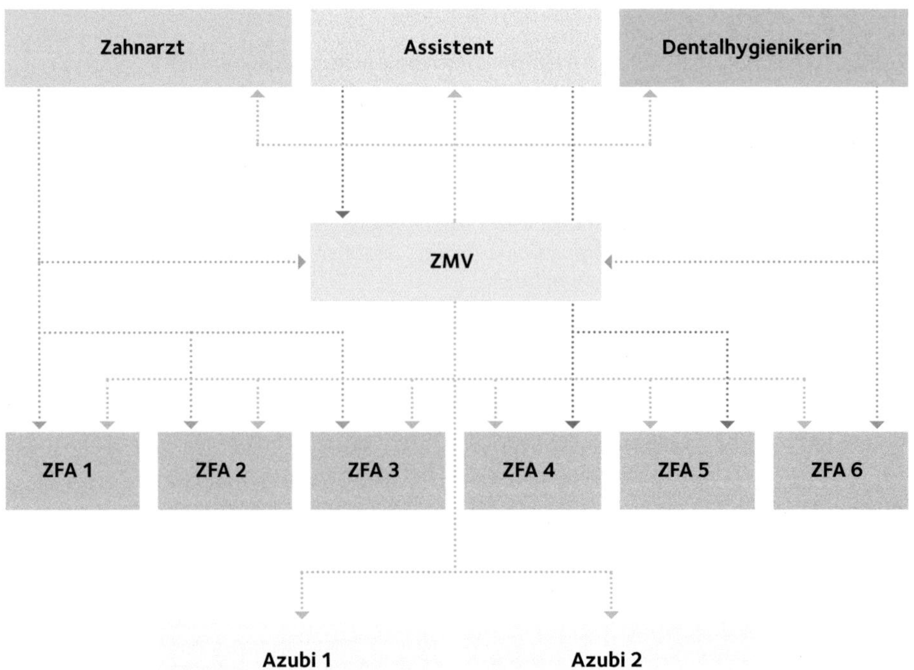

Abb. 2 Mehrliniensystem

Ablauforganisation

Mit der Ablauforganisation wird festgelegt, wie die zur effizienten Versorgung des Patienten notwendigen Tätigkeiten aufgeteilt und organisiert werden. Dazu muss auch geklärt werden, wie das Zahnarztteam auf Störungen und bestimmte Patientengruppen, z. B. Schmerzpatienten, Behandlungsverlängerung durch Unvorhergesehenes (z. B. Ohnmacht) reagiert. Hilfreich ist eine Ablaufplanung, die das gesamte Leistungsspektrum der Praxis umfasst (s. Tab. 1). Die erstellten Checklisten bieten hierfür eine große Hilfe.

Termin	Dauer	Was wird erklärt und gemacht?	Wann und bei wem wird der Patient eingeplant?	Nächste Termine	Vorbereitungen
01-Termin (Erstuntersuchung)	½ Stunde	Anamnese, Patientenwünsche/ -bedürfnisse klären, ungestörte Befundaufnahme, Aufklärung des Patienten über Befund mit intraoraler Kamera, Aufklärung über Versorgungsmöglichkeiten, Aufklärung zum Behandlungskonzept und zur IP	nur bei ZA; tagsüber, jedoch keine Randtermine (nicht zum Beginn und nicht am Ende eines Tages); keine Assistenz notwendig	1 Stunde für Individualprophylaxe und Diagnostik (OPG, BF, ViPr, FuSt) (IP neu) bei ZMF; dringend notwendige Behandlungen (gem. individueller Behandlungsplanung)	Karte anlegen, mitgebrachte Unterlagen abheften, Kartendokumentation in den PC übertragen; Zusammenfassung über Befunde an den Patienten schicken; Anamnesebogen
IP neu	1 Stunde	Mundhygienestatus, Mundhygieneunterweisung, Patientenmotivation, professionelle Zahnreinigung, OPG, BF, ViPr, eventuell Angebot von Privatleistungen mit Kostenaufklärung; Recall-Aufklärung und ggf. Aufnahme	bei ZMF; Terminvergabe jederzeit; keine Assistenz notwendig	Termin Prophylaxeauswertung, Rö-Besprechung und Behandlungsplanung bei ZA	Prophylaxeinstruktionen mitgeben; HKPs für Privatleistungen schreiben; ggf. Aufnahme in Recall
406, Röntgen, HKP-Beratung	½ Stunde	Prophylaxeauswertung, Röntgenbesprechung und Behandlungsplanung	nur bei ZA; Terminvergabe jederzeit; Keine Assistenz notwendig	gem. individueller Behandlungsplanung je nach Behandlungsbedarf; event. weiterer Planungstermin 006, FAL, Fotos, 400	Planungszusammenfassung und evtl. HKP-Erstellung
Fissurenversiegelung	Je Zahn 15 Minuten	Fissurenversiegelung, Fluoridierung	bei Vorbereitungsassistentin; Terminvergabe jederzeit; keine Assistenz notwendig	gem. individueller Behandlungsplanung je nach Behandlungsbedarf	
FAL	½ Stunde	800-Formular Übertragungsbogen, Bissnahme	bei ZA; Terminvergabe jederzeit; keine Assistenz notwendig	Beratung bei ZA	Karte mit einartikulierten Modellen ZA vorlegen
Fotos	½ Stunde	Mit intraoraler Kamera und/oder Dental-Eye-Kamera (vorher/ nachher)	bei Vorbereitungsassistentin; Terminvergabe jederzeit; keine Assistenz notwendig		Foto an Patient
HKP-Präsentation	½ Stunde bis 1 Stunde	Präsentation und Erläuterung der Heil- und Kostenpläne	ZMV	gem. individueller Behandlungsplanung	An Privatpatienten Info über Privatversicherungen mitgeben; Prüfen, ob Kassenpatient freiwillig versichert ist – Kostenerstattung
Präparations-/Abdrucktermine	Siehe indiv. Behandlungsplan	Entfernung der alten Kronen, Kariesentfernung, Beschliff (Präparation) der zu sanierenden Zähne, evtl. Aufbaufüllungen, Provisorien, Abdrucknahme für Labor, Bissnahme, Übertragungsbogen	nur vormittags	Einsetztermin	Farbnahme durch ZT; Modellherstellung, Modelle an ZT
Einsetztermin ZE	Siehe indiv. Behandlungsplan	Entfernen der Provisorien, Einsetzen der definitiven Arbeit	vormittags oder nachmittags	Kontrolltermin; ggf. Recall-Termin	Arbeit vom Labor da? Recall-Einverständniserklärung

Tab. 1 Ablauforganisation einer Zahnarztpraxis (Quelle: G. Oppenberg, Praxismanagement – Erfolgsstrategien für die Zahnarztpraxis, 2002)

Risikomanagement

Seit 2014 muss in einer Zahnarztpraxis zwingend ein Risikomanagement etabliert sein. Hierbei werden unter einem Risiko mögliche Bedrohungen und Gefährdungen verstanden, die mit einer gewissen Wahrscheinlichkeit eintreten und erhebliche negative Auswirkungen auf die Sicherheit und die Gesundheit von Patienten, Mitarbeitern und das Ansehen der Zahnarztpraxis haben. Die Risiken können sich dabei z. B. in folgenden Bereichen ergeben:

- **Patientenaufnahme:** Hat sich etwas geändert seit der letzten Anamneseerhebung? Werden aufgrund der aktuellen Anamnesen alle (neuen) Risiken berücksichtigt? Es wird empfohlen, alle zwei Jahre eine vollständige neue Anamnese zu erstellen. Bei jedem Besuch sollte gefragt werden, ob sich seit der letzten Anamnese etwas verändert hat.
- **Kommunikation:** Ist die Aufgabenverteilung und Verantwortung im Team definiert? Ist die Stellvertretung organisiert? Sind fachärztliche Schnittstellen beachtet? Werden die Bedürfnisse erkannt und berücksichtigt? Sind die Daten des Patienten zugeordnet und ist der Datenschutz gewährleistet?
- **Diagnose:** Besteht aufgrund der Diagnose ein Notfallmanagement? Das gilt beispielsweise für Marcumar-Patienten, die operiert werden müssen.
- **Patientenkommunikation:** Sind die Besonderheiten des Patienten (Alter, Kommunikationsfähigkeit) berücksichtigt? Werden die Patienten über Diagnosen und alle Risiken des Eingriffs aufgeklärt? Ist der Patient über seine Mitwirkungspflicht informiert? Insbesondere bei Patienten ohne ausreichende Deutschkenntnisse muss sichergestellt werden, dass Dolmetscher oder „Bilderbücher" über Eingriffe vorhanden sind.
- **Mitwirkung bei der Behandlung:** Ist das Praxispersonal ausreichend qualifiziert? Sind die gesetzlichen Vorschriften bekannt und werden sie eingehalten? Besteht eine genaue vollständige Dokumentation? Wie schwer ist die Eingriffstiefe (der Behandlung)?
- **Nachsorge:** Ist der Recall organisiert? Kann man den Patienten z. B. telefonisch, per Fax oder E-Mail erreichen?

Anhand dieser beispielhaften Fragen sollten die wichtigsten Risiken identifiziert werden. Anschließend erfolgt die sogenannte Risikoanalyse nach folgendem Schema:

- Beschreibung der Ausgangslage
- Beschreibung des Risikos
- Auswirkungen
- Ursachen

BEISPIEL

Risiko lückenhafte oder fehlerhafte Anamnese – Ausgangslage
Das Durchschnittsalter der Patienten steigt in den letzten Jahren an. Es kommen verstärkt ältere Patienten in die Praxis, die auch zahlreiche Medikamente nehmen und gebrechlich sind. Herz-Kreislauf-Erkrankungen, Diabetes und weitere Krankheitsbilder erfordern eine spezifische Ausrichtung der Therapie. Hierfür ist eine genaue und zeitnahe Anamnese erforderlich. Dies muss in der Organisation der Praxis und durch eine genaue Dokumentation gewährleistet werden. Die Kommunikation mit dem Patienten steht im Mittelpunkt.

Risiko
Ist die Anamnese aufgrund der obigen Beschreibung unvollständig oder ungenau, können sich gravierende Risiken bei der Behandlung ergeben.

Auswirkungen
Es kann zu Komplikationen während der Behandlung (Blutungen) oder in der Nachsorge (Wundheilungsstörungen) kommen. Dies kann auch zu einer falschen Behandlung (Fehlprognose) führen. Daraus können sich wiederum juristische Folgen (Schadensersatzforderungen) ergeben. Letzten Endes werden der Ruf der Praxis und die Patientenzufriedenheit gefährdet.

Ursachen
Der Patient ist nicht fähig oder nicht interessiert, an der Behandlung mitzuwirken, die Anamnese war lückenhaft oder unvollständig. Eventuell sind keine Rückfragen an den Patienten gestellt worden. Es kann sich auch um organisatorische Ursachen handeln, wenn z. B. die Anamnese nicht ausreichend dokumentiert oder ganz vergessen wurde.

Die festgestellten Risiken müssen nun bewertet werden. Hierbei wird beurteilt, wie ernsthaft ein bestimmtes Risiko für die Patientensicherheit und für die Zahnarztpraxis ist. Dabei werden die **Häufigkeit** des Auftretens und die möglichen **Auswirkungen** in Stufen eingeteilt (s. Tab. 1 und 2).

Stufe	Beschreibung
häufig	einmal pro Monat
möglich	einmal pro Quartal
selten	einmal pro Jahr
sehr selten	einmal in drei Jahren
unwahrscheinlich	weniger als einmal in drei Jahren

Tab. 1 Häufigkeit von Risiken

Stufe	Beschreibung
unbedeutend	schlechter Verlauf mit kaum spürbaren Folgen
gering	Reklamation und Unzufriedenheit
spürbar	Mehrkosten durch fehlerhafte Behandlung, Schädigung ist begrenzt
kritisch	leichter, dauernder Gesundheitsschaden, Versicherungsfall, Rufschädigung
katastrophal	schwerer, dauernder Gesundheitsschaden, Haftpflichtfall, schwere Rufschädigung der Praxis

Tab. 2 Auswirkung von Risiken

Anhand der Häufigkeits- und Auswirkungsstufen kann man eine Risikomatrix erstellen. Dabei bedeutet die rote Farbe, dass ein so bewertetes Risiko vermindert werden muss, sodass es in den gelben oder grünen Bereich gelangt (s. Abb. 1).
Bei einem angenommenen Risiko 1 kann dieses durch geeignete Maßnahmen entweder in den Auswirkungen minimiert (spürbar) oder in der Häufigkeit minimiert (sehr selten) werden.

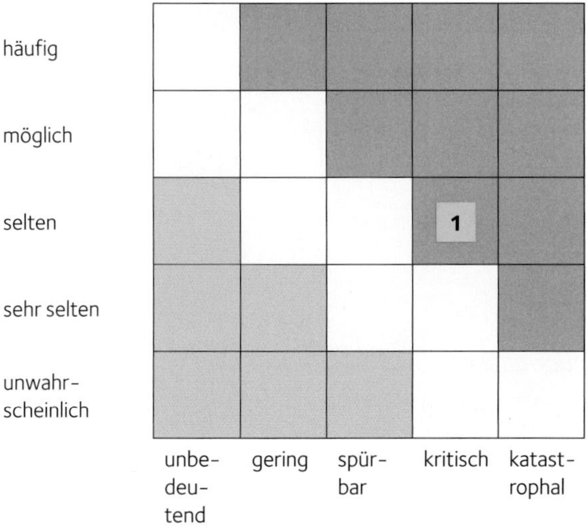

Abb. 1 Risikomatrix

Die Maßnahmen, die eine Praxis ergreift, müssen dabei unbedingt dokumentiert und überwacht werden. So wird ein Risikoprofil für die Praxis erstellt und das Qualitätsmanagement der Praxis ergänzt.

Fehlermanagement

Neben dem Risikomanagement muss seit 2014 auch ein Fehlermanagement in den Zahnarztpraxen vorhanden sein. Hier wird festgelegt, wie man mit Fehlern oder „Beinahe-Fehlern" umgeht. Dabei gilt: Der beste Fehler ist der, den man erkannt hat und der deswegen nicht auftritt. Fehler können in der Behandlung, in organisatorischen Abläufen, in der Qualifikation des Praxisteams, in der Kommunikation im Team, aber auch in der Kommunikation mit dem Patienten auftreten.

Beim Fehlermanagement sollte es sich um ein einfaches System handeln, dass alle Mitarbeiter verstehen. Wichtig ist, dass es jeder Mitarbeiterin möglich ist, Fehler ohne Angst vor Konsequenzen zu benennen, notfalls anonymisiert in einem „Beschwerdekasten" in der Praxis. Wünschenswert wäre eine offene Diskussion in einer Teambesprechung, in der ein vertraulicher Umgang zugesichert wird und ein Feedback gegeben werden kann. Über alle Fehler(möglichkeiten) sollte gesprochen werden und eine Auswertung und Dokumentation erfolgen. Eventuell müssen z. B. Checklisten geändert werden und eine Berücksichtigung im Risikomanagement erfolgen.

Eine rechtzeitige offene Kommunikation mit dem Patienten im Falle eines Behandlungsfehlers kann zu einer Reduzierung der Schadensersatzprozesse führen.
Für den Umgang mit der Aufdeckung eines Fehlers in der Praxis kann man ähnlich vorgehen wie bei der ❯Beschwerde eines Patienten. Wichtig ist, dass keine Schuldzuweisung erfolgt.

Beschwerdemanagement, S. 155

BEISPIEL

Fehlerbehandlung bei einer Medizinprodukteaufbereitung
Wurden bei der Medizinprodukteaufbereitung, d. h. während Transport, Reinigung, Desinfektion, Sterilisation oder Lagerung eines Medizinproduktes, Abweichungen von dem korrekten Prozessablauf festgestellt, ist das Medizinprodukt nach Behebung des Fehlers einem erneuten Prozessdurchlauf zu unterziehen.

Praxis **Dr. D. Hollister**		**Fehlerdokumentation**			**Datum** 07.01.2016
ggf. Charge	**Aufbereitungsschritt/ Gerät**	**Vorfall, Fehler, Ereignis**	**Ursache**	**Maßnahme**	**zuständig**
	Steri Siemens P45	rote Kontrollleuchte brennt ununterbrochen	Sensor defekt?	Techniker verständigen	Martina

Abb. 1 Formular zur Fehlerdokumentation

Entsprechende Formulare dienen der Dokumentation aufgetretener Fehler, der Analyse des aufgetretenen Fehlers und der Dokumentation der Maßnahme zur Fehlerbeseitigung (s. Abb. 1).

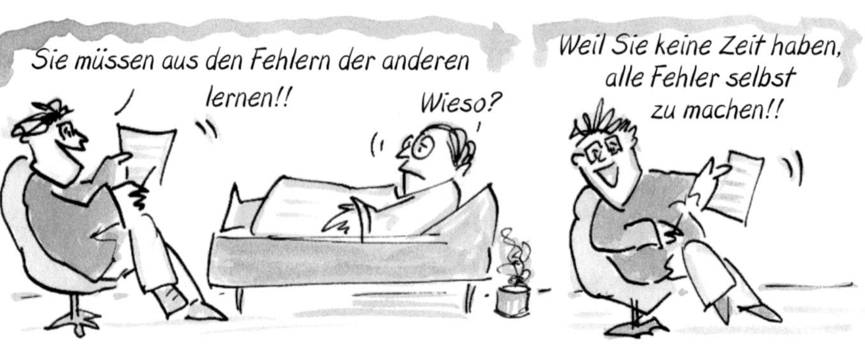
Sie müssen aus den Fehlern der anderen lernen!!
Wieso?
Weil Sie keine Zeit haben, alle Fehler selbst zu machen!!

Notfallmanagement

Um die Sicherheit von Mitarbeitern und Patienten zu gewähren, sind klare Notfallregelungen aufzustellen. Das Erkennen eines solchen und die Versorgung in einem Notfall sowie regelmäßige Kurzschulungen des Praxisteams sollten durchgeführt und dokumentiert werden.

Hygienemanagement

Die Hygiene ist in zahlreichen Verordnungen und Gesetzen für die Zahnarztpraxis geregelt, so gibt es z. B. die Empfehlungen der Arbeitsgruppe Medizinprodukte (AGMP), das Medizinproduktegesetz (MPG), die Medizinprodukte-Betreiberverordnung (MPBetreibV), die Medizinprodukte-Sicherheitsplanverordnung (MPSV), das Infektionsschutzgesetz (IfSG), die Biostoffverordnung (BioStoffV), die ›RKI- und ›BfArM-Richtlinien sowie die Empfehlungen der Kommission Krankenhaushygiene und Infektionsprävention (KRINKO). Alle diese Vorschriften finden sich im Hygieneplan, der in jeder Zahnarztpraxis vorhanden sein muss.

RKI
Robert Koch-Institut

BfArM
Bundesinstitut für Arzneimittel und Medizinprodukte

Diagnose und Behandlungsprozesse

Die Diagnose und Behandlung muss am aktuellen Stand der Wissenschaft ausgerichtet sein. Man geht davon aus, dass die Behandlung nach den gesetzlichen und vertraglichen Rahmenbedingungen erfolgt. Dies sind vor allem
- die allgemeinen Behandlungsrichtlinien, ›IP-Richtlinien, ›FU-Richtlinien, ›ZE-Richtlinien, Festzuschuss-Richtlinien, ›KFO-Richtlinien,
- die Bundesmantelverträge BMV-Z/EKV-Z,
- die Beschlüsse des GBA (Gemeinsamer Bundesausschuss),
- die Röntgenverordnung,
- die Vorgaben zum Datenschutz,
- die Vorgaben zur Einhaltung der Hygienemaßnahmen für Zahnarztpraxen.

IP
Individualprophylaxe

FU
Früherkennungsuntersuchung

ZE
Zahnersatz

KFO
Kieferorthopädie

Die aktuellen Erkenntnisse können durch die Lektüre von Fachzeitschriften und den Besuch von Fortbildungsveranstaltungen erworben werden, wofür ein Punktesystem besteht. Es werden zahlreiche Fortbildungen von den Landeszahnärztekammern, den KZV oder Fachgesellschaften angeboten. Auch die Berufsgenossenschaften bieten Fortbildungen für Zahnärzte und Mitarbeiterinnen an.

Ebenfalls gehört hierzu die Koordinierung zahnärztlicher und zahntechnischer Maßnahmen. Die Kommunikation zwischen Zahnarzt und Zahntechniker bezüglich allgemeiner Absprachen, grundsätzlicher Anforderungen und Wünsche muss zur optimalen Behandlung des Patienten gewährleistet sein.

Mitarbeiterorientierung

Zur Mitarbeiterorientierung gehören neben der Fort- und Weiterbildung des Teams auch die Maßnahmen zum Arbeits- und Gesundheitsschutz und die Personalführung. Die Fort- und Weiterbildung erfolgt durch die Zahnärztekammern, die Kassenzahnärztlichen Vereinigungen sowie die Fachverbände.

Um die interne Kommunikation in der Praxis zu gestalten und zu steuern, sind Teambesprechungen für die Mitarbeiterorientierung unerlässlich. Dies gilt umso mehr, wenn neue Praxisziele entwickelt oder bestehende Ziele weiterentwickelt werden müssen.

Personalführung

Die Personalführung versucht als Führungsinstrument, das Verhalten der Mitarbeiter in Hinblick auf die Praxisziele zu steuern.

Zahnarztpraxen sind mit Klein- oder mittleren Betrieben zu vergleichen, die häufig durch die Persönlichkeit und den Führungsstil des Inhabers (Zahnarzt) geprägt sind.

Der Einfluss von Mitarbeitern auf betriebliche Entscheidungen kann daher sehr unterschiedlich sein.

Entsprechend werden zwei gegensätzliche Führungsstile unterschieden:

- **der autoritäre Führungsstil**
  Der Führende setzt die aufgrund seiner Position zugesprochene Macht ein. Er verwendet ausschließlich formale Argumente. Nur der Führende hat Entscheidungs- und Anweisungskompetenz. Der Geführte akzeptiert und führt aus. Der Führende kontrolliert die Mitarbeiter oft, unregelmäßig und unangekündigt. Der Teamgedanke gilt hier nur wenig.

BEISPIEL

Die ZFA macht den Patienten darauf aufmerksam, dass er wieder zu spät zu seinem Behandlungstermin gekommen ist, und bittet ihn, in Zukunft pünktlich zu sein. Die Chefin erfährt davon und verbietet der Empfangs-ZFA, Patienten auf Unpünktlichkeit hinzuweisen. Dies sei Aufgabe der Chefin!

laissez faire
französisch: lassen Sie es laufen

- **der ›Laissez-faire-Stil**
  Diese Methode wird oft nicht als Führungsstil bezeichnet, weil praktisch keine Führung vorhanden ist. Die Mitarbeiter machen, was sie wollen, man „lässt sie laufen". Der Führende kümmert sich im Wesentlichen um seine Arbeit und vernachlässigt alles andere. Problematisch wird dies, wenn sich die Mitarbeiter in ihren Entscheidungsspielräumen widersprechen. Hier kommt es oft zu Einzelfallentscheidungen (Entlassungen) durch die Führung, die kaum nachvollziehbar sind.

BEISPIEL

Die Empfangs-ZFA sagt nichts zum Patienten, obwohl dieser wieder zu spät zu seinem Behandlungstermin gekommen ist. Die ZFA, die den Patienten in das Behandlungszimmer begleitet, macht den Patienten auf die Verspätung aufmerksam. Der anwesende Chef meint, dass das doch nicht so schlimm sei.

An diesen beiden Extremen orientieren sich die in der Regel vorkommenden Führungsstile:

- **der informierende Führungsstil**
  Dieser Stil ist sehr nah am autoritären Führungsstil mit dem Unterschied, dass der Führende seine Handlungen und Anweisungen zumindest begründet.
  Leitsatz: Den Mitarbeitern werden die Entscheidungen der Führung begründet.
- **der kooperative Führungsstil**
  Der Führende setzt inhaltliche Argumente aufgrund seines Wissens ein. Entscheidungen werden dorthin verlagert, wo die notwendige Fachkompetenz ist. Die Kontrolle bezieht sich auf die Arbeitsergebnisse. Kritik am Führenden ist ebenfalls möglich.
  Hierdurch wird die Teambildung gefördert.
  Leitsatz: Die Mitarbeiter haben große Mitbestimmungsmöglichkeiten.
- **der demokratische Führungsstil**
  Im Unterschied zum kooperativen Führungsstil nimmt sich der Führende hier noch mehr zurück. Die Mitarbeiter nehmen aktiv an allen Entscheidungsprozessen teil, denen sich auch der Führende unterordnet.
  Leitsatz: Man kann eine Praxis nicht gegen die Mitarbeiter führen.

Jeder nicht autoritäre Führungsstil erfordert heute eine Beteiligung der Mitarbeiter – zum Wohle der Praxis und der Patienten. Dies wird am besten in Teambesprechungen gewährleistet.

Teambesprechungen

Schon für die Entwicklung der Praxisziele bietet sich eine Teambesprechung an, um diese Ziele gemeinsam zu entwickeln und fortzuschreiben. Auch Checklisten und Prozessbeschreibungen können so gemeinsam erstellt und festgelegt werden.
Teambesprechungen sind ein wichtiges Instrument im QM-System, um sich über wichtige Informationen gegenseitig auszutauschen.

Die Gemeinschaft, den Kontakt und die Kommunikation unter allen Teammitgliedern zu pflegen, ist daher eine wichtige Voraussetzung für ein erfolgreiches Marketing. In Zahnarztpraxen bieten sich hierzu Kurz- und Teambesprechungen an:

- **Kurzbesprechungen** (Briefing = Lagebesprechung) sollten täglich zu Beginn der Behandlung stattfinden, um z. B. Probleme oder Engpässe zu erläutern (Dauer: 5 bis 10 Minuten).
- **Teambesprechungen** sollten wöchentlich (oder 14-tägig) regelmäßig stattfinden (Dauer: 30 bis 60 Minuten).

Hierzu sind einige Regeln hinsichtlich Themenwahl, Leitung, Ort und Zeit sowie der Ergebnisse zu beachten.

Themen von Teambesprechungen können sein:

- Planung der nächsten Woche (z. B.: Kommt der Kindergarten? Wie soll das arrangiert werden?)
- Urlaubsplanung der Praxis
- Neuanschaffungen
- in der Praxis ermittelte Schwachstellen (z. B. ein Patient hat sich über vergessenen Rückruf, dauerndes Telefonklingeln beschwert)
- fachliche Informationen (z. B. Röntgenbelehrung, Notfalltraining, Datensicherung am Computer, Absaugtechnik, Referat über KZV/BZK-Rundschreiben)
- bestimmte Situationen können geübt werden (Rollenspiele, z. B. der schwierige Patient)
- Vorstellung neuer Mitglieder des Teams (z. B. der Auszubildenden)
- Konflikte können dargestellt werden (z. B. die Schule hat die Praxis benachrichtigt, dass die Auszubildende zweimal unentschuldigt gefehlt hat)
- Neuentwicklung von Formularen und Checklisten (Vorschläge der Mitarbeiter)

Wenn Probleme gelöst werden sollen, hat sich ein sogenanntes Brainstorming als hilfreich erwiesen: Jeder darf innerhalb einer gewissen Zeit alles sagen, was ihm zu diesem Thema einfällt. Die Beiträge werden notiert, z. B. auf einem Flipchart oder einer Tafel, damit sie alle sehen können. Dies muss ohne jegliche Bewertung geschehen. Erst anschließend werden die Beiträge sortiert und eine Lösung erarbeitet.

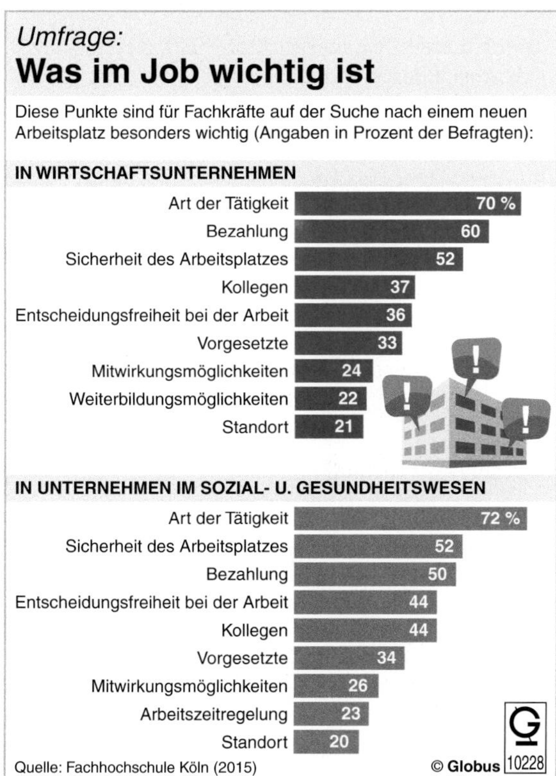
Umfrage:
Was im Job wichtig ist
Diese Punkte sind für Fachkräfte auf der Suche nach einem neuen Arbeitsplatz besonders wichtig (Angaben in Prozent der Befragten):
IN WIRTSCHAFTSUNTERNEHMEN
Art der Tätigkeit 70 %
Bezahlung 60
Sicherheit des Arbeitsplatzes 52
Kollegen 37
Entscheidungsfreiheit bei der Arbeit 36
Vorgesetzte 33
Mitwirkungsmöglichkeiten 24
Weiterbildungsmöglichkeiten 22
Standort 21
IN UNTERNEHMEN IM SOZIAL- U. GESUNDHEITSWESEN
Art der Tätigkeit 72 %
Sicherheit des Arbeitsplatzes 52
Bezahlung 50
Entscheidungsfreiheit bei der Arbeit 44
Kollegen 44
Vorgesetzte 34
Mitwirkungsmöglichkeiten 26
Arbeitszeitregelung 23
Standort 20
Quelle: Fachhochschule Köln (2015)
© Globus 10228

Die **Leitung** der Besprechungen kann jedes Mal von jemand anderem übernommen werden. Der Leiter sammelt die Themen, übernimmt die Einladung (evtl. über ein Schwarzes Brett), führt die Diskussion (Reihenfolge der Meldungen, Regeln zum Gesprächsverhalten), fasst Diskussionsbeiträge noch einmal zusammen und achtet auf die Protokollführung und Einhaltung der Zeit.

Als Teil der Praxisarbeit findet die Besprechung in der **Arbeitszeit** statt. Hin und wieder lässt sich vielleicht auch einmal eine Besprechung mit anschließendem Abendessen des Teams kombinieren. Als **Besprechungsort** kommen z. B. der Sozialraum der Praxis oder das Wartezimmer infrage. Die Besprechung sollte möglichst in Zeiten großer Leistungsbereitschaft liegen (z. B. morgens vor der Sprechstunde). Die Zeit sollte von vornherein begrenzt werden (etwa 60 Minuten).

Die besprochenen Themen sowie die **Ergebnisse** sollten unbedingt in einem Protokoll schriftlich festgehalten werden. Die Protokolle werden abgeheftet und können bei Bedarf wieder eingesehen werden (Checkliste). Auch der Protokollführer sollte regelmäßig wechseln (z. B. in alphabetischer Reihenfolge).

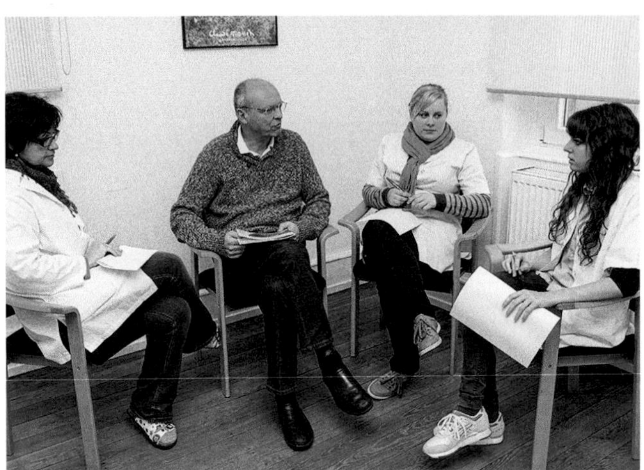

Abb. 1 Teambesprechung in der Zahnarztpraxis

Regeln zum Gesprächsverhalten (s. Abb. 1):

- Die gegenseitige Wertschätzung der Teammitglieder ist Voraussetzung für ein konstruktives Gespräch und trägt zu einem vertrauensvollen Gesprächsklima bei.
- Die Ziele des Gesprächs müssen offengelegt werden.
- Ich-Botschaften sind zu bevorzugen. Statt: „Es wäre gut …“, besser: „Ich würde es bevorzugen …“
- Versuchen Sie, sich in den anderen hineinzuversetzen.
- Gegebenenfalls Rückfragen oder Verständnisfragen stellen.
- „Killerphrasen“ (z. B. „So ein Mist“, „Quatsch“) vermeiden, da diese ein Gespräch beenden.

Werden diese Regeln beachtet, führt die Team- bzw. Mitarbeiterbesprechung

- zur besseren Kontaktpflege,
- zu Lerneffekten (jeder kann von jedem lernen),
- zu Informationen (statt Gerüchten),
- zur Identifikation mit den neuen Regeln und der Praxis,
- zu Problemlösungen

und damit zu einem Praxisteam, das sich im Markt behaupten kann.

Für eine gute Mitarbeiterorientierung dient auch beispielsweise ein Fragenbogen, auf dem folgende Fragen stehen:

- Wo sehen Sie sich in 3 Jahren in dieser Praxis?
- Wie zufrieden sind Sie mit Ihrer Position?
- Denken Sie, dass Ihre Aufgaben Ihren Stärken entsprechen?
- Streben Sie eine andere Position/Aufgabe an?
- Welche Maßnahmen wären für Sie und die Praxis wichtig?

Patientenorientierung

Patienten sind über alle Behandlungsmaßnahmen umfassend aufzuklären. Dazu gehören präventive, diagnostische und therapeutische Maßnahmen sowie die Risiken und die damit auf sie zukommenden Kosten. Ebenfalls muss auf Behandlungsalternativen hingewiesen werden. Die Patienten sollen an den Entscheidungen bewusst mitwirken. Dabei muss ihnen bewusst werden, dass sie auch selbst Verantwortung in ihrer Behandlung tragen und so an der Behandlung mitwirken.

Um die Zufriedenheit zu ermitteln, bieten sich Patientenfragebögen an, die gleichzeitig die „Qualität“ der Praxis messen (s. Abb. 1, S. 153).

Liebe Patientin, lieber Patient,
wir wollen Ihnen Ihre Behandlung bei uns so angenehm wie möglich gestalten und gleichzeitig hohe zahnmedizinische Qualität anbieten. Deshalb möchten wir von Ihnen wissen, wie Sie mit uns zufrieden sind und was wir tun können, um Sie zukünftig noch besser betreuen und behandeln zu können. Wir bitten Sie, uns dabei behilflich zu sein und diesen Fragebogen ehrlich auszufüllen. Sie helfen uns dabei, unsere Behandlungsqualität zu verbessern.

Bitte ankreuzen:	1 = stimmt voll und ganz	4 = trifft weniger zu
	2 = stimmt im Wesentlichen	5 = stimmt überhaupt nicht
	3 = na ja, mittelmäßig	
	☺ = ist für mich wichtig	😐 = ist für mich nicht so wichtig

Sie können den Bogen natürlich anonym abgeben.

Vielen Dank für Ihre Mitarbeit!

	1	2	3	4	5	☺	😐
Ich bin mit der Betreuung in der Praxis zufrieden.							
Die Praxiszeiten entsprechen meinen Wünschen.							
Ich bekomme schnell einen Termin.							
Meine Wartezeit beträgt selten mehr als 10 Minuten.							
Die Praxis liegt für mich gut erreichbar.							
Ich bin über das Leistungsangebot der Praxis gut informiert.							
Eventuelle Wartezeiten werden von der Praxis gut gemanagt.							
Meine Kinder sind hier gut aufgehoben und betreut.							
Das Klima in der Praxis empfinde ich als ruhig, Angst abbauend und ausgesprochen freundlich.							
Ich werde telefonisch und persönlich zuvorkommend und verständnisvoll betreut.							
Alle Mitarbeiter sind freundlich, geduldig und einfühlsam.							
Mein Behandler widmet mir genügend Zeit.							
Mein Behandler ist fachlich kompetent, freundlich und um meine Zahngesundheit bemüht.							
Ich wurde über meinen Zahnzustand und verschiedene Behandlungsmöglichkeiten informiert.							
Ich empfinde die Qualität der zahnmedizinischen Betreuung als überdurchschnittlich.							
Die Praxis wirkt immer aufgeräumt und hygienisch sauber.							
Die Mundhygiene/Prophylaxebehandlung wird professionell und freundlich durchgeführt.							
Für die regelmäßigen Aufforderungen zur Mundhygiene (Recall) bin ich dankbar.							
Ich empfehle die Praxis gerne weiter.							
Für mehr Service und Leistung zahle ich gerne auch aus meiner Tasche zu.							
Die Rechnungen der zahnmedizinischen Behandlung verstehe ich.							
Ich empfinde die Rechnungsbeträge als angemessen.							

Was Sie uns immer schon einmal sagen wollten:

Abb. 1 Patientenfragebogen

Praxisklima

Das Betriebs- oder Praxisklima kann man mit dem Wetter vergleichen. Wenn das Praxisklima stimmt, können einzelne Unwetter es nicht beeinträchtigen. Das Praxisklima kann man spüren. Es gibt eindeutige Hinweise auf ein gutes bzw. schlechtes Praxisklima.
Vielfach wird die Atmosphäre einer Praxis von den dort Beschäftigten gar nicht mehr wahrgenommen, sie sind „praxisblind" geworden. Patienten spüren das Klima in der Praxis hingegen meist sehr schnell. Ein gutes Praxisklima hat in der Regel entscheidenden Anteil an der Patientenzufriedenheit.

Der **Umgang** mit den Kollegen ist ein wichtiger Faktor in der Bestimmung des Klimas. Dabei macht der Ton die Musik. Hilfsbereitschaft und ein aktiver Informationsfluss beeinflussen das Praxisklima besonders positiv.

Für ein gutes Betriebsklima ist auch das **Umfeld** wichtig. Sind die Räume und Einrichtungen kalt und unpersönlich, ist es schwierig, ein gutes Praxisklima aufzubauen. Mit Licht und Pflanzen können Räume persönlicher ausgestattet werden. Auch die Arbeitsplätze, die nicht unmittelbar von Patienten eingesehen werden können, sollten sauber und aufgeräumt sein.

Weil das Klima häufig kaum noch wahrgenommen wird, ist es sinnvoll, neu hinzugekommene Patienten, nachdem sie einige Zeit in Behandlung waren, zu befragen (s. Abb. 1).

Wie war der erste Eindruck der Praxis?
Welche Person lieferte den ersten Praxiseindruck?
Wie beurteilen Sie die Umgangsformen des Praxisteams?
Was fiel Ihnen dabei besonders auf (z. B. Sprechweise, Kleidung, Gestik)?
Hatten Sie lange Wartezeiten?
Werden Sie vom gesamten Team oder nur vom Zahnarzt behandelt?
Wie gefallen Ihnen die Praxisräume (z. B. Farbe, Ausstattung)?
Charakterisieren Sie das Arbeitsklima (Umgangston der Angestellten untereinander, zur „Erstkraft", zum Chef).
Wie beurteilen Sie die technische Ausstattung der Praxis (z. B. Behandlungsstühle, Röntgengeräte)?
Haben Sie die gegebenen Informationen verstanden?
Wenn „nein", was waren die Gründe?
Wie empfanden Sie die Umstände Ihrer Behandlung (Setzen in den Behandlungsstuhl, Lagerung, Musik, Gespräch)?
Ist Ihre Behandlung arbeitstechnisch einwandfrei?
Wie beurteilen Sie die Arbeitstechnik des Teams?
Gehen Sie gerne in die Praxis (nicht nur zum Zahnarzt!)?
Wie hat sich Ihre Angst vor dem Zahnarztbesuch (falls vorhanden) während der Behandlung entwickelt?
Fühlen Sie sich als Patient verstanden?
Haben Sie etwas gelernt während Ihrer Behandlung?
Beschreiben Sie die Atmosphäre in der Praxis.
Wie wirkt sich die Atmosphäre in der Praxis auf Ihre Behandlung aus?

Abb. 1 Fragen zum Praxisklima

Wenn der Patient die Atmosphäre der Praxis als fröhlich und entspannt kennengelernt hat und mit dem Ergebnis der Behandlung zufrieden ist, wird er die meisten Fragen positiv beantworten.

Dies bedeutet einerseits, dass sich der Patient in der Praxis kompetent und professionell versorgt und gut aufgehoben fühlt, und andererseits, dass das Praxisteam gut gearbeitet hat.

Beschwerdemanagement

Jede Beschwerde eines Patienten muss als kostenlose Praxisberatung angesehen werden. Auf jeden Fall sollte ein Beschwerde- und Informationsprotokoll geführt werden, was in einer Teambesprechung verwendet werden kann. Folgendes sollte daraus hervorgehen:

- Was ist Gegenstand der Beschwerde?
- Wer hat sich beschwert?
- Wer hat die Beschwerde entgegengenommen?
- Wann wurde die Beschwerde entgegengenommen?
- Welche Maßnahmen werden getroffen oder müssen getroffen werden?
- Wie zufrieden ist der Patient?

Anhand einer Prozessanweisung für den Umgang mit Patientenbeschwerden, die auch für „interne Fehlermeldungen" verwendet werden kann, lassen sich Beschwerden strukturiert bearbeiten (s. Abb. 1).

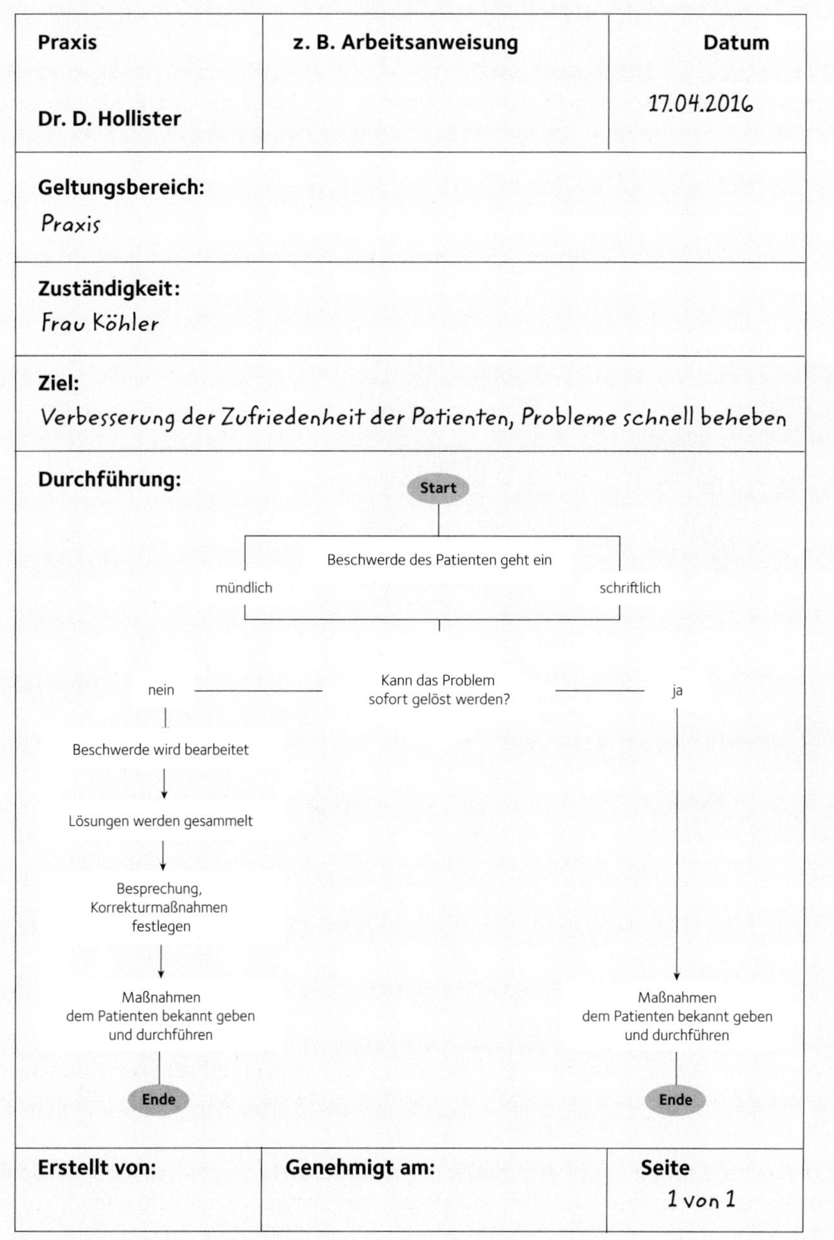

Praxis	**z. B. Arbeitsanweisung**	**Datum**
Dr. D. Hollister		17.04.2016

Geltungsbereich:
Praxis

Zuständigkeit:
Frau Köhler

Ziel:
Verbesserung der Zufriedenheit der Patienten, Probleme schnell beheben

Durchführung:

Erstellt von:	**Genehmigt am:**	**Seite**
		1 von 1

Abb. 1 Praxisanweisung Beschwerdemanagement

1.2.3 Bestellsysteme

Ein sehr wichtiger Bereich der Patientenorientierung sind die Terminsysteme in den Praxen, weshalb darauf näher eingegangen wird. Wie sind die Öffnungszeiten der Praxis? Wie ist die Erreichbarkeit? Wann kann ich einen adäquaten Termin für mich bekommen? Dies sind Fragen, die über die Qualität der Praxis aus Patientensicht mit entscheidend sind.

Sprechstundensystem

Das älteste in der ärztlichen und zahnärztlichen Behandlung bekannte Bestellsystem ist das Sprechstundensystem („Der Nächste bitte“). Nach der Reihenfolge ihres Eintreffens in der Praxis werden die Patienten behandelt (s. Abb. 1).

Für den Patienten hat dieses System den Vorteil, dass er nicht über Wochen hinaus auf einen Termin warten muss.

Es erscheinen jedoch Patienten mit unterschiedlichen Bedürfnissen, z. B. Patienten.
- deren Behandlung noch nicht abgeschlossen ist,
- die starke Schmerzen haben,
- die noch nie in der Praxis waren oder
- die unter unterschiedlichen Krankheiten leiden (z. B. chirurgische Eingriffe folgen auf konservierende Behandlungen, danach eine prothetische Behandlung).

Als gravierende Nachteile dieses Systems gelten daher:
- keine genaue Zeitplanung für das Praxispersonal möglich
- keine Zeit für den Patienten (Zwang zur Kurzzeitbehandlung)
- es sind viele „Sitzungen“ für einen Patienten erforderlich
- keine Möglichkeit der Vorbereitung von schwierigen Behandlungen
- keine Möglichkeit der Planung von Arbeitsschwerpunkten

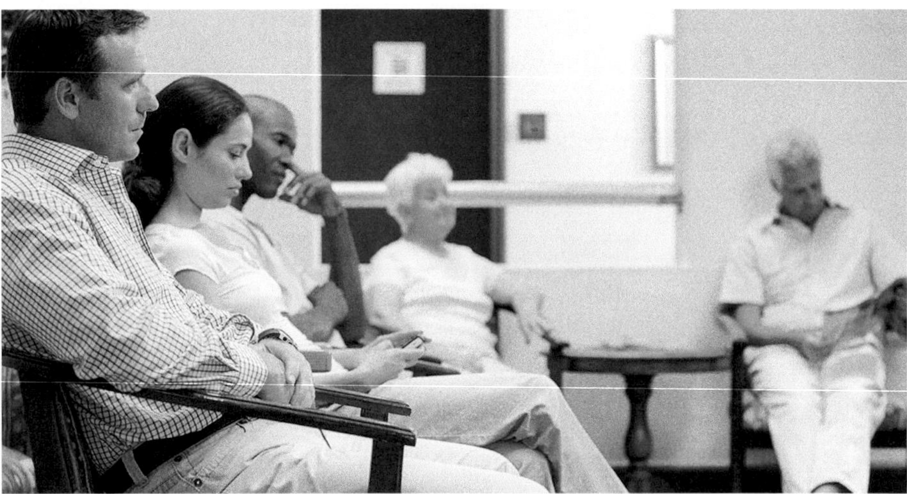

Abb. 1 Lange Wartezeiten sind ein Stressfaktor für Patienten und Mitarbeiter.

Nachdem sich in der gesamten Wirtschaft und im Privatleben das Zeitmanagement immer mehr durchgesetzt hat, gibt es nur noch wenige Arzt- und Zahnarztpraxen, die ausschließlich mit dem Sprechstundensystem arbeiten. In vielen Praxen wird das Sprechstundensystem mit einem Terminsystem kombiniert.

Nummern-Zeit-Bestellsystem

Das Nummern-Zeit-Bestellsystem war und ist ein Übergang vom reinen Sprechstunden- zum Terminsystem. Der Patient bekommt bei Eintreffen in der Praxis eine Nummer mit einer ungefähren Zeitangabe, wann er behandelt wird.

Die Zeit bis zur Behandlung kann er individuell überbrücken und muss sich nicht im Wartezimmer aufhalten. Der Patient erhält hier zumindest eine gewisse „Zeitsouveränität“.

Dieses System wird nur von sehr wenigen Zahnärzten durchgeführt.

Terminsystem

Bei einem Terminsystem werden mit dem Patienten ein oder mehrere Behandlungstermine vereinbart. Ziel dabei ist die Organisation eines gesteuerten Patientenaufkommens, d. h. eine gleichmäßige und gezielte Arbeitsauslastung der Behandler und des Praxispersonals.

Behandlungsfreie Zeiten verursachen Kosten (z. B. Personalkosten, Miete, nicht ausgelastete Geräte), die sich negativ auf die wirtschaftliche Situation der Praxis auswirken. Wird die Behandlungszeit jedoch zu knapp bemessen, gerät das Praxisteam unter Druck.
Dies hat häufig Hektik und Mehrarbeit für alle sowie eine hohe Mitarbeiterfluktuation zur Folge. Ein funktionierendes Terminsystem ist zudem ein wichtiger Faktor für die Patientenzufriedenheit (s. Abb. 1).

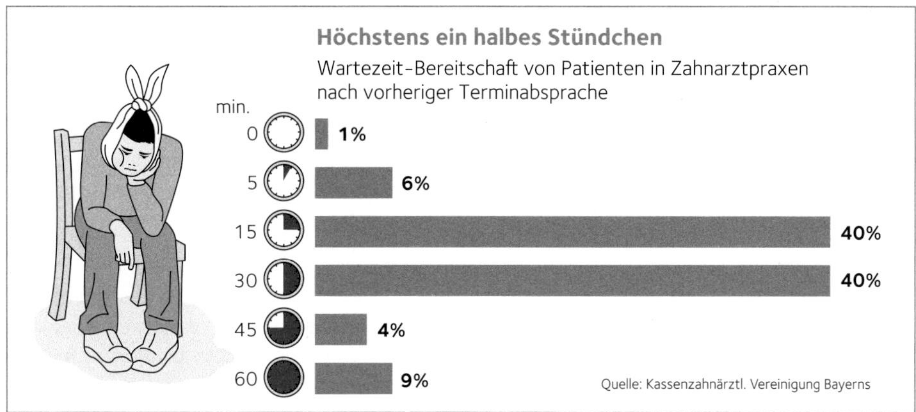

Abb. 1 Die Wartezeit ist für den Patienten ein wesentliches Kriterium für die Beurteilung einer Zahnarztpraxis.

Ein Terminsystem erfordert daher, dass die gesamte Behandlung eines Patienten und damit die Arbeitszeit des Praxispersonals im Voraus geplant wird.

Um ein solches Terminsystem einzuführen oder durchzuführen, sind verschiedene Voraussetzungen zu beachten:
- Praxisteam und Praxisausstattung
- Behandlungszeiten
- Mitwirkung des Personals
- „Erziehung" der Patienten
- konsequente Verfolgung
- flexible Planung
- psychologische Aspekte
- Organisationshilfsmittel

Praxisteam und Praxisausstattung

Die Berücksichtigung der Zusammensetzung des Praxisteams und der Ausstattung der Zahnarztpraxis sind Grundlage jeder Terminplanung.

Hierzu müssen folgende Fragen geklärt werden:
- Wie viele Behandler, fortgebildete Zahnmedizinische Fachangestellte, Prophylaxeassistentinnen, Zahnmedizinische Verwaltungsassistentinnen, Zahnmedizinische Fachangestellte, auszubildende Zahnmedizinische Fachangestellte, Zahntechniker usw. arbeiten in der Zahnarztpraxis?
- Welche und wie viele Räume stehen zur Verfügung?
- Ist ein Eigenlabor angegliedert?

Behandlungszeiten

Voraussetzung für eine effektive Terminplanung ist eine Einschätzung der voraussichtlichen Behandlungsdauer. Dazu ist es erforderlich, dass der Patient bereits bei der Terminvergabe Angaben über seine Beschwerden und Behandlungswünsche macht.

Die voraussichtlich benötigte Behandlungszeit für einzelne Behandlungseinheiten sollte vom Behandler immer individuell vorgegeben werden.

Viele Praxen arbeiten mit einem 15-minütigen Raster. Dies soll natürlich nicht bedeuten, dass es nur 15-Minuten-Behandlungen gibt. Es gibt selbstverständlich auch die sogenannten K-Termine (Kurztermine), wie beispielsweise Druckstellenbeseitigungen und Nachbehandlungen oder zweistündige Präparationstermine.

Jede Zahnarztpraxis sollte ihre individuellen Zeitgruppen (manchmal auch als E = Einheit bezeichnet) finden. Voraussetzung zur Entwicklung praxisindividueller Zeitgruppen ist, dass Zeitplanabweichungen notiert werden.
Ebenfalls sollte festgehalten werden, warum die Abweichung vom Plan erfolgte.

Ein perfektes System der Steuerung von Behandlungszeiten ist aufgrund individueller Patientenbedingungen und -wünsche nicht möglich. Deshalb sollte jedes noch so genau geplante Terminsystem auch flexibel zu handhaben sein.

Mitwirkung des Personals

Nachdem die Dauer der Arbeitszeit in der gesamten Wirtschaft immer mehr in die Verfügung des Arbeitnehmers gestellt wird, erfordert dies auch in Zahnarztpraxen flexible Behandlungs- und Zeitplanungen. Diese sind jedoch nur mit einer Beteiligung des gesamten Praxisteams umzusetzen.

Die Mitarbeiter müssen regelmäßig bei der Planung mitwirken und Verbesserungsvorschläge während der Teambesprechungen einbringen können. Gleichzeitig muss die Bereitschaft vorhanden sein, einander bei Besprechungen zuzuhören, Schwachstellen aufzudecken und in der neuen Planung zu korrigieren. Nur so kann sich in einer Zahnarztpraxis ein individuelles Terminsystem entwickeln.

„Erziehung“ der Patienten

Viele, vor allem ältere Patienten, kennen eine konsequente Terminpraxis bei Zahnärzten noch nicht. Schon bei der ersten Anmeldung sollte daher auf das Terminsystem der Praxis hingewiesen werden. ❯Terminkarten für die Patienten sind ein wichtiges Hilfsmittel zur Umsetzung des Bestellsystems.

Terminkarten, S. 161

Kommt ein Patient immer wieder zu spät, muss er auf sein Verhalten aufmerksam gemacht werden. Notfalls sollte man ihm einen neuen Termin geben oder ihn auch einmal länger warten lassen. Versäumen Patienten häufig einen längeren Termin ohne Entschuldigung, bietet sich eine Vereinbarung über die Bezahlung des „Praxisleerlaufs“ an (Vereinbarung über ❯Ausfallgebühren).

Ausfallgebühren, S. 163

Patienten, die pünktlich sind, möchten dies auch gewürdigt wissen. Dies kann am besten durch eine sofortige Behandlung geschehen, aber auch durch einen entsprechenden lobenden Hinweis.

Konsequente Anwendung

Ist ein Terminsystem eingeführt, muss es von der Praxis konsequent verfolgt werden. Außer Schmerz- und Notfällen darf es keine „Querläufer“ geben. Hieran muss sich natürlich auch der Behandler halten.

Gelingt es einem Patienten, sich durch Tricks in die vorzeitige Behandlung zu schmuggeln, fällt das gesamte System. Es hat sich hierbei als vorteilhaft erwiesen, dass das Terminsystem von einem Mitarbeiter verwaltet wird. Teilen sich zwei Mitarbeiter diesen Arbeitsplatz, ist eine exakte Absprache notwendig. Sehr schnell spielen Patienten Mitarbeiter gegeneinander aus (z. B.: „Bei Ihrer Kollegin bekomme ich meinen Termin aber immer früher!“).

Diese Konsequenz darf auch nicht an der Unpünktlichkeit des Praxisteams scheitern. Wird mit dem Patienten ein Termin um 8:30 Uhr vereinbart, können weder Behandler noch Mitarbeiter erst um diese Uhrzeit in der Praxis erscheinen. Das Praxisteam sollte mindestens einen Vorlauf von 15–30 Minuten vor dem ersten Patienten haben.

Konsequenz heißt auch, dass die Mitarbeiter den Behandler auf ein Zeitminus aufmerksam machen können und dürfen. Dies kann wortlos durch gelbe und rote Karten geschehen (❯Symbole während der Behandlung).

Symbole, S. 161

Flexible Planung

Jede Behandlungsplanung muss flexibel sein. Schmerz- und Notfälle müssen in ein Bestellsystem integriert werden können. Das Gleiche gilt für nicht vorgemerkte Patienten (sogenannte Spontanpatienten). Ebenso muss es möglich sein, dass ein neuer Patient innerhalb eines überschaubaren zeitlichen Rahmens einen Termin erhält. Manchmal hört man Zahnmedizinische Fachangestellte sagen, dass im nächsten halben Jahr kein Termin mehr frei sei.

Damit soll der Stellenwert ihrer Praxis unterstrichen werden. Bei genauerem Hinsehen entpuppt sich das Ganze meist als starres Terminsystem, wobei die neuen Patienten dann angehängt werden.

Psychologische Aspekte

Der erste Kontakt mit der Zahnarztpraxis läuft in der Regel über die zahnmedizinische Fachangestellte. Ihr Äußeres, ihre Kleidung und ihre Sprechweise repräsentiert für den Patienten in diesem Augenblick die Praxis. Mit dem Behandler kommen die meisten Patienten erst viel später in Kontakt. Deshalb ist es wichtig, dass sich die Zahnmedizinische Fachangestellte, die die Termine vergibt, als Repräsentantin der Praxis versteht. Sie „verkauft" dem Patienten eine Eintrittskarte mit einem „Exklusivtermin".
Auch unangemeldete Patienten dürfen nicht als „Störer" des Terminsystems empfangen werden.

Jederzeit sollten die Patienten das Gefühl haben, dass das Praxisteam Zeitkompetenz hat. Das heißt, eine Zahnmedizinische Fachangestellte weiß,

- dass ein Patient pünktlich erschienen ist und bereits wartet (s. Abb. 1),
- dass ein Patient unpünktlich war und ihm dies auch zu verstehen gegeben wird (siehe „Erziehung" der Patienten),
- wie lange eine Behandlung noch andauert. Notfalls gibt sie einem wartenden Patienten einen Zwischenstand oder klärt ihn über die unvermeidliche Wartezeit (einen dringenden Schmerzfall) auf. Auf keinen Fall darf beim Patienten der Eindruck entstehen, dass er vergessen worden ist.

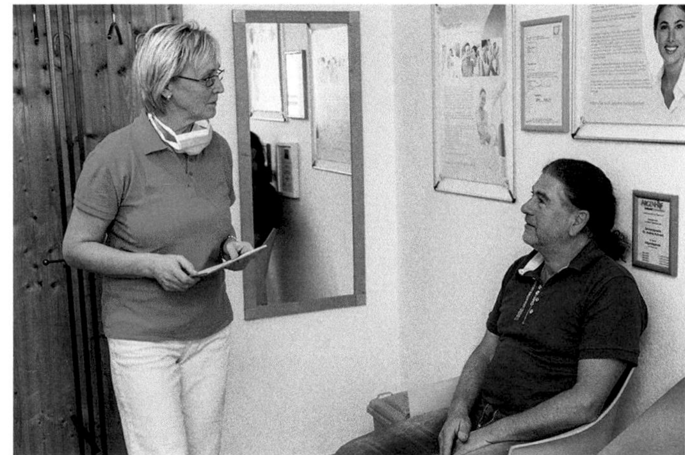

Abb. 1 Ein wartender Patient wird zur Behandlung geholt.

Entwicklung im Arzt- und Facharztbereich

Wegen zahlreicher Beschwerden von Patienten darüber, dass sie keine Termine beim Facharzt bekommen oder zu lange auf einen Termin warten müssen, wird im ärztlichen Bereich diskutiert, ob eine Informationsstelle für freie Termine bei Fachärzten eingeführt wird. Ab 2016 führt die Kassenärztliche Vereinigung Baden-Württemberg diese Servicestelle bereits ein. Das genaue Verfahren wird noch entwickelt. Damit soll erreicht werden, dass ein Patient innerhalb von vier Wochen einen Termin bekommt. Die freie Arztwahl ist bei diesem Verfahren aufgehoben.

Organisationshilfsmittel für das Terminsystem

Um ein Bestellsystem in der Zahnarztpraxis durchführen zu können, werden seit Jahren bewährte Hilfsmittel angeboten.
Dazu zählen:

- Terminreservierungskarten
- Termineinverständniserklärung (Terminverträge)
- Terminerinnerungskarten
- Symbole während der Behandlung
- Bestell- bzw. Terminbücher
- Terminsysteme

Terminreservierungskarten

Terminreservierungskarten dokumentieren den Termin bzw. die Termine schriftlich und unterstreichen damit die Bedeutung der Terminpraxis. Es sollte auch ein allgemeiner Hinweis auf das Bestellsystem der Praxis zu finden sein. Telefonische Terminreservierungen sollten schriftlich bestätigt werden.

Corporate Identity, S. 330

Terminreservierungskarten müssen frei von Werbung sein, können jedoch als „Werbeträger" der Zahnarztpraxis genutzt werden (Farbe, Gestaltung im Sinne einer ❯Corporate Identity, s. Abb. 1).

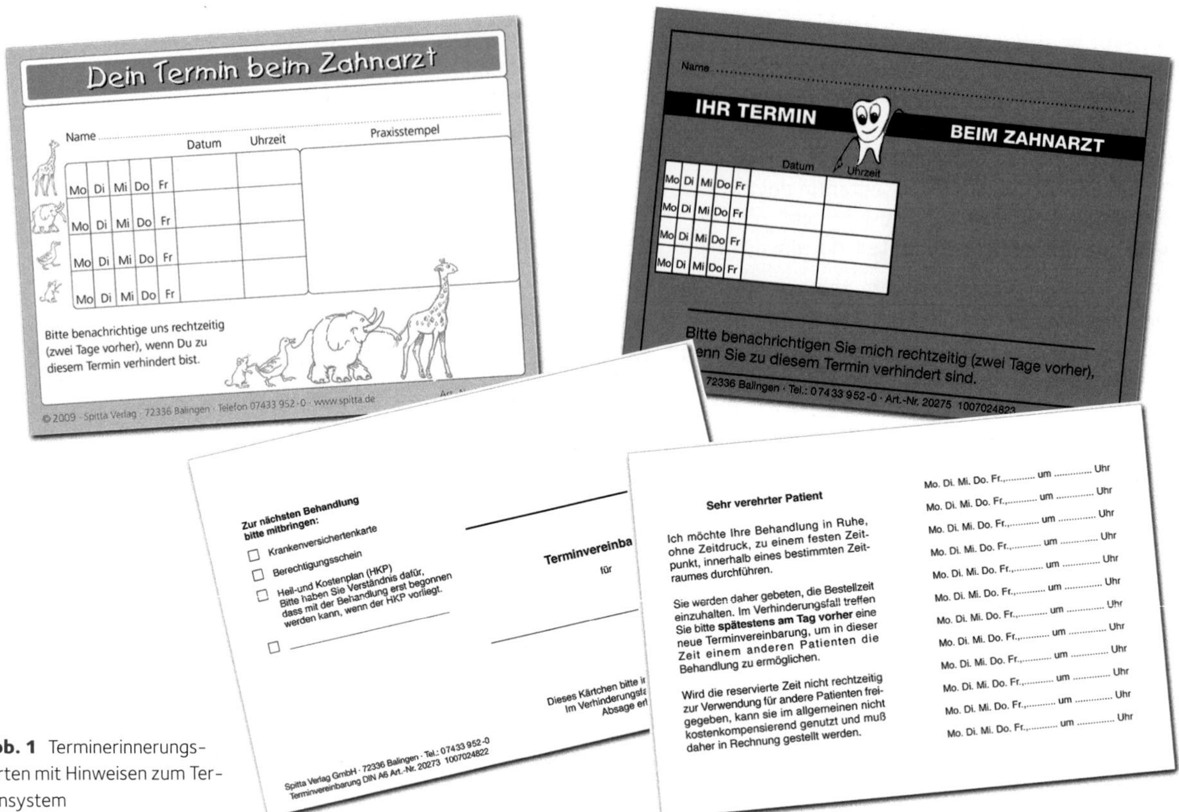

Abb. 1 Terminerinnerungskarten mit Hinweisen zum Terminsystem

Vereinbarung über Ausfallgebühr

Die Praxis wird nach dem Bestellsystem geführt. Wird reservierte Behandlungszeit nicht rechtzeitig (mindestens 24 Stunden vorher) zur Verwendung für andere Patienten freigegeben, kann sie im Allgemeinen nicht kostenkompensierend genutzt werden.

Es wird daher vereinbart, dass jede reservierte, aber nicht in Anspruch genommene Behandlungszeit von 15 Minuten

mit __________ Euro in Worten: ______________________________

in Rechnung gestellt werden kann.

______________________________ ______________________________

Datum/Unterschrift Patient/-in Datum/Unterschrift Zahnarzt

Abb. 2 Vereinbarung über Ausfallgebühr

Termineinverständniserklärungen (Terminverträge)

Bei „hartnäckigen Zuspätkommern" und „Terminversäumern" können nicht in Anspruch genommene Behandlungszeiten aufgrund eine entsprechende Vereinbarung in Rechnung gestellt werden (s. Abb. 2).

Dies kann nicht zulasten einer gesetzlichen Krankenkasse abgerechnet werden.

Terminerinnerungskarten
Längere Sitzungen sollten einen Tag vor der geplanten Behandlung dem Patienten nochmals schriftlich in Erinnerung gerufen werden (auch telefonisch, per SMS oder E-Mail möglich). Terminerinnerungskarten können auch verwendet werden, wenn die Praxis ein Recall-System führt.

Terminkarten können auch sehr praxisindividuell mit einem Terminprogramm erstellt werden.

Symbole während der Behandlung
Um Mitteilungen (z. B. Zeit ist überschritten, Schmerzpatient, nicht bestellter Patient, zu spät gekommener Patient, sehr erregter Patient) auf nonverbale oder nicht geschriebene Art dem Behandler verständlich zu machen, sollte man sich auf verschiedene Symbole (z. B. blaue Karte für nicht bestellter Patient, rote Karte für Zuspätkommer) einigen.

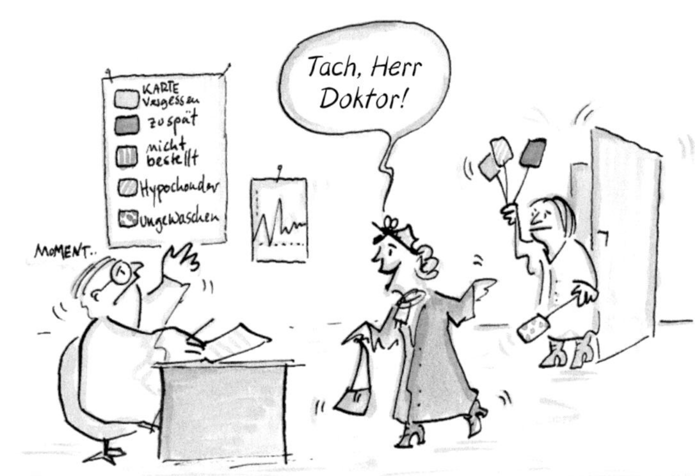

Bestell- bzw. Terminbücher
Früher verwendete man für die Aufzeichnung der Termine in der Tat nur Bücher, anfänglich ohne besondere Einteilung. Heute ist eine Vielzahl speziell auf die Anforderungen der Praxen zugeschnittener Terminbücher erhältlich (s. Abb. 1).

Ein Terminbuch sollte
- beim Aufschlagen mindestens die Woche im Überblick bieten. Das Format liegt dabei meist über DIN A4.
- für jeden Behandlungsraum eine eigene Spalte für Voreintragungen haben. Als zusätzliche Spalte bietet sich eine Möglichkeit für K(urz)-Termine an.
- die Wochentage, das Datum und die Uhrzeit vorgeben.
- Platz für den Namen, eventuell den Vornamen des Patienten und die Art der Behandlung in Kurzform bieten. Für unterschiedliche Behandlungen bieten sich unterschiedliche Farben an.
- Korrekturen (z. B. Änderungen eines Termins) ermöglichen (z. B. mit Überkleber).

Die Erfahrung zeigt, dass die Terminbücher und spezielle Terminsysteme immer mehr zugunsten von Praxisterminprogrammen zurückgedrängt werden.

Im ärztlichen Bereich diskutiert man aufgrund der Kritik, dass bestimmte Patienten keine zeitnahen Termine bei Fachärzten bekommen, die Einrichtung einer Vermittlungsstelle, die innerhalb von vier Wochen einen Termin bei einem Facharzt beschafft.

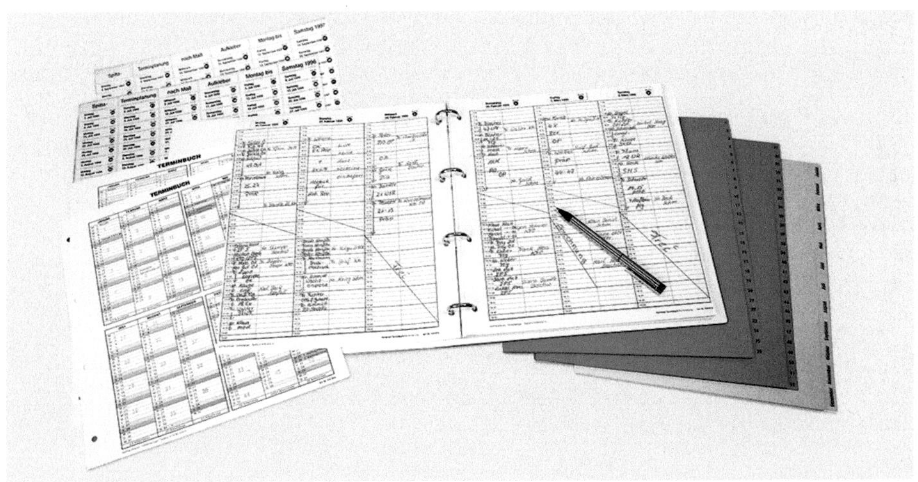

Abb. 1 Terminbücher

Störfaktoren des Terminsystems

Zeitüberschreitung infolge geänderter Behandlung

Bei jeder zahnmedizinisch-therapeutischen Behandlung kann eine planabweichende Entwicklung eintreten (z. B. wenn sich eine einfache Füllung zu einer Caries-profunda-Behandlung wandelt, eine Extraktion zu einer Aufklappung wird, ein Patient kollabiert).

Sofort müssen die pünktlich erschienenen Patienten über die zeitliche Entwicklung unterrichtet werden. Gleichzeitig muss die zeitkompetente Zahnmedizinische Fachangestellte am Empfang Maßnahmen einleiten, um das Zeitversäumnis wieder aufzuholen.

Als Möglichkeiten bieten sich an:

- Umbestellen von Patienten: Hierbei ist genau zu überlegen, welchen Patienten man umbestellt. Oft hat dies Konsequenzen für dessen weitere Behandlung.
- Unterbrechung der Wartezeit durch Platzieren des Patienten in ein freies Behandlungszimmer.
- Kurzfristige und vorübergehend schnellere Behandlung.
- Abkürzung der Behandlung bei bestellten Patienten: Auch dies wird im Einzelfall möglich sein.

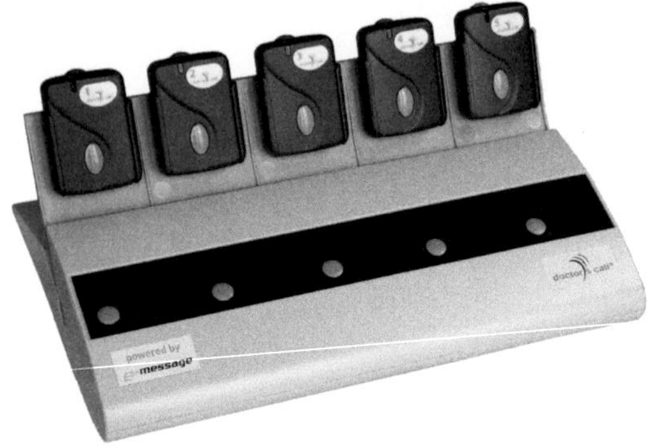

Abb. 1 Einsatz von Wartezimmer-Pieper

Möchten Patienten in der Zwischenzeit noch etwas erledigen, können Sie mit einem Wartezimmer-Pieper (Doctor's Call) ausgerüstet werden (s. Abb. 1). Der Patient wird rechtzeitig vor der Behandlung über den Funkrufdienst e*Cityruf angepiept.

In verschiedenen Zahnarztprogrammen gibt es auch eine **Wartezimmermanagementfunktion**, oft auch Warteliste genannt. Sobald ein Patient erscheint, wird er hier eingetragen. Das Programm führt alle Patienten mit ihrer Wartezeit auf, sodass jederzeit ein Überblick ermöglicht wird (s. Abb. 2, 3). Falls eine bestimmte Wartezeit überschritten ist, kann man sich z. B. einen Hinweis oder eine Warnung anzeigen lassen.

Nicht erschienene Patienten werden markiert. Kommt ein Patient in das Behandlungszimmer oder verlässt er die Praxis, wird ebenfalls in dem entsprechenden Feld ein Häkchen gesetzt.

Warteliste (Letzte Aktualisierung: 15:03:17)

Typ St.	Kommt	Wartet	Pat.-Nr.	Name	Vorname	Datum	Von	Bis	Dauer	Leistung	Behandler	Zimmer
	14:45	00:18	40	Kiesewetter	Otto	18.11.2015	15:15			Abdrücke	1 - z1	Zimmer 2
	14:45	00:18	12	Vogelweide	Walter	18.11.2015	15:15			Eingliedern Brücke	1 - z1	Zimmer 2
	14:46	00:17	15	Höhe	Max	18.11.2015	15:15			Prophylaxe	1 - z1	Zimmer 3
	14:45	00:18	19	Braun	Werner	18.11.2015	15:30			Nachbehandlung nach OP	1 - z1	Zimmer 2
	15:10		25	Salomon	Dieter	18.11.2015	15:30			Füllung 23-26	1 - z1	Zimmer 1
	15:30		38	Malerbräch	Peter	18.11.2015	15:45			01	1 - z1	Zimmer 2

Abb. 2 Warteliste in einem Wartezimmerprogramm

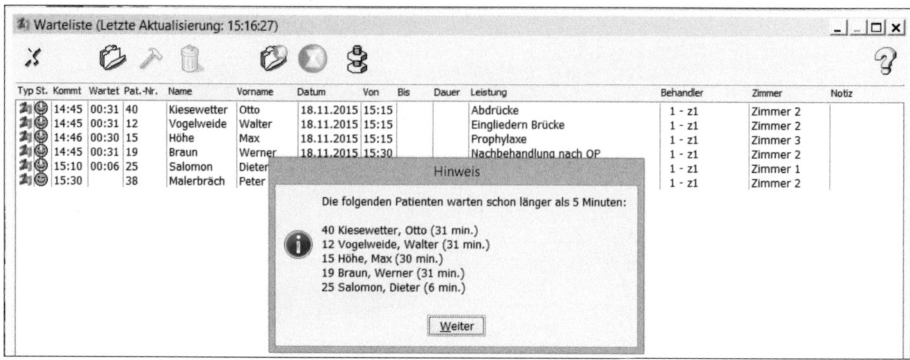

Warteliste (Letzte Aktualisierung: 15:16:27)

Typ St.	Kommt	Wartet	Pat.-Nr.	Name	Vorname	Datum	Von	Bis	Dauer	Leistung	Behandler	Zimmer	Notiz
	14:45	00:31	40	Kiesewetter	Otto	18.11.2015	15:15			Abdrücke	1 - z1	Zimmer 2	
	14:45	00:31	12	Vogelweide	Walter	18.11.2015	15:15			Eingliedern Brücke	1 - z1	Zimmer 2	
	14:46	00:30	15	Höhe	Max	18.11.2015	15:15			Prophylaxe	1 - z1	Zimmer 3	
	14:45	00:31	19	Braun	Werner	18.11.2015	15:30			Nachbehandlung nach OP	1 - z1	Zimmer 2	
	15:10	00:06	25	Salomon	Dieter						1 - z1	Zimmer 1	
	15:30		38	Malerbräch	Peter						1 - z1	Zimmer 2	

Hinweis

Die folgenden Patienten warten schon länger als 5 Minuten:

40 Kiesewetter, Otto (31 min.)
12 Vogelweide, Walter (31 min.)
15 Höhe, Max (30 min.)
19 Braun, Werner (31 min.)
25 Salomon, Dieter (6 min.)

Weiter

Abb. 3 Hinweis auf Zeitüberschreitung

Notfall- und Schmerzpatienten

Beide Patientengruppen erscheinen ungeplant in der Praxis. Als Notfall sieht man einen Patienten, bei dem z. B. ein Frontzahnprovisorium oder gar eine Frontzahnkrone frakturiert ist. Ein Schmerzfall ist ein Patient mit starken Schmerzen. Den Notfall als solchen zu erkennen, bereitet normalerweise keine großen Probleme. Schwieriger sind die Schmerzfälle. Hier gehören viel Fingerspitzengefühl und eine besondere Fragetechnik dazu, um die echten von den unechten Schmerzfällen zu unterscheiden.

Auf jeden Fall sollten für die echten Schmerzfälle Pufferzonen im Terminplan vorgesehen sein. Grundsätzlich sind die Schmerzfälle nach Wochenenden und Feiertagen besonders häufig. Versuchen Sie, hier eine praxisindividuelle Häufung herauszufinden.

Die Behandlung von Schmerzpatienten sollte sich nur darauf konzentrieren, dem Patienten vorerst die Schmerzen zu nehmen. Dem Behandler sollte deutlich gemacht werden, dass es sich um einen Schmerzpatienten ohne Termin handelt.

Ausbleibende Patienten

Sagt der Patient ab, gelingt es meist über eine Warteliste, einen Ersatzpatienten zu bestellen. Bleibt der Patient jedoch ohne Absage dem Termin fern, muss die Zeit anders genutzt werden (z. B. Mitarbeiterbesprechung, Heil- und Kostenpläne (HKP) bearbeiten, Zahnarztbriefe schreiben).

In jedem Fall sollte der Patient informiert werden, dass sein Ausbleiben von der Praxis bemerkt wurde. In der für den Patienten reservierten Zeit sind die Kosten der Zahnarztpraxis weitergelaufen. Die Praxis hatte keine Möglichkeit, die Kosten zu erwirtschaften. Für weitere Termine sollte deshalb eine Vereinbarung über die sogenannte Ausfallgebühr abgeschlossen werden. Die durchschnittlichen Kosten einer Zahnarztpraxis belaufen sich heute auf etwa 250,00 € pro Behandlungsstunde.

Wird dies alles beachtet, bietet das Terminsystem für Patient und Zahnarztpraxis enorme Vorteile (s. Tab. 1).

Praxis	Patient
– gleichmäßige Ausnutzung des Praxisapparates – kein stoßweiser Druck, der zur flüchtigen Behandlung verleitet – Zeit und Ruhe für den Patienten – Qualitätssteigerung – Freude am Beruf – geregelte Arbeitszeit	– keine oder geringe Wartezeiten – weniger Nervosität – weniger Sitzungen – Gefühl, das Team hat Zeit für mich – Zufriedenheit

Tab. 1 Vorteile des Terminsystems

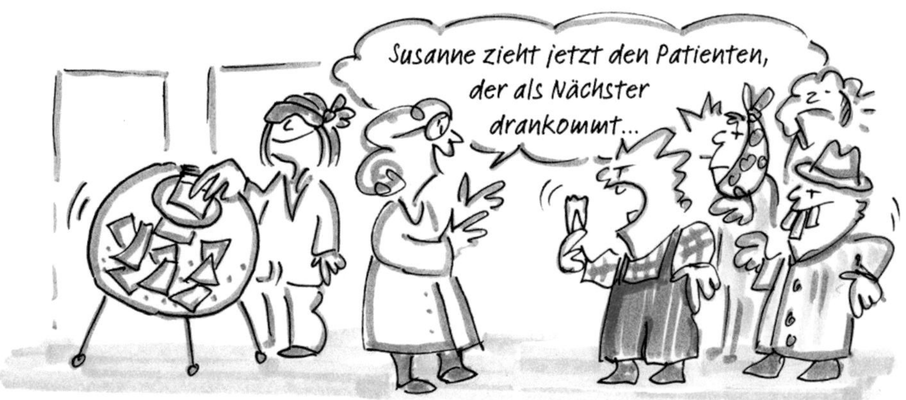

Merksätze zur Technik der Terminvergabe

- Keine zu weit in die Zukunft reichenden Termine vergeben, sie werden leicht vergessen (maximal bis zu einem Monat).
- Alle Termine schriftlich für Patient und Zahnarztpraxis fixieren (auch die Hausbesuche durch den Zahnarzt!).
- Dem Patienten nicht zu viele Termine anbieten, höchstens zwei Alternativen.
- Zunächst die weniger attraktiven Termine vergeben.
- Planen Sie Schmerzpatienten ein, insbesondere nach Sonn- und Feiertagen. Führen Sie eine Strichliste, wann in Ihrer Praxis die Schmerzpatienten am häufigsten kommen.
- Planen Sie neue Patienten für eine Erstuntersuchung ein.
- Machen Sie eine Jahresplanung für z. B. Urlaub, Kongresse.
- Markieren Sie unterschiedliche Behandlungen in unterschiedlichen Farben.
- Planen Sie für jeden Behandlungsraum einzeln.
- Planen Sie Besuche von Pharmareferenten ein.
- Führen Sie eine Warteliste mit Patienten, die kurzfristig erreicht werden können, falls ein bestellter Patient ausbleibt (z. B. wenn ein Termin für Schmerzpatienten nicht belegt wird oder wenn ein Patient absagt).
- Markieren Sie „Zuspätkommer" und „Terminsäumer".
- Bestätigen Sie Langzeittermine noch einmal schriftlich oder telefonisch am Tag vor der geplanten Behandlung.
- Informieren Sie die Patienten bei Terminverzug. Beachten Sie dabei Ihre gewählte Formulierung. „Sie kommen schon in einer halben Stunde dran" klingt positiver als „Sie müssen noch eine halbe Stunde warten" oder „Es dauert noch einen Moment".
- Planen Sie funktionell und der Arbeitsleistung des Praxisteams entsprechend. So sollten umfangreiche Präparationen möglichst morgens oder in den frühen Nachmittag gelegt werden, wenn die Leistungsfähigkeit am größten ist. Es sollten nicht mehrere 3-Stunden-Termine hintereinanderliegen. In einer Teambesprechung sollten dazu gemeinsam Regeln erarbeitet werden (z. B. bestimmte Eingriffe können auf bestimmte Tage gelegt werden).
- Zeitpuffer (z. B. Pausen) auch für die Mitarbeiter einplanen.
- Bestellte Patienten haben stets Vorrang.
- Nicht bestellte Patienten müssen warten und sind über die ungefähre Wartezeit zu informieren.
- Bei Vergabe mehrerer Termine für prothetische Arbeiten berücksichtigen Sie die Laborfertigungszeiten.
- Die Termine eines Tages sollten auch im entsprechenden Behandlungsraum eingesehen werden können. Dieser sogenannte aktuelle Spiegel ist zur Feststellung von Zeitdefiziten und Einhaltung von Terminen wichtig.
- Informieren Sie die Patienten rechtzeitig über Praxisurlaub und Vertretung.

Recall

Der Begriff Recall stammt aus dem englischen Sprachraum und bedeutet „Rückruf" oder im weiteren Sinne „Erinnerung". Übertragen auf die Zahnarztpraxis heißt Recall, dass ein Patient nach Abschluss einer Behandlung daran erinnert wird, zu einer Kontroll- bzw. Vorsorgeuntersuchung in die Praxis zu kommen. Dies geschieht innerhalb einer bestimmten Frist, die in der Regel vom Behandler oder von Versicherungen festgelegt wird.

Einige Versicherungen und Dentallabore übernehmen nur dann die vereinbarte Garantie für bestimmte Leistungen (z. B. Zahnersatz), wenn eine regelmäßige Kontrolle erfolgt.

Mit dem Terminsystem lässt sich ein Recall-System sehr gut verbinden. Es wird auch als Patienten-Erinnerungs-System (PES), als Erinnerungsdienst (ED) oder Wiedereinbestellsystem bezeichnet.

Voraussetzungen zur Einführung eines Recalls sind:

- Praxis arbeitet mit einem Terminsystem (zumindest teilweise).
- Geringe Patientenfluktuation, d. h., die Praxis arbeitet mit einem prophylaxewilligen Patientenstamm.

Verfahren:

1. Der Patient wird nach Ende der Behandlung über die Vorsorgeuntersuchungen aufgeklärt.
2. Dem Patienten wird die Möglichkeit geboten, freiwillig am Recall-System der Praxis teilzunehmen.
3. Der Patient unterschreibt, dass er mit dem Recall einverstanden ist (s. Abb. 1).
4. Die Praxis führt eine eigene Recall-Kartei, die chronologisch (zeitlich) geordnet ist. Dies ist heute mit den meisten Praxisverwaltungsprogrammen möglich. Alternativ können die Patienten auf eine Liste geschrieben werden, die man im Terminbuch beim entsprechenden Monat einlegt.
5. Ist der verabredete Termin verstrichen, erhält der Patient eine Nachricht (z. B. Postkarte, E-Mail, SMS, Fax) mit der Erinnerung an die Vorsorgeuntersuchung.
6. Der Patient verabredet einen Termin zur Vorsorgeuntersuchung. Meldet sich der Patient nicht, scheidet er aus dem Verfahren aus.

Auf keinen Fall sollten Patienten mehrmals an ihre Vereinbarung erinnert und fremde Patienten oder Patienten ohne Vereinbarung angeschrieben werden.

Wird der Recall in diesem Sinne angewandt, zeugt dies von einem verantwortungsbewussten Handeln der Zahnarztpraxis. Der Recall wird in vielen Praxen ebenfalls mit dem Zahnarztprogramm durchgeführt.

Manche Praxen verbinden den Recall auch mit Hinweisen auf besondere Veranstaltungen. Das können z. B. Ausstellungen, Künstlerauftritte oder Informationen über Implantate im Alter sein. Der Patient unterschreibt dazu, dass er auch darüber informiert werden will.

RECALL | A | B | C | D | E | F | G | H | I | J | K | L | M | N | O | P | Q | R | S | T | U | V | W | XY | Z

Name ____ Vornamen ____
Straße ____ Telefon ____
PLZ/Ort ____
Krankenkasse ____ Arbeitgeber ____

Terminwünsche
☐ Mo ☐ Di ☐ Mi ☐ Do ☐ Fr ☐ vormittags ☐ nachmittags

Die Benachrichtigung soll ☐ mit Postkarte ☐ telefonisch ☐ per E-Mail ☐ per SMS erfolgen.

Ich möchte für die Kontrolluntersuchung bestellt werden. Der Erinnerungsdienst ist freiwillig. Ich kann ihn jederzeit widerrufen.

Datum/Unterschrift ____

A | B | C | D | E | F | G | H | I | J | K | L | M | N | O | P | Q | R | S | Sch | St | T | U | V | W | X | Y | Z

Name
geb. am
Anschrift

Intervall

☐ Ich bitte, mich regelmäßig an den Termin zur Kontrolluntersuchung zu erinnern. Mir ist bekannt, dass dieser Service für mich unverbindlich ist und ich jederzeit davon zurücktreten kann.

☐ Nennen Sie mir bitte gleich bei der Benachrichtigung einen Termin. Eine Benachrichtigung erfolgt nicht mehr, wenn ich zweimal hintereinander nicht zur Vorsorgeuntersuchung gekommen bin.

Datum ____ Unterschrift ____

Abb. 1 Recall-Vereinbarung

Internettermine

Zahnärzte und Ärzte gehen immer mehr dazu über, auch Termine im Internet auf ihrer Website anzubieten. Dies wird von Patienten sehr gut angenommen. Man unterscheidet mittlerweile schon verschiedene Varianten in der Onlineterminierung: Der Patient kann auf der Website der Praxis bestimmte freigeschaltete Termine buchen. Dies ist für einen Anfangskontakt (z. B. 01-Untersuchung mit 15 Minuten) gut. Es ist aber auch möglich, dass bereits registrierte Patienten von der Praxis die Anzahl und die Zeiten der nächsten Termine und die einzuhaltenden Zeitabstände erhalten, die dann selbstständig gebucht werden können.
In manchen Programmen kann der Patient auch Alternativtermine eintragen oder online Hinweise geben. Die Praxis bestätigt dem Patienten die Termine per E-Mail, auf der Webseite oder per SMS.

1.2.4 Kooperationen mit Partnern im Gesundheitswesen

Hierunter fällt die sogenannte „externe Kommunikation" mit anderen Versorgungsbereichen. Damit sind andere Zahnärzte und Ärzte gemeint (z. B. Kieferorthopäde, Mund-Kiefer-Gesichts-Chirurg, Haus- oder Facharzt), eine Universitätszahnklinik oder ein Krankenhaus. Eine wichtige Kommunikation, die bereits erwähnt wurde, ist die mit dem Fremdlabor, mit dem eng zusammengearbeitet werden muss. Neuerdings werden viele Kooperationsvereinbarungen mit Alten- und Pflegeheimen abgeschlossen, damit bestimmte Besuchsgebührenziffern abgerechnet werden können. Die gute Kommunikation mit der Zahnärztekammer und der KZV sollte eine Selbstverständlichkeit sein.

1.2.5 Dokumentation der QM-Maßnahmen (Praxishandbuch)

Die Dokumentation der gesamten getroffenen Maßnahmen in einem Praxishandbuch, welches allen in der Zahnarztpraxis zugänglich sein sollte, ist ebenfalls ein wichtiges Instrument, welches in den QM-Richtlinien vorgeschrieben ist. Neben den Praxiszielen, der Festlegung der Aufgabenbereiche der Mitarbeiterinnen sowie den Arbeitsanweisungen (Checklisten) sollten die „Praxiskernprozesse" (z. B. Patientenaufnahme, Recall, Kommunikation, Hygienedurchführung, Behandlungsplanung, Terminvergabe, Risikomanagement, Fehlerbehandlung, Messung der Patientenzufriedenheit) im Praxishandbuch dokumentiert sein (s. Abb. 1).

Kapitel	Thema	Seite
1	Leitbild der Praxis Dr. Muster	1
2	Qualitätspolitik und Qualitätsziele	2
3	Qualitätsmanagementsystem, Anwendungsbereich, gesetzliche Grundlagen	3
4	Aufbauorganisation (Verantwortung, Zuständigkeiten und Befugnisse)	5
5	Ablauforganisation	8
6	Verantwortung der Praxisleitung	10
7	Dienstleistungserbringung	12
8	Messung, Analyse und Verbesserung	15
9	Übersicht Systemdokumente, mitgeltende Unterlagen, Verweise	18
10	Begriffe und Abkürzungen	20

Abb. 1 Inhaltsverzeichnis eines Praxisbuches

Ein gutes Praxishandbuch sollte
- die Praxis nach innen und außen darstellen,
- eine Loseblattsammlung sein,
- mittels EDV erstellt werden,
- verständlich sein,
- übersichtlich sein,
- immer greifbar sein,
- aktuell sein,
- allen bekannt sein,
- im Team entwickelt werden,
- schön gestaltet sein, sodass man es gerne in die Hand nimmt,
- das beschreiben, was wirklich getan wird,
- gelebt werden.

Auch für das QM-Handbuch gilt der Leitspruch „so wenig wie möglich, so viel wie nötig". Empfehlenswert ist ein Umfang von etwa 20 DIN-A4-Seiten.

Bei der Erstellung sollte man sich fragen:
- Was ist uns bei der Erstellung wichtig?
- Wie wollen wir vorgehen?
- Wie sieht unser Inhaltsverzeichnis aus?
- Was ist uns bei der Dokumentation wichtig?
- Wie und wo ordnen wir diese in unser Handbuch ein?

1.3 QM-Systeme und Zertifizierungen

Die Qualitätsmanagement-Normen der Reihe ›**ISO 9000** sind 1987 eingeführt worden. Sie bilden weltweit für mehr als 1,5 Mio. Organisationen der verschiedensten Branchen die Basis für Qualitätssicherung und Qualitätsmanagement.

ISO
International Organization for Standardization

Die Bundeszahnärztekammer entwickelte zusammen mit einigen Landeszahnärztekammern 2001 das **Zahnärztliche Qualitätsmanagementsystem** (Z-QMS) als einen Vorschlag zur Qualitätssicherung. Das Z-QMS umfasst
- rechtliche Basisinformationen,
- Hilfen zur Dokumentation der organisatorischen Abläufe durch Checklisten,
- Bausteine für ein individuelles, umfassendes und systematisches Praxismanagement,
- Praxisleitbilder.

Weitere QM-Systeme sind z. B.:
- **EFQM-Modell** der Europäischen Stiftung für Qualitätsmanagement: Ein Schwerpunkt ist der **K**ontinuierliche **V**erbesserungs**p**rozess (KVP) und die Verpflichtung zur ständigen Innovation und zum Lernen. Die Führungskräfte sind Vorbilder für die gesamte Organisation.
- **Qu.int.as** (Integriertes Qualitätsmanagementsystem Arbeitssicherheit): Ein ISO-basiertes QMS, das von der Berufsgenossenschaft für Gesundheitspflege und Wohlfahrt entwickelt wurde. Als sogenanntes integriertes QM liegt der Schwerpunkt im Gesundheitsschutz am Arbeitsplatz.
- **QEP** (Qualität und Entwicklung in den Praxen): Eine von der KBV und verschiedenen Kassenärztlichen Vereinigungen entwickelte Handlungsempfehlung, die in drei Phasen abläuft:
  - Bestandsaufnahme, Teamziele festlegen, Befähigung (= Schulung) des Teams
  - Bearbeitung und Umsetzung der Ziele
  - interne Qualitätsbewertung anhand von 400 Fragen

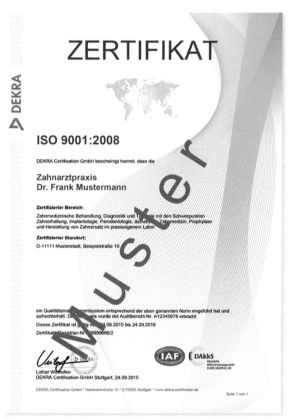

DEKRA

ZERTIFIKAT

ISO 9001:2008

DEKRA Certification GmbH bescheinigt hiermit, dass die

Zahnarztpraxis
Dr. Frank Mustermann

Zertifizierter Bereich:
Zahnmedizinische Behandlung, Diagnostik und [illegible] mit den Schwerpunkten Zahnerhaltung, Implantologie, Parodontologie, [illegible] Zahnmedizin, Prophylaxe und Herstellung von Zahnersatz im praxiseigenem Labor

Zertifizierter Standort:
D-11111 Musterstadt, Beispielstraße 10

ein Qualitätsma[illegible]entsystem entsprechend der oben genannten Norm eingeführt hat und aufrechterhält. De[illegible]weis wurde mit Auditbericht-Nr. A12345678 erbracht.

Dieses Zertifikat ist g[illegible] v[illegible]4.09.2015 bis 24.09.2018

Zertifikat[illegible]istrier-Nr.[illegible]9999666/2

Lothar We[illegible]ofen
DEKRA Certification GmbH Stuttgart, 24.09.2015

IAF
DAkkS Deutsche Akkreditierungsstelle D-ZM-16029-01-01

DEKRA Certification GmbH * Handwerkstraße 15 * D-70565 Stuttgart * www.dekra-certification.de

Seite 1 von 1

Abb. 1 Zertifizierungsurkunde einer Zahnarztpraxis

Alle diese QM-Systeme müssen für die Zahnarztpraxen angepasst werden, da sie sich sehr allgemein mit QM für Unternehmen befassen.

Hat eine Praxis oder ein Unternehmen ein solches QM-System aufgebaut, kann es sich z. B. nach den ISO-Normen ›**zertifizieren** lassen (s. Abb. 1). Dies geschieht durch entsprechend akkreditierte (zugelassene) Gesellschaften wie den TÜV oder die Deutsche Gesellschaft für Qualität (DGQ). Die Zertifizierung gilt drei Jahre und muss dann erneut beantragt werden.

Zahnarztpraxen müssen sich aktuell nicht verpflichtend zertifizieren lassen, Vertragszahnärzte sind lediglich verpflichtet, ein QM-System einzuführen. Eine Zertifizierung kann aber ein Wettbewerbsvorteil bei der Gewinnung neuer Patienten sein, besonders wenn Wettbewerber bereits eine Zertifizierung haben oder Kunden dies verlangen.

Zertifizierung
Bestätigung einer Überprüfungsstelle, dass die Praxis ein Qualitätsmanagementsystem eingeführt hat

Kann im Einzelfall von einem Unternehmen keine Qualität nachgewiesen werden, könnte dies zur Erschwerung bei der Kreditvergabe durch Banken führen (z. B. höhere Zinsen oder Ablehnung eines Kreditwunsches). Auch einige gewerbliche Dentallabors haben sich bereits zertifizieren lassen.

Viele **EDV-Systeme** in Zahnarztpraxen beinhalten oft auch in der Grundversion ein softwaregestütztes QM-System, welches dann auch ein Praxishandbuch erstellen kann. Zudem werden Zusatztools angeboten, mit denen man ein QM-System für die Zahnarztpraxis erstellen kann. Dies ist grundsätzlich aber nicht erforderlich und man sollte darauf achten, dass der Aufbau eines QM-Systems mittels EDV nicht noch einen größeren Aufwand verursacht, als man ohnehin dafür benötigt.

AUFGABEN

1 Versuchen Sie aus Ihrer Sicht zu beschreiben, welche Qualität Sie erwarten, wenn Sie eine Reise mit der Deutschen Bahn unternehmen.

2 Begründen Sie, warum eine Zahnarztpraxis ein QM-System einführen muss.

3 Erläutern Sie die Bedeutung des „Fehlereisbergs" (s. S. 138).

4 Was versteht man unter einem PDCA-Zyklus?

5 Stellen Sie ein Leitbild (Ziele einer Praxis) zusammen und präsentieren Sie dieses Leitbild als Aushang.

6 Betrachten Sie Ihre Ausbildungspraxis einmal „aus der Ferne" und beantworten Sie folgende Fragen:
- **a** Was erwarten Patienten von der Praxis?
- **b** Welche Patientengruppen können Sie unterscheiden?
- **c** Inwiefern wird in Ihrer Praxis auch nach dem Besuch noch Service geboten?

7 Was versteht man unter Checklisten (Prozessbeschreibungen)?

8 Nennen Sie Einsatzmöglichkeiten von Checklisten.

9 Entwickeln Sie eine Checkliste für Ihre kommenden Wochentage.

10 Stellen Sie eine Checkliste Ihrer Ausbildungspraxis im Unterricht vor (Erlaubnis des Praxisinhabers einholen!).

11 Entwickeln Sie eine Checkliste für die Anfertigung einer OPG-Röntgenaufnahme.

12 Stellen Sie die Aufbauorganisation Ihrer Ausbildungspraxis inkl. Leitungssystem dar.

13 Wo sehen Sie mögliche Probleme in einer Zahnarztpraxis, die nach dem Mehrliniensystem organisiert ist (s. S. 144)?

14 Stellen Sie die Ablauforganisation Ihrer Ausbildungspraxis dar, wenn ein Patient zum ersten Mal Ihre Praxis betritt.

15 Beschreiben Sie, wie Sie die Praxisorganisation an Ihrem ersten Ausbildungstag wahrgenommen haben.

16 Finden Sie zwei Beispiele für Risiken in Zahnarztpraxen und machen Sie Vorschläge zur Risikominimierung oder Ausschaltung des Risikos.

17 Bei der Lagerhaltung ist es zu einem Fehler gekommen. Materialien mit abgelaufenem Haltbarkeitsdatum können nicht mehr verwendet werden. Analysieren Sie, wie es zu dem Fehler gekommen sein kann. Wie soll das in Zukunft besser gemanagt werden?

18 Beschreiben Sie den Führungsstil in Ihrer Ausbildungspraxis.

19 Beschreiben Sie das Praxisklima in Ihrer Ausbildungspraxis.

20 Analysieren Sie den Umgang mit den Kollegen in Ihrer Ausbildungspraxis, indem Sie folgende Fragen beantworten:
- **a** Geht man aktiv auf alle Kollegen zu?
- **b** Kann man Kritik an Kollegen äußern?
- **c** Wie wird über Kollegen in deren Abwesenheit geredet?
- **d** Werden im Gespräch die Worte Bitte und Danke verwendet?
- **e** Hilft man sich gegenseitig?
- **f** Bietet man einem anderen seine Hilfe unaufgefordert an?

21 Was ist Ihnen im Arbeitsleben wichtig?

22 Entwickeln sie einen kurzen Patientenfragebogen (höchstens sechs Fragen oder Aufträge), um die Qualität Ihrer Praxis aus Patientensicht zu ermitteln.

23 Lesen Sie den folgenden Artikel über ein Gerichtsurteil. Welche Konsequenzen ergeben sich daraus für eine Zahnarztpraxis?

> **Patient muss nicht „umsonst" warten**
> *Länger als 30 Minuten braucht ein Patient bei vereinbartem Termin im Wartezimmer eines Arztes nicht „umsonst" zu warten. Das jedenfalls bestätigte das Amtsgericht Burgdorf einem Vertreter, der trotz Bestellung um 18:30 Uhr bis 20 Uhr vergebens auf Behandlung warten musste. Das Gericht sprach dem Vertreter für die unnütze Wartezeit einen Verdienstausfall von 35,80 D-Mark zu.*
> *(Aktenzeichen: 3 C 204/84) Badische Zeitung vom 11.12.1987*

24 Nennen Sie Argumente für ein Sprechstundensystem.

25 Weshalb ergeben sich in einem Sprechstundensystem häufig Überstunden für das Praxisteam?

26 Nennen Sie Bedingungen, die beachtet werden müssen, wenn man nach einem Terminsystem behandelt.

27 Zeigen Sie an einem Beispiel, dass die Planung im Terminsystem flexibel gehandhabt werden muss.

28 Welche Vorschläge können Sie zur Verbesserung Ihres in der Ausbildungspraxis vorhandenen Systems machen?

29 Wie werden Schmerzpatienten und unangemeldete Patienten in Ihrer Ausbildungspraxis behandelt?

30 Führen Sie eine Strichliste über vier Wochen, wann die meisten Schmerzpatienten zu Ihnen in die Praxis kommen. Stellen Sie Regelmäßigkeiten fest?

31 Welche Organisationshilfsmittel zum Terminsystem werden in Ihrer Ausbildungspraxis verwendet? Bringen Sie je ein Exemplar davon mit in den Unterricht (Einverständnis des Praxisinhabers einholen).

32 Ein Schmerzpatient erscheint ohne Ankündigung in Ihrer Ausbildungspraxis. Es ist 9:30 Uhr, der Arzt ist mit der Behandlung durch eine Komplikation in Verzug. Es warten bereits zwei bestellte Patienten im Wartezimmer. Wie reagieren Sie?

33 Ein Patient fährt Sie in barschem Ton an, weil er schon wieder seit einer Viertelstunde auf seine Behandlung warte. Früher wäre das alles anders gewesen, als noch die Helferin Carmen da gewesen wäre. Zudem hätten Sie ihn beim Eintreten nicht einmal bemerkt. Wie reagieren Sie?

34 Ein Schmerzpatient ist am Telefon und möchte einen Termin – noch heute. Wie reagieren Sie?

35 Was versteht man unter einem Recall-System?

36 Nennen Sie zwei Vorteile eines Beschwerdemanagements.

37 Welche gestalterischen Elemente finden Sie für ein Praxishandbuch wichtig?

38 Kann ein QM-System mit Ihrer Praxissoftware in Ihrer Praxis eingeführt werden?

2 Organisation der Fernkommunikation

2.1 Kommunikation per Brief- und Schriftverkehr

Die älteste Möglichkeit, mit anderen Menschen „über die Ferne" zu kommunizieren, ist der Brief- und Schriftverkehr.

Damit die Nachricht auch bei dem richtigen Empfänger ankommt und dieser antworten kann, sollte man sich an ein entsprechendes Dienstleistungsunternehmen wenden.

Das Monopol zur Briefbeförderung durch die Deutsche Post ist mittlerweile entfallen. Es gibt bereits zum jetzigen Zeitpunkt oft regionale Anbieter für Brief- und Paketaufgabe und -zustellung.

Mit dem sogenannten De-Mail-Gesetz soll die rechtsverbindliche und gesicherte elektronische Kommunikation gewährleistet werden. In diesem Bereich der elektronischen Briefbeförderung gibt es mehrere Anbieter. Neben der Deutschen Post (E-Brief) bieten auch die Deutsche Telekom, 1&1 Mail und Media sowie Mentana-Claimsoft die gesicherte Kommunikation an.

Nachdem man sich seine exklusive Adresse bei einem Anbieter gesichert hat, kann man Briefe oder E-Mails sicher (auch mit Zusatzleistungen wie z. B. Einschreiben) über das Internet in einem speziell gesicherten Verfahren an einen Empfänger versenden (s. Abb. 1). Dieser kann den Brief am PC empfangen (wenn er am Verfahren teilnimmt) oder durch den Briefträger übergeben bekommen (sogenanntes Hybridverfahren, das nur beim E-Postbrief der Deutschen Post möglich ist; s. Abb. 2).

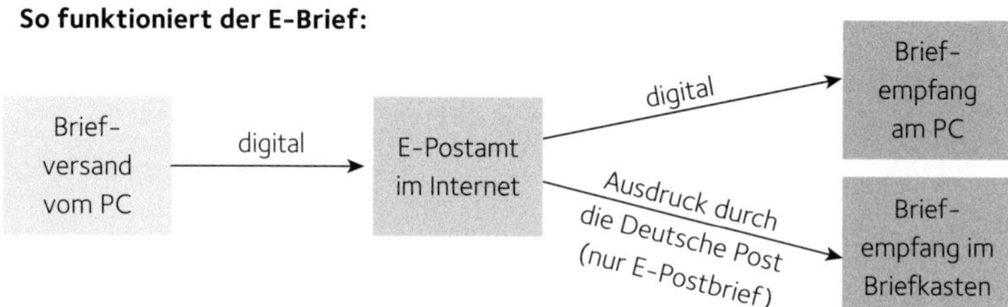

Abb. 1 Funktionsweise des E-Briefes

Es entfällt der Briefmarkenkauf, der Dienst ist sicherer als eine gewöhnliche E-Mail und die Briefe werden elektronisch gespeichert. Bei der Deutschen Post gelten die gleichen Preise wie beim normalen Briefversand. Die Gebühren der De-Mail-Anbieter sind unterschiedlich: pro Nachricht zwischen 0,30 bis 0,62 € und eine Einrichtungsgebühr.

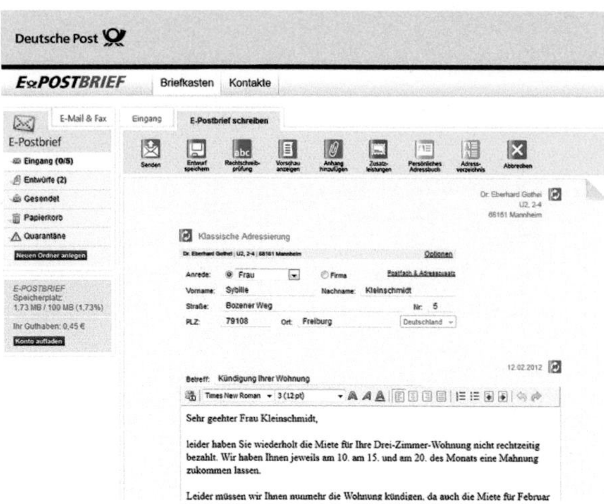

Dr. Eberhard Gothein
U2, 2-4
68161 Mannheim

Dr. Eberhard Gothein, U2, 2-4, 68161 Mannheim

R RL 99 999 999 9DE 112
EINSCHREIBEN RÜCKSCHEIN

Frau
Sybille Kleinschmidt
Bozener Weg 5
79108 Freiburg

Kündigung Ihrer Wohnung 12.02.2016

Sehr geehrte Frau Kleinschmidt,

leider haben Sie wiederholt die Miete für Ihre Drei-Zimmer-Wohnung nicht rechtzeitig bezahlt. Wir haben Ihnen jeweils am 10. am 15. und am 20. des Monats eine Mahnung zukommen lassen.

Leider müssen wir Ihnen nunmehr die Wohnung kündigen, da auch die Miete für Februar 2012

Abb. 2 Eingabemaske für einen E-Brief und ein fertiger Brief

2.1.1 Versendungsformen

Im Folgenden werden verschiedene Versendungsformen der Deutschen Post vorgestellt. Auf Preisangaben wird in der Regel verzichtet, da die aktuellen Preise zu den verschiedenen Versendungsformen, Zusatzleistungen und Haftungshöhen im Internet eingesehen werden können.

Informationen zu den Versendungsformen finden Sie unter:

www.deutschepost.de

Die gebräuchlichste Versendungsform in der Praxis ist der Brief. Der Brief wird in einem geschlossenen Umschlag zur Übermittlung schriftlicher, vertraulicher Nachrichten verwendet. Bei der Beschriftung des Umschlags müssen für den ordnungsgemäßen Versand bestimmte Regeln beachtet werden (s. Abb. 1).

Die Kosten der Beförderung hängen vom Format (Länge und Breite), von der Höhe und dem Gewicht der Sendung ab. Man unterscheidet Standard-, Kompakt-, Groß- und Maxibrief. Bei Warensendungen gibt es nur Kompakt, Groß und Maxi. Bei der Büchersendung gibt es nur Groß und Maxi. Die „Infopost" gibt es für viele gleiche Sendungen. Die genauen Bestimmungen finden Sie im Internet. Es gibt neben der Deutschen Post auch Alternativversender, z. B. Arriva.

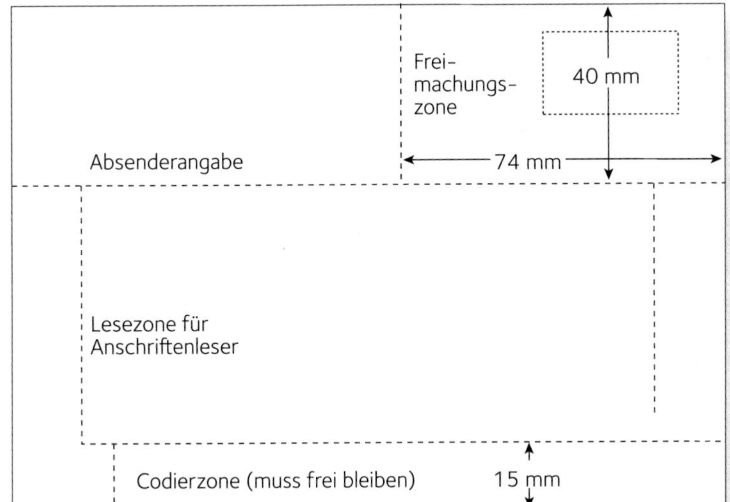

Abb. 1 Empfohlene Beschriftung eines Briefes in einer C6-Hülle

Im Praxisalltag werden häufig Standardbriefe z. B. für zahnärztliche Gutachten und Befunde verwendet. Der Zahnarzt kann die Briefe der ZFA diktieren (direkter Weg) oder er nimmt die Briefe erst mithilfe eines Diktiergerätes (indirekter Weg) auf. Die von ihm diktierten aufgenommenen Briefe werden dann von der ZFA zu einem späteren Zeitpunkt geschrieben. Der Vorteil eines Diktiergerätes ist, dass der Zahnarzt außerhalb der Praxiszeiten Briefe aufnehmen kann. Die ZFA hat wiederum die Möglichkeit, die Briefe dann zu schreiben, wenn die Praxis weniger frequentiert wird.

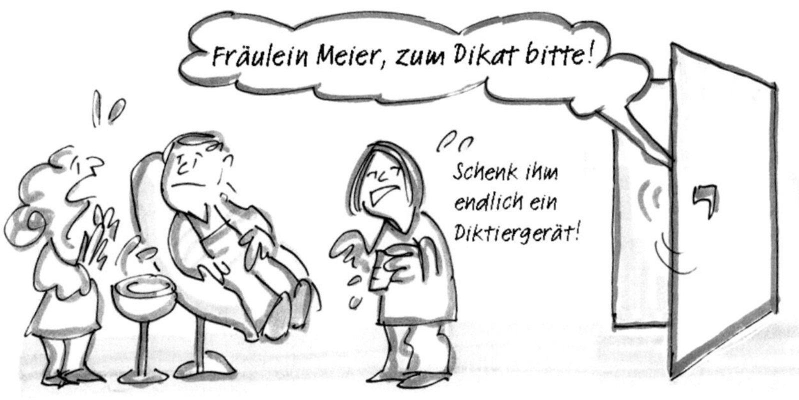
Fräulein Meier, zum Dikat bitte!
Schenk ihm endlich ein Diktiergerät!

2.1.2 Besondere Versendungsformen und Dienste

Einschreiben

Briefe und Postkarten können auf Wunsch des Absenders „eingeschrieben" werden. Das Einschreiben dient zum Nachweis, dass eine Sendung termingerecht abgeschickt wurde oder dass sie beim Empfänger angekommen ist. Zudem ist die Sendung bis zu einem bestimmten Betrag versichert. Für Einschreiben wird ein zusätzliches Entgelt erhoben.

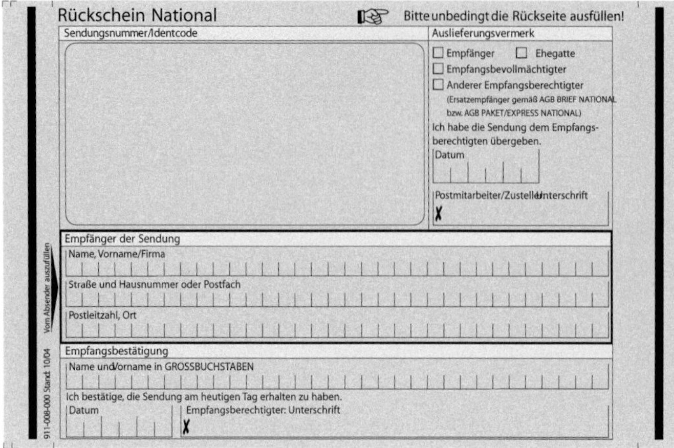

Rückschein National

Bitte unbedingt die Rückseite ausfüllen!

Sendungsnummer/Identcode

Auslieferungsvermerk

☐ Empfänger ☐ Ehegatte
☐ Empfangsbevollmächtigter
☐ Anderer Empfangsberechtigter
(Ersatzempfänger gemäß AGB BRIEF NATIONAL bzw. AGB PAKET/EXPRESS NATIONAL)

Ich habe die Sendung dem Empfangsberechtigten übergeben.

Datum

Postmitarbeiter/Zusteller Unterschrift
✗

Vom Absender auszufüllen

Empfänger der Sendung

Name, Vorname/Firma

Straße und Hausnummer oder Postfach

Postleitzahl, Ort

Empfangsbestätigung

Name und Vorname in GROSSBUCHSTABEN

Ich bestätige, die Sendung am heutigen Tag erhalten zu haben.

Datum

Empfangsberechtigter: Unterschrift
✗

911-008-000 Stand: 10/04

Abb. 1 Rückschein der Deutschen Post AG

Man unterscheidet hierbei

- **Einschreiben Einwurf:** Der Einwurf des Einschreibens wird dem Einlieferer durch die Post bestätigt.
- **Einschreiben mit Rückschein:** Die Übergabe an den Empfänger wird dem Einlieferer bestätigt. Die Auslieferung durch die Deutsche Post AG erfolgt gegen Empfangsbestätigung (s. Abb. 1).
- **Einschreiben:** Der Postbote dokumentiert die Übergabe des Einschreibens.

Serviceleistungen der Deutschen Post AG

Neben dem Einschreiben bietet die Deutsche Post noch zahlreiche weitere Serviceleistungen im Briefversand an:

- **Transportversicherung:**
  Briefe und Pakete können mit Wertangabe befördert werden. Diese ist auf einen bestimmten Betrag begrenzt. Für die Wertangabe wird je nach Wert ein zusätzliches, gestaffeltes Entgelt erhoben. Die Einlieferung wird bescheinigt. Die Auslieferung erfolgt gegen Empfangsbestätigung. Die Deutsche Post AG haftet in Höhe des angegebenen Wertes. Die Aufgabe muss in einer Postfiliale erfolgen und bestimmten Kriterien genügen (z. B. ab einem bestimmten Wert ist eine Versiegelung erforderlich).
- **Eigenhändig:**
  Briefe mit Wertangabe und eingeschriebene Sendungen werden auf Wunsch des Absenders nur dem Empfänger „eigenhändig" ausgeliefert. Hierfür wird ein zusätzliches Entgelt erhoben. Ein Ersatzempfänger kommt nur infrage, wenn eine besondere Vollmacht ausgestellt wurde.
- **Nachnahme:**
  Der Empfänger erhält Brief, Postkarte oder Paket erst nach Aushändigung des Nachnahmebetrages. Der Nachnahmebetrag wird von der Deutschen Post AG eingezogen und auf das Konto des Absenders gutgeschrieben. Es gilt eine Höchstgrenze. Nachnahme und Geldübersendung müssen gesondert bezahlt werden. Manche Praxen versuchen, auf diese Weise zu ihrem Geld zu kommen, wenn ein Patient nicht bezahlt hat.
- **Express:**
  Soll ein Schreiben unbedingt am nächsten Tag vor 9:00 Uhr, vor 10:00 Uhr, vor 12:00 Uhr oder samstags bzw. sonn- und feiertags beim Empfänger sein, erfolgt eine gesonderte Zustellung. Je früher das Schreiben zugestellt wird, desto höher ist der Preis.
- **Postzustellungsauftrag:**
  Die Deutsche Post AG kann beauftragt werden, Schriftstücke, deren förmliche Zustellung gesetzlich vorgesehen, gerichtlich oder behördlich angeordnet ist, durch einen Beschäftigten der Deutschen Post AG nach den Vorschriften der Zivilprozessordnung (ZPO) zustellen zu lassen. Hierfür sind besondere Briefumschläge vorgesehen. Bei Nichtannahme muss sich der Empfänger so behandeln lassen, als ob der Brief zugestellt worden wäre. Ein Ersatzempfänger benötigt eine besondere Vollmacht.
- **Postfach:**
  Gegen eine Gebühr wird von der Deutschen Post AG ein Postfach bereitgestellt. Die ankommende Post wird zuerst in die Postfächer verteilt. Man muss sie dann selbst abholen.

- **Hin+Weg:**
  Die Deutsche Post AG bringt die Post in einem vereinbarten Zeitfenster und holt die Post auch beim Absender in einem vereinbarten Zeitfenster ab.
- **Postident:**
  Die Deutsche Post AG kann beauftragt werden, die Identität eines Empfängers zu prüfen. Das geschieht im Regelfall durch den Briefzusteller oder in einer Postfiliale und durch Vorlage des Ausweises. Im Zeitalter des Internets werden hochwertige Waren gegen Rechnung an Empfänger geliefert, deren Identität dem Absender nicht bekannt ist. Um sich vor „faulen Kunden" zu schützen, ist dies ein wirksames Mittel.
- **Nachsendeauftrag:**
  Bei Umzug kann auf Antrag die noch eingehende Post an die neue Adresse nachgesandt werden (gilt für 6 Monate).
- **Anschriftenprüfung:**
  Die Deutsche Post AG darf einem Dritten auf dessen Verlangen zum Zwecke des Postverkehrs Auskunft darüber erteilen, ob die Anschrift eines am Postverkehr Beteiligten richtig ist. Der Antrag ist an die Postfiliale am Bestimmungsort mit einer Postkarte nach einer bestimmten Form zu richten.
- **Vorausverfügungen:**
  Durch einen Vermerk oberhalb der Anschrift kann der Absender vorausverfügen, dass
  - die Sendung nicht nachgesandt werden soll (z. B. durch „nicht nachsenden") oder
  - die Sendung nicht nachgesandt, sondern mit neuer Anschrift zurückgesandt werden soll (z. B.: „Wenn Empfänger verzogen, bitte mit neuer Anschrift zurück").
- **Luftpost:**
  Briefe, Postkarten, Päckchen und Pakete können zur schnelleren internationalen Beförderung gegen Luftpostzuschlag versandt werden.
- **Internetmarken:**
  Mit diesem Service der Deutschen Post können Sie eine Portokasse anlegen und die gewünschten Briefmarken jederzeit ausdrucken (s. Abb. 1). Markenmotive können Sie selbst auswählen. Sie können fast alle Dienstleistungen der Deutschen Post in Anspruch nehmen (z. B. Einschreiben Einwurf). Die Bezahlung kann durch PayPal, Giropay oder per Lastschrift erfolgen. Der Service ist kostenlos. Mit dem kostenlosen E-Porto-Add-in können sie auch aus dem Programm Word heraus Ihre Briefe direkt frankieren.

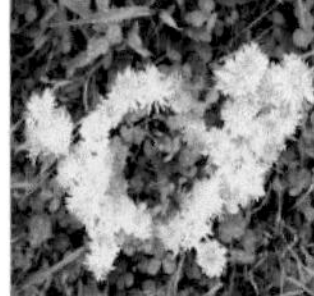

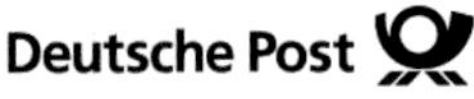

Abb. 1 Internetmarke

Versand medizinischen Untersuchungsmaterials

Verpackungen für medizinische Untersuchungsmaterialien dürfen beim Transport nicht durch auftretende Belastungen zerstört werden (s. Abb. 2).

Die Verpackung muss folgendermaßen aufgebaut sein:

- wasserdichtes Primärgefäß (z. B. Monovette, Schraubröhrchen)
- wasserdichte Sekundärverpackung
- ausreichend feste Außenverpackung (mindestens 100 × 100 mm)

Bei flüssigen Stoffen muss zwischen der Primär- und Sekundärverpackung saugendes Material verwendet werden. Anschließend muss die Sekundärverpackung abgepolstert werden.

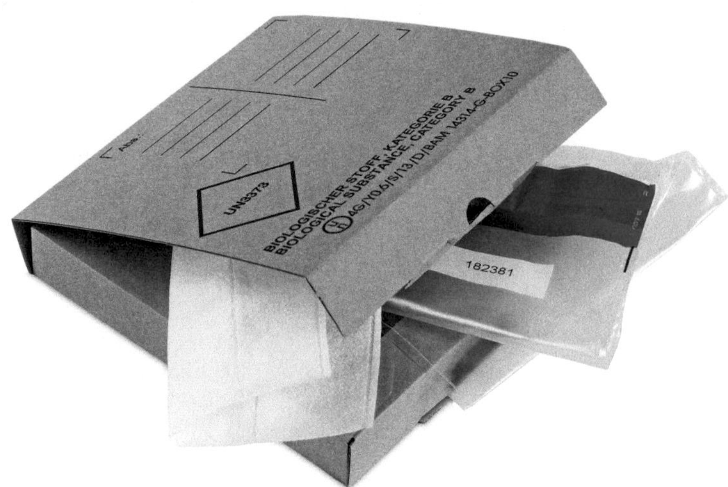

Abb. 2 Versandmaterial für medizinische Proben

2.2 Organisation Posteingang

Täglich kommt in der Zahnarztpraxis verschiedene Post an. Da der Zahnarzt im Praxisalltag keine Zeit haben wird, die Post persönlich entgegenzunehmen, zu bearbeiten und zu sortieren, ist dies die Aufgabe der ZFA oder eines anderen Ersatzempfängers. Für die Zustellung und Annahme von Sendungen muss der Empfänger verschiedene rechtliche Regeln beachten:

Briefe gelten als **zugestellt**, wenn sie vom Zusteller in den Praxisbriefkasten eingeworfen wurden (Mindestmaße des Briefkastens: s. Abb. 1). Wird die Zustellung vom Empfänger verhindert, gilt dies als Ablehnung (z. B. Postbote kann das Grundstück nicht betreten). Bei unverhältnismäßig großen Schwierigkeiten muss nicht zugestellt werden. Besitzt die Zahnarztpraxis ein Postfach, gilt eine Sendung mit der Einlage in dieses Fach als zugestellt.

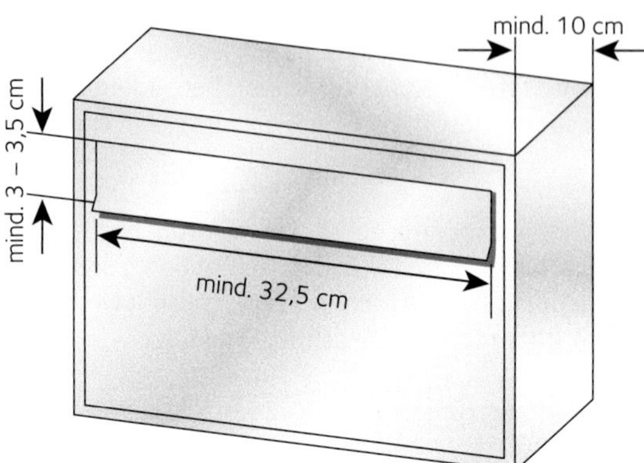

Abb. 1 Mindestmaße des Briefkastens

Grundsätzlich gilt, dass der genannte Empfänger die Post **annehmen** darf. Anstelle des Empfängers können auch andere Personen Sendungen entgegennehmen:

- Ehegatte
- Postbevollmächtigte

Wird der Ehegatte oder Postbevollmächtigte nicht angetroffen, kann die Sendung einem Ersatzempfänger ausgehändigt werden. Dies können sein:

1. Angehörige des Empfängers bzw. des Ehegatten
2. angestellte Personen des Empfängers (z. B. ZFA in der Zahnarztpraxis)
3. Inhaber oder Vermieter der Wohnung oder der Praxis
4. Hausbewohner oder Hausnachbarn, falls keine der o. a. Personen erreicht werden kann

Bei Einschreiben gilt die Ersatzempfängerregelung nur für die Personengruppen 1–3 (siehe auch Gerichtsurteil zum Einschreiben auf S. 199). Bei Sendungen mit Transportversicherung (Wertangabe über 1500,00 €) und Sendungen mit dem Vermerk „Eigenhändig" ist keine Ersatzregelung gültig.

Der Empfänger kann eine oder mehrere Personen mit einem Formblatt der Deutschen Post AG zum Empfang bevollmächtigen **(Postvollmacht).** Die Bevollmächtigung für Sendungen mit dem Vermerk „Eigenhändig" muss gesondert erfolgen.

Wird man zu Hause nicht angetroffen, stellt der Zusteller einen Benachrichtigungsschein aus. Hier kann auf der Rückseite ein bestimmter Abholer bevollmächtigt werden. Die oben beschriebene Vollmacht kann dazu ebenfalls verwendet werden.

Für das Postfach gilt der Postfachschlüssel als Vollmacht.

Der Empfänger, sein Ehegatte oder sein Postbevollmächtigter können die Annahme einer Sendung verweigern **(Annahmeverweigerung).** Ersatzempfänger können dies nicht. Bei Annahmeverweigerung muss sich der Empfänger unter Umständen so behandeln lassen, als ob er die Sendung empfangen hätte. Ein Klebezettel am Hausbriefkasten mit der Aufschrift „Keine Werbung" oder Ähnliches gilt als Annahmeverweigerung für Wurfsendungen.

2.2.1 Posteingang verwalten

Die Post erreicht die Zahnarztpraxis über das Postfach oder den Zusteller (s. Abb. 1). Anhand des Absenders oder der Empfängeranschrift lässt sich meist schon eine Vorsortierung in Praxis- und Privatpost durchführen. Ebenso können hier bereits Irrläufer aussortiert werden. Irrläufer werden dem Postboten am nächsten Tag ausgehändigt. Die Praxispost wird anschließend geöffnet.

Zur Vermeidung von Beschädigungen des Inhalts bietet sich ein Brieföffner als Hilfsmittel an. Der Brief sollte sofort mit einem Eingangsstempel versehen werden, aus dem hervorgeht, wann der Brief die Praxis erreicht hat, wer ihn geöffnet hat und ggf. wohin er geht. Es sollte kontrolliert werden, ob der Absender auf dem Briefbogen steht. Falls dies nicht der Fall ist, muss die Absenderadresse vom Briefumschlag abgeschrieben oder dieser angeheftet werden.

Die Kontrolle der Anlagen und der Seitenzahl des Briefes muss ebenfalls erfolgen. Bei starkem zeitlichem Abweichen des Poststempels von dem Absendedatum oder bei einem Zustellungsvermerk auf dem Briefumschlag sollte dieser dem Briefbogen angeheftet werden.

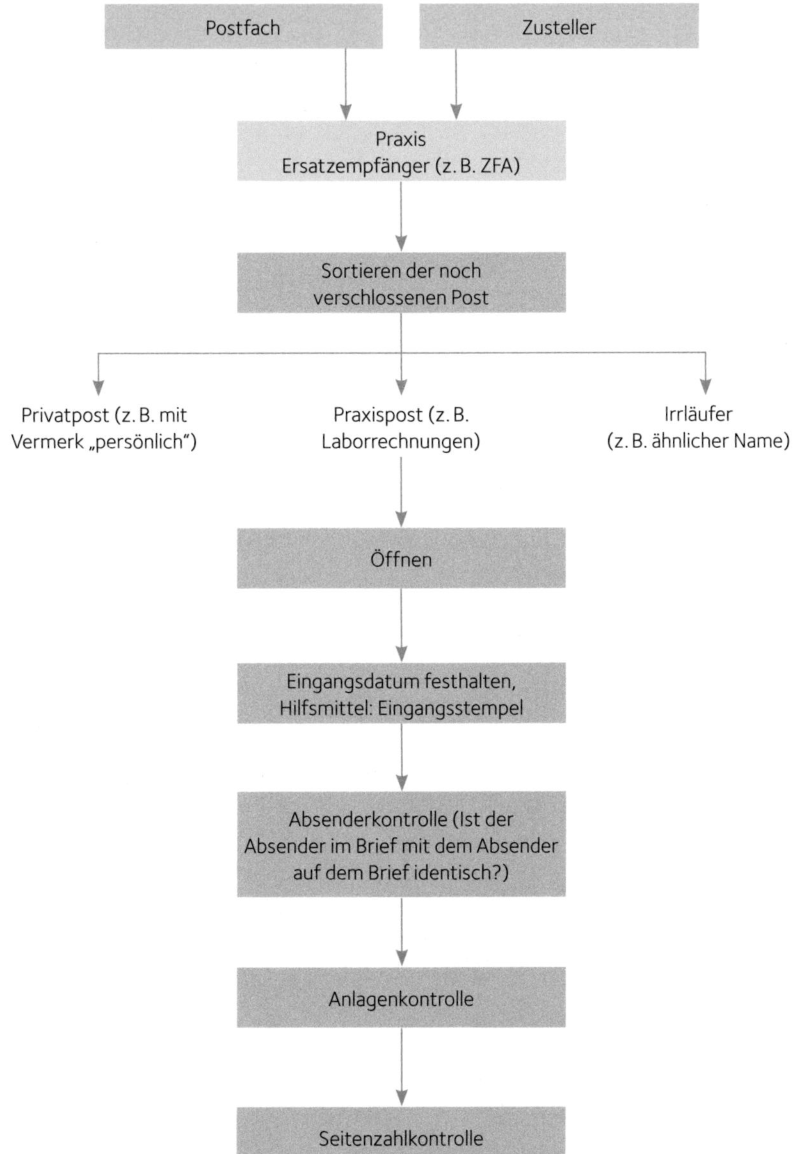

Abb. 1 Der Weg der Post vom Postfach oder Zusteller in die Zahnarztpraxis

Danach können eine Sortierung der geöffneten Post nach Sachgebieten und die Bearbeitung erfolgen (s. Tab. 1).

Sachgebiet	Bearbeitung
Rechnungen	zur Zahlung vorbereiten (z. B. Überweisung schreiben oder im Computer ausfüllen), dem Zahnarzt vorlegen
Begutachtungen	Unterlagen vorbereiten, dem Zahnarzt vorlegen
Banken/Sparkassen Kontoauszüge	Zahlungseingang in der Karteikarte vermerken bzw. ausbuchen
Zeitschriften	austauschen (z. B. im Wartezimmer)
Angebote	aus Katalogen und Prospekten für Besprechung vormerken
Krankenkassen (gesetzlich/privat)	Notfallscheine, Zahnarztbriefe in Kartei einsortieren bzw. im Programm vermerken
Terminierungen (z. B. Vertreterbesuche)	Vermerke im Terminbuch vornehmen, für Besprechung vorbereiten
Rundschreiben (BZK/KZV)	für Besprechung aufbereiten, einsortieren
Ergänzungslieferungen	für Besprechung aufbereiten, einsortieren
Updates mit Ergänzungen des Handbuchs	Einspielung vorbereiten, einordnen

Tab. 1 Postsortierung

An dieser Aufzählung ist erkennbar, dass es für den Zahnarzt nicht unbedingt notwendig ist, die gesamte Post zu bearbeiten. Grundsätzlich sollten jedoch alle Posteingänge, soweit keine anderen Absprachen mit dem Zahnarzt gelten, diesem zumindest zur Ansicht vorgelegt werden. Über wichtige Informationen sollten regelmäßige Besprechungen stattfinden.

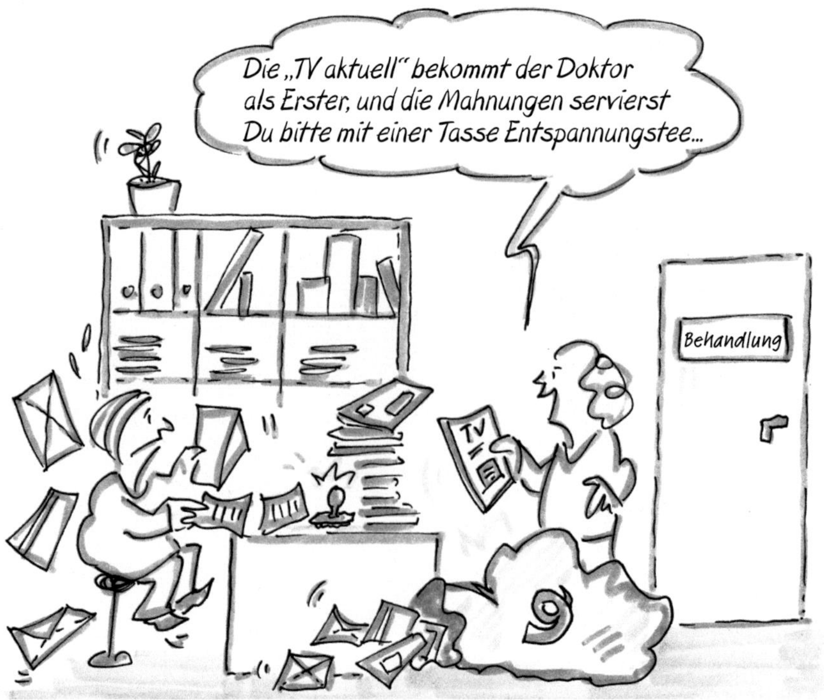
Die „TV aktuell" bekommt der Doktor als Erster, und die Mahnungen servierst Du bitte mit einer Tasse Entspannungstee...
TV
Behandlung

2.2.2 Einteilung des Schriftgutes

Fast täglich gibt es in der Zahnarztpraxis neue Schriftgutdaten, die aufbewahrt werden müssen (z. B. wird eine neue Vorschrift erlassen, dass gesetzlich Versicherte eine „Quasirechnung" erhalten sollen oder es ergibt sich aufgrund der Röntgenverordnung für Patienten unter 18 Jahren eine erhöhte Aufbewahrungsfrist).

Da eine Zahnarztpraxis trotz modernster EDV-Fortschritte nur begrenzte Aufbewahrungsmöglichkeiten hat, stellt sich die Frage, wie lange welche Art von Schriftgut aufbewahrt werden muss.
Aus diesem Grund teilt man Daten zunächst nach ihrem Wert ein.

Es gibt vier Wertstufen (s. Tab. 1):
- Daten mit Tageswert (ohne Wert)
- Daten mit Prüfwert
- Daten mit Gesetzeswert
- Daten mit Dauerwert

Wertstufe	Beispiel
Daten mit Tageswert Hierbei handelt es sich um Daten, die häufig unverlangt zugesandt werden und die der einmaligen Information dienen. Sie können nach Kenntnisnahme vernichtet werden (Papierkorb).	Werbebriefe, Einladungen zu Kongressen, Vertreterankündigungen, Prospekte, unverlangte Angebote
Daten mit Prüfwert Hierunter versteht man Datenmaterial, welches für Rückfragen, Überprüfungen und zur Auswertung weiterbearbeitet werden sollte. Je nach Bearbeitung kann die Vernichtung sofort oder praxisbedingt nach ein bis zwei Jahren erfolgen.	Angebote, eigene Anfragen, Rechnungsmahnungen, Bewerbungsschreiben, Vertreterankündigungen, Rundschreiben der KZV und BZK
Daten mit Gesetzeswert Hierbei handelt es sich um Daten, die nach gesetzlichen Bestimmungen oder nach vertraglichen Abmachungen für bestimmte Zeit aufbewahrt werden müssen (s. Übersicht S. 178). Dieses Schriftgut muss mindestens die angegebene Dauer aufbewahrt werden. Danach kann es vernichtet werden. Wegen des Datenschutzes empfiehlt sich ein Aktenvernichter.	Karteikarten, Rechnungsdurchschläge, Kassenbücher, Spendenbescheinigungen, Röntgenbilder
Daten mit Dauerwert Dies sind Daten, die für die Praxis (für den Einzelnen) einen größeren Wert haben, als das Gesetz oder ein Vertrag es vorschreiben. Diese Daten werden nur unter besonderen Umständen vernichtet. Die Aufbewahrung sollte möglichst im Tresor stattfinden.	Praxiskaufvertrag, Approbationsurkunde, Zeugnisse, Arbeitsverträge, Testamente, Patente

Tab. 1 Wertstufen von Schriftstücken

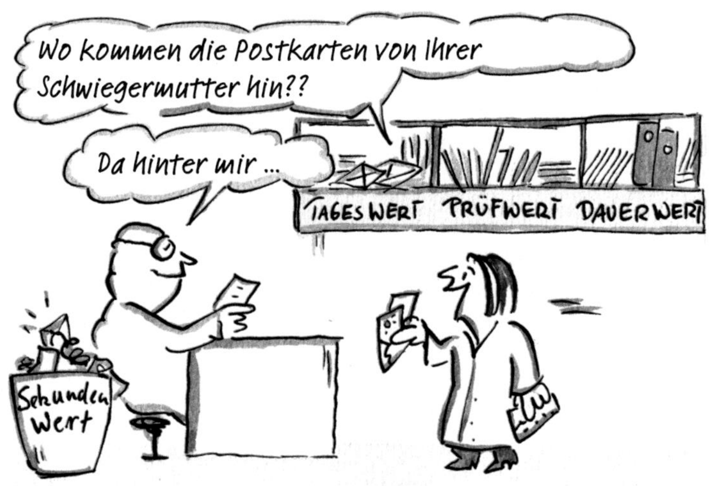
Wo kommen die Postkarten von Ihrer Schwiegermutter hin??
Da hinter mir ...
TAGESWERT
PRÜFWERT
DAUERWERT
Sekunden Wert

2.2.3 Gesetzliche und vertragliche Aufbewahrungsfristen

Die Daten mit Gesetzeswert müssen mindestens die in der Tabelle angegebene Zeit aufbewahrt werden (s. Tab. 1). Bei Übergabe der Praxis geht diese Pflicht auf den Nachfolger, bei Tod des Praxisinhabers auf die Erben über.

Art der Daten	gesetzliche Grundlage	Frist in Jahren
Krankenblätter, auch mit Kfo- und PA-Aufzeichnung	BMV-Z und EKV-Z	10 Jahre nach Abschluss der Behandlung
Planungsmodelle, Fotos, Analysen	BMV-Z und EKV-Z	3
Gutachten	BMV-Z und EKV-Z	3
Röntgenaufnahmen	Röntgenverordnung	10, evtl. länger (die Zeit vor dem 18. Lebensjahr des Patienten zählt nicht mit)
Aufzeichnung über Belehrung von Praxismitarbeitern	Röntgenverordnung	5
Röntgentherapie	Röntgenverordnung	30
Prothetische Planungsmodelle	Empfehlung wegen „Garantie"	2
Kfo-Modelle	Empfehlung	3
PA-Modelle	Empfehlung	3–5
Durchschriften der Arbeitsunfähigkeitsbescheinigung	BMV-Z und EKV-Z	12 Monate
Geschäftsbücher, Inventare, Bilanzen, Kassenbücher, elektronische Speichermedien (z. B. CDs) mit gleichem Inhalt	Handelsgesetzbuch, Abgabenordnung, Einkommensteuergesetz	10
Alle Belege (z. B. Rechnungsdurchschriften, Quittungen, Spendenbescheinigungen, Verträge, Postabschnitte, Kontoauszüge, Angebote, Rechnungen, Praxisbriefe, Lohnabrechnungen, Wechsel, Versicherungspolicen, Zinsabrechnungen, KZV-Abrechnungen)	Handelsgesetzbuch, Abgabenordnung, Einkommensteuergesetz	10

Tab. 1 Aufbewahrungsfristen für Daten mit Gesetzeswert

Bei den Fristen, die nach Jahren bezeichnet sind, läuft die Zeit am Ende des entsprechenden Jahres ab.

Die Vernichtung von Daten sollte vor dem Hintergrund des Datenschutzes sehr sorgfältig, z. B. mithilfe eines Aktenvernichters, geschehen.

2.3 Schriftgutablage

Bei der Kostenzusammenstellung für die Ablage von Schriftgut fallen die enormen Personalkosten auf (s. Abb. 1). Ziel der Arztpraxis muss daher sein, die ›administrativen ›Registraturarbeiten möglichst zeit- und kostensparend zu organisieren.

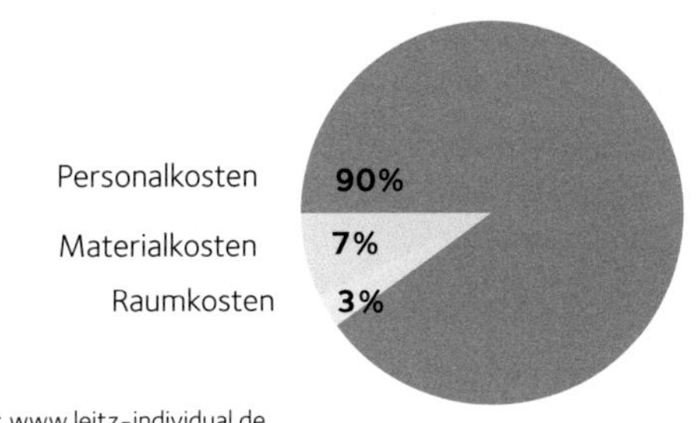

Abb. 1 Kostenaufteilung für die Ablage von Schriftgut

administrativ
zur Verwaltung gehörend

Registraturarbeiten
geordnete Ablage von Schriftgut

In diesem Zusammenhang ist folgende Frage zu beantworten: Wie aufwendig ist es, angeforderte Unterlagen zu finden, wieder abzulegen oder neues Schriftgut in bestehende Ordnungssysteme zu integrieren?

Das Schriftgut kann entweder in der Patientenkartei oder in separaten Ordnern, die nach bestimmten Prinzipien geordnet sind, abgelegt werden. Abb. 2 zeigt verschiedene Aufbewahrungsorte (Registraturen) für z. B. Karteien und Akten.

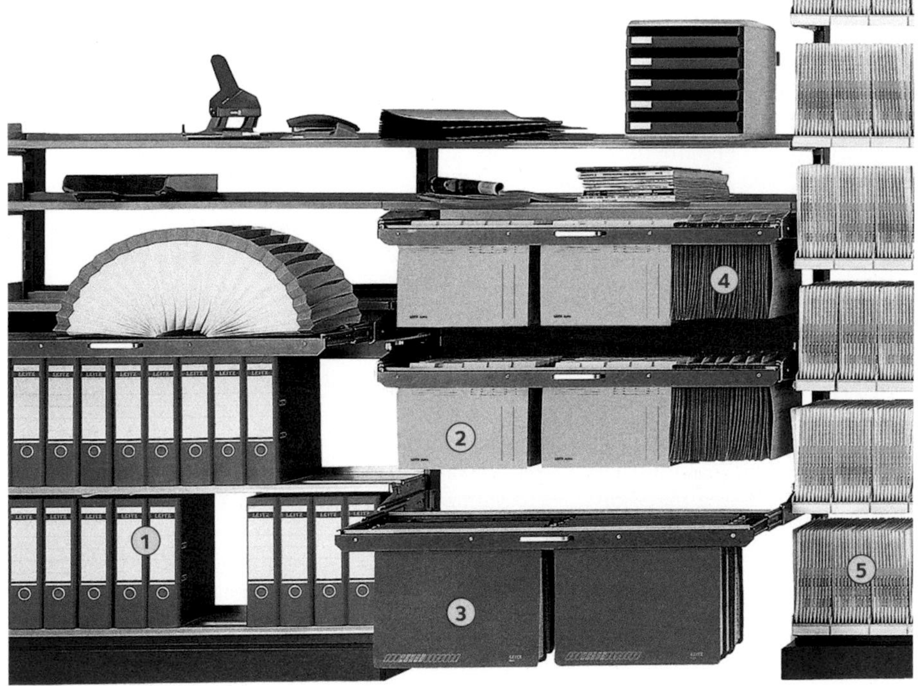

1. Bibliothekarische Ordnung
2. Hängeregistratur lateral mit Aufsicht
3. Hängeregistratur lateral ohne Aufsicht
4. Hängeregistratur vertikal mit Aufsicht
5. Stehsammler

Abb. 2 Registraturen im Überblick

2.4 Dokumentenmanagement

Unter dem Dokumentenmanagement im engeren Sinne versteht man die elektronische Archivierung großer Datenbestände. Wesentliches Element ist die elektronische Akte. Der Gesetzgeber verlangt, dass alle in einer Zahnarztpraxis anfallenden Unterlagen entsprechend den vorgeschriebenen Zeiten aufbewahrt werden.

So müssen z. B. die Quartalsabrechnungen der KZV, die Krankenakten der Patienten, die DMP-Unterlagen und die Buchführungsunterlagen 10 Jahre, die Durchschrift der Arbeitsunfähigkeitsbescheinigung 1 Jahr aufbewahrt werden. Das benötigt Lagerplatz und es erfordert viel Zeit zum Heraussuchen, wenn auf bestimmte Daten, z. B. Röntgenbilder, zurückgegriffen werden soll.

Durch Einscannen des Originals und die anschließende Archivierung auf einer Festplatte, CD oder Mikrofilm kann die herkömmliche Papierarchivierung ersetzt werden. Dies ist einfach und benötigt keine speziellen EDV-Kenntnisse. Viele Softwarehäuser bieten hier spezielle Programme für den Zahnarzt an.

Dieses Verfahren hat mehrere **Vorteile:**
- weniger Aktenregale und Karteischränke
- Wahrung der Schweigepflicht, da keine Unterlagen sichtbar herumliegen
- schnelles Auffinden der Unterlagen
- Verringerung des Postein- und -ausgangs durch digitales Versenden
- Personalkostenersparnis (s. Abb. 1, S. 179)

Bei der papierlosen Aufbewahrung müssen alle Belege im vollen Umfang so gescannt sein, dass der Urheber und der Inhalt vollständig und eindeutig erkennbar sind. Jedes Dokument muss in der gleichen Form, wie es erfasst wurde, wieder angezeigt bzw. gedruckt werden können. Die Übereinstimmung mit dem Original wird mittels einer elektronischen Signatur garantiert. Sie dient der eindeutigen Authentifizierung des Absenders und dem Schutz der Daten vor Manipulation (Gewährleistung der Datenintegrität).

Die Archivierung sollte folgende Kriterien erfüllen:
- Die Sortierung erfolgt sachlogisch und in richtiger zeitlicher Reihenfolge.
- Es ist keine Manipulation der Daten möglich, z. B. durch ›WORM-Verfahren, dies sind Dokumentencontainer, die nur das Hinzufügen von Dokumenten erlauben; außerdem eine bestimmte Größe haben, und damit exakt auf eine CD oder eine DVD passen. Prinzipbedingt ist eine nachträgliche Manipulation des archivierten Beleggutes durch den Einsatz dieser Technologie nicht möglich. So können nachträglich keine einzelnen Dokumente aus dem Container entfernt bzw. durch manipulierte Dokumente überschrieben werden.
- Die Daten sind jederzeit verfügbar.

WORM
write once read many

So sind eine rechtssichere Ablage der Dokumente und ein schneller Zugriff auf die Patientenunterlagen in der Zahnarztpraxis möglich. Viele Programme erfüllen diese gerichtlich bereits festgestellten Ansprüche.

BEISPIEL

Dokumentenmanagement

Die Aufnahme der Daten des Patienten sowie die Behandlungsdokumentation erfolgen in allen Zahnarztprogrammen elektronisch, Gleiches gilt für die Speicherung. Daneben können z. B. Arztbriefe, Rechnungen, Bilder von speziellen Untersuchungen, Röntgenbilder ebenfalls in der Patientenakte oder auch separat abgespeichert werden. In diesen Datenbeständen kann man auch nach bestimmten Kriterien suchen. So werden z. B. alle offenen Rechnungen in einer Offene-Posten-Liste dargestellt. Nach Bezahlung wandern sie in die Datei „Bezahlten Rechnungen" und werden ebenfalls in der Patientenakte als bezahlte Rechnung vermerkt. Liegen Briefe vom Patienten oder von Versicherungen als Schriftstück vor, werden sie gescannt und in der Patientenakte abgelegt. Dies kann auch mit Faxen geschehen. Oft liegen Faxe auch elektronisch vor.

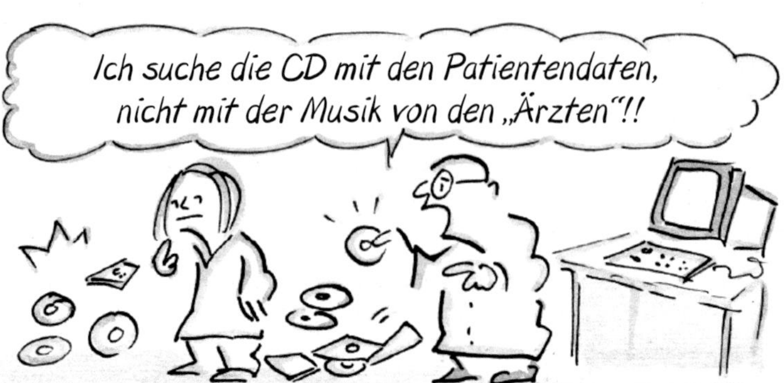
Ich suche die CD mit den Patientendaten,
nicht mit der Musik von den „Ärzten"!!

2.5 Organisation Postausgang

Bestimmte ausgehende Sendungen (z. B. Mahnung zur Vorlage der eGK) können von Angestellten der Praxis bearbeitet werden. Andere Postausgänge (z. B. Heil- und Kostenpläne an die Krankenkasse) müssen dem Zahnarzt vorgelegt und können dann weiterbearbeitet werden.
Zunächst muss die Zahnmedizinische Fachangestellte kontrollieren, ob

- die Absender- und Empfängeranschriften auf der Sendung vermerkt sind,
- der Brief unterschrieben ist,
- die Blattzahl stimmt und
- die Anlagen vorhanden sind.

Wenn dies alles gegeben ist, wird der Brief gefalzt (gefaltet). Die Art der Falz wird bestimmt durch die Briefhülle und die Größe des Briefbogens (s. Abb. 1). In der Zahnarztpraxis verwendet man meist Briefbögen in DIN A4 und DIN A5. Als Briefhüllen werden meist DIN C6 mit und ohne Fenster sowie DIN lang mit und ohne Fenster und die größeren Hüllen DIN C5 verwendet. Der Vorteil des Fensterbriefumschlags liegt darin, dass nicht kontrolliert werden muss, ob der Briefbogen zur Briefhülle gehört, und dass die Empfängeranschrift nicht noch einmal geschrieben werden muss.

Briefbogen	DIN A4				DIN A5
Falz	Kreuzfalz	Zickzackfalz	Wickelfalz	Einfachfalz	
Briefhülle	DIN C6	DIN lang	DIN lang	DIN C5	DIN C6

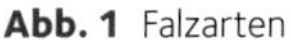
Abb. 1 Falzarten

Nach dem Falzen erfolgt das Kuvertieren (Brief mit einem Briefumschlag versehen) und Schließen der Post. Das Frankieren beginnt mit dem Wiegen der Sendung. In Abhängigkeit von Gewicht und Größe wird die Sendung freigemacht (s. Abb. 1, S. 182). Dies kann durch Briefmarken (Postwertzeichen) oder Freistempler geschehen. Briefmarken müssen bei der Postfiliale, an Automaten oder im Internet erworben werden. Das Freistempeln kann mithilfe von digitalen Frankiermaschinen in der Praxis erfolgen. Der Weg zur Postfiliale entfällt, da die Portokasse mittels Internet aufgeladen wird. Unterschiedliche Portowerte und Tarifänderungen werden über das Internet „eingespielt".
Die Vorteile von Frankiermaschinen sind im Wesentlichen:

- Überfrankieren entfällt
- kein Ärger mit Unterfrankieren
- kein Kleben
- „Werbeaufdruck" möglich
- schnellere Bearbeitung

Normalerweise kann man davon ausgehen, dass die genannten Vorteile von Frankiermaschinen bei einem Versand von 8 bis 10 Sendungen pro Tag zur Geltung kommen. Auch Päckchen und Pakete können damit frankiert werden.

Nach dem Frankieren wird die Ausgangspost zum Briefkasten oder zu einer Postfiliale gebracht. Mit der Nutzung eines DE-Mail-Services entfallen viele der oben genannten Schritte, wie z. B. Falzen, Kuvertieren, Schließen, Freimachen. Die Vorlagenkontrolle, z. B. die Anlagenkontrolle, bleibt aber ein wichtiger Bestandteil in der Organisation des Postausgangs. Mit der Internetmarke der Deutschen Post kann die Portokasse auch elektronisch geführt und die Briefe können online frankiert werden. Praxislogos können dabei auch aufgedruckt werden.

Frankiermaschinen finden Sie unter:

www.frama.de

www.francotyp.de

www.neopost.de

www.telefrank.de

www.pitneybowes.de

Internetmarken der Deutschen Post finden Sie unter:

https://internetmarke.deutschepost.de

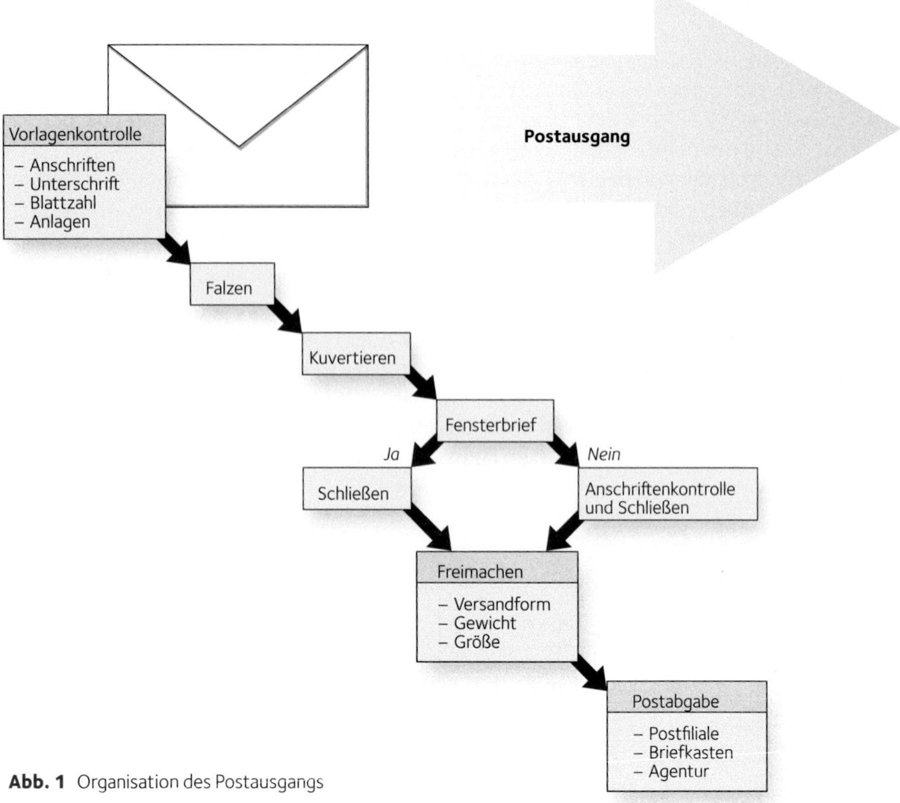

Abb. 1 Organisation des Postausgangs

2.6 Telekommunikation

2.6.1 Fortschritte in der Telekommunikation

Das Telefon wurde 1876 von dem Engländer Alexander Graham Bell erfunden. Er entdeckte, dass akustische Signale in elektrische Impulse umgewandelt werden können, die über Leitungen zu einem gewünschten Empfänger gelangen. Dort werden sie wieder in akustische Signale umgewandelt.

Das Telefonieren funktioniert auch heute noch auf diese Weise. 1910 gab es weltweit schon 10 Millionen Telefonanschlüsse. Weil eine „feste" Leitung zu jedem Telefonanschluss führen muss, spricht man vom Festnetz – im Gegensatz zum Mobilnetz.
Die Telekommunikation hat sich im Zuge der letzten Jahre durch technische Erfindungen im Bereich der Funktechnik (Satelliten, Antennenstationen), der Kabeltechnik (Glasfaserkabel) und der Methoden der Datenübertragung rasant entwickelt.

DSL
Digital Subscriber Line, engl. für digitale Teilnehmeranschlussleitung

Bei ›DSL werden Daten mit hoher Datenübertragungsrate übertragen. Dabei kann es sich um beliebige Daten handeln, also auch um Sprache und Videos. Durch die im Vergleich zu einem Kanal im Telefonnetz sehr hohe Übertragungskapazität der DSL-Anbindung von bis zu 2,4 Megabit pro Sekunde im Download wird die Kapazität der Teilnehmeranschlussleitung besser ausgenutzt als bei analoger oder ISDN-Datenübertragung. Immer mehr Haushalte haben mittlerweile einen Breitbandzugang über das Kabelinternet.

Im Folgenden sollen die für die Zahnarztpraxis wichtigsten Kommunikationsformen erläutert werden. Der größte Anbieter auf diesem Sektor ist die Deutsche Telekom AG. Ihre Leistungen werden nachfolgend kurz vorgestellt und es bleibt Aufgabe des Lesers, diese Leistungen mit denen der Wettbewerber zu vergleichen.

2.6.2 Festnetzangebot

Gab es früher nur einen Anbieter für die Nutzung des Leitungsnetzes (Software) und die Telefonapparate (Hardware), besteht heute in diesem Bereich ein starker Wettbewerb. Dieser Wettbewerb wird von der Bundesnetzagentur überwacht.

Informationen zur Regulierungsbehörde finden Sie unter:

www.bundesnetzagentur.de

Der Telefonhauptanschluss muss auch bei erstmaliger Bereitstellung nicht mehr bei der Deutschen Telekom AG beantragt werden. Bei der Übernahme eines bereits bestehenden Telefonhauptanschlusses ist ebenfalls ein Antrag erforderlich. Die Deutsche Telekom AG ist bundesweit vertreten. Mittlerweile kann jede bestehende Telefongesellschaft mit der Übernahme beauftragt werden, wenn sie in der Region aktiv ist. Die Telefongesellschaften werden auch als Provider bezeichnet.

Da die Hausanschlüsse von der Deutschen Telekom AG hergestellt werden, müssen die Provider von ihren Gebühreneinnahmen eine Pacht an die Deutsche Telekom AG bezahlen.

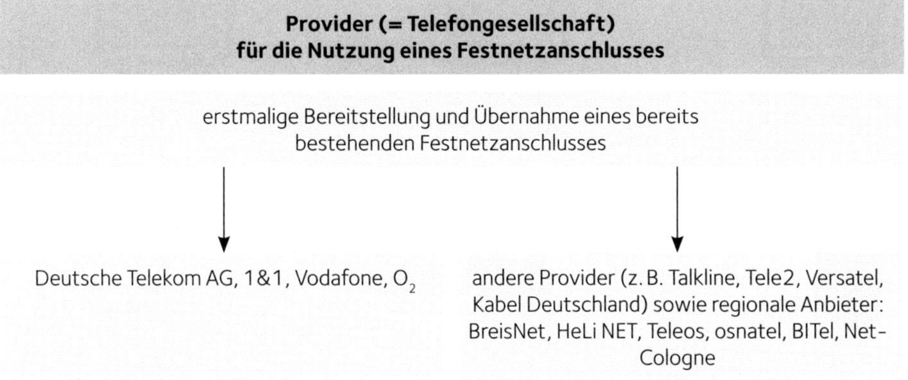

Provider (= Telefongesellschaft)
für die Nutzung eines Festnetzanschlusses
erstmalige Bereitstellung und Übernahme eines bereits bestehenden Festnetzanschlusses
Deutsche Telekom AG, 1&1, Vodafone, O_2
andere Provider (z. B. Talkline, Tele2, Versatel, Kabel Deutschland) sowie regionale Anbieter: BreisNet, HeLi NET, Teleos, osnatel, BITel, Net-Cologne

Von der Deutschen Telekom AG werden verschiedene Festnetzanschlüsse angeboten (z. B. Call Comfort, Call Start, Call Basic). Die Komfortleistungen der Anschlüsse (z. B. Anklopfen, Rückfragen/Makeln, Dreierkonferenz, Rufnummernanzeige/Rufnummernübermittlung, Anrufweiterleitung, T-NetBox) und die Tarife finden Sie im Internet.

Festnetzanschlüsse der Deutschen Telekom AG finden Sie unter:

www.telekom.de

Gegen höhere Grundgebühren werden auch hier Flatrates angeboten.

Bei der Entscheidung für eine Telefongesellschaft sind verschiedene Faktoren zu berücksichtigen. Dazu zählen die Höhe der Grundgebühren, eventuelle Gebührenmodelle, entfernungsabhängige Tarifbereiche und tageszeitabhängige Tarifzeiten, Gespräche ins Festnetz oder Mobilnetz sowie die Telefongewohnheiten.

Telefonanlagen

Möchte man mehrere Telefone in der Zahnarztpraxis anschließen, benötigt man eine Telefonanlage, die auch eine Steuerung bestimmter Funktionen ermöglicht.

Beispiele für Funktionen einer Telefonanlage:
- Es sollen nicht alle Telefone beim Anruf klingeln.
- Von einer Nebenstelle darf nur intern, d. h. innerhalb des Hauses oder der Praxis, telefoniert werden. Die internen Gespräche sind gebührenfrei.
- Eine Nebenstelle soll nur für das Faxgerät gelten. Ebenso kann die Anlage mit der Türfreisprecheinrichtung verbunden sein.

Für Zahnarztpraxen empfiehlt sich als Telefonanlage ein IP-basierter Anschluss (s. Abb. 1, S. 184). Dies ermöglicht eine reibungslose Kommunikation der Mitarbeiter untereinander und nach außen. Die Praxis verfügt dann über drei Rufnummern und zwei Leitungen. Wird z. B. auf der einen Leitung gesprochen oder eine Internetbestellung versandt, wird der Anruf automatisch auf die nächste Leitung gelegt.

Wenn ein zweiter Apparat klingelt (Anruf über die zweite Rufnummer weitergeleitet), weil auf dem ersten Apparat telefoniert wird, sollte sichergestellt sein, dass dieser Apparat auch bedient wird. Der Anrufer meint sonst, dass die Praxis nicht besetzt ist, weil für ihn das Freizeichen ertönt.

IP
englisch: Internet Protocol; in Computernetzwerken genutztes Protokoll, das die Grundlage des Internets bildet

Ab 2018 kündigt die Telekom alle analogen Anschlüsse und stellt auf ›IP-basierte Anschlüsse um. Der ISDN-Anschluss kann dann ebenfalls nicht mehr verwendet werden. Vom Hauptanschluss wird der Router über WLAN direkt angeschlossen. Hierüber läuft dann die gesamte Kommunikation mittels Telefon und Fax, aber auch Kameras, Radios und Fernseher können hier angeschlossen werden. Alte analoge Telefone und z. B. ein Analogfax können noch direkt am Router angeschlossen werden (s. Abb. 1).

Für Unternehmen und Praxen mit hohem Gesprächsaufkommen ist eine Telefonanlage mit Durchwahlmöglichkeit zu den einzelnen Telefonen (Nebenstellen) sinnvoll. Die Sammelrufnummer lautet dann beispielsweise 2825-0 für die Zentrale und für die Nebenstellen z. B. 2825-205, 2825-206.

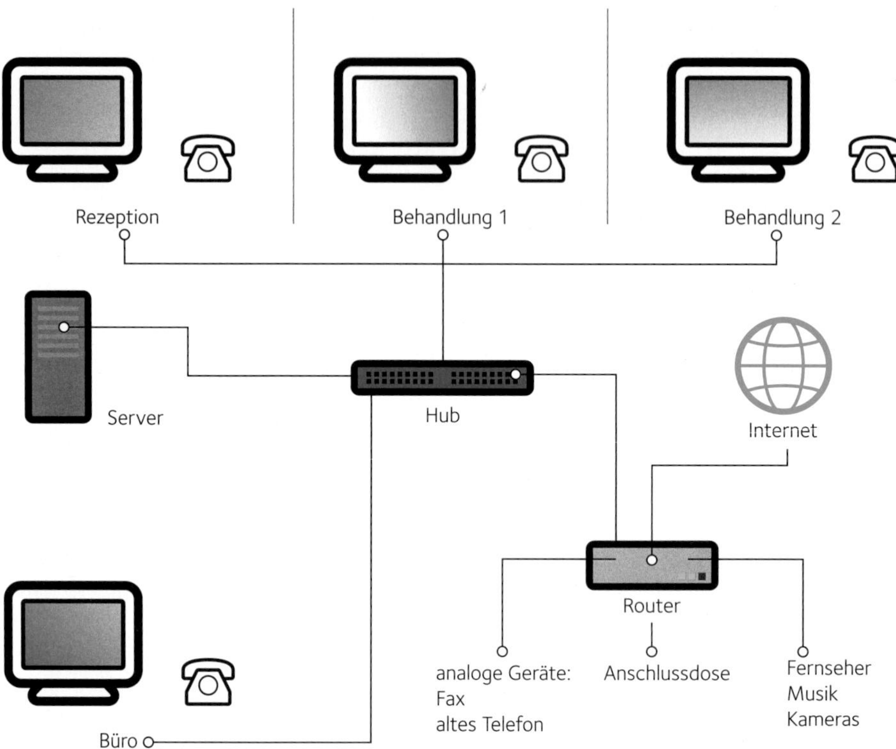

Abb. 1 Telefonanlage mit zwei Leitungen und drei IP-basierten Rufnummern mit Internetzugang

VoIP, S. 189

Die Rechner sind über den Hub/Switch direkt mit dem Router und damit mit dem Internet verbunden. Die Telefone sind über WLAN mit dem Router verbunden (›VoIP). Telefonieren über das Internet und Internetzugang der Rechner sind parallel möglich.

Telefonanlagen und Telefone finden Sie unter:

www.telekom.de

Von der Deutschen Telekom AG werden verschiedene Telefone und Telefonanlagen angeboten. Merkmale der Anlagen finden Sie im Internet.

Anrufbeantworter

Falls das Telefon einmal nicht besetzt ist oder das Klingeln des Telefons nicht stören soll, bieten sich automatische Anrufbeantworter an. Die meisten Anrufbeantworter sind in Telefonen integriert. Daneben bieten Telefongesellschaften diese auch im Netz an. Man unterscheidet

- **reine Anrufbeantworter:** Der Anrufer wird je nach Wunsch des Angerufenen kurz über einen Sachverhalt informiert. Danach schaltet das Gerät ab (z. B. während der Mittagspause einsetzbar).
- **Anrufbeantworter mit Sprachaufzeichnung:** Hier kann der Anrufer zusätzlich eine Nachricht auf Band hinterlassen. Die meisten Geräte sind sprachgesteuert, d. h., wenn der Anrufer 8 Sekunden lang nichts sagt, schaltet das Gerät automatisch ab.
- **Anrufbeantworter mit Fernabfrage:** Der Angerufene kann seinen Anrufbeantworter von einem anderen Telefon aus nach Nachrichten abfragen.

Für das Besprechen von Anrufbeantwortern gibt es folgende Empfehlung:
1. Hinweis auf das Gerät
2. Nennen des Teilnehmers (des Angerufenen)
3. Information
4. gegebenenfalls Hinweis auf Aufzeichnungsmöglichkeit
5. Hinweis auf das Ende der Aufzeichnung

BEISPIEL

Sie sind mit der Zahnarztpraxis Dr. Dick Backenburg, Freiburg, Rufnummer 244444, verbunden. Wir sind zurzeit nicht erreichbar. Legen Sie jedoch nicht auf, unser automatischer Telefonservice gibt Ihnen folgende Hinweise: Unsere Sprechstunden sind Montag, Dienstag, Donnerstag und Freitag von 9:00 bis 13:00 Uhr, außerdem Dienstag und Donnerstag nachmittags von 15:00 bis 18:00 Uhr. Am Mittwoch haben wir keine Sprechstunde. In dringenden Notfällen können Sie sich an den zahnärztlichen Notdienst wenden. Bitte rufen Sie die Nummer 19222 an. Wiederholung der Nummer des zahnärztlichen Notdienstes: 19222. Vielen Dank für Ihren Anruf. Das Gerät schaltet jetzt ab.

Telefax (Fernkopierer)

Mit einem Faxgerät ist es möglich, über die Telefonleitung Schriftstücke an Empfänger mit Faxgerät zu übermitteln. Heute werden bereits vielfach kombinierte Fax-Telefone und Faxgeräte mit weiteren Kombinationen angeboten.
Neben geschriebenen Informationen können selbstverständlich auch Zeichnungen gefaxt werden. Wird das Gerät oft genutzt, sollte eine weitere Rufnummer zur Verfügung stehen, die dann als Faxnummer benutzt wird.

Auch mithilfe des Computers und einer entsprechenden Software kann gefaxt werden. Nachteil ist, dass nur dann Faxe empfangen werden können, wenn der Computer eingeschaltet und die Software aktiv ist.

Viele Zahnarztpraxen setzen Telefax zur Kommunikation ein, insbesondere in Verbindung mit
- Labors, um Ergebnisse zu übermitteln,
- Depots, um Bestellungen direkt zu übermitteln,
- der LZK, um Weiterbildungskurse zu buchen,
- Hotels zur Zimmerreservierung bei Kongressen und
- Patienten, um auch bei Abwesenheit Nachrichten zu hinterlassen.

Mit einem Telefax können Nachrichten auf schnellstem Wege übermittelt werden und sie werden nachgewiesenermaßen schneller bearbeitet. Übermittlungsfehler sind nahezu ausgeschlossen und die Kosten sind niedriger als beim Briefversand.

Allerdings sollten dabei ein paar Dinge berücksichtigt werden:
- **Rechtliche Aspekte:** Telekopien sind als Belege anerkannt. Das anschließend immer ausgedruckte Faxprotokoll sollte dem Original angeheftet werden. Aus dem Protokoll sind die Faxempfängernummer, die Faxzeit und das Ergebnis (z. B. o. k.) ersichtlich. Es dient als Beweis für die erfolgte Telekopie. Ist in einem Schriftstück gesetzlich die „eigenhändige Unterschrift" erforderlich (z. B. Bürgschaft), gilt ein Fax allerdings nicht. Ausnahme: Das Schreiben ist mit einer digitalen Signatur versehen.
- **Datenschutz:** Da die Übermittlung an ein Faxgerät auch erfolgen kann, wenn dies nicht vom Empfänger besetzt ist, können auch Unbefugte den Inhalt zur Kenntnis nehmen. So sollte der Datenschutz bei der Übermittlung personenbezogener Daten dadurch gewährleistet werden, dass
  - das Faxgerät in einem besonderen Raum steht, der nur vom Empfänger genutzt wird,
  - der Empfänger vor dem Senden eines Telefaxes telefonisch darüber informiert wird,
  - die Mitarbeiter über diesen besonderen Aspekt des Datenschutzes informiert werden.

Ein „Verwählen" sollte möglichst nicht vorkommen, da dann die Daten ggf. an den falschen Adressaten gelangen. Dieses Risiko trägt immer der Absender.

2.6.3 Mobilfunknetzangebot

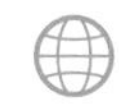

Informationen zum Begriff Handy finden Sie unter:

www.u32.de/handy.html

Im Gegensatz zum Festnetz bestand im Bereich des mobilen Telefonierens von Anfang an Wettbewerb zwischen mehreren Netzbetreibern bzw. Anbietern (Providern). Daneben gibt es heute auch einen Wettbewerb der Betriebssysteme (z. B. Android von Google, iOS von Apple und Windows Phone von Microsoft).

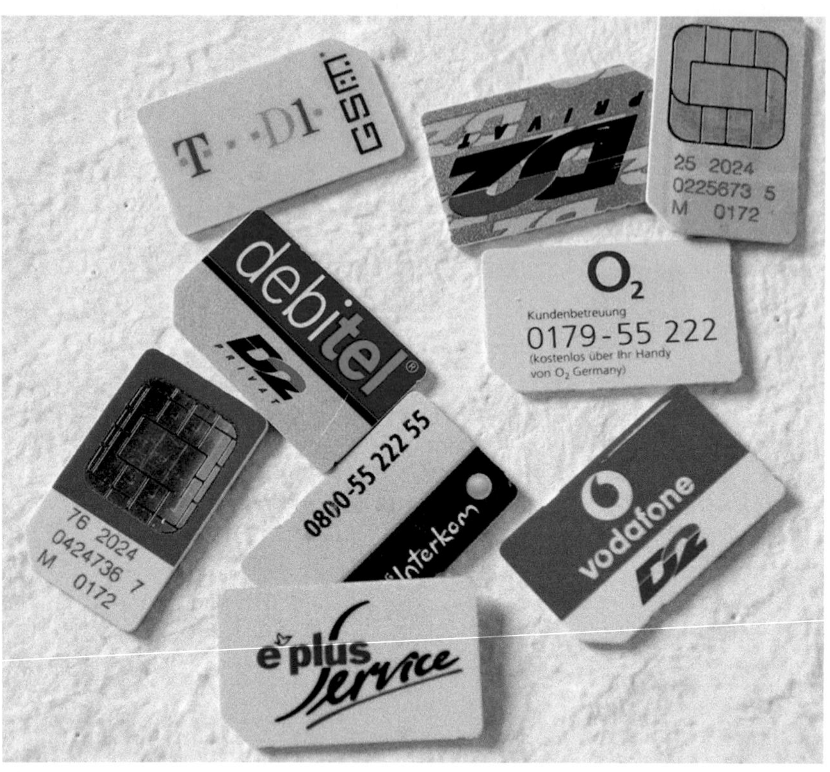

Abb. 1 Karten unterschiedlicher Provider

Die Netzbetreiber (T-Mobile, Vodafone, Telefonica) sowie weitere Mobilfunkanbieter (z. B. 1&1, ADAC, Congstar) bieten die Mobiltelefone (Hardware) oft kostenlos oder zu geringen Beträgen an, wenn gleichzeitig ein **Kartenvertrag** über ein Funknetz (z. B. E1, E2, D1, D2) abgeschlossen wird (s. Abb. 1).

Ursprünglich war das sogenannte Handy nur zum Telefonieren geeignet. Das lag am technischen Standard, da noch nicht genügend Daten übertragen werden konnten (›GSM-Standard). Die Entwicklung zum ›GPRS-Standard, dann weiter zum ›UMTS- und schließlich zum ›LTE-Standard machte dies erst möglich. Die Standards sind in den einzelnen Funknetzen unterschiedlich weit fortgeschritten. Das Handy konnte so zum Kleincomputer (Smartphone) werden, womit große Datenmengen empfangen und bearbeitet werden können.

GSM
Global System for Mobile Communication

GPRS
General Packet Radio Service

UMTS
Universal Mobile Telecommunications System

LTE
Long-Term Evolution

Zentrales Merkmal von Smartphones sind berührungsempfindliche Bildschirme (Klein-Tablets oder Phablets genannt), Bluetooth- und WLAN-Möglichkeit. Damit können viele Programme (Apps) auf dem Smartphone gesteuert werden, z. B. zur Navigation, Foto- und Videosoftware, Musikstreaming, soziale Netzwerke, E-Mail- und Kommunikationsprogramme, Fernsehen, Fernsteuerung. Über „App-Stores" können Programme oft kostenlos und schnell auf das Smartphone geladen werden.

Ähnlich wie beim Festnetz muss beachtet werden, wie hoch die monatliche Grundgebühr und wie hoch die Gesprächskosten sind. Für die Gesprächskosten bestehen viele Gebührenmodelle. Hinzu kommt, dass die Onlinekosten auf Datenmengen beschränkt sein können, wenn man dafür keinen Flat-Tarif besitzt. Auch die Akkulaufzeit bei Smartphones spielt mittlerweile eine große Rolle bei der Auswahl.

Bei **Prepaid-Karten** werden keine Grundgebühren erhoben. Der Benutzer kann nur für den Wert der vorher erworbenen Guthabenkarten telefonieren. Die Gesprächsgebühren sind höher als bei den Vertragshandys.

Meist besteht bei Prepaid-Karten sowie bei Vertragstelefonen eine zeitliche Bindung an den Provider ohne Kündigungsmöglichkeit von ein bis zwei Jahren.

Manche Provider bieten auch Geräte an, die zu Hause als Festnetzgerät und ab ca. 300 m bis 2 km Entfernung als Mobilanschluss laufen. Beim Kauf oder Umtausch von Smartphones muss mittlerweile auf die Größen der SIM-Karten geachtet werden. Viele neuere Smartphones funktionieren nur mit den Micro-SIM- oder Nano-SIM-Karten, der kleinsten Variante. Daneben werden auch Zweitkarten für das zweite Handy (z. B. im Auto) für einen geringen Preis oder eine zweite Karte für eine neue Nummer (und ein zweites Handy) günstig angeboten.

2.6.4 Serviceleistungen von Telefongesellschaften

0700-Nummer

Einige Telefongesellschaften bieten einen Service der persönlichen Nummer an. Dies muss bei der Regulierungsbehörde für Telekommunikation und Post beantragt werden und kostet einen einmaligen Betrag.

Vanity-Nummer (Wortwahlnummer)

Anstelle einer beliebigen Nummer kann hier der Name der Arztpraxis als Buchstabennummer gewählt werden, z. B. erhält die Praxis Dr. Dick Backe folgende Nummer (s. Abb. 1).
Die Rufnummer ist also 3 4 2 5 2 2 2 5 3. Dieser Service wird auch von der Deutschen Telekom AG angeboten.

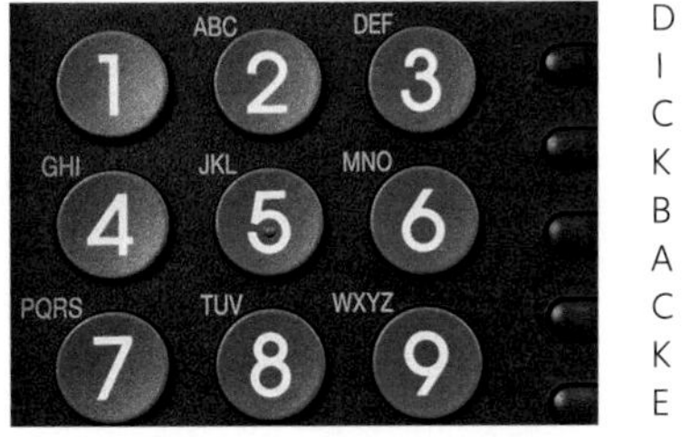

D = 3
I = 4
C = 2
K = 5
B = 2
A = 2
C = 2
K = 5
E = 3

Abb. 1 Buchstabenbelegung der Telefontasten

0180-Servicenummern

Gegen einen einmaligen Bereitstellungspreis kann man Anrufer (Patienten) von der Telefongebühr teilweise befreien.

Hier sind z. B. folgende Modelle möglich:
- Patient zahlt einen bestimmten Betrag pro Minute zwischen 9:00 und 18:00 Uhr, die Differenz wird von der Arztpraxis getragen.
- Patient zahlt einen bestimmten Betrag pro Minute.
- Praxis zahlt alle Gesprächskosten, die über einen bestimmten Betrag pro Minute hinausgehen.
- Patient zahlt pauschal einen bestimmten Betrag pro Gespräch.

0800-Servicenummern

Der Anrufer zahlt keine Gesprächsgebühren, der Angerufene übernimmt die Gebühren.

0900-Servicenummern

Hierbei fallen hohe Gebühren an, die der Anrufer tragen muss. Die Gebühren werden von der Telefongesellschaft erhoben und an den Angerufenen weitergeleitet. Es werden telefonische Dienste gegen Entgelt, z. B. Hotline-Service, angeboten.

Telefonsonderdienste

Im Telefonbuch der Deutschen Telekom werden Telefonsonderdienste und Telefonansagen angeboten. Dazu zählen:
- Notrufe und Störungsmeldungen (gebührenfrei);
  folgendes Schema sollte bei der Meldung eingehalten werden:
  Wer meldet sich?
  Wo geschah es?
  Was geschah?
  Wie viele Personen sind betroffen?
  Welche Verletzungen liegen vor?
  Warten auf Rückfragen
- Konferenzschaltung: Über die Vermittlung des Operators (früher „Fräulein vom Amt") können bis zu zehn Teilnehmer in verschiedenen Ortsnetzen (auch mobil) miteinander sprechen. Auch eine Bildzuschaltung ist möglich. Man spricht dann von Videokonferenzen.
- Kummer- und Nottelefone
- Dolmetscherdienste: Übersetzungsdienst während des Gesprächs
- Telefonauskunft: für Inland und Ausland mit direkter Verbindungsherstellung
- Zeitansage
- Auslandsgespräch

HINWEIS

Notrufnummer für Polizei, Feuerwehr und Rettungsdienst: 112

Europa und die übrigen Länder sind in Fernzonen eingeteilt. Kann man die betreffende Auslandsrufnummer nicht selbst anwählen, fallen zusätzlich Gebühren für die Handvermittlung über den Operator an. Für besonders weite Gespräche sollten Sie die Zeitzonen beachten.

Beispiel einer Auslandsrufnummer:

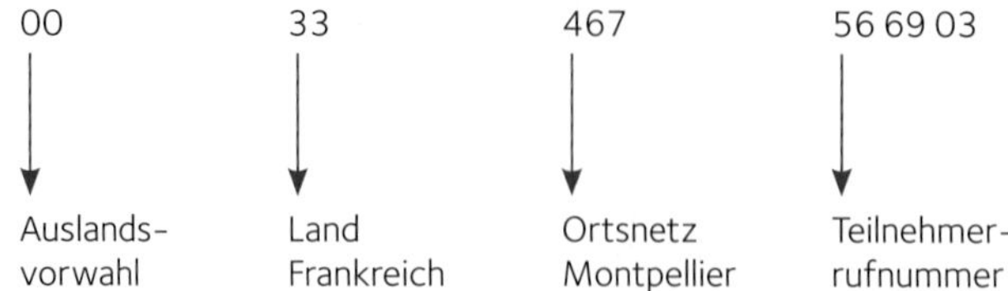

Die Bundesrepublik Deutschland hat als internationale Vorwahl die Nummer 0049 oder +49.

2.6.5 Telefontarife

Call-by-Call

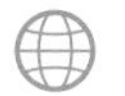

Aktuelle Telefontarife finden Sie unter:

www.teltarif.de

www.billiger-telefonieren.de

Call-by-Call bedeutet, dass Sie bei jedem Telefonanruf entscheiden, über welche Telefongesellschaft (Provider) Sie telefonieren wollen. Dies erfolgt durch eine Zusatznummer, die Sie vor der eigentlichen Telefonnummer eingeben müssen.

BEISPIEL

Die Rufnummer eines gewünschten Gesprächspartners ist z. B. 0761 23 87 93 (Hauptanschluss Deutsche Telekom AG). Wählen Sie die Nummer ohne Zusatz, telefonieren Sie über die Telefongesellschaft, bei der Sie den Hauptanschluss haben (hier Deutsche Telekom AG).

Wählen Sie

01013 0761 23 87 93, telefonieren Sie über Tele2;

01040 0761 23 87 93, telefonieren Sie über Ventelo.

Die Rechnung erhalten Sie entweder von der Deutschen Telekom AG, die den Betrag dann an die Telefongesellschaft weiterleitet, oder von der Telefongesellschaft direkt. Es können dann mehrere Rechnungen pro Monat zu Ihnen in die Praxis (bzw. nach Hause) kommen.

Manche Telefongesellschaften verlangen zunächst eine Anmeldung, um das Call-by-Call-Verfahren für Sie freizuschalten. Die meisten Anbieter können Sie jedoch direkt wählen. Das Call-by-Call-Verfahren kann von einer Telefongesellschaft, die Sie mit Preselection (siehe unten) gewählt haben, auch ausgeschlossen werden.

Manche Telefonapparate gestatten die Aufnahme mehrerer Telefongesellschaften, die je nach Uhrzeit gewählt werden können. So kann man immer über die Telefongesellschaft, die zu der gewünschten Zeit den günstigsten Telefontarif anbietet, telefonieren. Bei Telefonapparaten, die mit einem Computer verbunden sind, kann Software jeweils die günstigste Telefongesellschaft automatisch heraussuchen.

Preselection

Preselection bedeutet, dass Sie eine Telefongesellschaft (z. B. Arcor) gewählt haben, über die Sie alle Gespräche abwickeln wollen. Die entsprechende Vorwahl muss dann nicht mehr gewählt werden. Es gelten die Konditionen der Preselection-Gesellschaft. Prüfen Sie vor Vertragsabschluss neben den Gebühren auch die Kündigungsfristen und die Möglichkeit des Call-by-Calls.

Durch die vielen Gebührenangebote für eine Telefon-Flatrate und die Einführung der IP-Telefonie durch die Deutsche Telekom ab 2017 werden wohl in Zukunft diese Dienste immer weniger genutzt werden. Die meisten werden sich für eine Telefongesellschaft direkt entscheiden und hier die günstigste Gesellschaft auswählen.

2.6.6 Telefonrechnung

Alle Anbieter bieten heute die Telefonrechnung online an. Sie wird etwa ein Jahr lang auf dem Server zum Ausdruck (z. B. für die Steuererklärung) bereitgehalten. Bei Briefversand fallen zusätzliche Kosten an.

Auch der Einzelverbindungsnachweis wird heute von allen Telefongesellschaften angeboten.

Darüber hinaus kann die Rechnung nach bestimmten Kriterien analysiert und grafisch angezeigt werden, z. B. an welchem Wochentag die meisten Gespräche stattfinden, zu welcher Zeit am häufigsten telefoniert wird, welche Art von Gesprächen wann geführt wird (Nahbereich, Ferngespräche). Diese Informationen können bei der Auswahl eines geeigneten Tarifes bei einem Provider hilfreich sein.

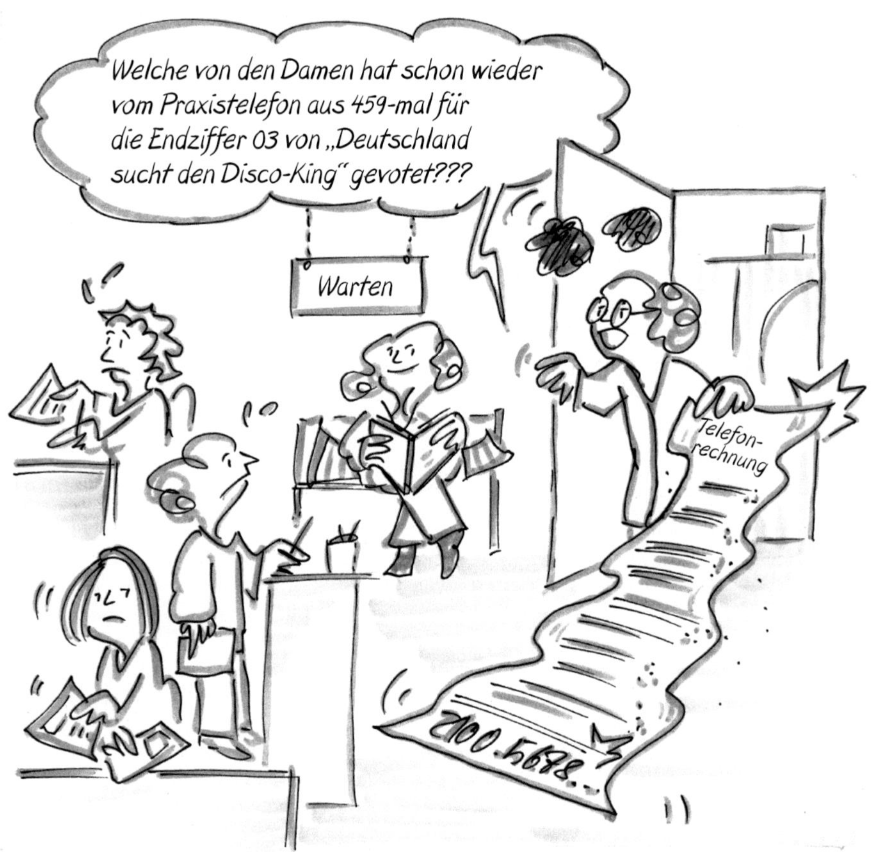
Welche von den Damen hat schon wieder vom Praxistelefon aus 459-mal für die Endziffer 03 von „Deutschland sucht den Disco-King" gevotet???
Warten
Telefon-rechnung
2100.5678..

2.6.7 Internettelefonie (IP-basierter Anschluss)

Dieses Verfahren wird auch Voice over Internet Protocol (VoIP) genannt. Bei der Internettelefonie wird Sprache mittels Sprachkompression über das Internet übertragen.

Das Gespräch findet dabei über den PC statt. Sofern der Angerufene auch über einen VoIP-Telefonanschluss verfügt, wird das Telefonat ohne Telefonkosten geführt. Es handelt sich um eine Datenverbindung, die mithilfe einer DSL-Flatrate keine zusätzlichen Kosten verursacht.

Neben der PC-to-PC-Kommunikation gibt es noch die PC-to-Phone-, die Phone-to-PC- und die Phone-to-Phone-Telefonie. Verfügt der Angerufene nicht über einen VoIP-Anschluss aus dem gleichen Netz, wird das Telefonat in das öffentliche Telefonnetz adressiert und es entstehen zusätzliche Telefongebühren (vgl. Call-by-Call-Telefonieren). Damit sind diese Telefonate trotzdem äußerst günstig.

2.7 Organisation eines Telefongesprächs

Die Gesprächsführung am Telefon prägt den ersten Eindruck von einer Zahnarztpraxis entscheidend. Sie vermittelt (neuen) Patienten ein sympathisches oder unsympathisches Bild und kann der Beginn einer neuen oder das Ende einer bestehenden Zahnarztpraxis-Patienten-Beziehung sein. Jedes Telefonat muss daher vorbereitet und unter Berücksichtigung der Regeln der Gesprächsführung durchgeführt werden.

2.7.1 Die richtige Telefonnummer finden

Um ein Telefongespräch führen zu können, muss zunächst die Nummer des Teilnehmers bekannt sein. Als vorteilhaft erweist es sich, die Nummern von Gesprächspartnern, die häufig angewählt werden, abzuspeichern.

Auskunft finden Sie unter:

www.klicktel.de/telefonbuch

www.dastelefonbuch.de

www.gelbeseiten.de

www.dasoertliche.de

Daneben bieten sich die nationale und internationale Auskunft an. Hier können sämtliche Teilnehmer nachgefragt werden. Adressen werden ebenfalls telefonisch bekannt gegeben. Weitere Quellen sind DVDs mit allen Telefonnummern oder die Suche im Internet (s. Abb. 1).

Viele Rufnummern und andere Kontaktdaten können auch in den gedruckten **Telekommunikationsverzeichnissen** selbst ermittelt werden, diese gibt es auch online oder mobil:

- Das Telefonbuch → Privat- und Geschäftseinträge von A–Z
- Gelbe Seiten → Branchenverzeichnis
- Gelbe Seiten regional → lokales Branchenverzeichnis
- Das Örtliche → lokale Privat- und Geschäftseinträge von A–Z

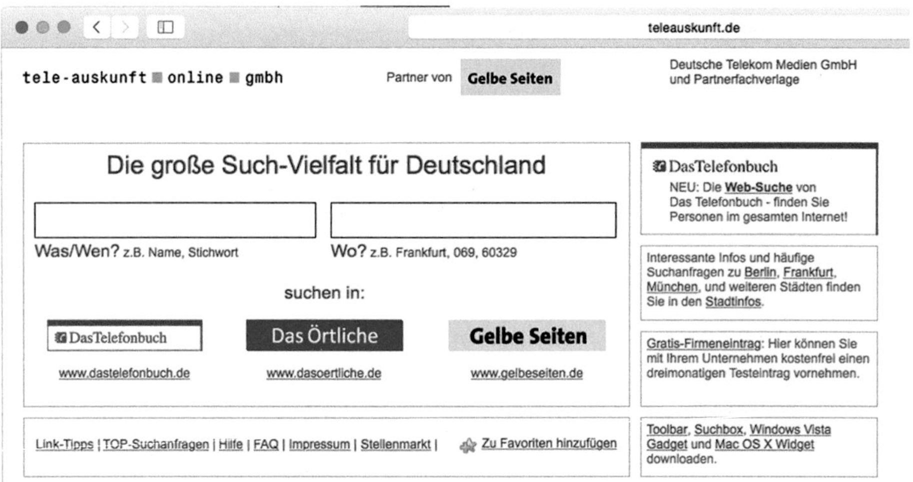

Abb. 1 Telekommunikationsverzeichnisse im Internet

Da sich die Telefonnummern und andere Daten häufig ändern, ist es wichtig, dass Sie immer die neuesten Telefonbücher bzw. DVDs besitzen. Sie erscheinen jährlich neu. Die aktuellen Rufnummern finden Sie auch auf den genannten Webseiten.

2.7.2 Dokumentation der Telefongespräche

Damit keine Informationen in der Praxis verloren gehen und der Informationsfluss erhalten bleibt, sollten eine Gesprächsnotizliste geführt und wichtige Gesprächsinhalte notiert werden. Gut bewährt haben sich Vordrucke, auf denen man sich die wichtigsten Informationen notieren kann.
Gegenüber normalen Notizzetteln haben die im Handel erhältlichen Vordrucke den Vorteil, dass sie für die wichtigsten Inhalte (z. B. Zeitpunkt des Gesprächs) strukturiert sind.

Neben dem Telefon sollten daher grundsätzlich Schreibmaterial und Vordrucke für die Entgegennahme von Telefongesprächen bereitliegen. Da über ein Telefongespräch kein Schriftstück existiert und nur das Gesprochene gültig ist, ist es erforderlich, dass wichtigen Telefonaten als Nachweis eine **schriftliche Bestätigung** folgt.

2.7.3 Vorbereitung und Durchführung von Telefongesprächen

Vorbereitung eines geplanten Telefongesprächs

- **1. Schritt:** Notieren Sie sich die gewünschte Rufnummer, den Namen des Unternehmens (der Krankenkasse) und des Gesprächspartners (des Sachbearbeiters).
- **2. Schritt:** Legen Sie sich alle Unterlagen bereit, die eventuell für das Gespräch wichtig werden könnten, z. B. Rechnungsdaten, Bestellnummern, Fabrikate.
- **3. Schritt:** Halten Sie sich das Ziel des Gespräches vor Augen (Was wollen Sie erreichen?).
- **4. Schritt:** Machen Sie sich Stichworte, wie Sie das Gespräch inhaltlich führen wollen.
  - Zeitpunkt des Gesprächs?
  - Handelt es sich um einen neuen/schwierigen/schwerhörigen/betreuten ... Patienten?
  - Auf welche Reaktion muss ich mich einstellen?
  - Welche Einwände sind zu erwarten?
  - Wie können die Einwände entkräftet werden?
  - Wie reagiere ich in schwierigen Situationen auf Fragen, die ich nicht beantworten darf und kann?
- **5. Schritt:** Suchen Sie sich eine ungestörte Möglichkeit, um zu telefonieren. Der Angerufene merkt, wenn Sie abgelenkt sind. Mobilgeräte sind zum ungestörten Telefonieren empfehlenswert.

Durchführung eines geplanten Telefongesprächs

- **1. Schritt:** Voraussetzung eines jeden Gesprächs ist, dass Sie sich vorher mit der Telefonanlage der Praxis vertraut gemacht haben. Prüfen Sie, ob z. B.
  - ein Knopf gedrückt werden muss, um den Wählton zu erhalten,
  - die Wahl bei aufgelegtem Hörer möglich ist,
  - Freisprechen möglich ist,
  - Stummschalten möglich ist.
- **2. Schritt:** Legen Sie den Vordruck für die Dokumentation bereit.
- **3. Schritt:** Setzen Sie sich aufrecht und gerade in Ihren Stuhl.
- **4. Schritt:** Stellen Sie die Telefonverbindung her. Beginnen Sie mit dem Wählen erst, wenn der Wählton zu hören ist. Vorher gewählte Ziffern bleiben unwirksam.
- **5. Schritt:** Wenn die Verbindung zustande kommt, sollten Sie sich mit dem Namen der Praxis oder mit einer einheitlichen Meldeformel der Praxis melden. Von zahlreichen Varianten werden hier zwei gegenübergestellt:
  a) „Praxis Dr. Sedel – Maier. Guten Tag." Diese Formel kommt sehr oft vor, verwirrt aber viele Angerufene und Anrufer: Hat der Zahnarzt einen Doppelnamen, Sedel-Maier? Handelt es sich etwa um eine Doppelpraxis Dr. Sedel – Dr. Maier?
  b) „Praxis Dr. Sedel. Hier spricht Petra Maier. Guten Tag!" Durch diese etwas längere Variante weiß der Anrufer, mit wem er spricht. Wichtig ist auch, dass hierbei langsam und deutlich gesprochen wird.
- **6. Schritt:** Ist ein Anschluss besetzt, legen Sie gleich wieder auf. Der gewünschte Teilnehmer spricht bereits. Wählen Sie danach erneut oder drücken Sie die Wahlwiederholungstaste. Manche Telefone wählen automatisch wieder, bis die Rufnummer frei ist („Rückruf bei Besetzt"). Beachten Sie gegebenenfalls die Telefonhinweise, z. B. „Kein Anschluss unter dieser Nummer": Entweder Sie haben sich bei der Wahl geirrt oder der Anschluss ist aufgehoben worden.

Umgang mit eingehenden Telefongesprächen

- Das Telefon nicht zu lange läuten lassen.
- Falls Sie den Namen des Anrufers nicht richtig verstanden haben, fragen Sie nach oder lassen Sie sich den Namen buchstabieren.
- Versuchen Sie, den Grund des Anrufs zügig zu ermitteln.
- Den Behandler abschirmen, d. h., nur in Ausnahmenfällen die Behandlungstätigkeit des Zahnarztes unterbrechen.
- Bei Rücksprache mit dem Behandler möglichst Stummtaste drücken (Musikeinspielung).

2.7.4 Telefonische Gesprächsführung

Beim Telefonieren fehlt die nonverbale Ausstrahlung (Körperhaltung, Mimik, Gestik und Blickkontakt) des Gesprächspartners. Als einziges Kommunikationswerkzeug dient die Stimme. Stimmmelodie und Wortwahl entscheiden über das Telefongespräch. Neben Ausdrucksform (höflich oder ruppig) und Tonlage (diese beeinflusst das Gesprächsklima) gibt es einige wichtige Regeln, die für einen professionellen Umgang am Telefon beachtet werden sollten:

Verhaltensregeln	Beispiele
Führen Sie **keine Privatgespräche** vor Patienten.	Die ZFA Manuela bekommt während der Sprechzeit einen Anruf von ihrer Freundin. Sie freut sich und unterhält sich ausgiebig mit ihr über das vergangene Wochenende, während eine Patientin vor der Anmeldung steht. **Auswirkung:** Die Patientin hat zu Recht den Eindruck, dass Manuela nicht arbeitet und sie unnötig lange warten lässt.
Beachten Sie die **Schweigepflicht.**	Die ZFA Manuela sagt einen Termin bei Frau Meier ab mit folgender Begründung: „Es tut mir sehr leid, dass wir den Termin absagen müssen, aber unser Chef hat kurzfristig noch einen dringenden Hausbesuch bei Frau Angelika aus Helmstedt." **Auswirkung:** Hier wurde die Schweigepflicht verletzt. Zudem ist es für Frau Meier nicht wichtig zu wissen, bei wem und wann ihr Arzt einen Hausbesuch macht.
Telefonieren Sie in **Ruhe** und führen Sie **keine Nebentätigkeiten** während des Telefonats aus. 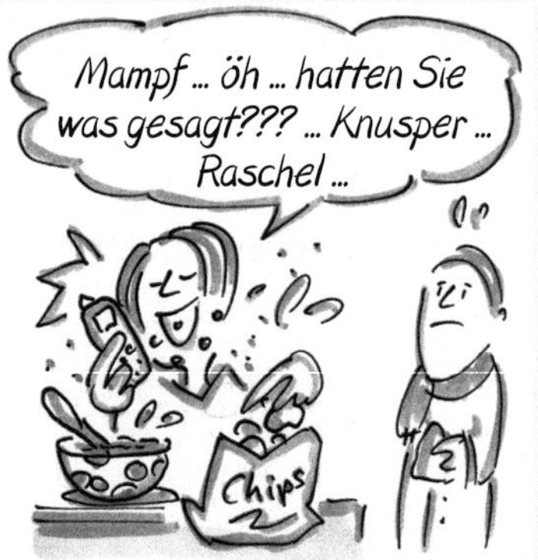	Die ZFA Manuela ist völlig im Stress. In solchen Fällen kaut sie immer Kaugummi. Beide Telefone klingeln, es kommen gerade zwei neue Patienten und die neue Auszubildende Susanne hat eine wichtige Frage an sie. Ihre Kollegin ist gerade nicht in Reichweite und besetzt ein neues Behandlungszimmer. Sie nimmt ein Telefonat an und müsste eigentlich gleichzeitig die neuen Patienten empfangen. Der Anrufer ist zudem empört, dass in dieser Praxis ja nie jemand ans Telefon geht. Das ist Manuela zu viel und sie sagt Kaugummi kauend zum Anrufer, dass sie für solche Sachen im Moment keine Zeit habe, und legt auf. **Auswirkung:** Manuela ist in diesem Moment aufgrund unzureichender Praxisorganisation überfordert und ihre Arbeitsabläufe gleiten ihr aus der Hand. Durch ihr Verhalten am Telefon verärgert sie den ohnehin schon unzufriedenen Anrufer, der sie schlecht verstanden hat, weil sie am Telefon mit Kaugummi im Mund gesprochen hat.
Nennen Sie Ihren Namen **langsam und deutlich.** Bilden Sie **kurze Sätze** und vermeiden Sie Schachtelsätze. Passen Sie sich im Sprachtempo und in der Sprache dem **Gesprächspartner** angemessen an.	Frau Münster ist 93 Jahre alt und ruft in der Zahnarztpraxis an, um einen Termin zu bekommen. Sie ist stark schwerhörig und versteht die ZFA am anderen Ende der Leitung nicht, da diese zu schnell und zu undeutlich gesprochen hat. Vor Schreck legt sie den Hörer auf, weil sie der Meinung ist, sich verwählt zu haben. **Auswirkung:** Bedenken Sie, dass Sie verschiedene Anrufer haben. Sie können alt, sehr jung, sprach- und hörbehindert, schüchtern, forsch, verärgert, launisch oder unsicher sein.

Verhaltensregeln	Beispiele
Sprechen Sie Ihren Gesprächspartner stets mit **Namen** an.	Die ZFA Manuela am Telefon: „Ja, das erledigen wir für Sie, Frau, … ähm …, wie war noch mal Ihr Name?" **Auswirkung:** Die Patientin ist nun verunsichert, ob die ZFA zugehört hat und ihr Anliegen auch richtig ausführen wird, da diese ja schon den Namen nicht mehr weiß. Wenn Sie Ihre Gesprächspartner mit Namen ansprechen, haben diese Gewissheit, dass Sie wissen, mit wem sie gerade sprechen, und fühlen sich mit ihrem Anliegen in den richtigen Händen.
Legen Sie sich **Notizblock** und **Schreibstift** bereit. 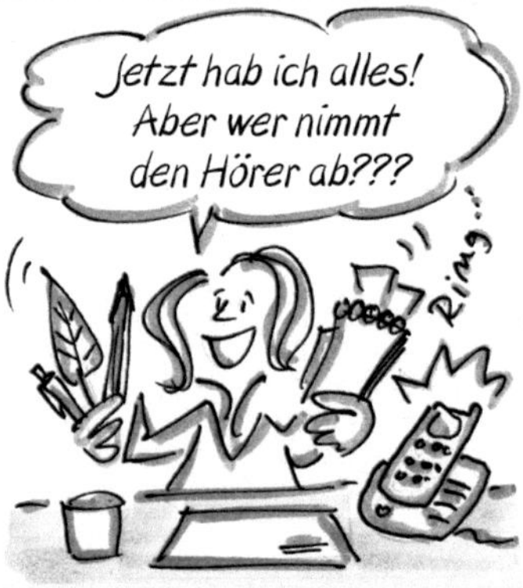 Jetzt hab ich alles! Aber wer nimmt den Hörer ab??? Ring...	Die Auszubildende Susanne sitzt allein an der Anmeldung und nimmt ein Telefonat entgegen. Da sie noch sehr unsicher und nicht routiniert ist, hat sie nach Beendigung des Gesprächs vergessen, sich Namen und Telefonnummer des Anrufers zu notieren, und kann auf Nachfrage der Kollegin auch nicht mehr genau sagen, was der Grund des Anrufs war. **Auswirkung:** Für die Kollegin ist es nun schwer nachzuvollziehen, wer und warum derjenige angerufen hat. Falls der Anrufer ein zweites Mal anruft, ist diese Kollegin unvorbereitet und der Anrufer eventuell verärgert, da er sein Anliegen doch schon der anderen Kollegin erläutert hat. Es ist daher immer sinnvoll, einen vorgedruckten Notizblock neben das Telefon zu legen, der bei jedem Telefonat ausgefüllt werden sollte.
Fallen Sie Ihrem Gesprächspartner **nicht ins Wort.**	Am Montagmorgen beginnt wie immer ein hektischer Tag und das Telefon klingelt ununterbrochen. Die ZFA Manuela ist bereits an der ersten Leitung und telefoniert mit Frau Kruse. Weil die zweite Leitung ohne Unterbrechung weiterklingelt und Manuela sich noch nicht gut genug mit der Telefonanlage auskennt, bricht sie das Gespräch auf der ersten Leitung abrupt ab, indem sie Frau Kruse in ihrer Schilderung unterbricht und sie auf die Telefonsprechstunde hinweist. **Auswirkung:** Frau Kruse wird es als sehr unverschämt empfinden, einfach unterbrochen zu werden, und sich beschweren oder die Praxis im schlimmsten Falle wechseln wollen.
Vermeiden Sie Fachsprache im Gespräch mit einem Patienten. 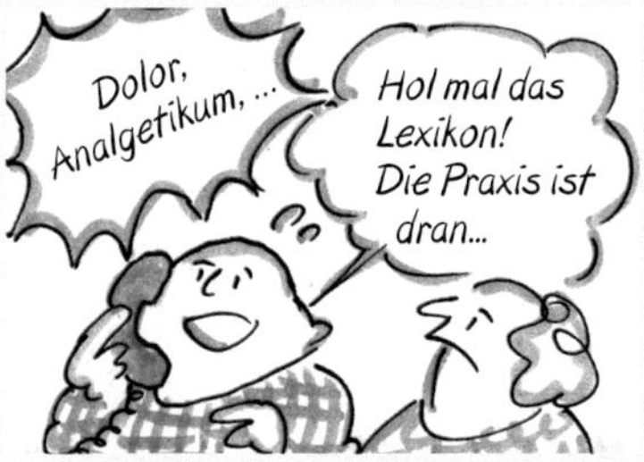 Dolor, Analgetikum, … Hol mal das Lexikon! Die Praxis ist dran…	Herr Müller (Versicherungsvertreter) soll Kronen bekommen. Dazu muss er verschiedene Termine in der Zahnarztpraxis wahrnehmen. Die ZFA Manuela ruft aus diesem Grund den Patienten Müller an. Dieser ist verärgert und brummt, dass er zufällig noch einen Beruf hätte. Daraufhin erklärt Manuela ihm, warum es nötig ist, in diesem Falle mehr als nur einen Termin zu vereinbaren, da dies nicht mit einem Termin zu erledigen ist. **Auswirkung:** Würde Manuela in medizinischer Fachsprache sprechen, hätte dies zur Folge, dass Herr Müller noch verärgerter wäre, da er vermutlich die Argumente, die für mehrere Termine sprechen, nicht verstehen würde.

Verhaltensregeln	Beispiele
Kontrollieren Sie während des Gesprächs Ihre **Mimik** und **Gestik.**	Die Auszubildende Susanne ist verärgert, da ihr Chef sie darauf hingewiesen hat, dass sie bereits zum dritten Mal zu spät zur Arbeit gekommen ist. Als sie an das Telefon geht, sieht man ihr die Verärgerung an. Frau Hedwig, eine umständliche Patientin, ist am Telefon. Susanne antwortet auf ihre Fragen und vereinbart einen Termin mit ihr. Als sie von Frau Hedwig gefragt wird, ob ihr eine Laus über die Leber gelaufen sei, ist Susanne überrascht. Sie hatte doch gerade heute darauf geachtet, am Telefon freundlich zu sein. **Auswirkung:** Wenn man mit verärgertem Gesicht mit jemandem spricht, hört es sich unfreundlicher an, als wenn man mit einem Lächeln auf den Lippen telefoniert.
Fassen Sie den **Inhalt des Gesprächs** am Ende noch einmal zusammen und stellen Sie sicher, dass beide Seiten **keine Fragen** mehr haben.	Die ZFA Manuela telefoniert mit Herrn Gustav. Er hat ein bestimmtes Problem und bittet sie, dieses dem Zahnarzt weiterzuleiten. Gleichzeitig macht sie einen neuen Termin mit ihm aus. Als Manuela das Anliegen noch einmal zusammenfasst, weist Herr Gustav sie darauf hin, dass er persönlich mit dem Zahnarzt sprechen möchte. **Auswirkung:** An diesem Beispiel wird deutlich, dass es durchaus wichtig sein kann, Gesprochenes noch einmal zusammenzufassen, bevor man es weiterleitet. Dies verhindert die Bildung von Missverständnissen.
Finden Sie einen **freundlichen Gesprächsabschluss.**	Die Auszubildende Susanne beendet ein Telefongespräch, indem Sie sich für das Gespräch bedankt und wartet, bis ihr Gesprächspartner aufgelegt hat. **Auswirkung:** Der letzte Eindruck haftet, daher unbedingt noch einmal den Namen des Anrufers erwähnen.

Folgende Fragestellungen helfen Ihnen, geführte Telefongespräche zu analysieren:
- Kenne ich die Praxistelefonanlage und kann sie korrekt bedienen?
- Liegen immer alle Hilfsmittel bereit?
- Versteht der Anrufer meine Meldung zu Beginn des Gesprächs?
- Klingt meine Stimme sympathisch, verbindlich, angenehm und freundlich?
- Ist die Sprache dialektfrei und auch für Auswärtige sowie Ausländer gut zu verstehen?
- Wie sieht meine Mimik und Gestik beim Telefonieren aus (z. B. lächle ich?)?
- Spreche ich meinen Gesprächspartner mit seinem Namen an?
- Konzentriere ich mich auf den Anruf und höre aktiv zu?
- Lasse ich Anrufer ausreden, ohne sie laufend zu unterbrechen?
- Finde ich einen freundlichen Abschluss des Gesprächs?
- Kann ich Fragen stellen, ohne aufdringlich zu wirken?
- Verwende ich positive Formulierungen wie z. B. „sehr gerne", „ich werde".
- Halte ich versprochene Rückrufe ein?
- Schalte ich das Telefon stumm bei Rückfragen?
- Mache ich mir ausreichende Notizen während des Anrufs?
- Vergesse ich keinen Anrufer in der Leitung?
- Habe ich alle wichtigen und unklaren Dinge noch einmal wiederholt und geklärt?
- War ich auf das Telefonat gut vorbereitet?
- War ich während des Telefonats ungestört?

2.8 Internet

2.8.1 Voraussetzungen für den Zugang zum Internet

Um den Zugang zum Internet zu erhalten, benötigt die Zahnarztpraxis (der Anwender) neben einem Telefonanschluss und einem Rechner eine Verbindung zwischen Telefon(leitung) und Rechner. Diese Verbindung (Hardware) kann direkt über den Router (früher über Modem, eine ISDN-Karte, eine Netzwerkkarte bzw. ein DSL-Modem) erfolgen (s. Abb. 1, S. 184).

Mittlerweile gibt es für Smartphones den LTE-Standard, was dazu führt, dass man mit dem Smartphone in bestimmten Regionen einen schnelleren Internetzugang hat als über den Festnetz-PC. Bei manchen Anbietern lässt sich das LTE-Netz daher auch für PC und andere „Festnetz"-Geräte nutzen. Der Ausbau der Breitbandverbindungen in ganz Deutschland ist erklärtes Ziel der Bundesregierung.

VPN-Verbindungen (Virtual Private Network)

Über sogenannte VPN-Verbindungen kann man über einen gesicherten Kanal (vorstellbar als Kabel oder Tunnel) im Internet z. B. auf den Praxisrechner zugreifen. Das kann z. B. für eine ZFA mit Heimarbeitsplatz von Bedeutung sein, die die zahnärztliche Abrechnung zu Hause betreut und durchführt.

Netzkarte

Die Netzkarte des Rechners wird mit dem DSL-Modem verbunden. Zwischen Telefon und DSL-Modem wird noch ein Splitter geschaltet (mit neuem IP-Anschluss nicht erforderlich). Die Übertragungsgeschwindigkeit beträgt 2000 bis 120 000 Mbit/s.

Liegen die obigen Voraussetzungen vor, benötigt man noch eine spezielle Software, die den Internetzugang ermöglicht. Die Zugangssoftware wird von verschiedenen Unternehmen zur Verfügung gestellt. Diese Unternehmen werden Provider genannt (z. B. freenet, T-Online, Tiscali, O_2, Arcor, 1&1). Einige bieten neben dem reinen Internetzugang zusätzliche Dienste an (z. B. E-Mail, Onlinebanking).

Bei der Entscheidung für einen Provider sind die Grundgebühren und die Verbindungsentgelte der Anbieter zu berücksichtigen.

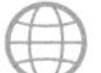

Tarifvergleiche finden Sie unter:

www.dsl-tarife.de

Wichtig ist auch die „Rechnerpower" der Anbieter. Wechseln viele Verbraucher zu einem Billiganbieter, kann der Anschluss überlastet sein, d. h., sie bekommen keinen oder nur einen extrem langsamen Zugang zum Internet.

BEISPIEL

Internetanbieter

Es gibt zahlreiche Anbieter für den Internetzugang. Sie sollten immer zuerst überprüfen, ob die Leistungen am Sitz der Praxis oder an Ihrem Wohnort verfügbar sind.

Die Tarife unterscheiden sich je nach Geschwindigkeit des Zugangs von 2000 bis 120 000 Mbit/s. Die Preise schwanken zwischen etwa 15,00 und 80,00 € monatlich bei einer Flatrate. Wenn Sie keine Flatrate wählen, sollten Sie ungefähr wissen, wie lange Sie im Internet surfen und welches Datenvolumen sie abrufen wollen. Auch dafür werden Tarife angeboten.

Viele Angebote mit einer Telefon-Flatrate gelten meist nur für das eigene Netz und eine Laufzeit von 24 Monaten. Teilweise gelten Gutschriften und Gebührenbefreiungen in den ersten Monaten. Es empfiehlt sich, die Angebote genau zu vergleichen.

Bei Vertragsbeginn bieten viele Provider ein bestimmtes freies Datenvolumen an. Beachten Sie, dass diese monatliche Datenmenge meist nicht in den nächsten Monat übertragen werden kann.

Browser

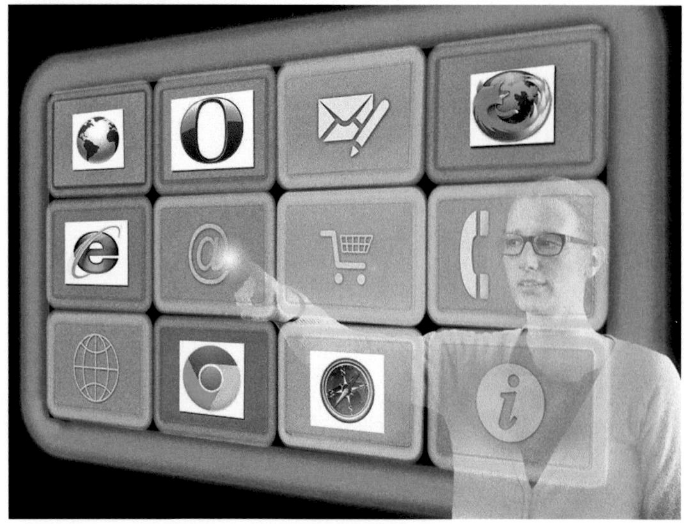

Abb. 1 Die gängigsten Internetbrowser

Um sich im Internet zu bewegen, benötigt man noch ein spezielles Kommunikationsprogramm, einen Browser. Hier sind der Windows Internet Explorer (ab 2015 Microsoft Edge), Google Chrome, Opera, Safari und Mozilla Firefox sehr verbreitet (s. Abb. 1). Sie werden kostenlos abgegeben bzw. sind in der Zugangssoftware als Beigabe enthalten. Aktuelle Versionen können im Internet kostenlos heruntergeladen werden.

Haben Sie alle Installationen abgeschlossen, können Sie im Internet surfen. Dazu rufen Sie zunächst eine beliebige Homepage (z. B. www.kzvbw.de) auf.

Dies ist eine Art Eingangsseite, die oft ein weiteres „Blättern" (= Surfen) erlaubt. Selbstverständlich kann auch eine Zahnarztpraxis im Internet mit einer eigenen Website vertreten sein (s. Abb. 2). Diese ist jedoch an die strengen Bedingungen des Berufsrechts der Zahnärzte gebunden. In den Berufsordnungen sind dazu mittlerweile Regeln entwickelt worden (§ 19 der Berufsordnung der LZK Baden-Württemberg).

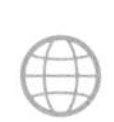

§ 19 der Berufsordnung der LZK BW finden Sie unter:

www.lzkbw.de

unter Zahnärzte, LZK Handbuch Ordnungen und Richtlinien

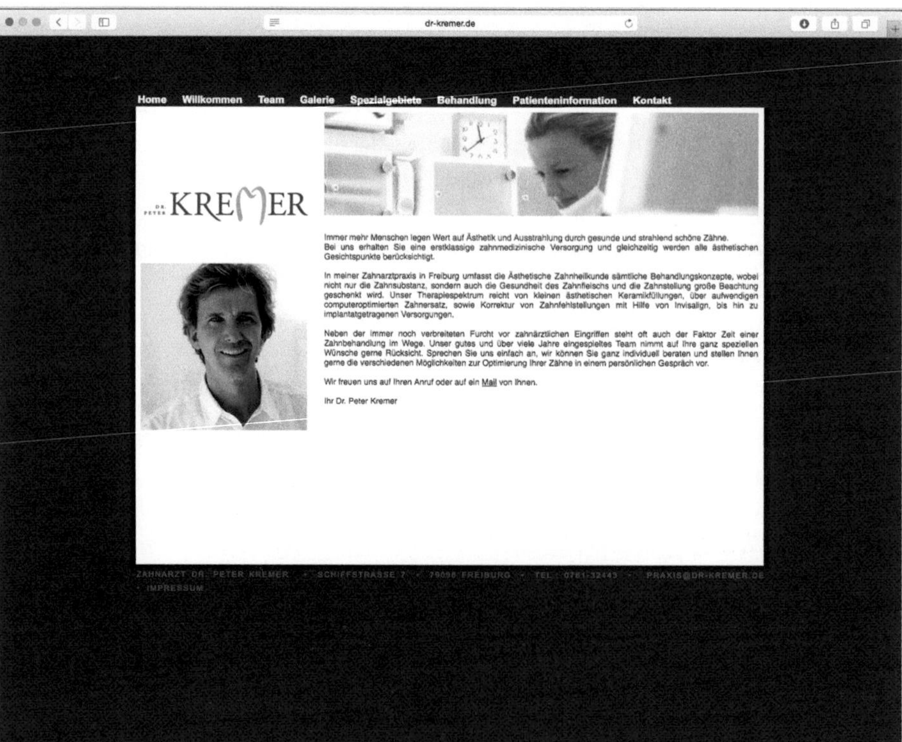

Abb. 2 Website einer Zahnarztpraxis

Um Informationen im Netz zu suchen oder eine Website eines Anbieters aufzurufen, benötigt man eine Adresse, z. B.:

www.dr-kremer.de	Praxis Dr. Kremer
www.kzbv.de	Kassenzahnärztliche Bundesvereinigung

Das **„www"** steht dabei für **W**orld **W**ide **W**eb, den meistgenutzten Dienst im Internet, „de" für Deutschland und „com" für commercial (kommerziell = geschäftlich).

Oft gelangt man zu den endgültig gesuchten Dokumenten über sogenannte Links, eine Art Querverweis. Dies können besonders farblich hervorgehobene Textstellen, Icons oder Fotos sein. Wenn Sie mit dem Mauszeiger auf einen Link gehen, verwandelt sich der Mauszeiger in der Regel in eine Hand. Mit dem Anklicken gelangen Sie auf die nächste Website, die sich hinter dem Link verbirgt.

Kennt man keine Adresse, benutzt man sogenannte Suchmaschinen, die zu nahezu allen Begriffen Adressen liefern (s. Abb. 1). Die Adressen der bekanntesten Suchmaschinen lauten:

- www.google.de
- www.lycos.de
- de.yahoo.de
- www.excite.de
- www.metacrawler.de
- www.fireball.de
- www.bing.de
- www.web.de

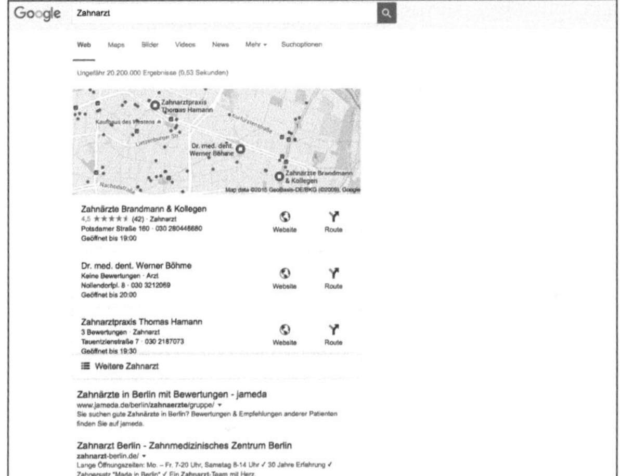

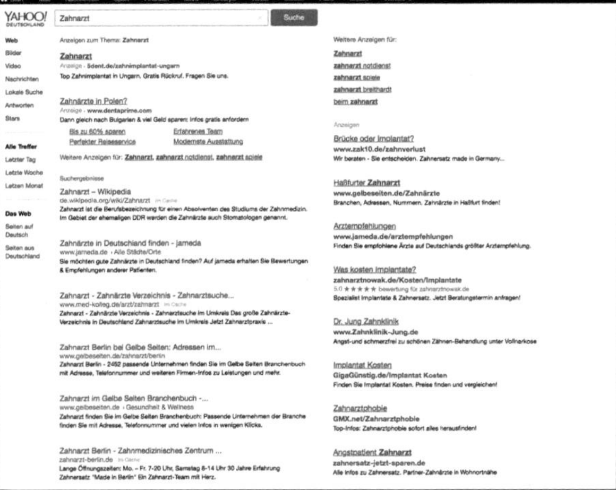

Abb. 1 Hauptseiten zweier Suchmaschinen mit dem Suchbegriff „Zahnarzt"

2.8.2 E-Mail (Electronic Mail): Die elektronische Post

Neben dem World Wide Web ist die E-Mail ein viel genutzter Dienst im Internet. Um diesen Dienst zu nutzen, benötigt man eine eindeutige Adresse in der folgenden Form:

Volker.Hist@aol.com oder **0761.69218@t-online.de** oder **017391467803@d2mail.de**

Alle Provider bieten dabei auch mehrere E-Mail-Adressen nach Wunsch an, z. B. Albert@Mergelsberg.de. Die E-Mail-Adresse kann mit einem Namen oder einer Nummer beginnen. Danach folgt das Zeichen @, auch „at" genannt, was so viel wie „bei" bedeutet (Tastenkombination „Alt Gr" und „Q"). Es steht direkt vor dem Provider. In den oben angegebenen Adressen handelt es sich um die Provider AOL, T-Online und eine Handy-E-Mail-Adresse.

Hat man die Adresse eingetragen sowie einen Betreff formuliert, kann man die eigentliche Nachricht am Bildschirm eingeben.

Neben Texten können auch Bilder, Grafiken und Programme als E-Mail (Anhang, sogenannte Attachments) verschickt werden. Als Nachteil wird angesehen, dass man den Versand als Postkarte ansehen muss. Es erfolgt keine Verschlüsselung, sodass der Datenschutz nicht gewährleistet ist. Es existieren viele Verschlüsselungsprogramme für E-Mails, wie z. B. PGP (Pretty Good Privacy) und GNU Privacy Guard, die man auch im privaten Bereich nutzen kann.

Vielfach wird die Kommunikation – besonders mittels Smartphone – auch über soziale Netzwerke wie Facebook, Instagram oder WhatsApp sowie über SMS oder MMS geführt.

2.8.3 Allgemeine Anwendungen des Internets

Reisebuchung

Immer mehr Unternehmen bieten die Möglichkeit, direkt am Rechner eine Reise, einen Platz in einem Flugzeug oder ein Hotelzimmer zu buchen. Voraussetzung für die Buchung im Internet ist allerdings der Besitz einer Kreditkarte, die Verwendung des elektronischen Lastschriftverfahrens oder die Mitgliedschaft bei einem „Bezahlunternehmen" (z. B. PayPal).

Telefon

Ist der Rechner mit Soundkarte, Mikrofon und Kamera ausgestattet, kann über das Internet preiswert mit Bilddarstellung telefoniert werden (VoIP, Skype).

Fernsehen und Musik hören

Da man bereits heute mit seinem Rechner fernsehen kann, gibt es im Bereich Video-on-Demand wie auch Radio-on-Demand über das Internet eine rasante Entwicklung. Ein Video kann dann nach eigenen Wünschen angeschaut, gestoppt, aufgenommen und verändert werden. Musik-Streaming erfreut sich auch immer größerer Beliebtheit.

Cybergeld

Der Amerikaner David Chaum hat eine Dateiverschlüsselung erfunden, die es ermöglicht, Geld im heimischen Rechner zu speichern, womit auch direkt über Internet bezahlt werden kann. Das bedeutet, dass es keiner Bank mehr bedarf. Das Geld liegt in Form von Dateien (die sich nicht verändern lassen!) im Rechner und kann auf andere Rechner und Karten übertragen werden, z. B. auch auf eine private Geldkarte, mit der man dann Einkäufe erledigen kann.

Kritik am Internet

Neben den vielfältigen positiven Effekten, die das Internet bringt und gebracht hat, dürfen auch die negativen Seiten nicht verkannt werden, z. B. Vereinsamung, Suchtgefahr, Informationsflut, Internetkriminalität. Informationen aus dem Netz sollten daher immer kritisch geprüft werden. Folgende Fragestellungen können dabei helfen:

- Wer stellt die gefundenen Informationen mit welcher Absicht bereit?
- Wie aussagekräftig sind die gefundenen Informationen?
- Welche Merkmale sollen zur Bewertung der Informationen herangezogen werden?
- Welches sind die fehlenden Informationen, die nicht bereitgestellt werden?

2.8.4 Anwendungen des Internets in der Zahnarztpraxis

Das Internet ist für die große Mehrheit der niedergelassenen Zahnärzte ein selbstverständliches Informations- und Kommunikationsmedium, das auch beruflich stark genutzt wird. Rund 80 % nutzen das Internet.

Zahlreiche Medizindepots bieten auf ihren Websites Informationen u. a. zu neuen Maschinen und Werkstoffen an, und ermöglichen Onlinebestellungen. Auch Technikerinnungen stellen Informationen online zur Verfügung. Nachdem auch Labore Internetseiten einrichten, kann die Kommunikation mit dem Fremdlabor neben dem Fax auch über das Internet laufen. Für den ZE-Upload in der Zahnarztpraxis ist es erforderlich, dass das Labor die Daten in einem bestimmten Format online an die Praxis sendet.

Reine Verwaltungsarbeiten können von einer Zahnmedizinischen Fachangestellten zu Hause am PC in Verbindung mit dem Praxis-PC erledigt werden. Auch die Abrechnungsdaten können über das Internet mittels Upload (mit einem Zertifikat) an die entsprechenden Stellen versandt werden. Das ›BKV wird auch nur noch im Internet als Download durch die KZV zur Verfügung gestellt. Der Versand von digitalisierten Röntgenbildern an die Universitätskliniken oder einen Chirurgen über das Internet ist heute üblich.

BKV
Bundeseinheitliches Kassenverzeichnis; hier sind alle gesetzlichen Krankenkassen Deutschlands aufgeführt.

Bei manchen Operationen können Spezialisten diese über das Internet in einem Operationssaal eines weit entfernten Krankenhauses über ferngesteuerte Maschinen vornehmen.

44 Wer oder was verbirgt sich hinter den folgenden Adressen?

www.adac.de	www.ifap.com
www.zdf.de	www.duden.de
www.greenpeace.org	www.coca-cola.com
www.basf.com	www.whitehouse.gov
www.spiegel.de	www.daimler.com

45 Wählen Sie die folgende Adresse an und beschreiben Sie, welche Informationen geliefert werden. Worin sehen Sie Vorteile des Internetangebots?

a www.schauinsland.com
b www.bundestag.de

46 Beachten Sie die Werbung auf einer von Ihnen gewählten Suchmaschine. Wodurch unterscheidet sich diese Werbung von der Fernsehwerbung?

47 Besorgen Sie sich von einem Provider (z. B. T-Online) die Installations-CD für das Zugangsprogramm. Suchen Sie auf der CD Informationen zum Umgang mit dem Internet.

48 Wodurch unterscheiden sich E-Mail und Fax?

49 Suchen Sie Newsgroups unter der Adresse http://groups.google.com und gehen Sie anschließend auf „de" und „newusers". Klären Sie:

a Was sind Newsgroups?
b Worum geht es in Newsgroups?

50 Was versteht man unter einem Chat (engl. Geschnatter)?

51 Suchen Sie Informationen zu „Zahnmedizinische Fachangestellte" oder „Zahnarzthelferin", indem Sie den Begriff in einer Suchmaschine eingeben. Vergleichen Sie die Ergebnisse mit den Angeboten einer weiteren Suchmaschine.

52
a Entwerfen Sie eine Website für Ihre Ausbildungspraxis (evtl. mit Links). Fertigen Sie hierzu eine Skizze, wie Sie sich dies ungefähr vorstellen.
b Prüfen Sie Ihren Entwurf auf die berufsrechtlichen Erfordernisse für einen Zahnarzt.
c Entwerfen Sie einen Adressvorschlag für ihre Website (z. B. Zahnarztpraxis-Dr.Schneider.de) und lassen Sie unter www.denic.de bei Domain-Registrierung (hier unter Whois-Suche) prüfen, ob diese Adresse noch frei ist.

3 Konfliktmanagement

3.1 Konflikte in der Zahnarztpraxis

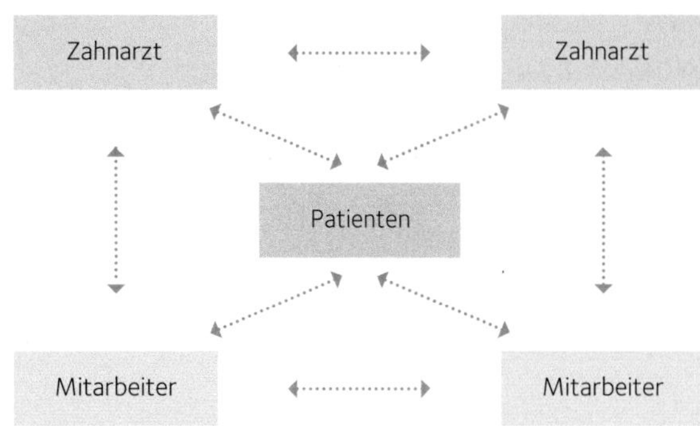

Abb. 1 Konfliktmöglichkeiten in einer Berufsausübungsgemeinschaft

In der Berufswelt stoßen verschiedene Persönlichkeiten mit unterschiedlichen Interessen und Erwartungen aufeinander. Konflikte gehören daher zum Berufsalltag.

In einer Zahnarztpraxis als mögliches Konfliktfeld treffen täglich Zahnarzt, zahnmedizinisches Personal, Arztkollegen, Dentallabore, Krankenkassen, Behörden, Apotheken, Krankenhäuser, Pharmareferenten, Patienten und viele mehr zusammen. Zwischen allen Parteien können Konflikte entstehen (s. Abb. 1).

Man kann dabei zwischen **internen Konflikten** (Konflikte innerhalb des Praxisteams) und **externen Konflikten** (Konflikte des Teams mit Außenstehenden, z. B. Patienten, Pharmareferenten, Dentallabor) unterscheiden.

3.1.1 Interne Konflikte

Die Ursachen interner Konflikte können sehr unterschiedlich sein.
Man unterscheidet

- Konflikte aufgrund unterschiedlicher Zielvorstellungen und Grundsätze **(Wertekonflikte).**

BEISPIEL

a) Für eine ZFA ist ein wichtiger Grundsatz (Wert), Patienten immer zuverlässig zu informieren. Sie glaubt, dass eine andere ZFA dies so nicht verfolgt, und wirft ihr dieses vor.
b) Eine Kollegin macht auf Kosten der anderen immer pünktlich Feierabend, obwohl die Arbeiten und Vorbereitungen für den nächsten Tag noch nicht erledigt worden sind. Die anderen Mitarbeiter machen regelmäßig Überstunden, die sie zudem nicht vergütet bekommen.

- Konflikte aufgrund unterschiedlicher Rollenverteilungen im Praxisteam **(Beziehungskonflikte).** Die Kritik wird dabei in der Regel nicht sachlich, sondern auf persönlicher und emotionaler Ebene geäußert.

BEISPIEL

a) Eine Auszubildende trifft in einer Praxis Entscheidungen, die sie gar nicht treffen darf. Die ZFA fühlt sich dadurch gedemütigt und verletzt. Sie nimmt dies persönlich.
b) Eine ZFA zu einer Kollegin: „Da hast du ja wieder einmal am Freitagabend den Steri nicht abgeschaltet. Das Wasser kam mir schon entgegen heute früh!"

- Konflikte aufgrund verschiedener Vorstellungen, wie Aufgaben erfüllt oder Arbeitsschritte gestaltet werden sollen **(Sachkonflikte).**

BEISPIEL

a) Zwei Teammitglieder einer Zahnarztpraxis verfolgen dasselbe Ziel (z. B. Terminvergabe), nur der Einsatz der Mittel, der Einsatz von Ressourcen oder die Wahl der Methode sind unterschiedlich.
b) Sie haben in der Schule die Einsatzmöglichkeiten des Internets kennengelernt (z. B. Onlinebestellungen bei Dentaldepots, Downloaden des BKV-Verzeichnisses, Website der Zahnarztpraxis). Auf Ihre Anregung hin soll in der Praxis ein Internetanschluss installiert werden. Die langjährige Mitarbeiterin Doris meint, dass man in den letzten 20 Jahren so etwas auch nicht gebraucht hat. Zudem verführe dies nur zum „Surfen".

Die Abgrenzung der verschiedenen Konflikttypen fällt oftmals schwer, da in diesem Bereich viele Überschneidungen möglich sind. Häufig entwickelt sich aus einem Sachkonflikt ein Beziehungskonflikt oder umgekehrt.

Ungelöste, stark emotionalisierte Konflikte können die Qualität der Arbeit herabsetzen und im Extremfall sogar einen wirtschaftlichen Schaden für das gesamte Praxisteam herbeiführen.

Folgendes Beispiel soll eine Kettenreaktion verdeutlichen (s. Abb. 1). Rettungsanker bedeutet, dass an den betreffenden Stellen immer noch eine „Rettung der Situation" durch bestimmte Maßnahmen möglich ist.

Eine Sonderform des internen Konfliktes stellt das **Mobbing** dar. Der Begriff Mobbing kommt aus dem Englischen („to mob" = anpöbeln, schikanieren) und bedeutet, dass eine Kollegin am Arbeitsplatz von gleichgestellten, vorgesetzten oder untergebenen Kollegen schikaniert, belästigt, beleidigt, ausgegrenzt oder mit Arbeitsaufgaben bedacht wird, die sie heruntersetzen. Die Personen, die gemobbt werden, fühlen sich mit der Zeit unterlegen.

Wenn die Mitarbeiter in einer Zahnarztpraxis unzufrieden sind, tritt Mobbing häufiger auf. Mobbing existiert jedoch nicht nur in der Arbeitswelt, sondern geschieht auch im Bildungsbereich, in Freizeitinstitutionen (z. B. Vereinen), in der Nachbarschaft oder innerhalb von Familien und Sippen.

Man spricht jedoch nur dann von Mobbing, wenn Mobbing-Handlungen
- systematisch stattfinden,
- häufig und wiederholt auftreten (z. B. mindestens einmal pro Woche) und
- sich über einen längeren Zeitraum erstrecken (mindestens ein halbes Jahr).

Einmalige Vorfälle sind also kein Mobbing. Man spricht nicht von Mobbing, wenn zwei etwa gleich starke Parteien in Konflikt geraten. Mobbing-Betroffene können Folgendes tun:
- Sich frühzeitig zur Wehr setzen und eine Beratungsstelle aufsuchen.
- Vorgesetzte informieren, denn Mobbing ist ein Kündigungsgrund.
- Eventuell eine Aussprache mit dem Mobber suchen.
- Ein Mobbing-Tagebuch führen, in dem die Angriffe mit Datum und Uhrzeit festgehalten werden.

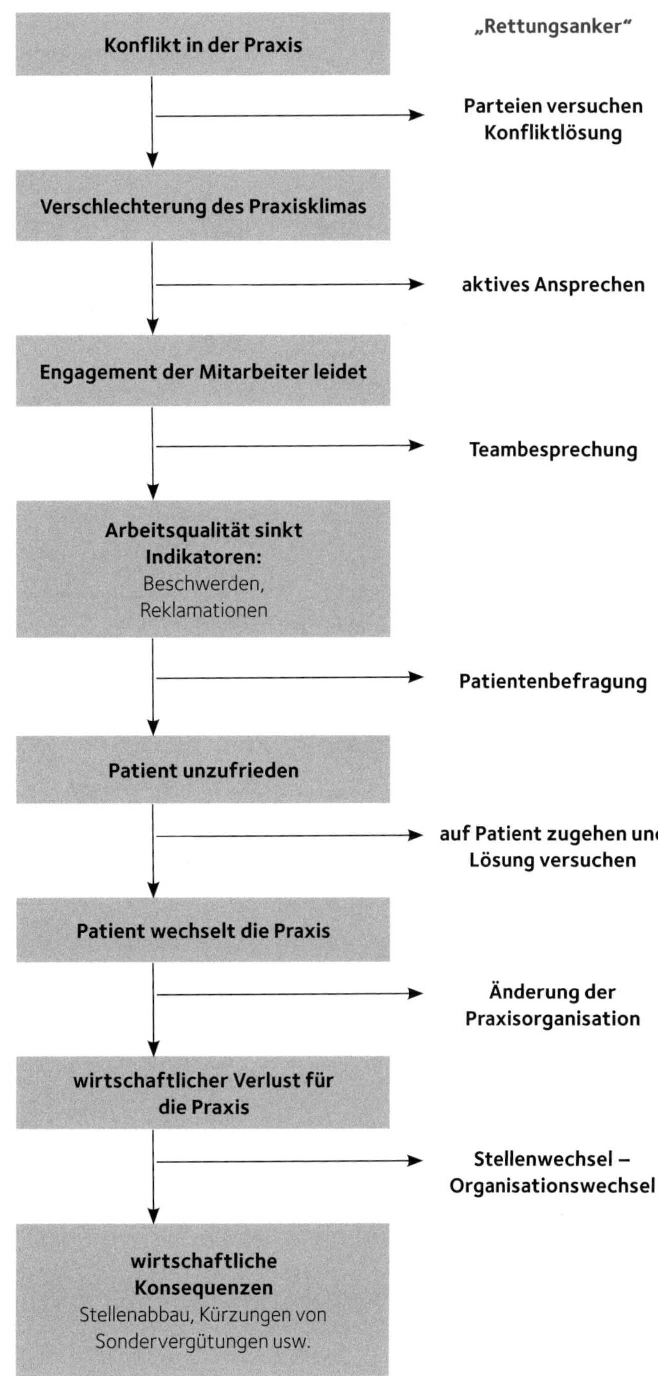

Abb. 1 Kettenreaktion nach einem Konflikt

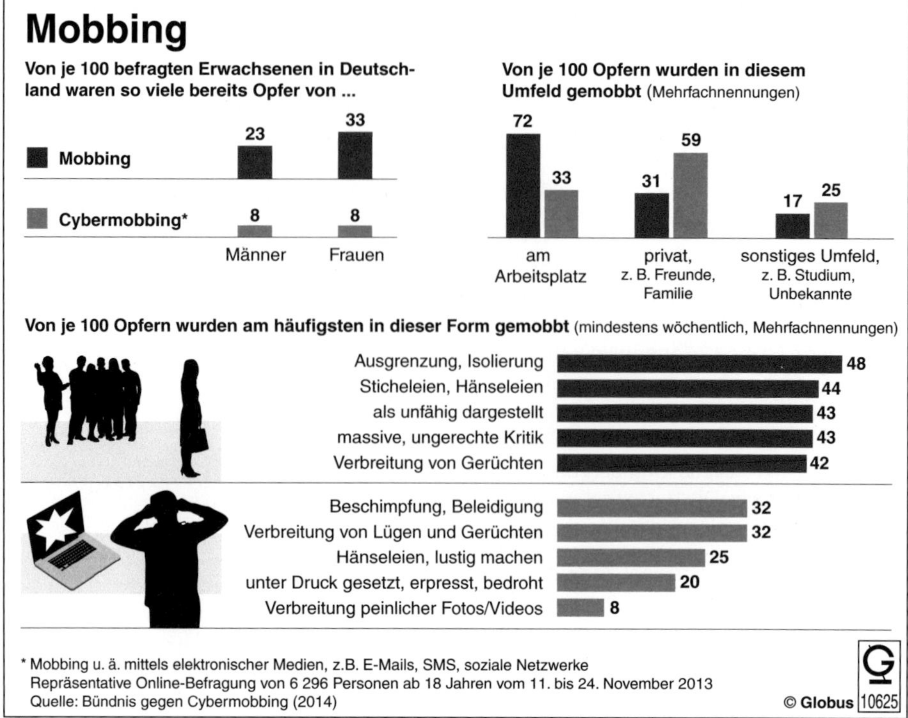

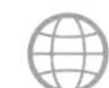

Informationen zu Mobbing finden Sie unter:

www.mobbingrat.de

3.1.2 Externe Konflikte

Der Patient (oder der Geschäftspartner) hat eine bestimmte Rollenerwartung von einer Zahnmedizinischen Fachangestellten. Sie sollte fachlich kompetent, hilfsbereit und einfühlsam sein sowie zwischen Patienten und Zahnarzt vermitteln.

Die Zahnmedizinische Fachangestellte hat ihrerseits Erwartungen an das Verhalten des Patienten. Er sollte höflich und die Praxisorganisation betreffend kooperativ sein. Werden diese Rollenerwartungen nicht erfüllt (z. B. nörgelnder Patient, gestresste ZFA), kommt es sehr leicht zu Konflikten.

Häufige **Ursachen** externer Konflikte:
- Schmerzen nach der Behandlung, z. B. Druckstellen, Nachschmerzen nach OP, Nachblutungen, überempfindliche Zähne nach Keramikinlayeingliederung
- Patient muss länger als geplant warten, andere Patienten werden vor ihm behandelt.
- Die eGK-Vorlage erfolgt nicht rechtzeitig.
- Beschwerden über das Wartezimmer, z. B. zu kühl, zu dunkel, keine Lektüre
- Lautstärke des Radios
- Behandlungskosten: Eigenanteil nach §-28-Füllung, private Behandlungsvereinbarung (z. B. bei IP-Behandlung), Eigenanteil nach ZE-Behandlung

Kommt es zu einem Konflikt, ist häufig die ZFA die Erste, bei der sich der Patient beschweren wird. Hierin liegt auch eine Chance, Konflikte für die Praxis zu managen. Dies fällt insbesondere Berufsanfängerinnen sehr schwer, weil sie oft nicht diejenigen sind, die für den Konflikt verantwortlich sind.

Die wohl für den Patienten schlechteste Möglichkeit ist der Hinweis der ZFA, dass sie den Konflikt nicht verursacht hat oder dass der Konflikt gänzlich geleugnet wird. Hier ist es natürlich von Vorteil, wenn es z. B. in Teambesprechungen gelungen ist, ein Team zu bilden, in dem jeder Verantwortung für das Ganze zu übernehmen bereit ist.

3.2 Verhaltensregeln in Konfliktsituationen

Wer arbeitet, macht Fehler. Ein Zeichen von Reife ist, dies einzugestehen. Es wird keinem möglich sein, Konflikten im Arbeitsleben aus dem Weg zu gehen oder diese zu vermeiden. Konfliktmanagement bedeutet, dass eine Person die Kompetenz besitzt, Konflikte zu **erkennen**, zu **vermeiden** und ggf. zu **lösen**.

Ist eine Konfliktlösung in Form eines Gesprächs oder einer Verhandlung möglich, spricht man von einer **konstruktiven Handhabung.** Bleibt der Konflikt ungelöst und bricht eine streitige Auseinandersetzung aus, liegt eine **destruktive Handhabung** vor. Dies ist der Fall, wenn z. B. überhaupt keine Notiz vom unzufriedenen Patienten oder von einer gekränkten Kollegin genommen wird.

Stellt man fest, dass man selbst den Konflikt verursacht hat, ist eine **Entschuldigung** die beste Lösung. Dabei müssen der Ton, die Wortwahl, Mimik und Gestik stimmen, sodass der andere die Entschuldigung auch akzeptieren kann.

Für einen Patienten ist es wichtig, dass man sich seiner Fallschilderung ernsthaft annimmt. Dies sollte auch in einem separaten Raum möglich sein. Der Patient sollte Gelegenheit haben, den Fall ausführlich aus seiner Sicht darzulegen. Unter Umständen kann es hilfreich sein, wenn die ZFA den Patienten durch positives Feedback und Nachfragen in seiner Schilderung unterstützt.

BEISPIEL

Formulierungen für ein positives Feedback: „Ja, das kann ich gut verstehen.", „Es tut mir leid, dass dies passiert ist.", „An Ihrer Stelle wäre ich auch verärgert.", „Ich kann mir vorstellen, wie Ihnen zumute ist."

In streitigen Konfliktsituationen ist **Abwehrverhalten** der Beteiligten eine typisch menschliche Reaktion. Deshalb müssen beide Konfliktparteien aufeinander zugehen und miteinander über das bestehende Problem sprechen, um es lösen zu können.

Der Konflikt wird komplizierter, wenn starke Emotionen eine Rolle spielen und die Oberhand gewinnen. In solchen Situationen verliert man das eigentliche Problem aus dem Blick. Aggressionen und die daraus resultierenden möglichen Frustrationen erschweren das Aufeinanderzugehen immer mehr. Auf keinen Fall sollte man mit Emotionen einem erregten Patienten gegenübertreten, auch wenn dieser zu Beschimpfungen neigt.

Oberstes Ziel einer Konfliktlösung sollte daher eine Versachlichung des Problems sein und die Vermeidung der Emotionalisierung in diesem Zusammenhang. Dazu ist es erforderlich, dass beide Konfliktparteien ihre eigene Situation analysieren bzw. ihr Verhalten überprüfen.

Als **Adressat**, d. h. **Empfänger von Kritik**, sollte man sich folgende Fragen stellen:
- Welche Motive könnte der Kritiker haben?
- Was für Vorschläge zur Besserung des Problems könnte es geben? Versuchen Sie, einen Lösungsweg zu finden oder zu erfragen. Eine Abwehrhaltung oder ein Gegenangriff verschlimmern die Situation.
- Habe ich verstanden, warum ich eigentlich kritisiert wurde?
- Bin ich persönlich angegriffen worden oder gibt es sachlich etwas an meiner Arbeit auszusetzen? Wenn sachliche Kritik geäußert wird, so ist diese gerechtfertigt und man sollte sie nicht als persönlichen Angriff deuten.

Als **Sender von Kritik** sollte man den Rahmen und den Ton beachten:
- Niemals öffentlich vor anderen Kritik an einer Person üben oder Mitarbeiter kritisieren, ohne mit der betreffenden Person vorher gesprochen zu haben. Der Betroffene fühlt sich sonst hintergangen und verletzt.
- Kritik nicht emotional ausüben (persönlich, übertrieben, verärgert oder verletzend) und nicht mit übertriebener Lautstärke verkünden.
- Verallgemeinerungen vermeiden („Du machst ja sowieso immer alles falsch!").

3.3 Konflikte – eine gestörte Kommunikation

3.3.1 Grundregeln der Kommunikation

Ein Konflikt (Missstimmung, Auseinandersetzung) entsteht, wenn die Kommunikation, d. h., die Verständigung, zwischen zwei oder mehreren Parteien gestört ist. Man unterscheidet dabei die verbale Kommunikation (Sprache) und die nonverbale Kommunikation (Mimik und Gestik). Mithilfe der folgenden Faustregeln lassen sich bereits viele Konflikte entschärfen:

- Für ein ernstes Gesicht benötigen Sie 65 Muskeln, für ein Lächeln nur 10. Setzen Sie das Lächeln nur dosiert ein, Ihr Gegenüber darf es nicht so auslegen können, als ob Sie ihn auslachen oder nicht ernst nehmen.
- Die Stimme ist der „Leitstrahl der Ansicht". Sprechen Sie laut und deutlich. Machen Sie Pausen, um bestimmte Aussagen zu unterstreichen. Wechseln Sie die Lautstärke und den Tonfall.

In der gesamten Kommunikation mit dem Patienten darf es keinen Verlierer geben.

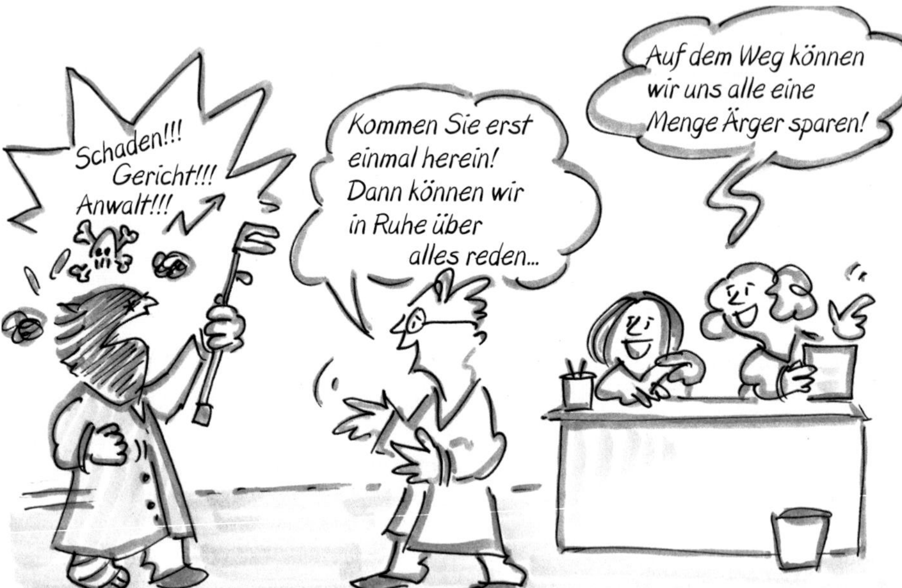
Schaden!!! Gericht!!! Anwalt!!!
Kommen Sie erst einmal herein! Dann können wir in Ruhe über alles reden...
Auf dem Weg können wir uns alle eine Menge Ärger sparen!

Ein chinesisches Sprichwort sagt: „Man darf sein Gesicht nicht verlieren."

Das Problem mangelhafter Kommunikation lässt sich in der juristischen Literatur über das Zahnarztrecht wiederfinden.

Viele Autoren kommen zu der Erkenntnis, dass die entscheidende Triebfeder des Patienten, eine entsprechende Auseinandersetzung mit dem Zahnarzt einzugehen, häufig die unzureichende Kommunikation ist. Deshalb empfehlen sie eine Vorbeugung gegen Haftpflichtfälle, indem die Praxis mit dem Patienten aktiv kommuniziert, auch wenn ein Fehler passiert sein sollte.

Man hat herausgefunden, dass bei jedem zweiten Patienten, der eine gerichtliche Auseinandersetzung mit der Praxis suchen könnte, diese durch die Schilderung der genauen Umstände des Falles sowie ein Ausdruck des Bedauerns vermieden werden kann. Ein Drittel der Patienten würde auf eine gerichtliche Auseinandersetzung verzichten, wenn er finanziell entschädigt würde.

Momentan erfolgen auf 1000 Behandlungsfälle etwa zehn gerichtliche Auseinandersetzungen. Man erkennt an der obigen Statistik die enorme Bedeutung der Kommunikation. Hier lassen sich zudem große Summen für z. B. Rechtsanwälte und Prozesskosten für die Zahnarztpraxis einsparen.

Die folgende Übersicht enthält Kommunikationsregeln, die den Arbeitsalltag erleichtern und freundlicher gestalten lassen (s. Tab. 1, Tab. 1 S. 210).

Patienten ansprechen	Sprechen Sie den Patienten immer mit Namen an. Falls Sie sich nicht mehr sicher sind, wie der Patient heißt, fragen Sie nach Möglichkeit Ihr Praxisteam.
Grundregeln der Rhetorik beachten	1. „Ich-Aussagen" wie *„Ich meine"* und *„Ich denke"* mildern ab und schonen das Selbstwertgefühl des anderen. Man sollte versuchen Sätze, die mit *„Sie haben aber …"* beginnen, zu vermeiden, da sich der Patient damit in die Enge getrieben fühlt und seine Kooperationsbereitschaft weiter sinken wird. 2. Vermeiden Sie nach Möglichkeit folgende Formulierungen: *Sie müssen …* *Sie sollen …* *Das geht nicht …* *Das kann ich mir gar nicht vorstellen …* *So schlimm wird es wohl nicht gewesen sein …* *Da müssen Sie etwas falsch gemacht haben …* *Da hätten Sie sich früher melden müssen …* *Heute auf keinen Fall …* *Unmöglich! Wissen Sie eigentlich, was hier los ist …* *Das ist bei uns immer so …* *Ich kann nichts dafür …* *Sie müssen aber warten …* *Wir machen keinen Unterschied …* *Das hätten Sie früher sagen müssen …* *Ich habe Ihnen doch schon zwei Mal gesagt …* 3. Vermeiden Sie es, den Patienten bei seinen Schilderungen zu unterbrechen, lassen Sie ihn ausreden. 4. Bilden Sie möglichst kurze Sätze mit für den Patienten verständlichen Informationen. Fachbegriffe verwirren die meisten Patienten.
Blickkontakt aufnehmen	Nehmen Sie, wenn möglich, Blickkontakt mit dem Patienten auf und lächeln Sie, auch wenn Sie nicht sofort auf Patientenwünsche reagieren können, weil Sie gerade eine andere Arbeit (z. B. kopieren, telefonieren) erledigen müssen. Der Blick ist die „Brücke" zum Zuhörer. Bricht diese Brücke ab, fehlt ein Bestandteil der Kommunikation.
Aufmerksamkeit zeigen/aktives Zuhören	Zeigen Sie dem Patienten, dass Sie ihn ernst nehmen und ihm aktiv zuhören, indem Sie z. B. Fragen stellen, falls Sie etwas noch nicht verstanden haben. Während Sie einem Patienten zuhören, sollten Sie keine Nebenarbeiten erledigen. Dies würde der Patient als unhöflich und kränkend empfinden. Achten Sie bei schüchternen Patienten darauf, dass Sie sie nicht „mundtot" reden oder unterbrechen. Hören Sie auch dann zu, wenn Ihnen die Beschwerden des Patienten lächerlich erscheinen.
Achten Sie auf Körperhaltung, Stimme, Gestik und Mimik	Es ist wichtig, auf die Körperhaltung im Stehen oder im Sitzen zu achten. Stehen oder sitzen sollte man aufrecht, wobei die Schultern gerade sein und die Hände nicht verkrampft z. B. den Kugelschreiber festhalten sollten. Die Arme sollten nicht hinter dem Rücken verschränkt, die Hände nicht gefaltet und nicht in die Taille gestützt sein. Stehen oder sitzen sollte man entspannt und dem Patienten zugewandt. Gestik und Mimik können zur Gesprächsunterstützung benutzt werden. Sie sprechen auch mit dem Gesicht (nonverbale Kommunikation).
Patienten beobachten	Versuchen Sie sich in die Situation des Patienten hineinzuversetzen. Ist er ängstlich, zornig, hektisch, ungehalten, steht er unter Zeitdruck?

Tab. 1 Kommunikationsregeln (Fortsetzung folgende Seite)

Datenschutz beachten	Gespräche sollten nur mit dem Patienten in einem separaten Raum erfolgen, ohne dass Dritte mithören können.
Sind Verhaltensanweisungen beim Patienten verständlich angekommen?	Bei Vorbereitungen und Nachbereitungen einer Behandlung ist es wichtig, dass der Patient mündlich und schriftlich Informationen bekommt, wie er sich am besten verhalten sollte.
Einfühlungsvermögen zeigen	Zeigen Sie dem Patienten, dass er Unterstützung von Ihnen erhält, indem Sie seinen Fall dem Zahnarzt noch einmal neutral schildern. Es ist wichtig, eine neutrale Meinungshaltung einzunehmen. Man muss nicht der gleichen Meinung wie der Patient sein, sollte aber Verständnis zeigen.
Informationen/ Beobachtungen verwenden	Wenn Sie z. B. Fragen stellen, die den letzten Behandlungstermin mit aufgreifen, fühlt sich der Patient gut aufgehoben und gewinnt Vertrauen, da Sie sich mit seiner Behandlungsgeschichte befasst haben und ihn nicht isoliert als Patient Nr. XY betrachten. Stellen Sie Fragen wie: *„Geht es Ihnen heute schon besser?", „Hat das Schmerzmittel geholfen?", „Ich habe Ihnen das Informationsmaterial, wonach Sie in der letzten Sitzung gefragt haben, zusammengestellt. Sie können es heute mitnehmen."* Als Hilfestellung kann man in die Kartei des Patienten wichtige Gesprächsnotizen mit eingeben. Die Eingabe sollte jedoch nach dem Gespräch in Abwesenheit des Patienten erfolgen.
Auf Patientengeschenke reagieren	Sie können kleinere Geschenke von Patienten an das Praxisteam wie Blumen, Trinkgeld, Schokolade oder Pralinen annehmen (sollte „praxisöffentlich" gemacht werden). Oft sind sie als freundliche Geste gedacht. Falls es aber so sein sollte, dass der Patient damit Vergünstigungen (z. B. einen Termin vorrücken, günstigere Berechnung einer Behandlung) bekommen möchte, dürfen Sie diesem nicht nachgeben. Er muss wie alle anderen Patienten behandelt werden.

Tab. 1 Kommunikationsregeln

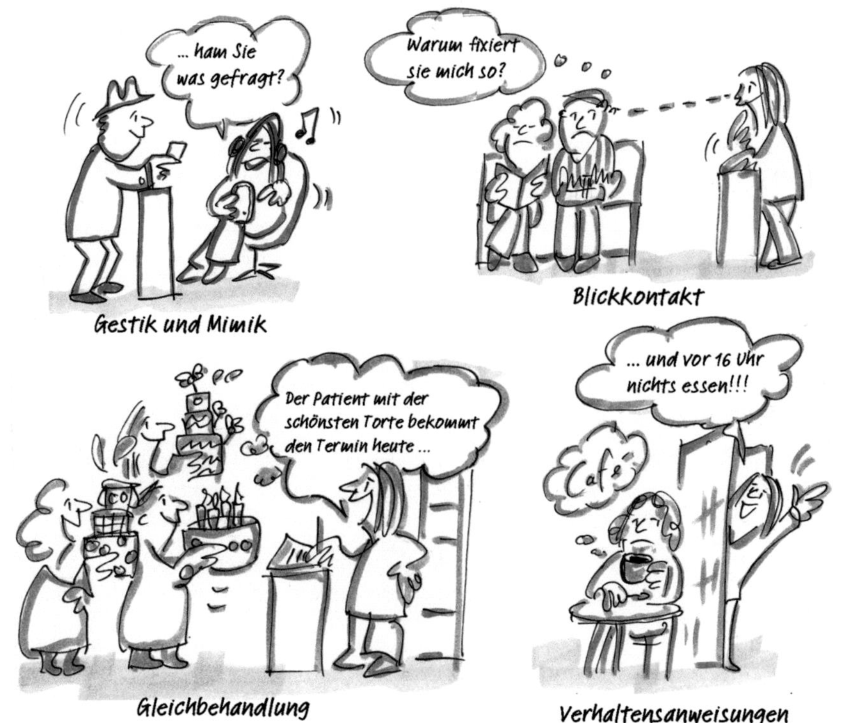
... ham Sie was gefragt?
Gestik und Mimik
Warum fixiert sie mich so?
Blickkontakt
Der Patient mit der schönsten Torte bekommt den Termin heute ...
Gleichbehandlung
... und vor 16 Uhr nichts essen!!!
Café
Verhaltensanweisungen

3.3.2 Konfliktsituationen meistern

Im Bereich Kommunikation und Konfliktbewältigung ist es unbedingt erforderlich, dass für reale Fälle trainiert wird. Die besten Erkenntnisse gewinnt man hierbei durch **Rollenspiele**, die mit einer Videokamera aufgezeichnet und anschließend analysiert werden.

Im Folgenden werden Fallbeispiele aus der Zahnarztpraxis mit entsprechenden Hintergrundinformationen vorgestellt. Diese Beispiele sollten mit verteilten Rollen in der Klasse durchgespielt werden.

Alle Beispiele lassen Platz für individuelle Verhaltensmuster. Sie sind so aufgebaut, dass am Anfang die „leichten" Fälle vorkommen, die noch wenig rechtliche Kenntnisse erfordern.

Das Konfliktmanagement soll hier beschränkt sein auf die Konfliktmöglichkeiten mit Patienten. Es lassen sich aber viele Übertragungen für andere Konfliktkonstellationen herstellen (z. B. Konfliktsituationen mit Ihren Kolleginnen).

Allgemeine Arbeitsanweisungen:

1. Informieren Sie sich über die gesetzlichen Bestimmungen in den einzelnen Fällen.
2. Spielen Sie die Fälle als Rollenspiel (mit zwei Personen) in zwei Varianten:
   a) Eine ZFA, die schlecht gelaunt ist, den Patienten nicht mag und ihn auch provozieren will.
   b) Eine ZFA, die den Konflikt lösen möchte, ohne dass der Chef eingreifen muss.
   Die Patientin/der Patient soll in jedem Fall sehr verärgert sein.
3. Analysieren Sie das Verhalten der ZFA und die Reaktionen des Patienten. Welches Verhalten, Gestik, Mimik, Sprache (auch des Körpers) verschärfen den Konflikt bzw. mildern ihn ab?
4. Am Ende eines durchgeführten Rollenspiels können Sie eine Beurteilung für sich selbst oder für die Rollenspieler im Umgang mit Patienten anfertigen. Sie können dazu folgenden Vordruck einsetzen (s. Abb. 1).

HINWEIS

Die Skalierung bedeutet:
Drei Mal + ist ausgezeichnet,
drei Mal – heißt deutliche Schwäche.

Tätigkeit	+++	++	+	-	--	---
Zuhören						
Geduldig sein						
Aufmuntern						
Loben						
Gutes Gesprächsklima erzeugen						
Auf Patienten zugehen						
Mich entschuldigen						
Trösten						
Plaudern						
Ablenken						
Meine Meinung vertreten						
Mahnen						

Abb. 1 Analyse zum Umgang mit Patienten

Erkennen Sie Ihre Stärken und Schwächen und lassen Sie sich auch von anderen beurteilen. Die Beurteilung durch Zuschauer bzw. Zuhörer ist oft ein besserer Spiegel der Wirklichkeit, da man sich selbst anders wahrnimmt als andere.

FALL 1

Ein Patient erscheint pünktlich zu seinem bestellten Termin um 15:00 Uhr. Bereits nach 10 Minuten meldet er sich aus dem Wartezimmer:
„Ich warte jetzt schon eine halbe Stunde, ich habe wichtige Termine, außerdem bin ich Privatpatient."
In der Vergangenheit ist er regelmäßig zu spät gekommen – hierauf hatten Sie ihn bei der letzten Sitzung aufmerksam gemacht und angedeutet, dass er damit den Praxisablauf erheblich störe.

AUFGABEN

Versuchen Sie als ZFA den Patienten zu beruhigen.

FALL 2

Ein Patient erscheint am Montagmorgen in Ihrer Praxis: „So etwas habe ich noch nicht erlebt! Da bekomme ich am Samstagabend furchtbare Zahnschmerzen – so was passiert ja immer am Samstag, wenn keiner Zeit hat. Also was mache ich? Ich rufe Ihre Telefonnummer an und siehe da, natürlich keiner da. Da spricht lediglich der Anrufbeantworter mit mir. ... Vertretung Dr. Meisel, Tel. 76 49 73 ... Ununterbrochen rufe ich da an. Es meldet sich niemand ...
Endlich am Abend gegen 23:00 Uhr geht Frau Meisel an den Apparat. Ihr Mann habe aber gar keinen Notfalldienst – er sei auf einem Kongress, das habe sich vor ein paar Tagen so ergeben – berichtete mir Frau Meisel. Sie riet mir dann, mich an den Notdienst des Roten Kreuzes zu wenden. Das tat ich dann und erfuhr, dass Dr. Müller Notdienst habe.
Um 24:00 Uhr saß ich endlich in der Praxis. Das war ziemlich aufregend – den ganzen Abend telefoniert – und die Schmerzen ..."
Die ZFA hatte am Freitag den Anrufbeantworter mit der fehlerhaften Notdienstnummer besprochen.

AUFGABEN

Führen Sie als verantwortliche ZFA das Gespräch mit dem Patienten.

FALL 3

Eine gesetzlich versicherte Patientin hat eine zweite Mahnung von Ihrer Praxis bekommen, dass sie die eGK in diesem Quartal noch nicht vorgelegt habe. In der zweiten Mahnung heißt es, dass bei Nichtvorlage eine private Rechnung gestellt werde. Die Patientin erscheint heute und trifft an der Rezeption auf die Auszubildende Manuela, die ziemlich patzig ist und zu ihr im breiten Dialekt sagt: „So isches halt bei de Kasse ..."
Die Patientin wird daraufhin sehr wütend und laut. Eine ZFA kommt zur Klärung dieses Problems zum Gespräch hinzu.

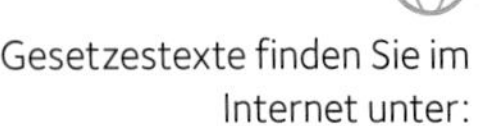

Gesetzestexte finden Sie im Internet unter:

www.gesetze-im-internet.de

AUFGABEN

Führen Sie das Gespräch mit der Patientin und der Auszubildenden vor dem Hintergrund der gesetzlichen und vertraglichen Abmachungen (SGB V § 15 und Material auf S. 213).

Vereinbarung zum Inhalt und zur Anwendung der elektronischen Gesundheitskarte zwischen der KZBV und der GKV

§ 1 Vertragsgegenstand
(1) Die nachstehenden Regelungen dienen der Einführung und Anwendung der elektronischen Gesundheitskarte als Ersatz für die Krankenversichertenkarte nach §§ 15 und 291 SGB V. Sie dienen ferner der Beschreibung des Inhaltes der elektronischen Gesundheitskarte, die die Krankenversichertenkarte nach § 291 SGB V erweitert, und regeln die Verwendung der elektronischen Gesundheitskarte in der Zahnarztpraxis. Die Einzelheiten werden im Anhang geregelt, der Bestandteil dieses Vertrages ist.

§ 7 Vorlage der elektronischen Gesundheitskarte und Übertragung der Information
(1) Die Versicherten sind verpflichtet, die elektronische Gesundheitskarte bei jeder Inanspruchnahme eines Zahnarztes mit sich zu führen. Die Krankenkassen werden ihre Mitglieder hierüber sowie über die Folgen bei Nichtbeachtung informieren. Versicherte, die bei Eintritt in die gesetzliche Krankenversicherung oder bei einem Wechsel der Krankenkasse eine (neue) elektronische Gesundheitskarte benötigen, sind zum Beginn der Leistungspflicht mit einem Versicherungsnachweis auszustatten. Steht eine elektronische Gesundheitskarte zu diesem Zeitpunkt noch nicht zur Verfügung, ist dem Versicherten ein schriftlicher Versicherungsnachweis zur Verfügung zu stellen.
(2) Das Nähere der Verwendung der elektronischen Gesundheitskarte in der Zahnarztpraxis sowie die Verfahren, die bei Nichtvorlage der elektronischen Gesundheitskarte Anwendung finden, werden im Anhang zu dieser Vereinbarung geregelt.

Anhang
1.1 Der Versicherte ist verpflichtet, bei jedem Zahnarztbesuch die elektronische Gesundheitskarte oder im Falle des § 7 Abs. 1 S. 4 den ausgegebenen Anspruchsnachweis mitzuführen und auf Verlangen vorzulegen. Die elektronische Gesundheitskarte ist von dem Zahnarzt bei jeder ersten Inanspruchnahme im Quartal einzulesen. Bei Vorlage eines Versicherungsnachweises i. S. d. § 7 Abs. 1 Satz 4 findet das Ersatzverfahren nach Nr. 3.1 entsprechende Anwendung
2.1 Wird eine elektronische Gesundheitskarte nicht vorgelegt oder ergibt die Überprüfung nach Nr. 1.3, dass die vorgelegte Karte der vorlegenden Person offensichtlich nicht zugeordnet werden kann, finden die Regelungen nach § 8 BMV-Z bzw. … entsprechende Anwendung …

BMV-Z (Bundesmantelvertrag – Zahnärzte)

§8 Krankenversichertenkarte (sinngemäß für eGK anzuwenden)
(1) Der Berechtigte weist seinen Anspruch auf vertragszahnärztliche Versorgung durch Vorlage der Krankenversichertenkarte nach.
Die Vereinbarung zur Gestaltung und bundesweiten Einführung der Krankenversichertenkarte in der jeweils geltenden Fassung ist Bestandteil des Vertrages.
(2) Solange die Krankenversichertenkarte nicht vorgelegt oder die Anspruchsberechtigung auf andere Weise nicht nachgewiesen worden ist, darf der Vertragszahnarzt eine Privatvergütung für die Behandlung verlangen. Wird die Krankenversichertenkarte oder die Anspruchsberechtigung innerhalb einer Frist von 10 Tagen nach der ersten Inanspruchnahme vorgelegt, so muss die entrichtete Vergütung zurückgezahlt werden.
(3) Die Orts-, Betriebs-, Innungskrankenkassen und die landwirtschaftlichen Krankenkassen haben die Berechtigten in geeigneter Weise
a) zu verpflichten,
dem Vertragszahnarzt bei Behandlungsbeginn und bei Fortdauer der Behandlung zu Beginn eines neuen Kalendervierteljahres unaufgefordert die Krankenversichertenkarte vorzulegen, in dringenden Fällen die Krankenversichertenkarte spätestens innerhalb einer Frist von zehn Tagen nach der ersten Inanspruchnahme nachzureichen, auf Verlangen des Vertragszahnarztes ihre Identität mit der auf der Krankenversichertenkarte benannten Person nachzuweisen,
b) anzuhalten,
den Vertragszahnarzt innerhalb eines Kalendervierteljahres nur bei Vorliegen eines triftigen Grundes zu wechseln.
.....
(4) Die Krankenkasse wird den Vertragszahnarzt auf dessen Wunsch dabei unterstützen, dass der Versicherte die Krankenversichertenkarte dem Vertragszahnarzt nachträglich vorlegt.
...

FALL 4

Ein Patient beschwert sich, dass er überhaupt nicht weiß, welche Vergütung der Zahnarzt für seine konservierende Behandlung erhalten habe. Diese Ungewissheit führe schließlich auch zu vielen Fehlabrechnungen in Zahnarztpraxen, wie er heute wieder in der Zeitung gelesen hat.

AUFGABEN

1 Analysieren bzw. schätzen Sie zunächst die Situation anhand folgender Fragestellungen ein:
  a Stimmt die zentrale Behauptung des Patienten (siehe SGB V § 2, BMV-Z § 4)?
  b Wirft der Patient Ihrer Ausbildungspraxis Fehlabrechnungen vor?
  c Will der Patient tatsächlich über die Kosten seiner Behandlung informiert werden oder möchte er nur über Verdienste von Zahnärzten diskutieren?

2 Legen Sie sich nun eine Strategie zurecht, wie Sie in diesem Fall mit dem Patienten umgehen. (Hinweis: Erstellen einer BEMA-Rechnung!)

3 Ändern Sie Ihre Einschätzung der Situation und spielen Sie den Fall erneut durch.

BMV-Z Auszug aus § 4

(...)

(4) Heilmaßnahmen dürfen nur verordnet werden, wenn sich der Kassenzahnarzt persönlich von dem Krankheitszustand des Patienten überzeugt hat; hiervon darf nur in begründeten Ausnahmefällen abgewichen werden.

(5) Der Kassenzahnarzt darf von einem Berechtigten eine Vergütung nur fordern:

a) im Falle des § 8 Abs. 2

b) Wenn Versicherte bei Zahnfüllungen eine über das Ausreichende und Zweckmäßige hinausgehende Versorgung wählen, haben sie die Mehrkosten selbst zu tragen. In diesem Fall ist von den Kassen die vergleichbare preisgünstigste plastische Füllung als Sachleistung abzurechnen und vor Beginn der Behandlung eine schriftliche Vereinbarung zwischen dem Zahnarzt und dem Versicherten zu treffen. Die Mehrkostenregelung gilt nicht für Fälle, in denen intakte plastische Füllungen ausgetauscht werden (siehe auch § 28 SGB V, Abs. 2).

c) Wenn Versicherte einen über die Regelversorgung gemäß § 56 Abs. 2 SGB V hinausgehenden gleichartigen Zahnersatz wählen, haben sie die Mehrkosten gegenüber den in § 56 Abs. 2 Satz 10 SGB V aufgelisteten Leistungen selbst zu tragen.

d) Wenn und soweit der Berechtigte klar erkennbar verlangt, auf eigene Kosten behandelt zu werden. Hierüber ist vor Beginn der Behandlung eine schriftliche Vereinbarung zwischen dem Kassenzahnarzt und dem Berechtigten zu treffen. Im Übrigen soll sich der Kassenzahnarzt den Wunsch des Berechtigten, die Behandlung auf eigene Kosten durchführen zu lassen, schriftlich bestätigen lassen.

FALL 5

Ein Patient einer gesetzlichen Krankenkasse möchte nach Abschluss seiner Behandlung eine professionelle Säuberung seiner Zähne mit einer leichten Aufhellung.
Der Behandelnde ist stark in Zeitdruck und kann nur kurz auf eine private Abrechnung verweisen, was den Patienten in Rage bringt. Er bezahle schließlich hohe Beträge an seine Krankenkasse. Der Behandelnde verweist auf die ZFA, die dem Patienten die Sachlage erläutern soll.

HINWEIS

Viele gesetzliche Krankenkassen geben für die private Leistung „Professionelle Zahnreinigung" mittlerweile Zuschüsse an ihre Versicherten.

AUFGABEN

Führen Sie das Gespräch mit dem Patienten unter Beachtung der Gesetzeslage (SGB V §§ 12, 13).

FALL 6

Eine junge auszubildende Bankkauffrau erscheint in Ihrer Ausbildungspraxis. Sie ist seit ihrem 12. Lebensjahr Patientin in der Praxis. Nachdem sie bei der Anmeldung angibt, ihre Prophylaxebehandlung fortsetzen zu wollen, erklären Sie ihr, dass dies nur auf Grundlage privater Bezahlung nach GOZ gehe. Sie ereifert sich daraufhin, dass dies wohl an ihrem Beruf liege – sie sei zwar Bankkauffrau – die Bank gehöre ihr aber nicht.

AUFGABEN

Führen Sie ein Gespräch auf Grundlage der folgenden gesetzlichen Bestimmungen.

SGB Band V
§ 22 Verhütung von Zahnerkrankungen (Individualprophylaxe)

(1) Versicherte, die das sechste, aber noch nicht das achtzehnte Lebensjahr vollendet haben, können sich zur Verhütung von Zahnerkrankungen einmal in jedem Kalenderhalbjahr zahnärztlich untersuchen lassen.

(2) Die Untersuchungen sollen sich auf den Befund des Zahnfleisches, die Aufklärung über Krankheitsursachen und ihre Vermeidung, das Erstellen von diagnostischen Vergleichen zur Mundhygiene, zum Zustand des Zahnfleisches und zur Anfälligkeit gegenüber Karieserkrankungen, auf die Motivation und Einweisung bei der Mundpflege sowie auf Maßnahmen zur Schmelzhärtung der Zähne erstrecken.

(3) Versicherte, die das sechste, aber noch nicht das achtzehnte Lebensjahr vollendet haben, haben Anspruch auf Fissurenversiegelung der Molaren.

(5) Der Bundesausschuss der Zahnärzte und Krankenkassen regelt das Nähere über Art, Umfang und Nachweis der individualprophylaktischen Leistungen in Richtlinien nach § 92.

IP-Vereinbarung als Anlage zum BMV-Z
§ 2 Nachweis der Anspruchsberechtigung

(1) Versicherte, die das 6., aber noch nicht das 18. Lebensjahr vollendet haben, haben Anspruch auf Maßnahmen der Individualprophylaxe.

(2) Die Krankenkassen haben die Versicherten und die Erziehungsberechtigten anzuhalten,

a) den Vertragszahnarzt während eines laufenden Prophylaxeprogramms nur aus triftigem Grund zu wechseln,

b) dem Vertragszahnarzt das Bonusheft gem. § 3 unaufgefordert vorzulegen.

§ 3 Bonusheft

(1) Das Bonusheft zum Nachweis von Zahngesundheitsuntersuchungen dient dem Versicherten als Nachweis für den Anspruch auf erhöhte Zuschüsse zum Zahnersatz gem. § 55 SGB V.

(2) Der Vertragszahnarzt händigt jedem Versicherten, der das 12. Lebensjahr vollendet hat, ein Bonusheft aus. Die Ausgabe des Bonusheftes vermerkt er in den Patientenaufzeichnungen. Bei Versicherten, die das 12. Lebensjahr vollendet haben, trägt er für jedes Kalenderhalbjahr das Datum des Mundhygienestatus (Nr. IP 1) ein. Bei Versicherten, die das 18. Lebensjahr vollendet haben, trägt er jährlich das Datum einer zahnärztlichen Untersuchung gem. § 55 SGB V ein. Die Eintragungen sind mit Zahnarzt-Stempel und Unterschrift zu versehen.

(3) Legt der Versicherte das Bonusheft nicht vor, so kann der Vertragszahnarzt dem Versicherten eine Ersatzbescheinigung über die Durchführung des Mundhygienestatus bzw. der zahnärztlichen Untersuchung ausstellen. In die Ersatzbescheinigung sind Name und Vorname des Versicherten einzutragen.

HINWEIS

Prof. Gert Reich wünscht an 36, 45, 46 Keramikinlays.

FALL 7

Der Patient Prof. Gert Reich erhält nach Abschluss seiner Behandlung eine zahnärztliche Rechnung. Er versteht nicht, weshalb er jetzt auch noch privat an die Praxis zahlen soll. Er ist doch Mitglied der TKK-Südbaden. Füllungen gehören doch wohl zur Standardversorgung? Auf Ihren Einwand, dass er das doch unterschrieben habe, sagt er, dass er das nicht so genau gelesen habe.

AUFGABEN

Versuchen Sie im Nachhinein eine Akzeptanz des Patienten zu erreichen. Berücksichtigen Sie dabei auch die gesetzlichen Bestimmungen (SGB V §§ 27, 28).

Dr. Dirk Hollister
Zahnarzt

Kirchstr. 4 - 79117 Freiburg
Tel. 0761 2017855 Fax 0761 2017850

Dr. Dirk Hollister - Kirchstr. 4- 79117 Freiburg

Herrn
Prof. Gert Reich
Im Finkeler 4
79232 March

25.10.2015

Vereinbarung gemäß achtes SGB V Änderungsgesetz §28(2), HKP-Nr. 1/ 7/ 1
für: Herrn Prof. Gert Reich, geb. am: 09.09.1954 / 7 / Techniker Krankenkasse >Südbdn

Ich bin von meinem Zahnarzt über die bei Füllungstherapie ausreichende, zweckmäßige und wirtschaftliche Form der Versorgung unterrichtet worden. Ich wünsche eine darüber hinausgehende Versorgung unter Zugrundelegung der Gebührenordnung für Zahnärzte (GOZ). Ich verpflichte mich die Mehrkosten, die durch die aufwendigere Behandlung außerhalb der Kassenrichtlinien entstehen, selbst zu tragen. Von den Kosten der gewählten Füllungstherapie verpflichtet sich der Zahnarzt, die Kosten der vergleichbaren preisgünstigeren Füllung (Sachleistung) in Abzug zu bringen. Mir ist bekannt, dass ich gegenüber meiner Krankenkasse keine weiteren Ansprüche auf Kostenübernahme geltend machen kann.

Es werden Mehrkosten wie nachstehend aufgeführt vereinbart:

Gebiet	Anz	Nr.	Leistungsbeschreibung	Faktor	Betrag
36	1	2170	Einlagefüllung, mehr als zweiflächig	2,3000	221,07
36	1		abzüglich Bema-Sachleistung (13c)		-44,46
46,45	2	2160	Einlagefüllung, zweiflächig	2,3000	350,82
46,45	2		abzüglich Bema-Sachleistung (13b)		-70,76
45,36	2	2040	Anlegen von Spanngummi je Kieferhälfte oder Frontzahn ber.	2,3000	16,82
46,45	1	2030	Besondere Maßnahmen beim Präparieren oder Füllen	2,3000	8,41

voraussichtliche Gesamtsumme der Honorarleistungen €: 481,90
voraussichtliche Gesamtsumme der Material- und Laborkosten €: 650,00
Voraussichtlicher Betrag der Mehrkosten €: 1.131,90

Der vorliegende Therapieplan ist auf Grund derzeitiger diagnostischer Unterlagen erstellt. Laborkosten können nur geschätzt werden. Bei Leistungen, die den 2,3-fachen Satz der GOZ überschreiten, werden entsprechende medizinische Begründungen in der Liquidation ausgewiesen.

Freiburg, 25.10.2015

Ort, Datum — Unterschrift des Zahnarztes

Ort, Datum — Unterschrift des Zahlungspflichtigen

Commerzbank Freiburg IBAN DE43 6808 0030 0461 8774 03 BIC: DREDEFF680

PROJEKTAUFGABEN

1 Richten Sie eine Zahnarztpraxis nach den QM-Richtlinien ein.

a Entwerfen Sie eine Zahnarztpraxis nach Ihren Vorstellungen. Berücksichtigen Sie dabei folgende Fragestellungen:
- Wie viele Behandlungsräume, Behandler, ZFA, ZMF, ZMV, Auszubildende usw. sind vorgesehen?
- Wie sind die Öffnungszeiten der Praxis?
- Entwerfen Sie Vorschläge für die Raumbenennung und entsprechende Ausstattung der Räume.

b Entwerfen Sie drei **Checklisten** für Ihre Praxis und gestalten Sie sie ansprechend.

c Entwerfen Sie ein Modell für die Terminvergabe bei drei Behandlungszimmern mit einem Behandler und einer ZMF: Beachten Sie dabei:
- In welchen Zeitblöcken planen Sie?
- Wo liegen die Sprechzeiten in der Woche?
- Bieten Sie „ungewöhnliche" Termine an?
- Was sind parallele Termine? Wann können parallele Termine vergeben werden?
- Welche Bestimmungen sind für Auszubildende unter 18 Jahren zu beachten, wenn Sie die Rahmenzeit festlegen?
- Welche Vorteile bieten drei Behandlungszimmer in einer Praxis?
- Kann eine ZMF auch ohne Anwesenheit des Zahnarztes „behandeln"?
- Was beachten Sie bei der Terminvergabe mit Kindern? Ist mit der Terminvereinbarung ein Vertrag zwischen der Zahnarztpraxis und dem Patienten (Erziehungsberechtigten) zustande gekommen?
- Gestalten Sie eine Terminkarte nach Ihren Vorstellungen?

d Entwerfen Sie eine Handlungsanweisung, wenn sich ein Patient beschwert.

e Nehmen Sie eine Risikobewertung (Bereich frei wählbar) Ihrer Praxis vor.

f Zeichnen Sie das Organigramm der Aufbauorganisation Ihrer Praxis (oder einer Fantasiepraxis).

g Begründen Sie, ob sich das Praxisklima, welches von Ihnen als Arbeitnehmer wahrgenommen wird, vom Klima, welches die Patienten wahrnehmen, unterscheidet.

---

2 Shuhei Toyoda (Mitglied der Gründungsfamilie, die die Toyota Automobile erfolgreich baut und vermarktet) auf die Frage, warum die Automobile so erfolgreich verkauft werden: „Qualität ist eine Denkweise."

a Erläutern Sie diesen Satz.

b Definieren Sie Qualität für Ihre Ausbildungspraxis.

c Definieren Sie Qualität für die besuchte Berufsschule.

d Entwerfen Sie Vorschläge zur Erfassung des Klassenklimas in der Berufsschule. Können Sie daraus Erkenntnisse für die Analyse des Klimas in Ihrer Ausbildungspraxis gewinnen?

---

3 In der Teambesprechung wurde vereinbart, dass die Praxis einen „schnellen" Internetanschluss erhalten soll. Für die nächste Besprechung sollen Sie Vorschläge mit Preisen vorlegen. Stellen Sie eine Präsentation zusammen, in der Sie folgende Fragen klären:

a Welche Hardware bzw. Software brauchen Sie? Welche empfehlen Sie?

b Vergleichen Sie mindestens zwei Provideranunterangebote.

c Welchen Browser empfehlen Sie der Praxis?

d Welches sind die Anwendungsmöglichkeiten des Internets für eine Zahnarztpraxis?

e Welche Regeln sind für das Erstellen einer Website durch die Zahnarztpraxis zu beachten?

4 Ihre Chefin muss überraschend in der nächsten Woche für drei Tage in die Klinik zu einer dringenden Operation. Es sind in diesem Zeitraum ca. 40 Patienten einbestellt.

a Welche organisatorischen Arbeiten sind zu erledigen?
b Wie können die Patienten verständigt werden?
c Welche Möglichkeiten bietet Ihnen dazu die Deutsche Post AG?
d Wie wird in der Ausfallzeit die Praxisbesetzung geregelt?
e Wie gehen Sie mit Patienten um, die als Schmerzfälle in der Praxis erscheinen?
f Welche Regelungen sind erforderlich, damit die ganze Praxispost in dieser Zeit von Ihnen geöffnet werden kann?
g Ihre Chefin möchte über alle Telefongespräche, die in der Ausfallzeit in der Praxis eingehen, kurz informiert werden. Welche Informationen halten Sie fest? Welche Hilfsmittel verwenden Sie dazu?

5 In Ihrer Praxis soll die gesamte schriftliche Kommunikation mit Patienten, Zahntechnikern, anderen Zahnärzten, Apotheken, Lieferanten usw. auf einer neuen und gesicherten Basis erfolgen. Hiervon erhofft sich Ihr Chef, dass

- alle Schriftstücke auch gleichzeitig geordnet archiviert werden,
- weniger Papier anfällt,
- der Zugang gesichert erfolgt,
- die Kommunikation zu einem günstigen Preis erfolgt,
- die Kommunikation schneller erfolgt,
- dies mit einer besseren Kontrolle des Schriftverkehrs einhergeht.

a Welche Möglichkeiten sehen Sie hierfür grundsätzlich?
b Was muss in Ihrer Praxis geändert werden, damit das überhaupt möglich ist?
c Was muss alles auf Empfängerseite kontrolliert werden, damit die Umstellung der Kommunikation auch von dieser Seite möglich ist?
d Prüfen Sie anhand der oben aufgeführten Punkte, inwieweit das Vorhaben (theoretisch) möglich ist.
e Erörtern Sie das Für und Wider für Ihre Praxis.

Waren beschaffen und verwalten

LF 9

1 Bestell- und Lagerorganisation
2 Der Weg zum Kaufvertrag
3 Umgang mit Geld
4 Aktuelle Zahlungsmöglichkeiten
5 Rechnungsstellung und Überwachung der Zahlungsvorgänge
6 Belege in der Zahnarztpraxis

1 Bestell- und Lagerorganisation

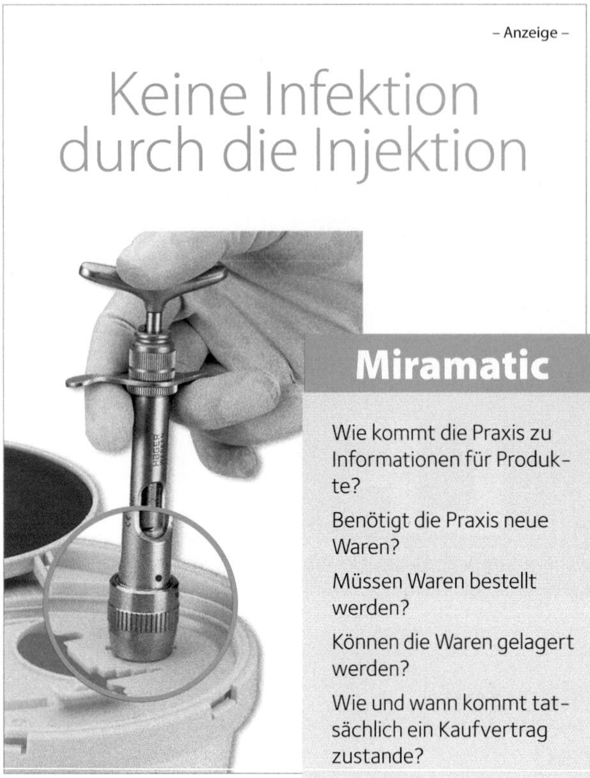

Abb. 1 Produktinformation

Steuerliche Abschreibung
Die Anschaffungskosten eines langlebigen Wirtschaftsgutes werden über mehrere Jahre steuermindernd von den Einnahmen abgesetzt.

Will man Patienten in einer Zahnarztpraxis behandeln, muss diese über eine entsprechende Praxisausstattung verfügen. Dazu gehören u. a. Einrichtungsgegenstände, sogenannte langlebige Investitionsgüter (z. B. Mobiliar, Rechner, Behandlungseinheit, diverse Instrumente und Maschinen), sowie Verbrauchsmaterialien (z. B. Abformmaterial, Anästhetika).

Für **langlebige Investitionsgüter** ist kein Lager erforderlich. Sie unterliegen aber der Abnutzung und müssen ab und zu neu angeschafft werden.
Wenn diese Gegenstände steuerlich ❯„abgeschrieben" sind, sollte man ihre Funktionstüchtigkeit überprüfen und bei Bedarf eine Neuanschaffung vorbereiten.

Fällt z. B. das Röntgengerät oder der Behandlungsstuhl in der Praxis plötzlich aus, muss in der Regel sofort eine Neuanschaffung oder ersatzweise eine teure Reparatur erfolgen, ohne dass man sich umfassend über einzelne Produkte informieren kann (z. B. Produktvergleich, Serviceleistungen, Preisvergleich, Angebote).
Auch Praxismanagementprogramme oder die Reparaturkarten der Maschine können wertvolle Hinweise auf den Zeitpunkt einer Neuanschaffung geben.

Bei den **Verbrauchsmaterialien** muss hingegen ständig ein Vorrat gelagert werden, da die Dienstleistung am Patienten im gewissen Rahmen dauerhaft, d. h. jeden Tag bzw. jede Woche, zu gewährleisten ist.

Ziel dabei ist, vom zufallsbedingten Mengeneinkauf (z. B. wegen möglicher Rabatte) zu einer davon unabhängigen gezielt kalkulierbaren Vorratsbestellung zu kommen (s. Abb. 1).

1.1 Materialbeschaffung und Bezugsquellenermittlung

1.1.1 Praxisbedarf nach vereinfachter ABC-Methode

Bei der Einschätzung des Praxisbedarfs an Verbrauchsmaterialien spielt natürlich die Erfahrung eine große Rolle. So kann eine langjährige Zahnmedizinische Fachangestellte relativ genau den Bedarf z. B. an Anästhetika für einen Tag, eine Woche oder einen Monat abschätzen. Auch die Einschätzung der zukünftigen Entwicklung im Bereich der Zahnmedizin muss bei der Praxisbedarfsermittlung Berücksichtigung finden. Werden z. B. in Zukunft Milchzahnfüllungen mit Perleffekt mehr nachgefragt? Auch hier gilt es, den Markt genau zu beobachten.

Insbesondere Berufsanfänger sollten zur Mengen- und Werteinschätzung des Praxisbedarfs die **ABC-Methode** anwenden. Dabei wird untersucht, welche Waren welchen Wert haben. Alle verwendeten Materialien werden in einer Tabelle erfasst und anschließend bewertet. Es ergibt sich zum Beispiel, dass

- 15 % der Materialien ca. **60 %** des Wertes (→ **A**-Materialien),
- 25 % der Materialien ca. **30 %** des Wertes (→ **B**-Materialien) und
- 60 % der Waren nur ca. **10 %** des Wertes (→ **C**-Materialien) ausmachen.

Hieraus folgt, dass man sich intensiv um die A-Materialien kümmern muss, d. h.:
- exakte BedarfsermittlunG
- gründliche Kostenanalyse
- genaue Bestandsüberwachung

Das folgende Beispiel zeigt Preise von Produkten mittlerer Qualität und Größe. Mengenrabatte, Skonto und Ähnliches sind nicht berücksichtigt.

BEISPIEL

Für eine Praxis gelten für eine Zeitperiode folgende Verbrauchsmengen und Preise:

Anzahl	Einheit	Produkt*	Gesamtpreis
4	Eimer	Alginat (10 kg) zu 170,00 €	680,00 €
140	Tuben	Hydrocolloid	480,00 €
400	Stück	Gummihandschuhe	40,00 €
150	Kapseln	Amalgam	120,00 €
40	Dosen/Spritzen	Composites	2400,00 €
24	Stück	atraumatisches Nahtmaterial	80,00 €
200	Stück	OP-Masken	60,00 €
958			**3860,00 €**

*Innerhalb eines Produkts gibt es große Preis- und Qualitätsunterschiede bei den unterschiedlichen Herstellern.

Hieraus folgt:

Anteil (%)**	Einheit	Produkt	Wertanteil (%)***
0,4	Eimer	Alginat (10 kg) zu 170,00 €	17,6
14,6	Tuben	Hydrocolloid	12,4
41,8	Stück	Gummihandschuhe	1,0
15,7	Kapseln	Amalgam	3,1
4,1	Dosen/Spritzen	Composites	62,1
2,5	Stück	atraumatisches Nahtmaterial	2,0
20,8	Stück	OP-Masken	2,5

$$**\text{Anteil} = \frac{\text{Anzahl} \cdot 100}{958}$$

$$***\text{Wertanteil} = \frac{\text{Preis} \cdot 100}{3860}$$

Es ergibt sich folgende Reihenfolge:

41,8 % der Materialien haben einen Wertanteil von 1,0 %.

20,8 % der Materialien haben einen Wertanteil von 2,5 %.

15,7 % der Materialien haben einen Wertanteil von 3,1 %.

14,6 % der Materialien haben einen Wertanteil von 12,4 %.

4,1 % der Materialien haben einen Wertanteil von 62,1 %.

2,5 % der Materialien haben einen Wertanteil von 2,0 %.

0,4 % der Materialien haben einen Wertanteil von 17,6 %.

Man muss sich also verstärkt um die Composites (A-Materialien) im Einkauf kümmern, da sie einen Wertanteil von über 60 % haben, obwohl sie nur 4,1 % der Materialien in der Praxis ausmachen.

Hauptkostenfaktor einer „normalen" Zahnarztpraxis sind die Fremdlaborkosten. Diese setzen sich aus der Tätigkeit des Zahntechnikers und den verwendeten Materialien zusammen. Sie bilden aber in Zahnarztpraxen „durchlaufende Posten", d. h., der Betrag wird von der Praxis in Rechnung gestellt und an das Fremdlabor weitergegeben.

Ähnliches gilt für Materialien, die den Krankenkassen oder dem Patienten in Rechnung gestellt werden können (z. B. Abformmaterialien, Radix-Anker). Manche Materialien können nur bestimmten Patienten in Rechnung gestellt werden (z. B. Sprechstundenbedarf). Das oben Beschriebene entbindet die Zahnarztpraxis jedoch nicht von einem wirtschaftlichen Einkauf nach Qualitäts- und Preisgesichtspunkten.

1.1.2 Sprechstundenbedarf

Beim Sprechstundenbedarf handelt es sich um Medikamente und Materialien, die zulasten der Krankenkassen verordnet werden dürfen oder für die bei bestimmten Abrechnungsziffern (z. B. Cp-25, X1-43, Ost1-47a, WR1-54a, IP4) ein Zuschlag zum Punktwert gezahlt wird.
Die Verordnung und Bezahlung soll ersetzen, was für die Versicherten verbraucht wurde, und rückwirkend für das vergangene Quartal erfolgen. Dabei ist nach der Art und der Zahl der Behandlungsfälle sowie den durchgeführten und abgerechneten Leistungen zu unterscheiden. Für Primär- und Ersatzkassenpatienten erhält die Praxis Zuschläge zu den Punkten der Gebührenziffern (0,0442 €/Punkt der Ziffer; Stand 2015). Die Verordnungsmöglichkeiten sind für Primär- und Ersatzkassenpatienten gleich. Hierzu existieren bei der jeweiligen KZV Listen.

Manche Materialien
- können in tatsächlicher Höhe dem Patienten in Rechnung gestellt werden (z. B. Abformmaterial),
- können auf normalem Rezept zu Händen des Zahnarztes verordnet werden (z. B. Injektionsmittel für Heilinjektionen) oder
- gehören zur Negativliste, d. h., sie müssen vom Patienten bezahlt werden (z. B. bestimmte Schmerzmittel und andere ohne Rezept erhältliche Medikamente).

Wenn eine der folgenden BEMA-Ziffern abgerechnet wird, erhält die Praxis nach einem bestimmten Punktwert zusätzlich zum normalen Punktwert eine (Pauschal-)Vergütung für den Sprechstundenbedarf (s. Tab. 1). Es muss kein Material verbraucht worden sein.

Geb.Nr.	Abkürzung	Punkte	Geb.-Nr.	Abkürzung	Punkte	Geb.-Nr.	Abkürzung	Punkte
02	Ohn	20	44	X2	15	56d	Zy4	48
25	Cp	6	52	Trep2	24	58	KnR	48
26	P	6	53	Ost3	72	59	Pla2	120
28	VitE	18	54a	WR1	72	60	Pla3	80
31	Trep1	11	54b	WR2	96	61	Dia	72
36	Nbl1	15	54c	WR3	48	62	Alv	36
38	N	10	56a	Zy1	120	P202		22
43	X1	10	56c	Zy3	48	P203		34

Tab. 1 Ausschnitt aus der Sprechstundenbedarfspunkteliste

BEISPIEL

Ein Zahn muss gezogen werden. Neben weiteren Leistungen (z. B. Ä1, I) erhält die Zahnarztpraxis für die Extraktion die Ziffer X1 (Extraktion eines einwurzligen Zahnes) mit 10 Punkten mal dem Punktwert für KCH-Leistungen eine Vergütung in Euro. Zusätzlich erhält sie bei der Ziffer X1 noch einmal 10-mal den „Sprechstundenpunktwert" von 0,0442 €, d. h. eine Vergütung für eventuelles Material, unabhängig davon, ob Sprechstundenmaterial verbraucht wurde.

1.1.3 Einzelverordnung auf den Namen der Patienten

In den folgenden Fällen besteht eine Verordnungsmöglichkeit durch den Vertragszahnarzt.

Immer können verordnet werden:
- Antibiotika (Achtung: keine lokale Antibiotikatherapie)

Bis zur Vollendung des **12. Lebensjahres** können verordnet werden:
- nicht verschreibungspflichtige Arzneimittel
- Fluoridierungsmittel zur häuslichen Anwendung
- rezeptpflichtige Mund- und Rachentherapeutika nur bei
  - Pilzinfektionen
  - ulzerierenden Erkrankungen
  - nach operativen Eingriffen

Bis zur Vollendung des **18. Lebensjahres** können verordnet werden:
- Fluoridierungsmittel zur häuslichen Anwendung
- nicht verschreibungspflichtige Arzneimittel, wenn
  - Entwicklungsstörungen vorliegen
  - sie bei der Behandlung schwerwiegender Erkrankungen als Therapiestandard gelten (Antimykotika nur zur Behandlung von Pilzinfektionen im Mund- und Rachenraum sowie synthetischer Speichel nur zur Behandlung krankhaft bedingter Mundtrockenheit bei rheumatischen oder onkologischen Erkrankungen)
- rezeptpflichtige Mund- und Rachentherapeutika nur bei
  - Pilzinfektionen
  - ulzerierenden Erkrankungen
  - nach operativen Eingriffen

Ab dem **vollendeten 18. Lebensjahr** können verordnet werden:
- rezeptpflichtige Mund- und Rachentherapeutika nur bei
  - Pilzinfektionen
  - ulzerierenden Erkrankungen
  - nach operativen Eingriffen

1.1.4 Bestellzeitpunkt

Neben dem Bedarf ist eine Reserve (Sicherheitsmenge) in der Praxis erforderlich, um Unregelmäßigkeiten (z. B. Lieferengpässe des Dentaldepots) zu überbrücken.
Hierzu muss geprüft werden, wie viele Materialien in der Praxis überhaupt gelagert werden können und wie lange die einzelnen Materialien haltbar sind.

Nachdem das Material neu eingekauft wurde, ist der Höchstbestand erreicht. Es erfolgt der Verbrauch des Materials. Zu einem gewissen Zeitpunkt muss wieder bestellt werden. Zum Bestellzeitpunkt muss noch genügend Material auf Lager sein, damit die Lieferfrist überbrückt werden kann **(Bestellzeitpunktbestand).**

HINWEIS

Der Bestellzeitpunkt hängt vom Verbrauch, der Lieferzeit und der Lagerfähigkeit ab.

Bei Eingang der Lieferung sollte immer noch eine Sicherheitsreserve vorhanden sein (s. Abb. 1). Diese **Sicherheitsmenge** muss insbesondere wegen der eingeschränkten Haltbarkeit immer mit neuen Waren bestückt werden.

Auch die Preisentwicklung kann den Bestellzeitpunkt beeinflussen (z. B. wenn der Praxis ein Labor angegliedert ist und Gold eingekauft wird).

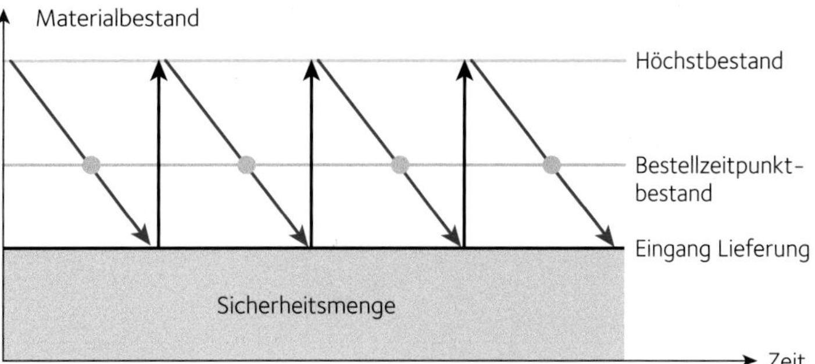

Abb. 1 Organisation der Materialbestellung

1.1.5 Bezugsquellen

Auf der Website „Wer liefert Was?" findet man viele Möglichkeiten der Lieferung von Waren durch Firmen.

www.wlw.de

Viele Zahnarztpraxen arbeiten mit traditionellen Depots zusammen, die sie seit Jahrzehnten zur Zufriedenheit beliefern. Um jedoch nicht in eine zu enge Abhängigkeit von einem Dentaldepot zu geraten, sollten vor allem neue Praxen z. B. Vertreterbesuche, Prospekte, Mustersendungen, Fachzeitschriften, Adressenverzeichnisse, Gelbe Seiten, Kataloge, Internet und Messen nutzen, um ein breites Angebot an Materialien zu bekommen. Dabei wird besonders für die A-Materialien eine intensive Beschaffungsmarktanalyse empfohlen.

Fast alle Anbieter bieten mittlerweile eigene Websites mit Onlineshops an (s. Abb. 1). Es kann auch eine DVD angefordert oder eine Onlinebestellung auf der Website des Dentaldepots vorgenommen werden. Nach wie vor ist aber auch die telefonische oder eine Faxbestellung möglich.

Allen Einkäufen sollten folgende Überlegungen vorangehen:

- **Rationalisierungsbezogene Überlegungen:** Werden die benötigten Produkte als Systeme (aufeinander abgestimmte Instrumente und Materialien) angeboten? Sie sind der Bestellung einzelner Produkte vorzuziehen (z. B. Wurzelkanalstifte mit Bohrern und Aufbaumaterial).
- **Hygienische Überlegungen:** Sind Arbeitsschutz und Sauberkeit bei der Verwendung der Produkte gewährleistet?
- **Technische Überlegungen:** Ist die Verpackung für die Produkte sicher? Sind sie einfach zu handhaben und welche Maschinenausstattung ist Voraussetzung für ihre Nutzung?
- **Sicherheitsbezogene und Umweltschutzüberlegungen:** Besteht die Gefahr der Toxizität gegenüber anderen Materialien und Arbeitsmitteln? Können die Materialien problemlos entsorgt werden?
- **Personelle Überlegungen:** Welche persönliche Ausbildung ist für die Materialverwendung nötig, welche Fähigkeiten sind vorhanden? Welche persönlichen Vorlieben und Erfahrungen des Behandlers sind zu berücksichtigen?

Meist haben sich in Praxen hierzu schon bestimmte Muster für Produkte herauskristallisiert. Um nicht einer „Praxisblindheit" zu verfallen, sollten hin und wieder neu entwickelte Materialien ausprobiert werden.

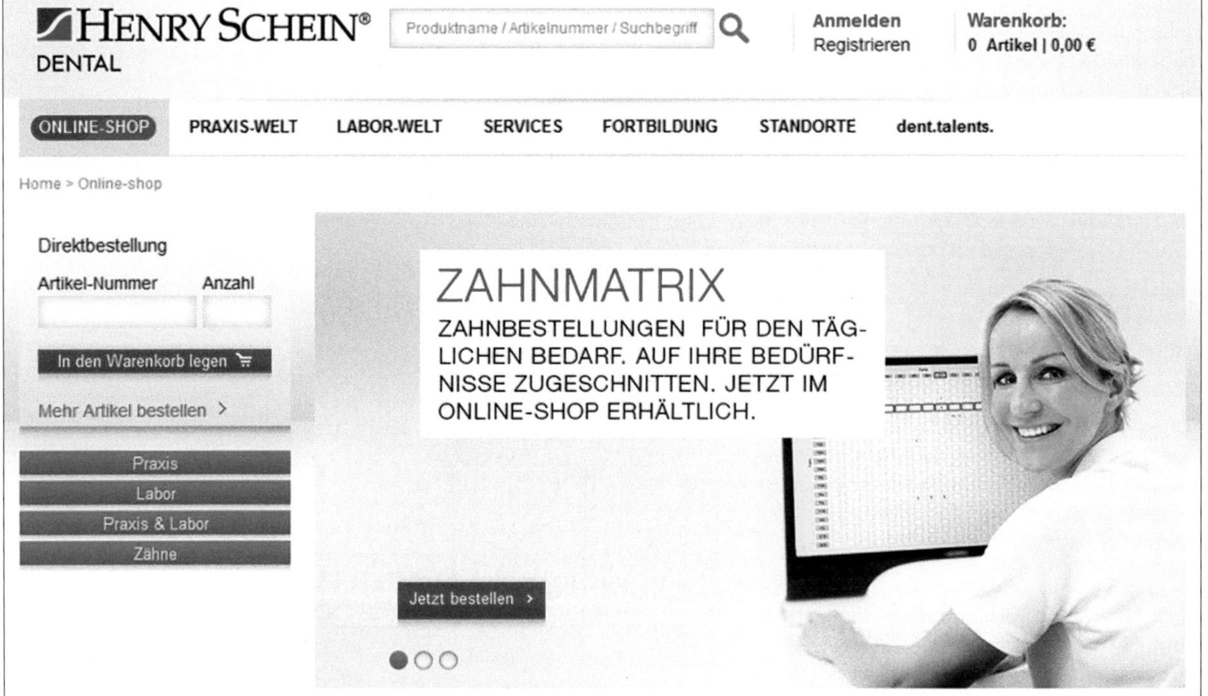

Abb. 1 Onlinebestellmöglichkeit für Zahnarztpraxen im Internet

1.2 Lagerorganisation

1.2.1 Aufgaben des Lagers

Hauptaufgabe des Lagers ist der Ausgleich von Schwankungen im Materialverbrauch. Es wäre dem Patienten nur schwer zu erklären, wenn man eine Behandlung wegen fehlenden Materials abbrechen müsste. Auch das Ausnutzen von günstigen Angeboten mit Mengenrabatt sowie die verbilligten Transport- und Verpackungskosten machen ein Lager erforderlich.

In vielen Praxen ist das Lager nur ein kleiner Raum oder ein Teil eines Raumes, in welchem in Schränken das Material gelagert wird. Dennoch ist es unabdingbar für einen reibungslosen Praxisablauf. Gleichzeitig stellt das Lager aber „totes Kapital" dar. Das bedeutet, dass das Geld, welches für die gelagerten Materialien ausgegeben wurde, keine Zinsen abwirft und darüber hinaus Lagerkosten entstehen.

Die Lagerkosten setzen sich zusammen aus folgenden Punkten:
- Raumkosten (Miete, kalkulatorische Miete, Abschreibung)
- anteilige Steuern
- Kapitalverzinsung der Bestände bzw. Räume
- Risiko des Verderbs, Schwunds, Veraltens des Materials
- Lagerverwaltung (Personalkosten)
- besondere Aufbewahrungskosten für Lagergut (z. B. Aufbewahren im Kühlschrank)

Aus diesem Grund muss bei der Berechnung von Materialkosten immer ein Lagerzuschlag (10 bis 20 %) erfolgen. Einem Privatpatienten darf dieser laut einem Bundesgerichtshof-Urteil nicht in Rechnung gestellt werden.

Je kürzer die Lagerdauer ist, desto geringer sind die Kosten für die Lagerhaltung. Die kostengünstigste Version ist, wenn das Material immer nur dann zur Verfügung steht, wenn es gebraucht wird. In der Industrie spricht man von „jit-production" (Just-in-time-Produktion), d. h., wenn ein bestimmtes Teil benötigt wird, muss es am Band bereitstehen, eine Lagerung sollte nicht vorkommen.

Bei der Lagerorganisation wird auch die Dokumentation immer wichtiger. Gerade bei „sensiblen" Produkten sollte es immer möglich sein, dass man den Weg des Produkts rückverfolgen kann. Ebenfalls kann dann auch genau gesagt werden, bei welchem Patient welches Material verbraucht wurde. In vielen Praxen setzt sich aus diesen Gründen der Einsatz einer Lagerverwaltungssoftware durch.

BEISPIEL

Der Alginateinkauf erfolgt in 22 Beuteln à 450 g zu insgesamt 130,38 € zuzüglich MwSt. Für eine Abformung benötigen Sie im Durchschnitt 450 g. Der Lagerzuschlag beträgt 15 %. Zu ermitteln ist der Betrag, der dem Patienten für einen Alginatabdruck in Rechnung gestellt wird.

1. Zunächst müssen Sie den Preis inklusive 19 % MwSt. errechnen:

   19 % von 130,38 € entsprechen 24,77 €.

   130,38 € + 24,77 € = 155,15 €.

2. Das Ergebnis teilen Sie durch die Anzahl der Beutel:

   155,15 € : 22 = 7,05 €.

   Der Preis für einen durchschnittlichen Alginatabdruck ohne Lagerkosten beträgt 7,05 €.

3. Addieren Sie zu dem oben ermittelten Preis für einen Alginatabdruck einen Lagerzuschlag von 15 %:

   15 % von 7,05 € entsprechen 1,05 €

   7,05 € + 1,05 € = 8,10 €

Die Praxis kann dem Patienten 8,10 € für einen Alginatabdruck in Rechnung stellen.

Die Abb. 1 zeigt einen Ausschnitt aus einem Sicherheitsdatenblatt zu Bondingmaterial. Sicherheitsdatenblätter existieren zu fast allen Materialien, die in der Zahnarztpraxis verwendet werden. Neben den Lagerungshinweisen finden Sie auch Angaben zur umweltgerechten Entsorgung.

Die Einrichtung des Lagers muss so gewählt werden, dass eine Lagerung der Materialien effektiv gewährleistet wird. Sicherungseinrichtungen sowie Möglichkeiten der besonderen Lagerung müssen vorhanden sein (z. B. Kühlschrank, besondere Löschgeräte, Wasseranschluss). Die Ware muss beim Eintreffen geprüft werden. Zunächst erfolgt eine Prüfung der äußeren Verpackung. Bei Beschädigungen sollte man sich dies vom Transporteur bestätigen lassen. Anschließend wird die Bestellung mit der gelieferten Ware verglichen. Nach dem Auspacken erfolgt ein Abgleich von Lieferschein und Rechnung. Soweit möglich kann auch schon eine Qualitätsprüfung (Inaugenscheinnahme) durchgeführt werden. Mängel müssen sofort gerügt werden.

Die Sicherheitsdatenblätter sowie die Gebrauchsinformationen des Herstellers für bestimmte Materialien und Geräte sollten unbedingt archiviert werden.

7 Handhabung und Lagerung

Handhabung:
- Hinweise zum sicheren Umgang: Behälter dicht geschlossen halten.
- Hinweise zum Brand- und Explosionsschutz: Vor Hitze schützen.

Lagerung:
- Anforderung an Lagerräume und Behälter: Keine besonderen Anforderungen.
- Zusammenlagerungshinweise: Nicht zusammen mit Reduktionsmitteln, Schwermetallverbindungen, Säuren und Alkalien lagern.
- Weitere Angaben zu den Lagerbedingungen: Kühl lagern (nicht über Raumtemperatur). Zur Gewährleistung der angegebenen Haltbarkeit im Kühlschrank lagern.
- Primäre Reizwirkung:
  - an der Haut: Keine Reizwirkung.
  - am Auge: Reizwirkung.
- Sensibilisierung: Durch Hautkontakt Sensibilisierung möglich.
- Zusätzliche toxikologische Hinweise: reizend

12 Angaben zur Ökologie
- Allgemeine Hinweise: Wassergefährdungsklasse 2 (berechnet gemäß VwVwS): wassergefährdend.
  Nicht in das Grundwasser, in Gewässer oder in die Kanalisation gelangen lassen. Trinkwassergefährdung bereits beim Auslaufen geringer Mengen in den Untergrund.

13 Hinweise zur Entsorgung
- Empfehlung: Darf nicht zusammen mit Hausmüll entsorgt werden. Nicht in die Kanalisation gelangen lassen.
  Kleine Mengen können mit der (den) anderen Systemkomponenten miteinander zur Aushärtung gebracht und zum Hausmüll gegeben werden.
  Größere Mengen sind gemäß Ländervorschriften als Sondermüll zu entsorgen.
- Europäischer Abfallkatalog:
  18 01 06 Chemikalien, die aus gefährlichen Stoffen bestehen oder solche enthalten.

Abb. 1 Auszug aus einem Sicherheitsdatenblatt für Bondingmaterial

1.2.2 Lagerorganisationsschema

Die Lagerorganisation erfordert eine geeignete Struktur. Schemata (s. Abb. 1) und Checklisten erleichtern die Vorgehensweise.

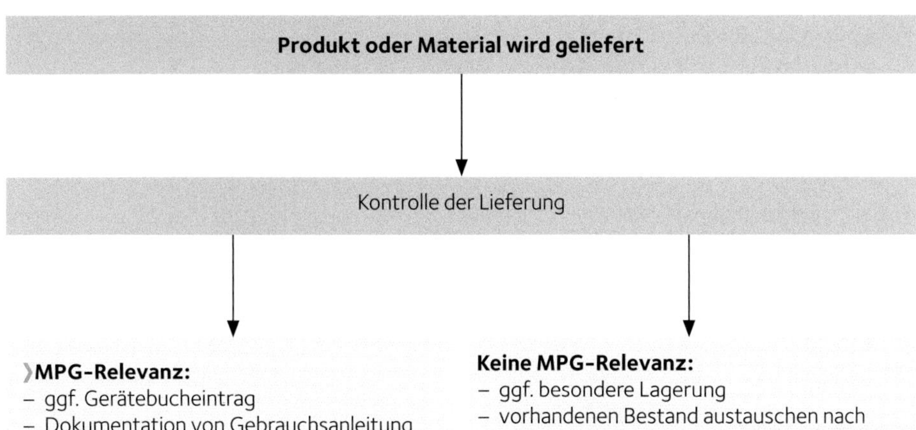
Produkt oder Material wird geliefert
Kontrolle der Lieferung
›MPG-Relevanz:
– ggf. Gerätebucheintrag
– Dokumentation von Gebrauchsanleitung
– ggf. Materialzusammensetzung prüfen
Keine MPG-Relevanz:
– ggf. besondere Lagerung
– vorhandenen Bestand austauschen nach ›„avni"-Methode
– Vergleich Bestellzeitpunkt/Lieferung als Erfahrungswert für die Zukunft

Abb. 1 Lagerorganisationsschema

MPG
Medizinproduktegesetz

„avni"-Methode
Altes nach vorne, Neues nach hinten

In der unten stehenden beispielhaften Checkliste (s. Tab. 1) finden Sie die Regelungen für Zuständigkeiten, wichtige Umgangsregeln mit Materialien sowie besondere Lageranforderungen und besondere Bemerkungen zur Entnahme oder Entsorgung.

Vorgang	Zuständigkeit	Anweisung	Bemerkungen
Lager im Keller	ZFA Braun (Vertretung: ZFA Mayer)	Neu angeliefertes Material wird im Vorratslager (bzw. in den Behandlungszimmern, je nach Art des Materials) aufbewahrt; neue Materialien nach hinten, alte nach vorne.	Apothekerkärtchen wieder an ursprünglichen Platz des jeweiligen gelieferten Materials zurücklegen; während dieses Vorgangs Prüfung des alten Materials auf Ablaufdatum
Lagerung im Kühlschrank	ZFA Mayer (Vertretung: ZFA Pomplur)	Materialien, die gekühlt gelagert werden müssen, werden im Kühlschrank aufbewahrt.	Entnahme erst zur Behandlung; nach der Behandlung wieder sofortige Lagerung im Kühlschrank
sterile Materialien	ZFA Pomplur (Vertretung: ZFA Mayer)	Sterile Materialien sind im Vorratslager im Keller in entsprechend gekennzeichnetem Bereich zu lagern.	Schrank immer geschlossen halten
Lagerkontrolle	alle ZFAs für das jeweilige Behandlungszimmer und den Kühlschrank; Materialverantwortliche für das Vorratslager und den Keller	Einmal pro Quartal werden alle Materialien und Medikamente im Lager und in den Behandlungsräumen überprüft. Läuft die Haltbarkeit im folgenden Halbjahr ab, ist das Material bzw. Ablaufdatum deutlich mit rotem Stift zu kennzeichnen.	Nach dem Verfallsdatum wird das Material sofort nach Anweisung entsorgt.

Tab. 1 Checkliste Lagerhaltung (Beispiel)

1.2.3 Lagerverwaltungssoftware

Bei der Verwendung eines Praxismanagementprogramms oder eines Warenwirtschaftsprogramms können viele der genannten Aufgaben am Rechner gesteuert werden (z. B. Geräte- und Maschinenmanagement, Lagermanagement). Die Vorteile sind:

- jederzeit aktuelle Übersicht über den Materiallagerbestand
- statistische Rückschlüsse auf Materialverbrauch und -kosten
- automatische Bestelllisten, wenn Mindestbestände erreicht werden
- automatische Hinweise auf Materialien, deren Ablaufdatum bald erreicht wird
- automatische Hinweise auf Instrumente, deren Haltbarkeitsdatum der Sterilisation bald erreicht wird
- Zeitersparnis im Bestellwesen
- Zeitersparnis bei der Dokumentation der Sterilisationsvorgänge (mit Hygieneverwaltung)
- bequeme lückenlose und patientenbezogene Material- und Sterilisationsdatenerfassung während der Behandlung des Patienten per Barcode (kombiniert mit Hygieneverwaltung)

Mit der Einführung eines solchen Systems muss man sich in der Praxis streng daran halten, dass alle eingehenden und ausgehenden Materialien in der Software „angemeldet" werden.

AUFGABEN

1 Das Folienschweißgerät funktioniert nicht mehr richtig. Ihre Chefin bittet Sie, verschiedene Angebote für die Teambesprechung zusammenzustellen.

2 Stellen Sie das Rabattsystem eines Dentaldepots Ihrer Wahl vor.

3 Welche Vorteile bieten Ihnen die Dentaldepots Ihrer Ausbildungspraxis?

4 Was könnte Ihren Chef dazu bewegen, das Dentaldepot zu wechseln?

5 Wie bestellt Ihre Ausbildungspraxis
- **a** Materialien (z. B. Anästhetika)?
- **b** Instrumente (z. B. Wurzelkanalinstrumente, PA-Instrumente, Sonden)?
- **c** Kleinmaschinen (z. B. Amalgammischer)?
- **d** Großmaschinen (z. B. Autoklav, Röntgengerät, Einheit)?

6 Welche Änderung ergibt sich, wenn bei dem Beispiel auf S. 225 nur 225 g für einen Abdruck benötigt werden?

7 Mit welchem Lageraufschlag werden Materialien in Ihrer Ausbildungspraxis dem Patienten bzw. den Kassen in Rechnung gestellt?

8 Wodurch ist der Lageraufschlag gerechtfertigt?

9 Errechnen Sie die Kosten, die Sie einem Patienten für zwei Radix-Wurzelstifte in Rechnung stellen; der Einkaufspreis beträgt: 137,54 € ohne MwSt. für 20 Stück.

10 Errechnen Sie die Kosten für den Patienten, wenn 10 Stifte Perma-dor® twin zu 396,56 € ohne MwSt. gekauft und drei Stifte verwendet wurden?

11 Welche Materialien Ihrer Praxis bedürfen einer besonderen Lagerung?

12 Erstellen Sie eine Checkliste für die Entsorgung der wichtigsten Praxismaterialien.

13 Aufgrund einer Anästhesie kommt es bei einem Patienten zu einem Zwischenfall. Wie können Sie zurückverfolgen, welches Anästhetikum verwendet wurde bzw. ob die Gebrauchsanweisung vorhanden ist?

14 Nennen Sie einen Vorteil und einen Nachteil bei der Verwendung einer Lagerhaltungssoftware in Ihrer Praxis

2 Der Weg zum Kaufvertrag

2.1 Anfrage

In der Regel beginnt die Anbahnung eines Kaufvertrags mit einer Anfrage. Die Praxis fragt z. B. nach einem bestimmten Material oder einer Maschine bei einem potenziellen Lieferer nach. Oft ist die erste Anfrage sehr allgemein gehalten. Man erkundigt sich nach einem aktuellen Katalog, den Preislisten oder den Lieferungs- und Zahlungsbedingungen.
Die Anfrage ist rechtlich in keiner Form bindend, d. h., man geht dadurch keine geschäftlichen Verbindungen ein.
Auch wenn nach einer konkreten Anfrage bereits die Lieferung des Gegenstandes erfolgt, ist noch kein Kaufvertrag zustande gekommen.

Eine allgemeine Anfrage ist in Abb. 1 dargestellt. Erfolgt auf die Anfrage die Zusendung des Katalogs oder die Zusendung von Preislisten, hat dies auch für den Verkäufer keine rechtliche Bedeutung, da die Preislisten sich an die Allgemeinheit richten und keine Angebote als ❯Willenserklärungen im rechtlichen Sinne darstellen. Man spricht von Kaufaufforderungen, Anpreisungen oder Werbung.

Willenserklärungen, S. 79

2.2 Angebotsvergleiche (Skontoberechnung und Zinsvergleich)

Häufig liegen mehrere Angebote für ein Produkt vor und es muss eine Auswahl getroffen werden. Neben den wirtschaftlichen Überlegungen spielen natürlich die Bindung an ein bestimmtes Depot, das „Kauferlebnis" (z. B. auf einer Messe) oder andere, oft psychologische Faktoren eine Rolle. Ein typisches Angebot finden Sie in Abb. 2.

Dr. Wolfgang Rannenburg
Zahnarztpraxis
Habsburgerstr. 129
79098 Freiburg
Tel. 0761 – 24 44 44; Fax 0761 – 25 55 55

Freiburg, 06.11.15

Dr. Wolfgang Rannenburg Habsburgerstr. 129 79098 Freiburg

Heinrich Hausner OHG
Individuelle Büromöbel und mehr ...
Günterstalstr. 14
79104 Freiburg

Büromöbel und -materialien

Sehr geehrte Damen und Herren,

von einem Kollegen erfuhr ich, dass Sie in Freiburg eine Filiale eröffnet haben.

In der nächsten Zeit benötige ich Büromaterialien aller Art. Zudem will ich meine Rezeption und das Wartezimmer neu einrichten. Bitte senden Sie mir Ihren Katalog sowie Ihre Preislisten mit den Lieferungs- und Zahlungsbedingungen.

Für die baldige Zusendung bedanke ich mich.

Mit freundlichem Gruß

Petra Gummenscheier

i. A. Petra Gummenscheier

Abb. 1 Anfrage

HEINRICH HAUSNER OHG
Heinrich Hausner OHG ·
Günterstalstr. 14 ·
79104 Freiburg

Heinrich Hausner OHG · Günterstalstr. 14 · 79104 Freiburg

Zahnarztpraxis
Dr. W. Rannenburg
Habsburgerstr. 129
79098 Freiburg

Ihre Zeichen, Ihre Nachricht vom	Unsere Zeichen, unsere Nachricht vom	Telefax (0761)74085-22 Telefon, Name (0761)74085-	Datum
06.11.15	Ha/klm	-13 Kohler	18.11.15

Ihre Anfrage vom 06.11.15

Sehr geehrter Herr Dr. Rannenburg,

mit großem Interesse haben wir Ihr Schreiben gelesen. Zudem haben wir mit Frau Gummenscheier zwischenzeitlich telefoniert.

Gerne unterbreiten wir Ihnen ein Angebot für eine neue Rezeptionstheke. Zur Zeit können wir Ihnen eine Einrichtung günstig anbieten, die wir auf der „DentaFA 2015" in Stuttgart vorgeführt haben. Es handelt sich um die

Rezeptionstheke „Rezeptio plus" inklusive
Schrankwand 4 Meter, mit den im
Prospekt abgebildeten „Schranktürmen" für 15 500,00 €

Die nähere Beschreibung entnehmen Sie bitte den beigefügten Informationen. Der Preis versteht sich einschließlich Aufbau in Ihren Praxisräumen.

Unsere Büromaterialien haben wir ebenfalls in unserem neuen Katalog übersichtlich dargestellt. Hier finden Sie ebenfalls unsere Lieferungs- und Zahlungsbedingungen. Interessant ist für Sie vielleicht unser neues Bonussystem: Bei Erreichen der im Katalog genannten Umsatzgrenzen erhalten Sie diese nachträglichen Rabatte am Jahresende bar ausbezahlt!

Wir freuen uns, wieder von Ihnen zu hören.

Mit freundlichen Grüßen

Hausner OHG

i.V. Kohler

Anlagen: Katalog, Prospekt

Abb. 2 Angebot

Im folgenden Beispiel soll ein rein wirtschaftlicher Angebotsvergleich durchgeführt werden.

BEISPIEL

Eine Praxis möchte einen dritten Raum einrichten, der sowohl als Behandlungsplatz als auch als Prophylaxearbeitsplatz genutzt werden kann. Der Praxis liegt folgendes Angebot vor (s. Abb. 1).

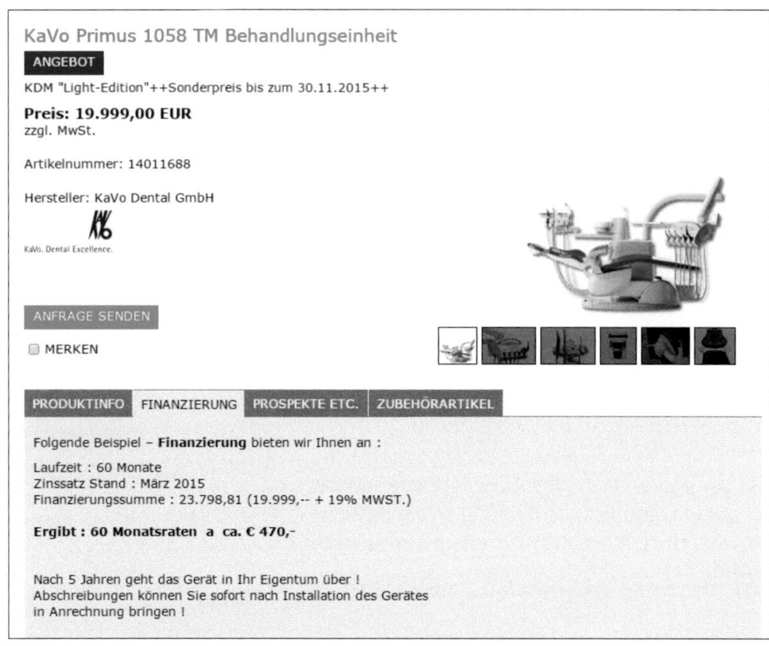

Abb. 1 Internetangebot eines Dentaldepots

Kaufpreis
19 999,00 € zzgl. 19 % MwSt.
19 % MwSt. entsprechen 3799,81 €
19 999,00 € + 3799,81 € = **23 798,81 €**

Monatliche Rate: 470,00 €

Der Praxisinhaber holt sich auch von seiner Bank ein Finanzierungsangebot ein. Die Bank bietet ihm ein Darlehen ebenfalls über 52 Monate mit einem effektiven Jahreszins von 4,79 % (Gesamtrückzahlung 26 556,34 €).

Um entscheiden zu können, welches Angebot günstiger ist, muss der effektive Jahreszins des Finanzierungsangebots des Dentaldepots ermittelt werden. Dazu werden im Internet zahlreiche Zinsrechner angeboten.

Der Zinsrechner ermittelt anhand der eingegebenen Daten automatisch den effektiven Jahreszins (s. Abb. 2).
Sie sehen, dass das Finanzierungsangebot des Dentaldepots einem effektiven Jahreszins von 7,11 % (Gesamtrückzahlung 28 200,00 €) entspricht und somit teurer ist als das Bankangebot.

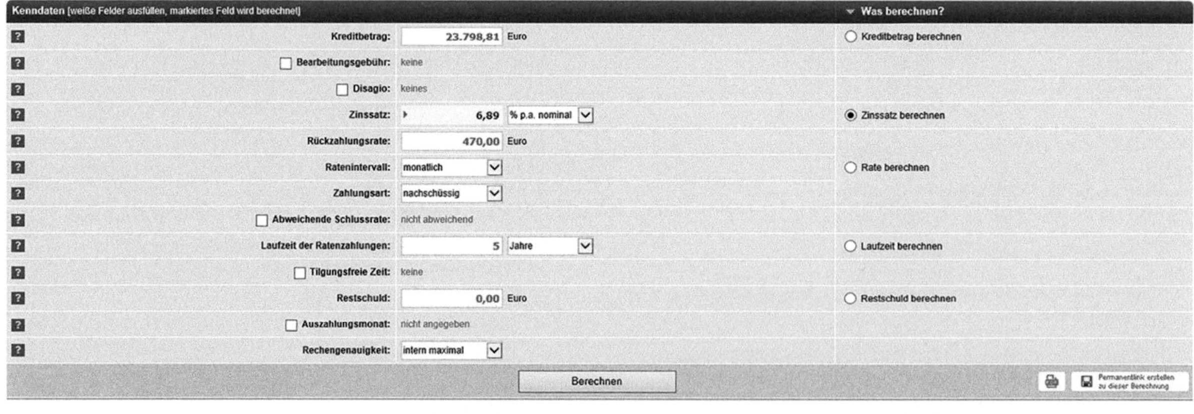

Kenndaten [weiße Felder ausfüllen, markiertes Feld wird berechnet]		Was berechnen?
Kreditbetrag:	23.798,81 Euro	Kreditbetrag berechnen
Bearbeitungsgebühr:	keine	
Disagio:	keines	
Zinssatz:	6,89 % p.a. nominal	Zinssatz berechnen (ausgewählt)
Rückzahlungsrate:	470,00 Euro	
Ratenintervall:	monatlich	Rate berechnen
Zahlungsart:	nachschüssig	
Abweichende Schlussrate:	nicht abweichend	
Laufzeit der Ratenzahlungen:	5 Jahre	Laufzeit berechnen
Tilgungsfreie Zeit:	keine	
Restschuld:	0,00 Euro	Restschuld berechnen
Auszahlungsmonat:	nicht angegeben	
Rechengenauigkeit:	intern maximal	

Berechnen

Ergebnis	
Der erforderliche Nominalzinssatz beträgt	6,89 % p.a. nominal
Zinsen und Gebühren gesamt	4.401,19 Euro
Gesamtaufwand	28.200,00 Euro
Effektiver Jahreszinssatz	7,11 % p.a. (interner Zinssatz, IRR)

Abb. 2 Zinsrechner im Internet

Damit es zu einem Kaufvertrag kommt, muss eine Willenserklärung der Praxis an das Dentaldepot erfolgen, diese bestimmten Waren zu kaufen. Diese Willenserklärung heißt im Kaufvertrag **Bestellung**.

Firmen, die langjährige Kontakte mit der Zahnarztpraxis haben, erhalten häufig direkt eine Bestellung, ohne dass ein spezielles Angebot vorausgeht.

Eine Willenserklärung gilt so lange, wie unter normalen Umständen mit einer Antwort gerechnet werden kann. Zum Beispiel kann man bei einer Faxbestellung mit einer Antwort (z. B. Bestätigung) innerhalb von 48 Stunden rechnen. Willenserklärungen unter Anwesenden (auch Telefongespräch oder Onlineverbindung) gelten bis zum Gesprächsende bzw. Abbruch der Onlineverbindung.

HINWEIS

Unter einer Bestellung versteht man eine Willenserklärung an eine bestimmte Person, bestimmte Dinge unter bestimmten Bedingungen zu kaufen.

2.3 Kaufvertrag

Für den Kaufvertrag gelten die ❯Grundlagen des Vertragsrechts. Die in diesem Zusammenhang bestehende Vertragsfreiheit bietet Abschlussfreiheit und Gestaltungsfreiheit:

Grundlagen des Vertragsrechts, S. 74

- **Abschlussfreiheit:** Jeder kann mit jedem einen Kaufvertrag abschließen und niemand kann zum Vertragsschluss gezwungen werden.
  (Ausnahme: ❯Kontrahierungszwang bei öffentlichen Dienstleistungsunternehmen, z. B. Taxi, Deutsche Bahn; vergleichbar mit der Behandlungspflicht: Patient kommt mit Schmerzen in die Praxis)
- **Gestaltungsfreiheit:** Man kann den Inhalt und die Art des Kaufvertrags frei gestalten. Bei manchen Kaufverträgen müssen allerdings bestimmte Inhalte vorhanden sein, z. B. bei Ratenkaufverträgen müssen der Effektivzins, die Anzahl der Raten usw. angegeben sein.

Kontrahierungszwang
die gesetzliche Verpflichtung zum Abschluss eines Vertrages

2.3.1 Abschluss und Erfüllung des Kaufvertrags

Wie aus Abb. 1 ersichtlich, kann die Initiative zum Abschluss eines Kaufvertrags sowohl vom Käufer als auch vom Verkäufer ausgehen:

- Macht der Verkäufer ein Angebot (Antrag) und der Käufer bestellt daraufhin (Annahme), ist der Kaufvertrag geschlossen.
- Macht der Käufer eine Bestellung (Antrag) und der Verkäufer liefert daraufhin oder schickt eine Auftragsbestätigung (Annahme), ist damit der Kaufvertrag geschlossen.

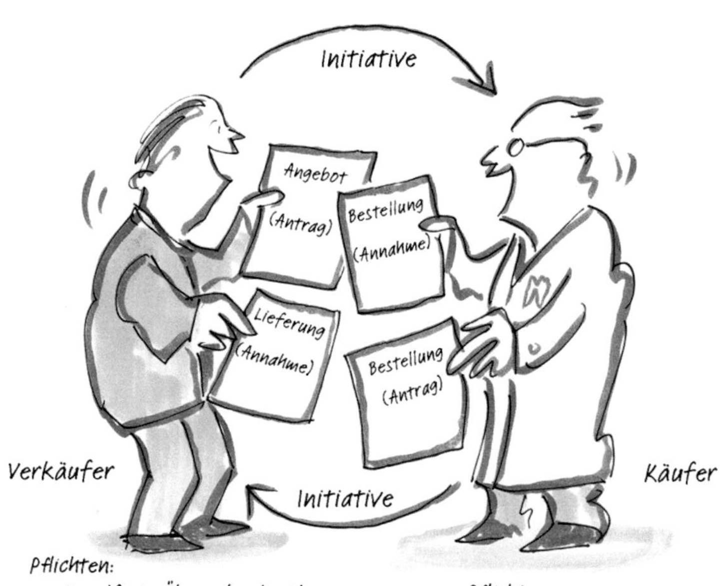
Initiative
Angebot
(Antrag)
Bestellung
(Annahme)
Lieferung
(Annahme)
Bestellung
(Antrag)
Verkäufer
Initiative
Käufer
Pflichten:
- mängelfreie Übergabe der Ware
- rechtzeitige Übergabe der Ware
- Eigentumsübertragung
Pflichten:
- Annahme der Ware
- Bezahlung der Ware

Abb. 1 Abschluss eines Kaufvertrags

Im Folgenden werden einige „Spezialfälle" zum Abschluss eines Kaufvertrags beschrieben und es wird der Frage nachgegangen, wann ein Kaufvertrag zustande kommt:

- Ein Dentaldepot macht der Zahnarztpraxis ein Angebot. Leider wird es versäumt, rechtzeitig zu bestellen. Die Praxis bestellt dennoch.
  Lösung: Die **verspätete Bestellung** gilt als neuer Antrag. Der Kaufvertrag kommt erst zustande, wenn das Dentaldepot einwilligt.
- Ein Dentaldepot macht ein Angebot über Abdruckmaterialien mit einer **Freizeichnungsklausel** (z. B. „Angebot freibleibend", „solange Vorrat reicht", „unverbindliches Angebot", „ohne Obligo"). Die Praxis bestellt die Ware trotz der Klausel sofort nach Eingang des Angebotes.
  Lösung: Durch diese Formulierungen wird die ursprüngliche Bindung an ein Angebot aufgehoben. Die Bestellung gilt auch hier als Antrag auf Abschluss eines Kaufvertrags. Erst wenn das Dentaldepot einwilligt oder liefert, kommt der Kaufvertrag zustande.
- Das Dentaldepot macht ein Angebot über 5 kg Abformmaterial. Die Praxis bestellt daraufhin aber eine kleinere Menge von 2 kg.
  Lösung: Auch hier gilt, dass die **Abänderung** durch die Praxis ein neuer Antrag zu einem Kaufvertrag ist. Der Kaufvertrag kommt zustande, wenn das Depot einwilligt.
- Die Praxis sieht in einem Internetkatalog Sonderangebote. Das im Katalog angezeigte Cavitron® Select SPS Dentsply mit Aktionspackung zum Preis von 2 300,00 € möchte die Praxis zu dem günstigen Preis kaufen. In diesem Zusammenhang stellen sich folgende Fragen: Wird durch den Kaufwunsch der Praxis der Kaufvertrag bereits geschlossen? Hat die Praxis ein Anrecht auf dieses Cavitron® im Katalog? Ist der Internetkatalog ein Angebot? Kommt durch die Bestellung der Praxis bereits ein Kaufvertrag zustande?
  Lösung: Der Internetkatalog ist wie eine Schaufensterauslage anzusehen und stellt ebenso wie z. B. gedruckte Kataloge, Zeitungsanzeigen, Postwurfsendungen, Warenauslagen im Supermarkt, Waren in Automaten **kein Angebot** dar.
  Daraus folgt, dass die Praxis kein Anrecht auf das Cavitron® hat. Der Kaufvertrag wird erst geschlossen, wenn das Dentaldepot dem Antrag zustimmt.
  Nachdem der Kaufvertrag abgeschlossen ist, haben sich die beiden Parteien verpflichtet, den Vertrag auch zu erfüllen.

Der Kaufvertrag besteht immer aus zwei Geschäften:

- Im **Verpflichtungsgeschäft** verpflichten sich Käufer und Verkäufer zu bestimmten Leistungen.
- Im **Erfüllungsgeschäft** erfüllen Käufer und Verkäufer dann die übernommenen Verpflichtungen.

Die im Kaufvertrag entstandenen Schuldverhältnisse (Verpflichtungen) erlöschen, sobald die geschuldeten Leistungen (Erfüllungen) erfolgt sind.

2.3.2 Besitz und Eigentum

Es gehört zur Pflicht des Verkäufers, das Eigentum an einer Sache an den Käufer zu übertragen. Dies erfolgt (unsichtbar) dadurch, dass der Verkäufer die Sache an den Käufer übergibt.
Mit der Übergabe der Sache wird der Käufer in den meisten Fällen sowohl Besitzer als auch Eigentümer.

BEISPIEL

Ein Patient kauft in Ihrer Ausbildungspraxis Zahnbürsten. Er wird nach Bezahlung Besitzer und Eigentümer der Zahnbürsten.

Manche Sachen können aber nicht übergeben werden (z. B. Grundstücke). Hier wird die Übertragung durch den Eintrag im Grundbuch bewirkt.
In bestimmten Fällen will der Verkäufer das Eigentum bewusst nicht übertragen (z. B. beim Ratenkauf). Hier muss der Nichtübergang des Eigentums, d. h. der sogenannte „Eigentumsvorbehalt", ausdrücklich erklärt werden.

Der Käufer ist zwar dann der Besitzer mit der tatsächlichen Herrschaft über die Sache, der Verkäufer bleibt aber der Eigentümer mit der rechtlichen Herrschaft über die Sache. Bestimmte Rechte an der Sache (z. B. der Verkauf) stehen dem Käufer nicht zu.

Besitz ist die **tatsächliche Herrschaft** über eine Sache. Eigentum ist die **rechtliche Herrschaft** über eine Sache.

Bei bestimmten Kaufverträgen spielen Besitz und Eigentum eine wichtige Rolle und es werden mehrere Arten von Kaufverträgen unterschieden (s. Tab. 1).

Kauf auf Probe	Kaufvertrag mit Rückgaberecht der Ware innerhalb einer bestimmten Frist (zur Ansicht), üblich im Versandhandel (Schweigen gilt als Annahme).
Kauf zur Probe	Normaler Kaufvertrag einer kleinen Menge zum Ausprobieren
Kauf nach Probe	Kaufvertrag aufgrund einer Probe, eines Musters o. Ä. (z. B. Kauf von Abformmaterial nach kleiner Probe); unwesentliche Abweichungen müssen in Kauf genommen werden.
Kauf auf Abruf	Die Ware wird gekauft, bleibt aber im Besitz des Verkäufers (oft in dessen Lager) und wird nach Abruf (auch in Teilen) geliefert.
Kauf unter Eigentumsvorbehalt	Kaufvertrag, bei dem sich der Verkäufer das Eigentum an der Sache vorbehält (muss ausdrücklich beim Kauf erklärt werden); üblich bei Ratenkaufverträgen.
Kommissionskauf	Kaufvertrag, bei dem der Käufer die nicht verkaufte Ware wieder an den ursprünglichen Verkäufer zurückgeben darf (Prophylaxeartikel in Praxis: nicht verkaufte Artikel werden an den Großhändler zurückgegeben).
Fixkauf	Kaufvertrag mit fest (fix) vereinbarter Lieferzeit (eine Lieferung nach dem vereinbarten Termin hat keinen Sinn mehr, z. B. Prophylaxeartikel zum Tag der Zahngesundheit, meist um den 25. September eines Jahres).

Tab. 1 Arten von Kaufverträgen

2.3.3 Inhalt des Kaufvertrags

Bei den meisten Kaufverträgen der Praxis werden die rechtlichen Bestimmungen nicht gesondert ausgehandelt bzw. schriftlich niedergelegt. Durch die Formulierung „Ich bestelle … zu den mir bekannten Lieferungs- und Zahlungsbedingungen" oder ähnlichen Formulierungen (s. Abb. 1) akzeptiert die Zahnarztpraxis die üblichen gesetzlichen Bestimmungen.

Bei wichtigen Kaufverträgen empfiehlt es sich jedoch, zur Vermeidung von späteren Streitigkeiten die Bedingungen genau zu vereinbaren und schriftlich niederzulegen.

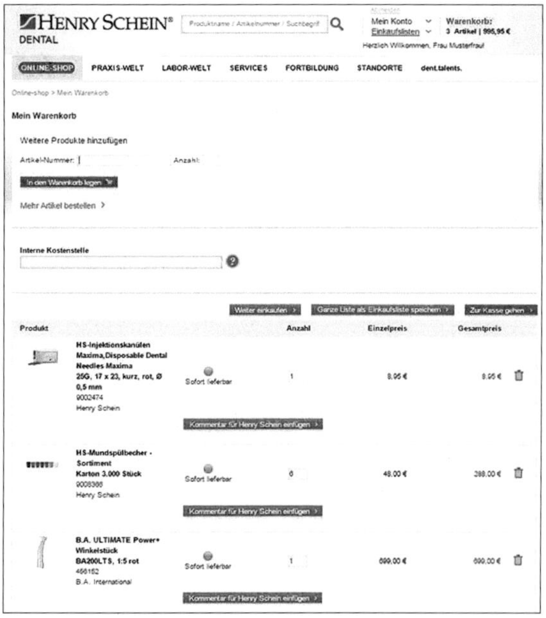

Abb. 1 Internetbestellung einer Zahnarztpraxis

Viele Regelungen in Kaufverträgen kommen immer wieder vor. Damit man diese Regelungen nicht bei jedem Vertragsabschluss neu aushandeln muss, bedient man sich sogenannter Klauseln, die vorgedruckt meist auf der Rückseite von Kaufverträgen oder Lieferscheinen zu finden sind („das Kleingedruckte", s. Abb. 1).

Um den Käufer (Verbraucher) vor den nachteiligen Folgen solcher Regelungen zu schützen, finden sich im BGB (§§ 305 ff.) Schutzregeln.

Die wichtigsten Bestimmungen lauten:
- Individuelle Regelungen haben immer Vorrang, d. h., alles, was individuell geregelt wird, gilt vor den AGB.
- Der Verkäufer muss auf die AGB hinweisen, d. h., der Hinweis muss deutlich auf der Vorderseite angebracht sein.
- Der Verbraucher muss die AGB in zumutbarer Weise zur Kenntnis nehmen können, d. h., es genügt nicht, dass sie in der Schublade liegen.
- Der Käufer muss damit einverstanden sein.
- Überraschende Klauseln gelten nicht (z. B. beim Kauf einer elektrischen Zahnbürste in Ihrer Ausbildungspraxis soll der Patient im Kleingedruckten akzeptieren, dass er monatlich eine Zahnpasta kaufen muss).
- Unklare Klauseln gehen zulasten des Anwenders.
- Manche Klauseln sind unwirksam (z. B. alle Rechte eines Käufers bei mangelhafter Ware sind ausgeschlossen).
- Preisvorbehalte innerhalb von vier Monaten, d. h., innerhalb von vier Monaten ist man an die angegebenen Preise gebunden.

Verbrauchsgüterkauf, S. 237

Bestimmte AGB-Regelungen gelten nur beim ❯Verbrauchsgüterkauf und nicht bei Handelsgeschäften zwischen Unternehmen (z. B. Zahnarzt bestellt beim Dentaldepot).

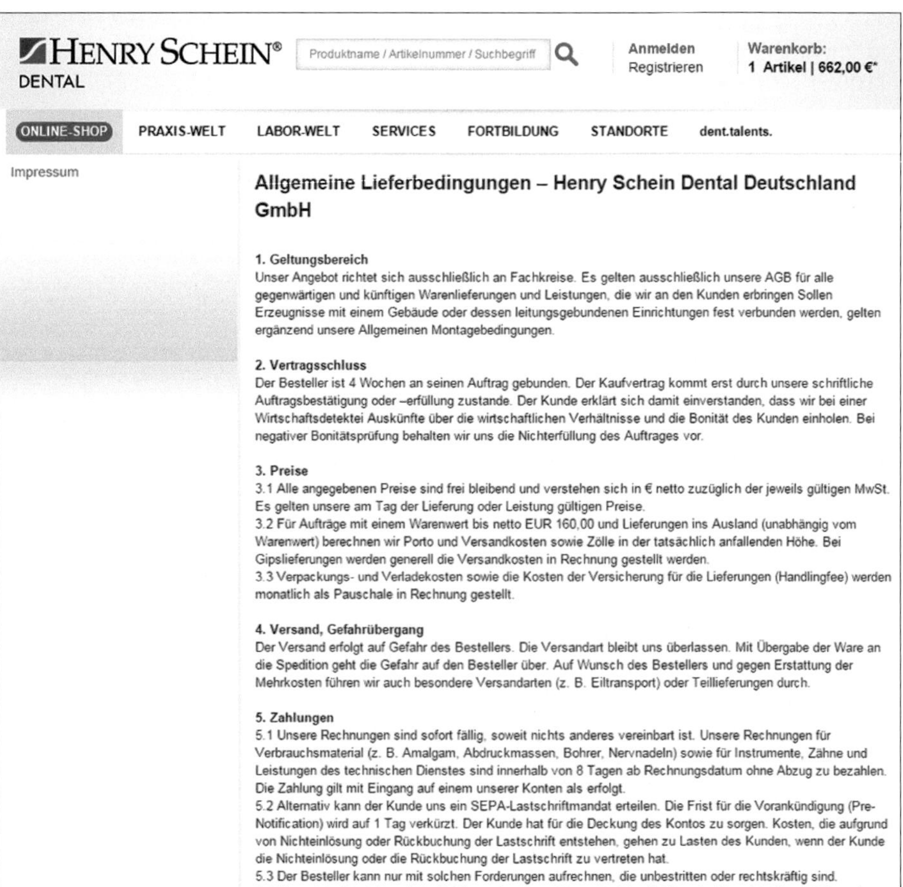

HENRY SCHEIN® DENTAL

Produktname / Artikelnummer / Suchbegriff

Anmelden
Registrieren

Warenkorb:
1 Artikel | 662,00 €*

ONLINE-SHOP | PRAXIS-WELT | LABOR-WELT | SERVICES | FORTBILDUNG | STANDORTE | dent.talents.

Impressum

Allgemeine Lieferbedingungen – Henry Schein Dental Deutschland GmbH

1. Geltungsbereich
Unser Angebot richtet sich ausschließlich an Fachkreise. Es gelten ausschließlich unsere AGB für alle gegenwärtigen und künftigen Warenlieferungen und Leistungen, die wir an den Kunden erbringen Sollen Erzeugnisse mit einem Gebäude oder dessen leitungsgebundenen Einrichtungen fest verbunden werden, gelten ergänzend unsere Allgemeinen Montagebedingungen.

2. Vertragsschluss
Der Besteller ist 4 Wochen an seinen Auftrag gebunden. Der Kaufvertrag kommt erst durch unsere schriftliche Auftragsbestätigung oder –erfüllung zustande. Der Kunde erklärt sich damit einverstanden, dass wir bei einer Wirtschaftsdetektei Auskünfte über die wirtschaftlichen Verhältnisse und die Bonität des Kunden einholen. Bei negativer Bonitätsprüfung behalten wir uns die Nichterfüllung des Auftrages vor.

3. Preise
3.1 Alle angegebenen Preise sind frei bleibend und verstehen sich in € netto zuzüglich der jeweils gültigen MwSt. Es gelten unsere am Tag der Lieferung oder Leistung gültigen Preise.
3.2 Für Aufträge mit einem Warenwert bis netto EUR 160,00 und Lieferungen ins Ausland (unabhängig vom Warenwert) berechnen wir Porto und Versandkosten sowie Zölle in der tatsächlich anfallenden Höhe. Bei Gipslieferungen werden generell die Versandkosten in Rechnung gestellt werden.
3.3 Verpackungs- und Verladekosten sowie die Kosten der Versicherung für die Lieferungen (Handlingfee) werden monatlich als Pauschale in Rechnung gestellt.

4. Versand, Gefahrübergang
Der Versand erfolgt auf Gefahr des Bestellers. Die Versandart bleibt uns überlassen. Mit Übergabe der Ware an die Spedition geht die Gefahr auf den Besteller über. Auf Wunsch des Bestellers und gegen Erstattung der Mehrkosten führen wir auch besondere Versandarten (z. B. Eiltransport) oder Teillieferungen durch.

5. Zahlungen
5.1 Unsere Rechnungen sind sofort fällig, soweit nichts anderes vereinbart ist. Unsere Rechnungen für Verbrauchsmaterial (z. B. Amalgam, Abdruckmassen, Bohrer, Nervnadeln) sowie für Instrumente, Zähne und Leistungen des technischen Dienstes sind innerhalb von 8 Tagen ab Rechnungsdatum ohne Abzug zu bezahlen. Die Zahlung gilt mit Eingang auf einem unserer Konten als erfolgt.
5.2 Alternativ kann der Kunde uns ein SEPA-Lastschriftmandat erteilen. Die Frist für die Vorankündigung (Pre-Notification) wird auf 1 Tag verkürzt. Der Kunde hat für die Deckung des Kontos zu sorgen. Kosten, die aufgrund von Nichteinlösung oder Rückbuchung der Lastschrift entstehen, gehen zu Lasten des Kunden, wenn der Kunde die Nichteinlösung oder die Rückbuchung der Lastschrift zu vertreten hat.
5.3 Der Besteller kann nur mit solchen Forderungen aufrechnen, die unbestritten oder rechtskräftig sind.

Abb. 1 Lieferungsbedingungen bei einem Onlinekaufvertrag

2.4 Störungen des Kaufvertrags und Verbraucherrechte

Die Erfüllung eines Kaufvertrags kann durch verschiedene Faktoren sowohl vonseiten des Verkäufers als auch vonseiten des Käufers gestört sein.

BEISPIEL

Die Zahnarztpraxis möchte eine neue Software einführen. Auf Anraten des Anbieters wird ebenfalls neue Hardware angeschafft. Die neue Software mit Installation und Datenintegration inkl. Hardware wird zum Preis von 13 000,00 € gekauft. Die Lieferung mittels DHL erfolgt pünktlich.

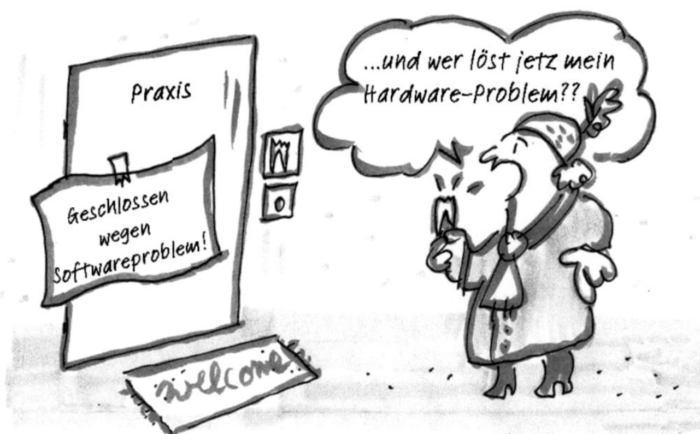
Praxis
Geschlossen wegen Softwareproblem!
...und wer löst jetz mein Hardware-Problem??
welcome

Nachdem alle Geräte nach Beschreibung verkabelt sind, startet der Rechner nicht. Die Hotline sieht sich außerstande, das Problem zu beheben. Es ist Freitagnachmittag, ein Technikerbesuch kann erst für Montagmorgen zugesagt werden.

Eine ZFA erklärt sich gegen Überstundenbezahlung bereit, am Freitagabend die notwendigen Aufzeichnungen per Hand zu fertigen. Der Techniker kommt erst Montag gegen 14:00 Uhr. Zwei Patienten musste wegen der fehlenden Anbindung des digitalen Röntgengeräts abgesagt werden. Die Zahnärztin möchte aufgrund des Ärgers vom Kaufvertrag zurücktreten und Schadensersatz erhalten (Überstundenvergütung der ZFA und Ausgleich des Einnahmeausfalls durch Nichtbehandlungsmöglichkeit für zwei Patienten).

Der Techniker stellt im Übrigen fest, dass die beigelegte Beschreibung fehlerhaft war.

Die Anlage funktioniert jetzt.

Ist der Kaufvertrag abgeschlossen, müssen die Pflichten aus dem Vertrag erfüllt werden. Treten hier Schwierigkeiten auf, spricht man von Störungen in der Erfüllung des Kaufvertrags. Dabei unterscheidet man zwischen verschiedenen Störungen (s. Abb. 1).

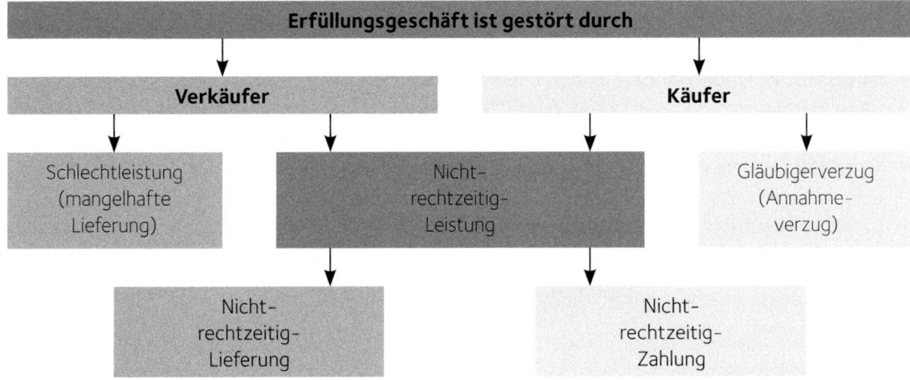

Abb. 1 Störungen in der Erfüllung eines Kaufvertrags

2.4.1 Schlechtleistung (mangelhafte Lieferung)

Der Verkäufer hat die Pflicht, die Ware mängelfrei zu liefern. Man unterscheidet folgende Mängel, die alle „gleichrangig" sind (s. Tab. 1).

Mangel	Beispiel
Falschlieferung	Ware in falscher Farbe geliefert; Rezeption ohne Hängeregistratur (Ware ist nicht für die vereinbarte oder gewöhnliche Verwendung geeignet).
Rechtsmangel	Der Verkäufer ist nicht der Eigentümer.
Fehlerhafte Ware (Ware hat nicht die vereinbarte Beschaffenheit)	Elektrotom funktioniert nicht; neue Rezeption hat einen Kratzer.
Zuweniglieferung	Es wurde die falsche Menge geliefert (1 kg Abformmaterial statt 10 kg).
Falsche Werbeaussage	Mit der Software können bestimmte Funktionen, die in der Werbung angegeben sind, nicht ausgeführt werden.
Montagefehler des Verkäufers	Der Verkäufer hat die Ware falsch zusammengebaut (z. B. Registratur ist in der Schublade falsch montiert).
Falsche Montageanleitung („IKEA-Klausel")	Die Ware kann vom Kunden nicht nach der Anleitung zusammengebaut werden.

Tab. 1 Arten von Mängeln einer Lieferung

Wenn einer der in Tab. 1 beschriebenen Fehler vorliegt, muss der davon Betroffene (der Käufer) durch gesetzliche Rechte abgesichert werden. Der Käufer hat **sofort** das Recht auf **Nacherfüllung**, d. h., er kann entweder Nachbesserung oder Neulieferung verlangen. Der Verkäufer kann die Nacherfüllung verweigern, wenn ihm dadurch im Verhältnis zur Kaufsache zu hohe Kosten entstehen.
Gelingen dem Verkäufer **zwei Nachbesserungen** nicht, gilt die Nacherfüllung als nicht gelungen. Dies gilt auch für geringfügige Mängel an Sachen. Diese Rechte hat der Käufer unabhängig von einem Verschulden des Verkäufers.

Wenn dem Verkäufer zusätzlich ein Verschulden angelastet werden kann, hat der Käufer zusätzlich das **Recht auf Schadensersatz neben der Leistung**. Ist dem Verkäufer eine **angemessene Nachfrist** gesetzt worden, hat der Käufer weitere Rechte. Das Setzen einer Nachfrist kann entfallen, wenn der Verkäufer die Nacherfüllung verweigert, zwei Nacherfüllungsversuche keinen Erfolg bringen, die Nacherfüllung für Käufer bzw. Verkäufer unzumutbar sind sowie beim sogenannten ›Fixgeschäft.

Fixgeschäft
Kaufvertrag mit fest vereinbarter Lieferfrist

Die möglichen Rechte nach einer angemessenen Nachfrist sind:
- **Rücktritt:** Der Kaufgegenstand wird zurückgegeben und der Kaufpreis muss vom Verkäufer erstattet werden. Bei geringfügigen Mängeln hat der Käufer dieses Recht nicht.
- **Minderung:** Dabei handelt es sich um einen Preisnachlass. Der Käufer wird dieses Recht dann in Anspruch nehmen, wenn er die Ware trotz Mangel behalten möchte, z. B. Kratzer an der neuen Rezeption liegt nicht in Sichtbereich.
- **Schadensersatz statt der Leistung:** Dies ist auch neben Rücktritt und Minderung möglich, wenn den Verkäufer ein Verschulden trifft.
- **Ersatz vergeblicher Aufwendungen:** Es handelt sich um Aufwendungen, die ein Käufer im Hinblick auf den Kaufvertrag getätigt hat.

Die letzten beiden Rechte gelten nicht bei geringfügigen Mängeln.

Um die Rechte aufgrund eines Mangels geltend zu machen, muss der Käufer die Mängel beanstanden (rügen). Wenn er dies schriftlich macht, spricht man von einer **Mängelrüge.**

Wenn der Käufer schweigt, heißt das, dass er die Lieferung akzeptiert, daher muss der Käufer die Ware bei Empfang prüfen. Die Rechte des Käufers sind in Abb. 1 zusammengefasst.

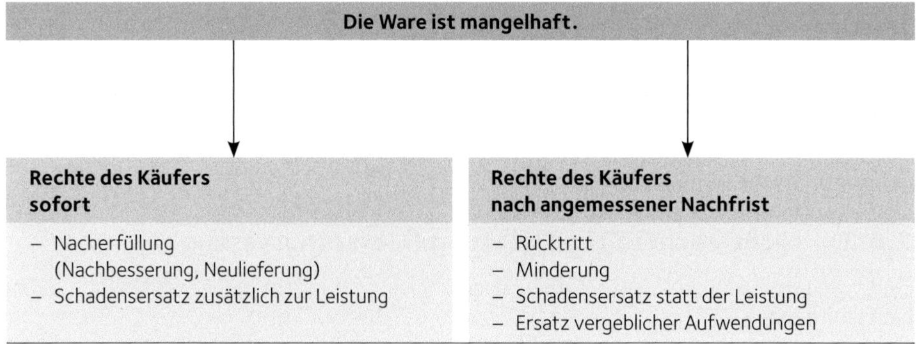

Abb. 1 Rechte des Käufers

Kaufrechtliche Verjährung

Die **regelmäßige kaufrechtliche Verjährung** beträgt zwei Jahre. Der Käufer hat somit zwei Jahre Zeit, einen Mangel zu rügen. Die Frist beginnt mit dem Empfang der Ware (Ablieferung oder Entgegennahme der Ware).
Bei **arglistig verschwiegenen Mängeln** (Mangel, der dem Verkäufer bekannt ist, aber von ihm geheim gehalten wird) verlängert sich die Verjährung auf drei Jahre. Diese Frist beginnt jedoch erst mit dem Ende des Jahres, in dem der Käufer Kenntnis von dem Mangel erhält.
Bei Bauwerksmängeln ist eine Frist von fünf Jahren festgelegt.

Verbrauchsgüterkauf

Für den Verbrauchsgüterkauf, d. h. am Kauf ist ein Verbraucher (kein Unternehmer) als Käufer beteiligt, gelten beim Kauf beweglicher Sachen besondere Regelungen:

- **Eingeschränkte Vertragsfreiheit:** Alle Regeln des Kaufvertragsrechts sind einzuhalten (z. B. Gewährleistungsfristen) und es darf nicht zulasten des Verbrauchers von den AGB abgewichen werden. Einzige Ausnahme bilden Kaufverträge über gebrauchte Sachen. Hier darf die Gewährleistungsfrist auf ein Jahr verkürzt werden.
- **Beweislastumkehr:** Werden Mängel an einer Sache in den ersten sechs Monaten nach Kauf entdeckt, wird vermutet, dass sie bereits beim Kauf bestanden. Der Verkäufer muss dann beweisen, dass dies nicht zutraf.
- **Sonderbestimmungen für Garantien:** Der Verbraucher muss die Garantiebestimmungen verstehen (einfach und verständlich), ebenso müssen Angaben für die Geltendmachung der Garantie enthalten sein.

Wenn ein Verbraucher kurz vor Ablauf der zweijährigen Frist einen Mangel beim Händler reklamiert, kann der Händler diesen Mangel auch über die zweijährige Frist hinaus bei seinem Großhändler reklamieren. Dies wird als Unternehmerrückgriff oder **„Verursacherregress"** bezeichnet. Zwischen Händler und Großhändler (Unternehmen) gilt eine Zweimonatsfrist ab Kenntnisnahme der jeweiligen Mängelrüge.

Im **zweiseitigen Handelskauf** (Kauf unter Unternehmern) können die Gewährleistungsfristen auf ein Jahr verkürzt oder für gebrauchte Sachen ganz ausgeschlossen werden.

Für die folgenden Fehler muss der Verkäufer zum Beispiel nicht haften:

- Schäden durch unsachgemäße Behandlung
- Verschleiß
- Eigenverschulden des Kunden
- Schäden durch höhere Gewalt (z. B. Blitzschlag, Feuer)
- Mängel, die beim Kauf bekannt waren

Hierbei muss derjenige den Beweis der Behauptung liefern, der die Behauptung aufstellt (Ausnahme: die ersten 6 Monate nach dem Kauf im Verbrauchsgüterkauf).

Beim zweiseitigen Handelskauf können alle gesetzlichen Bestimmungen abweichend vereinbart werden (Abdingung). Wenn keine Vereinbarungen vorliegen, gelten die Bestimmungen des BGB. Die Unternehmer, die gleichzeitig Kaufleute sind, unterliegen zudem den strengen Bestimmungen des Handelsgesetzbuchs (HGB), z. B. müssen sie Mängel unverzüglich reklamieren, um ihre Rechte zu wahren.

Tritt die Zahnarztpraxis als Käufer gegenüber dem Dentaldepot auf, wird sie zwar als Unternehmen gesehen, aber der Zahnarzt/die Zahnarztpraxis ist kein Kaufmann im Sinne des § 1 des Handelsgesetzbuchs. Es gelten damit für den Zahnarzt/die Zahnarztpraxis die gleichen Rechte wie beim Verbrauchsgüterkauf.

2.4.2 Nicht-rechtzeitig-Lieferung (Lieferungsverzug)

Eine weitere Störung des Erfüllungsgeschäfts verursacht der Verkäufer durch Lieferungsverzug.

BEISPIEL

Für die Praxis soll ein neuer digitaler Orthopantomograph mit kombiniertem Fernröntgen „OrthoSlice 1003" angeschafft werden.

Da ein günstiger Preis ausgehandelt wurde, verpflichtet sich die Praxis den Aufbau selbst in die Hand zu nehmen. Der Kaufvertrag wird schriftlich geschlossen, die Lieferung soll in etwa 14 Tagen erfolgen. Nach etwa 10 Tagen vereinbart die Praxis mit einer Firma den Auf- und Abbau von altem und neuem Röntgengerät in vier Tagen.

Die Lieferfirma sagt die Lieferung zu diesem Termin telefonisch zu. Am bewussten Termin wird das alte Gerät abgebaut. Die Techniker warten auf die Lieferung des neuen Gerätes. Das neue Gerät wird jedoch nicht geliefert. Telefonisch kann in der Lieferfirma niemand weiterhelfen.

Aufgrund einer Fehldisposition der Lieferfirma kann das Gerät erst zwei Tage später geliefert werden. Ein Aufbau ist aber erst in drei Tagen möglich, weil dann erst die Techniker wieder frei sind. Die Praxis möchte am liebsten vom Vertrag zurücktreten und auch Schadensersatz verlangen (es mussten acht Patienten umbestellt werden, eine Behandlung konnte nicht erfolgen).

Aufgrund seiner übernommenen Pflichten im Kaufvertrag muss der Verkäufer rechtzeitig liefern. Der Verkäufer kommt in Lieferungsverzug, wenn er schuldhaft nicht rechtzeitig liefert.

Schuldhaft bedeutet, dass er vorsätzlich oder fahrlässig nicht liefern kann, z. B.:
- Ein Angestellter hat die Lieferung vergessen.
- Der Verkäufer will den Käufer nicht mehr beliefern, weil seine Kosten zwischenzeitlich so stark gestiegen sind, dass ihm der mit dem Käufer vereinbarte Preis zu niedrig ist.

Nicht schuldhaft bedeutet, dass höhere Gewalt (z. B. Streiks, Unwetter, Brand) die rechtzeitige Lieferung verhindert.
Rechtzeitigkeit bedeutet, dass die Lieferung fällig sein muss.

Ist im Kaufvertrag ein **kalendermäßiges Lieferdatum** genannt (z. B. 30.07.2016), ist die Lieferung an diesem Tag fällig. Am nächsten Tag kommt der Verkäufer automatisch in Lieferungsverzug. Das Gleiche gilt, wenn sich das Datum kalendermäßig berechnen lässt (z. B. Lieferung 14 Tage nach Auftragsbestätigung).
Ist im Kaufvertrag ein **nicht kalendermäßiges Lieferdatum** genannt (z. B. sofort, baldmöglichst, so schnell wie möglich), kommt der Verkäufer erst durch eine Mahnung des Käufers in Lieferungsverzug.

Beim obigen Beispiel handelt es sich zunächst um ein nicht kalendermäßiges Lieferdatum. Die Praxis vereinbarte aber dann eine Lieferung zu einem festen Termin.
Ohne die telefonische Vereinbarung nach 10 Tagen hätte die Praxis dem Verkäufer also zunächst einmal eine Mahnung schicken müssen, um die Rechte aus der Nicht-rechtzeitig-Lieferung in Anspruch nehmen zu können.

Liegt eine Nicht-rechtzeitig-Lieferung vor, wird der Käufer durch gesetzliche Rechte geschützt:

Der Käufer hat sofort das Recht,
- **weiterhin auf der Lieferung** zu bestehen. Dies wird er machen, wenn er einen Artikel nur bei diesem Verkäufer zu sehr günstigen Bedingungen bekommt.
- **Schadensersatz (Verzögerungsschaden)** zu verlangen. Dies ist nur möglich, wenn den Verkäufer ein Verschulden trifft und ein Schaden entstanden ist.

Nach einer angemessenen Nachfrist kann der Käufer
- **Schadensersatz statt der Leistung (Nichterfüllungsschaden)** verlangen. Dies ist nur möglich, wenn den Verkäufer ein Verschulden trifft.

oder

- **Ersatz vergeblicher Aufwendungen und Rücktritt vom Vertrag** verlangen. Dies wird der Käufer nur dann verlangen, wenn er sich den Artikel irgendwo schneller und günstiger besorgen kann.

Das Setzen einer angemessenen Nachfrist durch den Käufer kann entfallen,
- wenn ein Fixkauf vorliegt,
- wenn der Verkäufer angibt, dass er auch nach Ablauf der Nachfrist nicht liefern kann.

Da die Feststellung eines Schadens im Einzelfall sehr schwierig sein kann, wird häufig in Kaufverträgen eine sogenannte Konventionalstrafe in Euro festgelegt.
Diese Summe wird fällig, wenn ein Partner gegen bestimmte Vertragsbestimmungen verstößt.

2.4.3 Nicht-rechtzeitig-Zahlung (Zahlungsverzug)

Der Käufer ist verpflichtet, die erhaltene Ware rechtzeitig zu bezahlen. Zahlungsverzug tritt ein, wenn er schuldhaft nicht rechtzeitig bezahlt. Diese Bestimmungen gelten auch für die Bezahlung von Rechnungen durch Patienten.

Die Voraussetzungen für die **Schuldhaftigkeit** und die **Rechtzeitigkeit** sind ähnlich wie beim Lieferungsverzug des Verkäufers.
Liegt Zahlungsverzug vor, muss der Betroffene (Verkäufer) durch gesetzliche Rechte geschützt werden.

Für die Rechtzeitigkeit muss nach den Bestimmungen des BGB (§ 286 Abs. 3) keine Mahnung mehr verschickt werden. Der Zahlungsverzug tritt automatisch 30 Tage nach Empfang der Rechnung ein. **Diese Bestimmung muss auf der Rechnung vermerkt sein.** Ebenso kann ein Zahlungsdatum auch früher genannt sein (z. B. zahlbar 14 Tage nach Rechnungseingang).

Der Verkäufer hat das Recht (ähnlich: siehe Lieferungsverzug),
- auf der **Zahlung** zu bestehen oder
- Schadensersatz (Verzögerungsschaden) zu verlangen.

Grundlage für den Schadensersatz sind in der Regel die Verzugszinsen.
Der Verzugszins liegt 5 % über dem Leitzinssatz der EZB (Europäische Zentralbank). Beim Kauf zwischen Unternehmern gelten 8 % über dem EZB-Leitzins, z. B. zwischen Zahnarzt und Labor.

Der Verkäufer hat mit angemessener Nachfrist weitere Rechte:
- **Rücktritt vom Vertrag:** Dies ist sehr aufwendig, z. B. muss die Ware dann zurückgegeben werden und sollte noch nicht gebraucht sein.

und

- **Schadensersatz (Nichterfüllungsschaden):** Dies gilt nur bei einem Verschulden des Käufers.

oder

- **Ersatz vergeblicher Aufwendungen**

Das Setzen einer Nachfrist kann auch hier entfallen,
- wenn der Käufer angibt, dass er nicht zahlen will oder kann und
- wenn kalendermäßig bestimmte Zahlungstermine (Fixgeschäft) genannt werden.

Häufig wird bei Vorliegen eines Zahlungsverzugs zunächst versucht, auf außergerichtlichem Weg zur Zahlung zu kommen. Führt dies zu keinem Erfolg, geht man den gerichtlichen Weg (›gerichtliches Mahnverfahren).

gerichtliches Mahnverfahren, S. 274

Eine zahnärztliche Rechnung wird fällig, wenn sie nach den Bestimmungen des § 10 GOZ von 2012 erstellt wurde. Gleichzeitig muss sie den formalen Kriterien des Verordnungsgebers vom Juli 2013 entsprechen. Die Rechnung muss dem Patienten zugegangen sein. Der Verzug tritt automatisch ein, wenn der obige Hinweis unten auf der zahnärztlichen Rechnung steht. Ohne Hinweis muss der Patient mit einer Mahnung in Verzug gesetzt werden.

2.4.4 Annahmeverzug

Wird die **richtige, mängelfreie Ware am richtigen Ort zur richtigen Zeit** geliefert und der Käufer nimmt sie nicht an, kommt er in Annahmeverzug.

BEISPIEL

Ihre Praxis hat bei einem Onlineauktionshaus eine große Menge Handtücher ersteigert. Sie wählen als Zahlungsmöglichkeit den Versand per Nachnahme (ein sogenanntes Zug-um-Zug-Geschäft). Bei der Lieferung der Ware ist die Kollegin, die die Ware für die Praxis ersteigert hat, nicht da. Sie wollen die Ware zwar annehmen, aber noch nicht bezahlen: Ihre Praxis gerät sofort in Annahmeverzug.

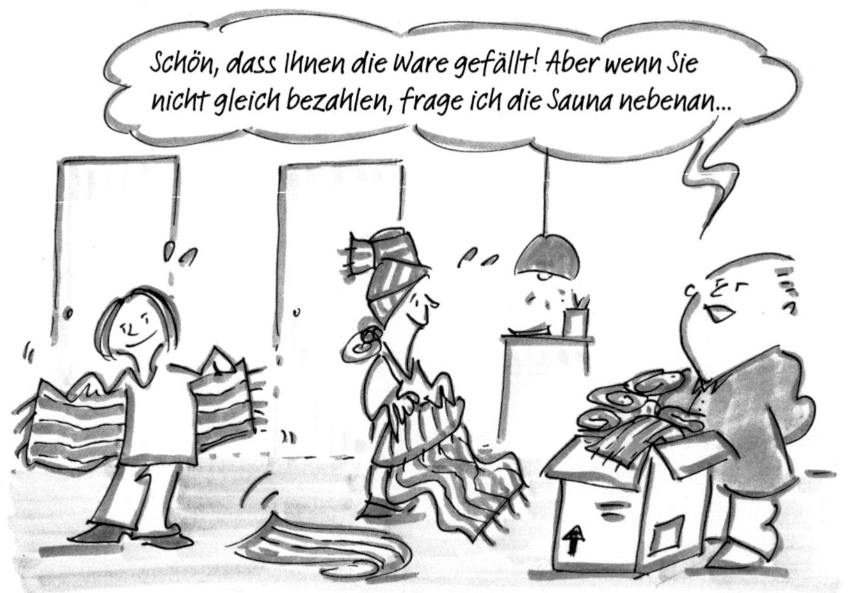
Schön, dass Ihnen die Ware gefällt! Aber wenn Sie nicht gleich bezahlen, frage ich die Sauna nebenan...

Der Verkäufer wird beim Annahmeverzug durch verschiedene Rechte geschützt. Er darf z. B.
- vom **Kaufvertrag zurücktreten**, wenn er problemlos einen anderen Käufer findet.
- die Ware in eigene Verwahrung nehmen (die Kosten gehen zulasten des Käufers) und auf Abnahme **klagen**.
- die Ware öffentlich versteigern **(Selbsthilfeverkauf).** Auch hier muss der Käufer die Kosten des Selbsthilfeverkaufs und den Differenzbetrag übernehmen, falls nicht der gleiche Preis bei der Versteigerung erreicht wird.

2.4.5 Verbraucherschutz

Überall fordert man den „mündigen Verbraucher“, der jeder auch zu sein glaubt. Aber spätestens dann, wenn man selbst eine Anschaffung plant, merkt man, wie schwer es ist, den „richtigen“ Gegenstand oder die „richtige“ Dienstleistung zu finden. Eine Fülle von Fragen stellen sich: Ist das Produkt sicher? Gibt es Alternativprodukte? Wo ist das Produkt am preiswertesten zu bekommen? Hat das Produkt einen Zusatznutzen? Ist es ökologisch produziert? Habe ich alle Informationen über das Produkt?

Die Internationale Vereinigung der Verbraucherschutzverbände (IOCU) hat deshalb schon vor längerer Zeit die Grundrechte für den Verbraucher formuliert, anhand derer die Situation in der Bundesrepublik Deutschland dargestellt werden soll. Die beispielhaften Fälle beziehen sich meist auf den Endverbraucher. Zwischen Gewerbetreibenden (auch z. B. zwischen Zahnarzt und Labor oder Zahnarztpraxis und Lieferant) gelten oft andere Rechte.

Der Verbraucher muss vor Waren, Herstellungsverfahren und Dienstleistungen geschützt werden, die seine Gesundheit beeinträchtigen oder gar sein Leben gefährden könnten.

Sicherheit

So wird in der Bundesrepublik das DIN-Prüf- und Überwachungszeichen für Produkte oder Produktionsprozesse vergeben, die den DIN-Normen entsprechen und durch eine anerkannte Prüfstelle geprüft wurden. Das Gleiche gilt für das **GS-Zeichen** für „Geprüfte Sicherheit“ (s. Abb. 1). Es darf nur verwendet werden, wenn ein Produkt nach den allgemein anerkannten Regeln der Technik, dem Arbeitsschutz und den Unfallverhütungsvorschriften gebaut worden ist. Die genauen Vorgaben für die Erteilung dieses Siegels sind im seit 2012 geltenden **Produktsicherheitsgesetz** (ProdSG) geregelt.

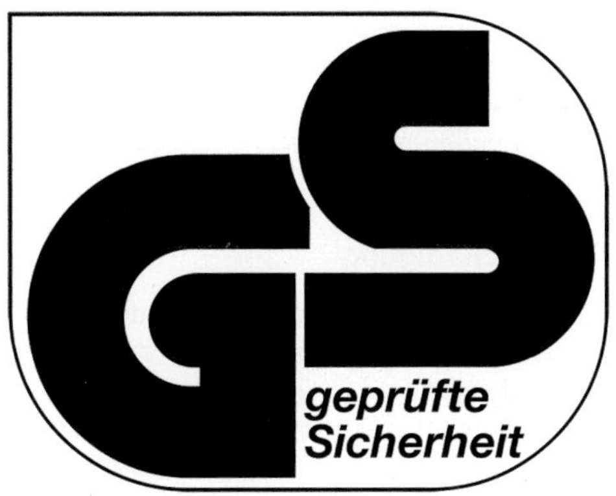

Abb. 1 Siegel „Geprüfte Sicherheit“

In Deutschland gibt es zahlreiche Institutionen und Behörden, welche diese Sicherheit gewährleisten, z. B. Gewerbeaufsichtsämter, Eichbehörden und der Wirtschaftskontrolldienst.

Information

Dem Verbraucher müssen objektive Informationen in ausreichendem Maße zur Verfügung stehen, damit er optimal Kaufentscheidungen treffen kann. Als grundlegendes Gesetz in diesem Bereich gilt das **Gesetz gegen den unlauteren Wettbewerb** (UWG). Es untersagt z. B. in § 1 alle Handlungen, die gegen die guten Sitten verstoßen, und in § 3 wird die irreführende Werbung verboten.

Nach dem **Verbraucherinformationsgesetz** (VIG) muss jede Behörde dem Verbraucher die notwendigen vorliegenden Informationen zu einem Produkt bereitstellen. Zusatzinformationen zum Kaufvertrag, die in den allgemeinen Geschäftsbedingungen geregelt sind, hatten in der Vergangenheit immer zu Nachteilen für Verbraucher geführt, weshalb der Gesetzgeber hier ein Schutzgesetz erließ.
In einer Zahnarztpraxis gelten auch immer die gesetzlichen Regelungen zu den allgemeinen Geschäftsbedingungen, sobald Sie mit Patienten Vereinbarungen treffen und vorformulierte Klauseln hierfür verwenden.

Diesem Ziel dienen auch die gesetzliche Warenkennzeichnung, die Preisangabenverordnung, die Lebensmittelkennzeichnungsverordnung, das Eichgesetz, die Verordnung über Fertigpackungen und andere Vorschriften.

Angebot von Waren und Dienstleistungen

Wettbewerb, S. 290

Monopol, S. 289

Die dem Verbraucher angebotenen Waren und Dienstleistungen müssen in ausreichender Menge und Vielfalt, befriedigender Qualität und zu akzeptablen Preisen zur Verfügung stehen. Diesem Ziel dient ein funktionierender ›Wettbewerb, der in Deutschland durch das **Gesetz gegen Wettbewerbsbeschränkungen** (GWB) gewährleistet wird. Es verbietet die ›Monopolisierung, Kartellisierung und Fusionierung von Unternehmen, um den Wettbewerb auszuschließen.

Es gibt aber immer noch Bereiche, in denen die Verbraucherschutzverbände einen größeren Wettbewerb fordern, z. B. bei der Briefzustellung oder den Bankgebühren.

Interessenvertretung

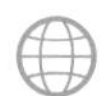

Unter diesen Adressen gelangen Sie zu verschiedenen Verbraucherschutz-organisationen:

www.vzbv.de

www.eu-verbraucher.de

www.test.de

Die Interessen der Verbraucher müssen bei der Festlegung und Verwirklichung wirtschaftspolitischer Ziele und Regelungen, die den Verbraucher betreffen, gleichrangig berücksichtigt werden. Die Interessen der Verbraucher werden durch ein eigenes Bundesministerium in Berlin vertreten. Ebenso vertritt die Verbraucherzentrale Bundesverband (VZBV) die Verbraucherinteressen auf Bundesebene in Berlin oder auf europäischer Ebene. Auf Länderebene vertreten die Verbraucherzentralen die Interessen der Verbraucher. Sie haben in größeren Gemeinden Verbraucherberatungsstellen.

Im Jahr 1964 wurde die **Stiftung Warentest** von der Bundesregierung gegründet. Sie führt vergleichende Tests an Waren und Dienstleistungen durch und unterrichtet Verbraucher über die Ergebnisse. Die Zeitschriften „Test" und „Finanztest" werden von ihr herausgegeben.

Entschädigung

Bei berechtigten Reklamationen hat der Verbraucher das Recht auf faire Behandlung seiner Ansprüche und auf angemessenen Ersatz entstandener Schäden. Dies wird in der Bundesrepublik durch die grundsätzlichen Haftungsgesetze gewährleistet und auch durch das **Produkthaftungsgesetz.** Durch das Produkthaftungsgesetz haftet der Händler, Importeur oder Lieferant verschuldensunabhängig mit bis zu 80 Millionen €.

Ausbildung

Der Verbraucher muss durch angemessene Aus- und Weiterbildung in die Lage versetzt werden, Kenntnisse und Fähigkeiten zu entwickeln, um seiner Rolle als mündiger Verbraucher gerecht zu werden. Die oben genannten Institutionen bieten zahlreiche Fortbildungen an, geben Tipps im Internet oder in Foren. Auch im deutschen Fernsehen gibt es mehrere Verbrauchermagazine, z. B. WISO, Marktcheck.

Umwelt

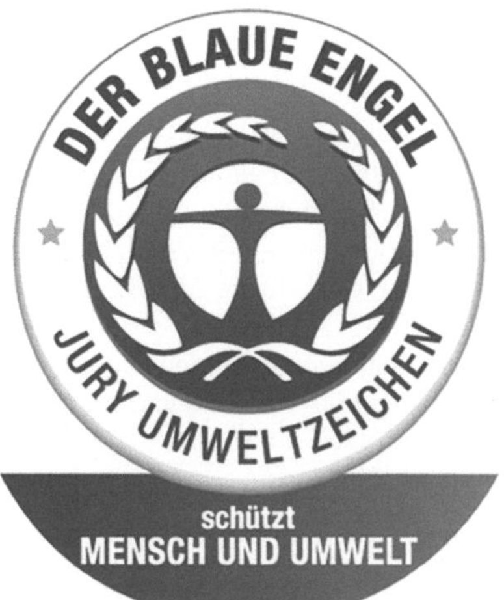

Abb. 1 Umweltzeichen „Der Blaue Engel"

Der Verbraucher hat das Recht auf eine geschützte Umwelt, damit die Lebensbedingungen für die Menschen jetziger und künftiger Generationen erhalten bleiben. Diesem Ziel dient zum Beispiel das Umweltzeichen „Der Blaue Engel" (s. Abb. 1) für besonders umweltfreundliche Produkte (z. B. schadstoffarm, aus 100 % Altpapier).

Auch Verwertungshinweise wie der „Grüne Punkt" dienen diesem Ziel. Alle Verpackungen mit dem Grünen Punkt werden zurückgenommen und wiederverwertet.

AUFGABEN

1 Die Rechnung des Dentaldepots über 2 500,00 € kann wie folgt bezahlt werden: Sofort mit 2 % Skonto oder nach 30 Tagen ohne Abzug. Der Überziehungskredit bei der Bank wird mit einem Zinssatz von 8 % berechnet. Soll der Skontoabzug in Anspruch genommen werden?

2 Bis wann muss die Praxis auf das Angebot der Hausner OHG (s. Abb. 2, S. 229) reagieren, um zu den genannten Konditionen zu bestellen?

3 Auf Anfrage erhält Ihre Praxis ein Angebot über E-Mail. Da die Chefin momentan nicht in der Praxis ist, können Sie darauf nicht antworten. Gilt das ursprüngliche Angebot noch, wenn Ihre Chefin am nächsten Tag antwortet?

4 Sie faxen für die Praxis eine Bestellung an ein anderes Dentaldepot durch. Nach zwei Stunden hat sich das Dentaldepot noch nicht gemeldet. Gilt Ihre Bestellung noch?

5 Wann kommt ein Kaufvertrag zustande?
- **a** Sie bestellen für die Praxis aus einem gedruckten Katalog.
- **b** Die Praxis hat in einem Anzeigenblatt den alten Rechner der Praxis angeboten. Es ruft ein Unbekannter an und möchte den Rechner kaufen.
- **c** Sie möchten eine Ware auf einem Messestand erwerben.
- **d** Im Dentalfachhandel entdecken Sie eine falsche Preisauszeichnung an einer Ware. Sie verlangen die Ware zu diesem Preis.
- **e** Von einem Geschäftspartner erhält Ihre Praxis unverlangt Ware zugesandt.
- **f** Ihre Praxis bestellt aufgrund eines unverbindlichen Angebots.

6 Aus welchen zwei Geschäften besteht ein Kaufvertrag?

7 Die Zahnarztpraxis erhält ein Röntgengerät geliefert, obwohl sie es nur angezahlt hat. Gehört es der Praxis dennoch?

8 Sie haben für die Praxis eine Software im Internet bestellt und heruntergeladen.
- **a** Welche Schritte haben zum Kaufvertrag geführt?
- **b** Ist die Praxis Besitzer, Eigentümer oder beides?
- **c** Welchen Beleg erhält die Praxis für den Kauf?

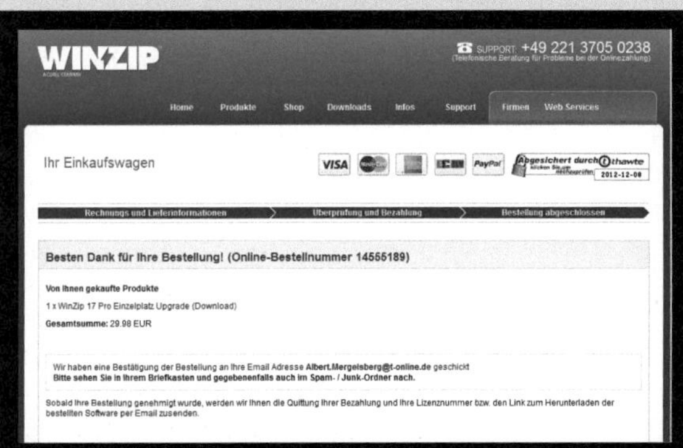

Abb. 1 Kauf einer Software im Internet

9 Klären Sie für das Beispiel auf S. 235 folgende Fragen:
- **a** Kann die Praxis vom Kaufvertrag zurücktreten?
- **b** Kann die Praxis Schadensersatz verlangen?
- **c** Handelt es sich um einen geringfügigen Mangel?
- **d** Entscheiden Sie den Fall als Richterin.

10 Klären Sie für das Beispiel auf S. 238 folgende Fragen:
- **a** Kann die Praxis ohne Weiteres vom Kaufvertrag zurücktreten?
- **b** Kann die Praxis Schadensersatz geltend machen?
- **c** Wie hätte die Praxis den gesamten Ärger besser umgehen können?

11 Welche Störung des Kaufvertrags liegt vor?

- **a** Die Praxis Dr. R. Ratlos kauft im Fachgeschäft einen Computer im Wert von 1 500,00 €. Er soll in die Praxis geliefert werden. Bei Lieferung nimmt die Praxis ihn nicht ab, weil das bestellte Modell in einer Fachzeitschrift eine schlechte Beurteilung bekam.
- **b** Sie kaufen im Auftrag der Praxis im Fachgeschäft für Berufskleidung mehrere blaue Kittel, die garantiert farbecht auch beim Waschen in der Waschmaschine sein sollen. Beim ersten Waschen stellen Sie starke Abfärbungen fest.
- **c** Eine Zahnarztpraxis kauft eine neue Rezeptionstheke, die zum 01.04. eines Jahres fix geliefert werden soll. Am 02.04. ist die Rezeption noch nicht geliefert.
- **d** Ihre Praxis hat eine Rechnung des Dentaldepots vom 12.03. des Jahres erhalten. Auf der Rechnung steht kein Zahlungsdatum. Am 12.05. desselben Jahres hat Ihre Praxis die Rechnung noch nicht bezahlt.
- **e** Ihre Chefin hat einen neuen Schreibtisch für die Praxis gekauft. Er weist an einer Seite einen Kratzer auf.
- **f** Die Praxis Dr. A. Schaufuß kauft einen Schrank mit einer Montageanleitung. Aufgrund einer fehlerhaften Zeichnung baut Herr Dr. Schaufuß den Schrank falsch zusammen. Dabei entsteht ein irreparabler Schaden.

12 Entscheiden Sie in den Fällen 11 a bis f, welche Rechte der Käufer oder Verkäufer sinnvollerweise in Anspruch nimmt.

13 Welche Störungen des Kaufvertrags kommen in der Zahnarztpraxis häufig vor?

14 Unterscheiden Sie beide Arten von Schadensersatz bei der Schlechtleistung.

15 Ist in folgenden Fällen die Mängelrüge noch möglich?

- **a** Ein Zahnarzt entdeckt einen Schaden an der Ware, die er soeben gekauft hat. Er will dies bei seinem nächsten Besuch im Dentaldepot reklamieren.
- **b** Sie kaufen im Auftrag der Praxis im Elektrofachgeschäft eine Lampe für das Wartezimmer. Nach acht Monaten funktioniert die Lampe nicht mehr. Der Ein- und Ausschalter ist kaputt.
- **c** Ihr Chef kauft sich einen gebrauchten Wagen, der garantiert unfallfrei sein soll. Aufgrund des hohen Reifenverschleißes stellt man nach einem Jahr schließlich fest, dass der Rahmen des Pkw infolge eines Unfalls verzogen ist.

16 Liegt in folgenden Fällen Lieferungsverzug vor?

- **a** Das Dentaldepot kann nicht liefern, da infolge eines Hochwassers die Waren beschädigt wurden.
- **b** Im Kaufvertrag über ein neues Praxisauto vom 02.08. des Jahres heißt es, dass das Fahrzeug 14 Tage nach Eintreffen beim Händler geliefert werden muss. Am 02.10. des Jahres ist das Auto immer noch nicht geliefert.
- **c** Nach einem Gespräch mit dem Steuerberater sollen für die Praxis noch verschiedene Kleingeräte gegen Ende des Jahres gekauft werden. Im Kaufvertrag formuliert man, dass die Geräte zum Ende des Jahres geliefert werden sollen. Am 15. Dezember sind die Geräte noch nicht in der Praxis.

17 Ein Patient zahlt eine Rechnung über 5 500,00 € 30 Tage zu spät. Kann die Praxis 12 % Verzugszinsen vom Patienten fordern? Begründen Sie Ihre Antwort.

18 Eine Zahnarztpraxis hat die Rechnung des Dentaldepots nicht rechtzeitig bezahlt. Wie hoch ist der aktuelle Verzugszinssatz?

19 Nach abgeschlossenem Kaufvertrag ruft der Verkäufer an und sagt, dass er nicht rechtzeitig liefern kann. Nach einigen Telefonaten kann sich die Praxis Ersatzware zu einem 15 % teureren Preis bei einem anderen Verkäufer besorgen. Welche Rechte sollte die Praxis bezüglich des ersten Kaufvertrags in Anspruch nehmen?

3 Umgang mit Geld

3.1 Geschichte des Geldes

Geld gibt es seit etwa 700 v. Chr., davor war dieses Zahlungsmittel unbekannt. Die Menschen waren Selbstversorger. Das, was zum Leben gebraucht wurde, mussten sie sich in mühevoller Arbeit z. B. suchen, jagen und fischen **(geschlossene Hauswirtschaft).** Nach und nach entstand der Tauschhandel. Man stellt sich die Entwicklung so vor, dass eine Gruppe (Stamm, Sippe) von Menschen an der Grenze zu einer anderen Gruppe Waren abstellte (oder vergaß). Die andere Gruppe fand die Waren und stellte gleichzeitig andere, etwa gleichwertige Waren an der Stelle ab. Das war der Beginn des Tauschhandels, der den Menschen den Vorteil bot, sich auf bestimmte Arbeiten zu spezialisieren **(Arbeitsteilung).**
Auf diese Stufe fallen auch heute noch Länder zurück, wenn das Geld infolge von Katastrophen oder großen Inflationen nichts mehr wert ist. Über das Warengeld (Waren, die allgemein geschätzt wurden und damit leicht zu tauschen waren, übernahmen Geldfunktion, z. B. Muscheln, Zähne, Äxte, Schmuck, Ringe, Zigaretten) kam es zum Metall- oder Münzgeld. Hier wurden Stücken aus hochwertigem Metall (z. B. Gold, Silber, Bronze oder Kupfer) mit einem Stempel Wertangaben aufgeprägt. Jeder nahm sie als Tauschgegenwert **(Zahlung)** an. Auch heute noch verfügen wir in Europa über Münzen, z. B. in vielen europäischen Ländern im Wert von einem Cent bis zwei Euro (s. Abb. 1).

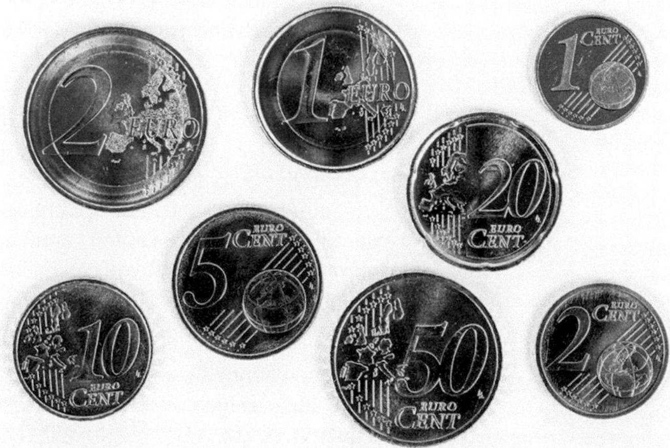

Abb. 1 Münzen des Euroraums

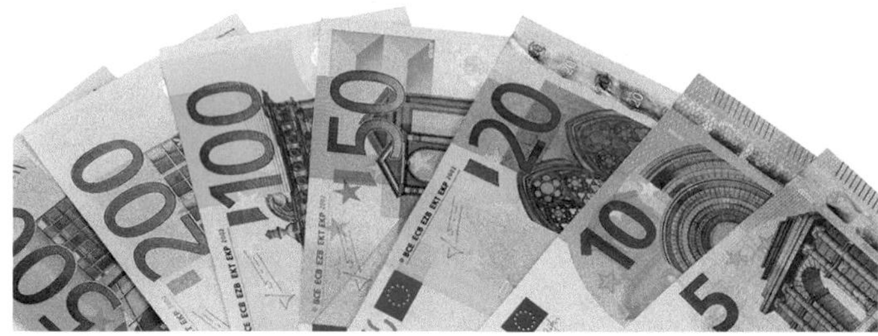

Abb. 2 Geldscheine des Euroraums

Das **Münzregal** (Recht, Münzen zu prägen) liegt bei der Regierung. Jedoch ist der Münzbestand in der Bundesrepublik Deutschland im Verhältnis zum Papiergeld sehr gering.

Aus England erzählt man die Geschichte, dass ein reicher Mann seine Goldmünzen zu einem Goldschmied brachte. Goldschmiede hatten schon damals Tresore und damit eine sichere Aufbewahrungsmöglichkeit. Der Mann erhielt mehrere „Quittungen" für seine Goldmünzen, auf denen jeweils der Wert der Münzen vom Goldschmied bestätigt war. Zur Bezahlung verwendete der Mann von da an nicht mehr sein richtiges Geld, sondern diese Zettel, die er mit einem Vermerk an die Gläubiger weitergab.

Diese konnten sie ebenfalls zur Bezahlung nutzen. Dies war die Geburtsstunde des **Papiergeldes**. Heute spricht man von Banknoten, z. B. in verschiedenen europäischen Ländern in Form von Scheinen von fünf bis fünfhundert Euro (s. Abb. 2).

Diese Scheine haben nur einen sehr geringen Materialwert. Das Recht zur Ausgabe von Banknoten **(Notenprivileg)** hat nur die Europäische Zentralbank. Heute wird vielfach bargeldlos gezahlt und wir haben uns daran gewöhnt. Wenn Sie Ihren Kontoauszug lesen, so wissen Sie, dass Gutschriften oder Belastungen für Sie so viel wie erhaltenes oder ausgegebenes Geld bedeuten.

Dieses Geld, das nur durch gebuchte Beträge in Erscheinung tritt, nennt man **Buch- oder Giralgeld**. Der Buchgeldumlauf wird von der Europäischen Zentralbank in Frankfurt kontrolliert. Eine neue Entwicklung bahnt sich durch das virtuelle Geld oder Netzgeld (z. B. Bitcoins) an. Das Geld befindet sich unmittelbar im Rechner der Konsumenten oder „Computergeldsammelstellen".

Das Geld hat bei uns verschiedene Funktionen:

- **Zahlungsmittel:** Es muss als Bezahlung für Waren entgegengenommen werden.
- **Wertaufbewahrungsmittel:** Man kann es aufbewahren, d. h. sparen, es wird nicht weniger wert, man bekommt Zinsen.
- **Rechenmittel:** Die Werte von Gütern und Dienstleistungen können in Geld ausgedrückt und verglichen werden.
- **Wertübertragungsmittel:** Man kann es auf andere übertragen.

3.2 Der Wert des Geldes

Der Wert des Geldes ergibt sich nicht durch den aufgedruckten Wert, sondern dadurch, was man sich dafür kaufen kann. Man spricht von der **Kaufkraft** des Geldes. Doch wovon hängt es ab, wie viel Güter man sich kaufen kann? Vor allem von den Preisen der Güter. Vergleicht man beispielsweise die Kaufkraft von einem Euro 2016 mit der Kaufkraft von zwei Mark vor 40 Jahren, stellt man fest, dass man 2016 nur noch etwa ein Viertel der Güter für einen Euro kaufen konnte. Die Kaufkraft ist also um drei Viertel gesunken.

Zum einen hängt diese Kaufkraft von der Entwicklung der Preise in einem Land ab. Wenn die Preise stark steigen, wird das Geld immer weniger wert. Man spricht in dieser Situation von **Inflation.** Diese wird regelmäßig durch die Steigerung des Lebenshaltungskostenindex gemessen.

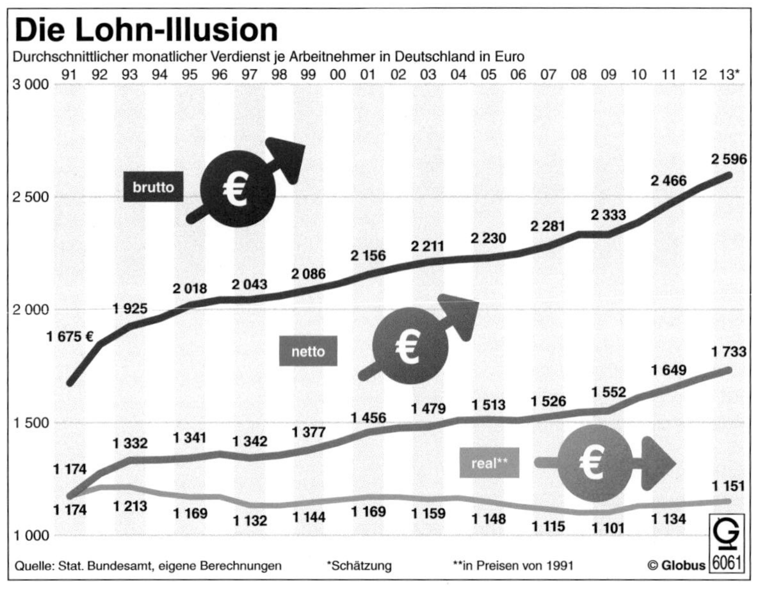

Um eine Inflation zu verhindern, versucht die Europäische Zentralbank, mit den Zentralbanken der europäischen Länder den Geldwert stabil zu halten, indem sie die Geldmenge in Europa dem Waren- und Dienstleistungsangebot anpasst. Dazu stehen ihr verschiedene Instrumente zur Verfügung, z. B. die Bestimmung der Zinssätze, mit dem sie Geld an Banken vergibt. Der sogenannte Basiszins wird vierteljährlich festgelegt.

Die Europäische Zentralbank ist völlig unabhängig und an keinerlei Weisungen gebunden. Sie ist lediglich der Stabilität des Geldwertes verpflichtet.

Zum anderen hängt der Wert des Geldes auch davon ab, wie viel man davon zur Verfügung hat. Dies wird durch die Entwicklung der Löhne und Gehälter gesteuert. Dabei ist es wichtig zu wissen, wie viel man sich „wirklich" mehr von einem Lohnzuwachs kaufen kann. Man spricht hier von **Reallohnsteigerung**.

Von der Nominallohnsteigerung (Wie viel Euro bekomme ich nominal mehr?) muss die Preissteigerungsrate abgezogen werden, um die Reallohnsteigerung zu erhalten.

BEISPIEL

Reallohnsteigerung = Nominallohnsteigerung – Preissteigerung

Um zu ermitteln, ob es den Arbeitnehmern heute real besser geht als vor 30 bis 40 Jahren, verwendet man auch die rein gütermäßige Betrachtungsweise, d. h., man fragt, wie lange ein Arbeitnehmer durchschnittlich arbeiten musste, um ein bestimmtes Produkt erwerben zu können?

3.3 Das europäische Währungssystem

Nachdem in Europa am 1. Januar 1999 der Euro eingeführt wurde, bestanden zwischen den Teilnehmerstaaten feste Wechselkurse. Ab dem 1. Januar 2002 musste der Euro als Zahlungsmittel in den teilnehmenden Ländern verwendet werden.

Nicht in allen europäischen Ländern ist der Euro eingeführt. Damit der Euro in einem Land eingeführt wird, müssen bestimmte Kriterien erfüllt sein (**„Maastricht-Kriterien“**), z. B.:

- Preisstabilität
- Staatsschulden bei maximal 60 % des Bruttoinlandsprodukts
- Das jährliche Haushaltsdefizit bzw. eine jährliche Neuverschuldung darf nicht über 3 % des Bruttoinlandsprodukts liegen.

Einige Länder erfüllen mittlerweile trotz großer Anstrengungen die Maastricht-Kriterien nicht mehr, obwohl sie Mitgliedsländer im Euro sind. Es bedarf der Anstrengung aller Euroländer und der Europäischen Zentralbank, diese Herausforderung zu bestehen.

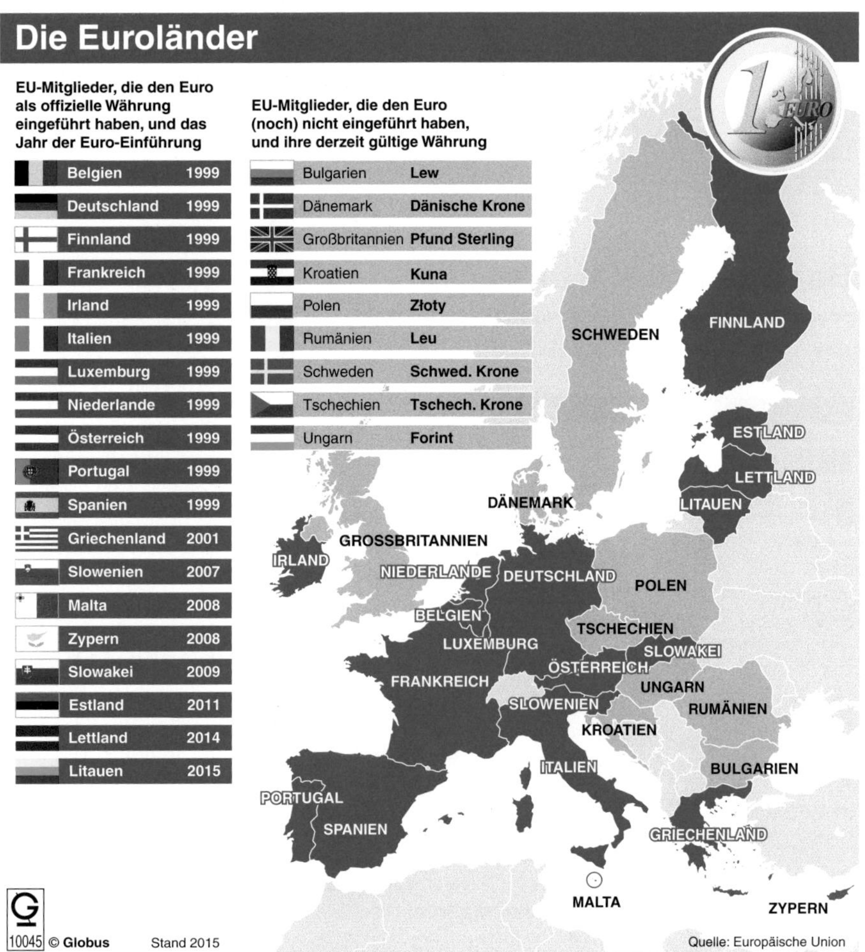

Die Euroländer
EU-Mitglieder, die den Euro als offizielle Währung eingeführt haben, und das Jahr der Euro-Einführung
Belgien 1999
Deutschland 1999
Finnland 1999
Frankreich 1999
Irland 1999
Italien 1999
Luxemburg 1999
Niederlande 1999
Österreich 1999
Portugal 1999
Spanien 1999
Griechenland 2001
Slowenien 2007
Malta 2008
Zypern 2008
Slowakei 2009
Estland 2011
Lettland 2014
Litauen 2015
EU-Mitglieder, die den Euro (noch) nicht eingeführt haben, und ihre derzeit gültige Währung
Bulgarien Lew
Dänemark Dänische Krone
Großbritannien Pfund Sterling
Kroatien Kuna
Polen Złoty
Rumänien Leu
Schweden Schwed. Krone
Tschechien Tschech. Krone
Ungarn Forint
SCHWEDEN
FINNLAND
ESTLAND
LETTLAND
LITAUEN
DÄNEMARK
GROSSBRITANNIEN
IRLAND
NIEDERLANDE
DEUTSCHLAND
POLEN
BELGIEN
LUXEMBURG
TSCHECHIEN
SLOWAKEI
ÖSTERREICH
UNGARN
FRANKREICH
SLOWENIEN
RUMÄNIEN
KROATIEN
ITALIEN
BULGARIEN
PORTUGAL
SPANIEN
GRIECHENLAND
MALTA
ZYPERN
10045 © Globus
Stand 2015
Quelle: Europäische Union

AUFGABEN

1. Manchmal wird behauptet, dass wir eigentlich kein Geld brauchen. Wir könnten doch Ware gegen Ware tauschen. Wo sehen Sie Schwierigkeiten?
2. Von welcher Geldart gibt es in Europa am meisten? Bringen Sie in eine Reihenfolge: Giralgeld, Münzgeld, Papiergeld.
3. Beschreiben Sie zwei Funktionen des Geldes.
4. Wer ist die oberste Hüterin über den Geldwert?
5. Sie erhalten eine Gehaltserhöhung von 50,00 €. Heißt das, dass Sie sich für 50,00 € mehr Waren kaufen können?
6. Wie war die Reallohnentwicklung in den letzten 10 Jahren?
7. Warum gilt der Euro nicht in allen Mitgliedsländern der EU?
8. Welche Schwierigkeiten ergeben sich damit unter Umständen für Ihre Urlaubsreise?

4 Aktuelle Zahlungsmöglichkeiten

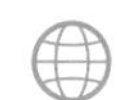

Informationen zum Geldverkehr finden Sie unter:

www.zahlungsverkehrsfragen.de

In unserer Wirtschaft hat sich der bargeldlose Zahlungsverkehr weitgehend durchgesetzt. Auch bei Bezahlung von Kleinbeträgen verdrängen das „Plastikgeld" sowie Onlineüberweisungen immer mehr die bare Zahlung.

4.1 Bare Zahlung

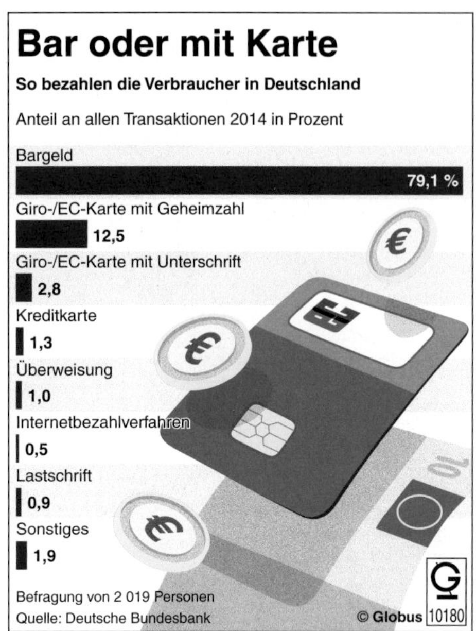

Kleingeschäfte des täglichen Lebens werden häufig noch mit Bargeld abgewickelt. Die Zahlung kann hier ohne große organisatorische Schwierigkeiten erfolgen, da der Zahlende und der Zahlungsempfänger in direktem Kontakt stehen.
Auch in Zahnarztpraxen ist die Barzahlung von Eigenanteilen noch verbreitet.

Die bare Zahlung ist jedoch teuer (z. B. Kosten der Besorgung), zeitaufwendig (das Geld muss zum Zahlungsempfänger gebracht werden) und kann wegen der Verlust- und Diebstahlgefahr risikoreich sein. Frankreich schränkt, auch aus diesen Gründen, bereits Barzahlungen über 1 000,00 € ein.

4.2 Halbbare Zahlung

Halbbare Zahlung bedeutet, dass ein Partner bar zahlt oder Bargeld empfängt, während die andere Partei die Zahlung oder den Zahlungseingang bargeldlos abwickelt. Bei der halbbaren Zahlung benötigt zumindest einer der Beteiligten ein Girokonto bei einem Kreditinstitut (Privatbank, Postbank, Sparkasse).

Hier bieten sich verschiedene Möglichkeiten an:

- **Nachnahme:** Die Ware wird dem Empfänger nur gegen Barzahlung ausgeliefert. Die Gutschrift erfolgt auf das Konto des Absenders.
- **Barscheck:** Der Betrag wird bar an den Empfänger des Schecks ausbezahlt und das Konto des Scheckausstellers belastet.
- **Zahlschein:** Ein Zahlschein wird verwendet, wenn der Einzahler eine bare Einzahlung auf das Konto des Empfängers wünscht. Es können dafür kombinierte Formulare für Bareinzahlungen und Überweisungen verwendet werden. Der erste Abschnitt ist der Gutschriftbeleg für die Bank (die Praxis erhält den Text auf dem Bankauszug mitgeteilt), der zweite Abschnitt ist als Beleg (Quittung) für den Patienten (Einzahler) gedacht.
  Viele Praxen legen dieses Formular ihren Rechnungen bei. Der Patient kann dann seinen Rechnungsbetrag entweder bar bei einem Geldinstitut einzahlen oder von seinem eigenen Geldinstitut aus überweisen.

4.3 Bargeldlose Zahlung mit dem Girokonto

Um am bargeldlosen Zahlungsverkehr teilzunehmen, müssen Sie ein Girokonto eröffnen. Hierzu wird bei einem Kreditinstitut ein Kontoeröffnungsantrag gestellt und Sie hinterlegen eine Unterschriftsprobe. Der Antragsteller muss bei Eröffnung voll geschäftsfähig sein, ansonsten muss der gesetzliche Vertreter zustimmen.
Eine **Ausnahme** hiervon ist die Eröffnung eines Gehaltskontos aufgrund eines Ausbildungsverhältnisses.

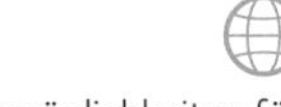

Vergleichsmöglichkeiten für Girokonten finden Sie unter:

www.girokonto.vergleich.de

Für das Girokonto fallen meistens Kontoführungskosten an. Da es deutliche Unterschiede bei den Kontoführungskosten gibt, sollten Sie vor der Eröffnung die Kosten und Dienstleistungen der einzelnen Kreditinstitute genau vergleichen.

Für welches Kreditinstitut Sie sich entscheiden, hängt letztendlich davon ab, welche der folgenden Kriterien Ihnen besonders wichtig sind. Manchmal ist auch nur die Entfernung zum Kreditinstitut entscheidend.

Folgende Fragen sollten Sie sich vor Eröffnung des Kontos stellen:
- Wie hoch sind die monatlichen Kontoführungsgebühren?
- Wie hoch sind die Kosten für die Kontoauszüge?
- Welchen Guthabenzinssatz bietet mir das Kreditinstitut?
- Wie hoch ist der Zinssatz bei einem Überziehungskredit (Dispositionskredit)?
- Gibt es genügend Geldautomaten?
- Wie hoch sind die Kosten beim Geldabheben von fremden Automaten?
- Ist Internetbanking möglich?

4.3.1 Überweisung

Das Überweisungsformular wird vom Zahlenden (z. B. Patienten) ausgefüllt und bei seiner Bank eingereicht. Viele Kreditinstitute verwenden einen zweiteiligen Einheitsüberweisungsvordruck als Durchschreibesatz. Das obere Blatt bleibt als Überweisungsauftrag bei der beauftragten Bank. Eine Durchschrift behält der Auftraggeber als Beleg. Die wichtigsten Daten werden diesem Beleg entnommen und auf den Kontoauszug gedruckt. Die IBAN und der BIC ersetzen ab 2014 den Namen der Bank und die Kontonummer: Die IBAN (International Banking Account Number) ist eine internationale Kontonummer, eine Kombination aus Bankbezeichnung, Bankleitzahl und Kontonummer. Der BIC (Bank Identifier Code) ist eine internationale Bankidentifizierungscodenummer und entspricht dem SWIFT-Code. Diese Nummern werden für Auslandsüberweisungen ab 2016 benötigt, und in naher Zukunft auch für alle Inlandsüberweisungen.

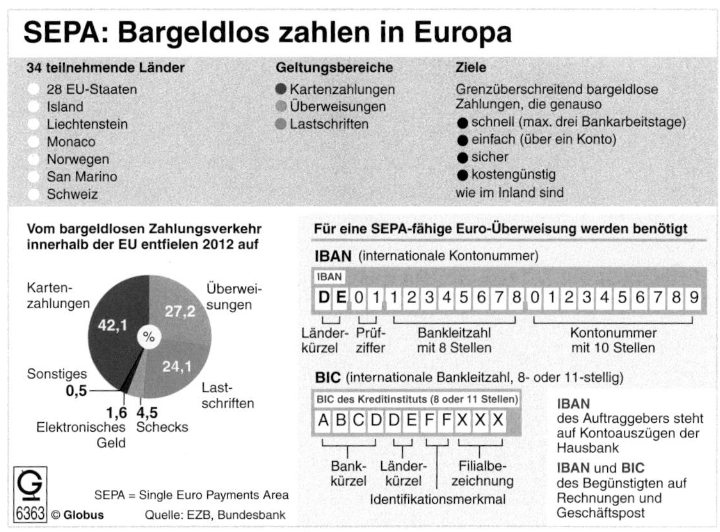

4.3.2 Dauerüberweisungsauftrag

Will man regelmäßig gleichbleibende Geldbeträge an einen bestimmten Empfänger zu festen Terminen überweisen, kann man sich zur Vereinfachung eines Dauerauftrags bedienen. Nach diesem einmaligen Auftrag wird z. B. die Praxismiete von 2 500,00 € monatlich auf das Konto des Hauseigentümers überwiesen. Ändert sich der Mietbetrag oder möchte der Auftraggeber den Dauerauftrag widerrufen, muss das Formular entsprechend neu ausgefüllt werden. Dies kann bei Onlinezugang auch auf der Website der Bank durchgeführt werden (Onlinezahlung).

4.3.3 Lastschriftverfahren

Das Lastschriftverfahren bietet die Möglichkeit, Geldbeträge an einen bestimmten Empfänger zu festen oder unregelmäßigen Terminen überweisen zu lassen. Der Zahlungsempfänger (z. B. die Zahnarztpraxis) benötigt hierzu eine Abbuchungsermächtigung vom Schuldner (z. B. dem Patienten). Die Praxis kann dann über ihre Bank die Gelder vom Konto des Patienten abbuchen lassen. Die Abbuchungsermächtigung kann der Patient jederzeit ohne Begründung widerrufen. Es gibt zwei Verfahren:
- **Bankeinzugs- oder Einzugsermächtigungsverfahren:** Da die Banken die Ermächtigung des Patienten an die Zahnarztpraxis nicht überprüfen, hat er acht Wochen lang die Möglichkeit, eine Abbuchung rückgängig zu machen.
- **Abbuchungsverfahren:** Neben der Erteilung einer Abbuchungsermächtigung für die Zahnarztpraxis beauftragt der Patient zusätzlich seine Bank, Lastschriften eines bestimmten Gläubigers einzulösen. Hier gilt eine Widerrufsmöglichkeit von nur **zwei Tagen**.

Bei beiden Verfahren handelt es sich um relativ preiswerte Zahlungsarten. Arbeitet die Praxis mit einem Praxisverwaltungsprogramm und wünscht der Patient ein Lastschriftverfahren, kann dies in die Stammdaten eingegeben werden. Die Praxis kann dann den Rechnungsbetrag vom Konto des Patienten abbuchen lassen.

4.4 Scheckzahlung

Schecks dienen je nach Verwendung zur bargeldlosen oder halbbaren Zahlung. Man unterscheidet zwischen Barscheck und Verrechnungsscheck.

Mit dem **Barscheck** weist der Aussteller des Schecks seine Bank an, aus seinem Guthaben eine bestimmte Summe zu zahlen. Der Zahlungsempfänger kann das Geld bei dem angewiesenen Kreditinstitut bar abholen oder seinem Konto gutschreiben lassen. Die Zahlung mittels Scheck hat der Gesetzgeber in einem eigenen Gesetz geregelt (Scheckgesetz).
Der Schecktext darf auf keinen Fall geändert werden, Streichungen gelten als nicht erfolgt. Durch die Klausel „oder Überbringer" ist die Angabe eines Empfängers auf dem Scheck nicht relevant. Damit kann die Bank den Scheckbetrag an jeden bar auszahlen, der den Scheck überbringt.

Damit die Gefahren des Barschecks reguliert werden können, besteht die Möglichkeit, aus einem Barscheck einen **Verrechnungsscheck** zu machen. Dies erfolgt durch den Vermerk „Nur zur Verrechnung" auf dem Scheck. Meist schreibt oder stempelt man den Vermerk links oben quer, damit man ihn deutlich erkennt.
Beim Verrechnungsscheck wird das Girokonto des Ausstellers in Höhe der Schecksumme belastet (Lastschrift oder Soll-Buchung). Der Scheckempfänger erhält die Schecksumme auf seinem Girokonto gutgeschrieben (Gutschrift oder Haben-Buchung). Der Verrechnungsscheck wird nie bar ausgezahlt.

Die Zahnarztpraxis ist nicht verpflichtet, einen Scheck als Zahlung anzunehmen. Ein Scheck ist kein Geldersatz.

4.5 Zahlung mit Karten

4.5.1 Zahlungsverkehrskarte/Girokarte

Nach Eröffnung eines Girokontos erhält man eine Zahlungsverkehrskarte. Sie ermöglicht, im Rahmen des Kontoguthabens an jedem Geldautomaten mit Girocard-Symbol Bargeld abzuheben und an elektronischen Kassen bargeldlos zu bezahlen.

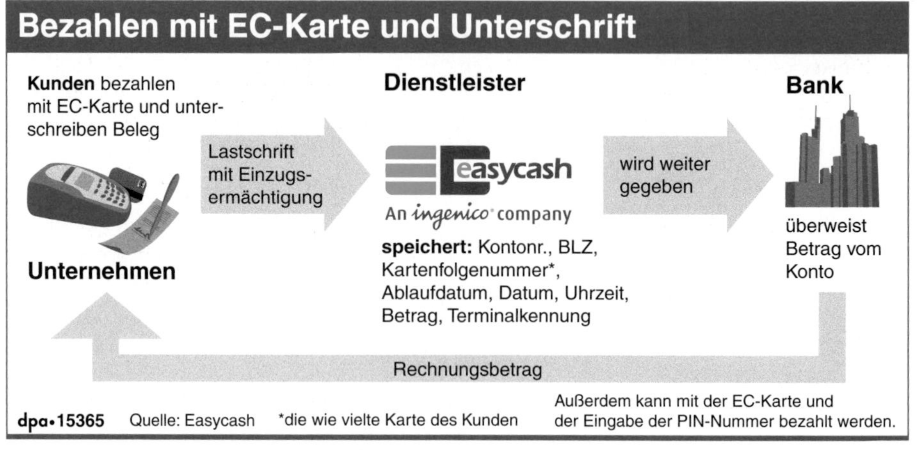
Bezahlen mit EC-Karte und Unterschrift
Kunden bezahlen mit EC-Karte und unterschreiben Beleg
Unternehmen
Lastschrift mit Einzugsermächtigung
Dienstleister
easycash
An ingenico company
speichert: Kontonr., BLZ, Kartenfolgenummer*, Ablaufdatum, Datum, Uhrzeit, Betrag, Terminalkennung
wird weiter gegeben
Bank
überweist Betrag vom Konto
Rechnungsbetrag
dpa•15365
Quelle: Easycash
*die wie vielte Karte des Kunden
Außerdem kann mit der EC-Karte und der Eingabe der PIN-Nummer bezahlt werden.

Um Patienten Zahlungen mit der Zahlungsverkehrskarte zu ermöglichen, sind in der Zahnarztpraxis zwei Verfahren möglich:

- **Karte mit Geheimnummer:** Die Zahnarztpraxis benötigt ein Lesegerät für die Karte. Gleichzeitig muss eine Onlineverbindung des Lesegerätes der Praxis zur Bank bestehen. Bei der Bezahlung muss der Patient eine Geheimnummer, die PIN (= persönliche Identifikationsnummer), in das Lesegerät eingeben, um sich zu identifizieren. Die Zahlung wird dann unmittelbar bestätigt.
- **Elektronisches Lastschriftverfahren (ELV):** Dieses Verfahren ist für die Zahnarztpraxis sehr kostengünstig, weil keine Onlineverbindung zur Bank bestehen muss. Der Patient benötigt bei diesem Verfahren auch keine PIN. Die Daten der Karte werden über ein Lesegerät in das Terminal der Praxis eingegeben.
  Anschließend wird eine Einzugsermächtigung mit den Daten der Karte ausgedruckt, die der Patient dann unterschreiben muss. Bei der Abfrage wird nicht geprüft, ob das Konto ausreichend gedeckt ist. Das Risiko trägt in diesem Fall allein die Praxis. Aus diesem Grund sollte eine Zahnarztpraxis das Onlineverfahren mit der PIN bevorzugen.

4.5.2 Kreditkarte

Um mit Kreditkarte zahlen zu können, muss man zunächst Mitglied in einem Kreditkartenunternehmen werden (z. B. American Express, Eurocard, Diners Club, VISA, Access, MasterCard). Auf der Kreditkarte sind eine persönliche Nummer, der Name sowie die Gültigkeitsdauer eingeprägt.

Der Karteninhaber (Patient) kann nun in sogenannten Vertragsunternehmen (z. B. einer Zahnarztpraxis, die einen Vertrag mit dem Kreditkartenunternehmen geschlossen hat) bargeldlos einkaufen. Es genügt die Vorlage der Karte (manchmal mit Personalausweis) und die Leistung der Unterschrift.

Bei dem Abschluss eines Vertrags mit einem Kreditkartenunternehmen ist zu berücksichtigen, dass die Praxis 3 bis 5 % des Rechnungsbetrags an das Kreditkartenunternehmen abführen muss. Als Vorteil kann angesehen werden, dass man dem Patienten einen „exklusiven" Zahlungsweg anbieten kann. Die Zahlungen sind zudem sicher und erfolgen immer am Monatsende. Der Widerruf einer Zahlung mit Kreditkarte ist nicht möglich.

4.6 Onlinezahlung

Verfügt der Patient bzw. die Praxis über einen Telefonanschluss und eine Verbindung zum Computer mit entsprechender Software, können viele Bankgeschäfte von zu Hause oder der Praxis aus durchgeführt werden.

Mit der Bank muss vereinbart werden, dass man sein Girokonto als Onlinekonto führen möchte. Die Banken haben entsprechende Internetseiten. Über den Computer hat man nach der Anmeldung Zugriff auf das eigene Konto.

Die Nutzung dieser Konten ist bei fast allen Banken kostenlos.

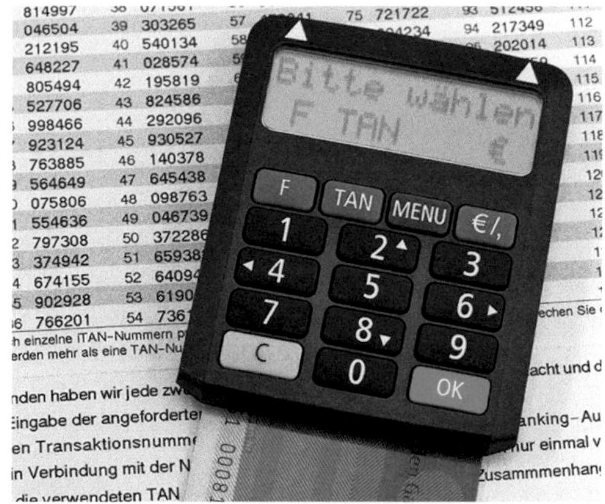

Abb. 1 Lesegerät für das Onlinebanking

Hierzu benötigt man ein spezielles Lesegerät und eine zusätzliche Software (z. B. StarMoney), um auf das Bankkonto zugreifen zu können (s. Abb. 1). Mittels einer PIN, dem Fingerabdruck oder einem Bildschirmlesegerät erhält man mit einem speziellen Schlüssel (einer Signaturkarte) Zugriff auf sein Girokonto und kann (fast) alle Geschäfte online erledigen. Auch kann man seine Karte oder eine Geldkarte mit diesem Lesegerät aufladen. Mittels des neuen Personalausweises mit digitaler Signatur können auch Schriftstücke, die die Originalunterschrift erforderlich machen, übermittelt werden. Dies gilt im Moment als das weltweit sicherste Verfahren.

4.7 Neuere Entwicklungen im Zahlungsverkehr

Die Erfindung des digitalen Geldes durch den Amerikaner David Chaum konnte sich bislang noch nicht durchsetzen. Erste Versuche mit „Wallets" (elektronische Geldbörsen im Computer) wurden wieder eingestellt. Der Grundgedanke ist, dass man eine bestimmte Menge Geld in verschlüsselten Dateien im Computer hat, mit denen man dann direkt aus dem Rechner bezahlen kann. Von dieser Idee sind heute noch die Geldkarten oder Girokarten mit Geldfunktion (mit Chip) übrig geblieben. Mittlerweile wurden andere Bezahlsysteme entwickelt, die bereits vielfach für Zahlungen genutzt werden (z. B. Bitcoins).

4.7.1 Bezahldienstunternehmen

Mit der Entwicklung zu Internetkäufen sind die Onlinebezahldienstunternehmen entstanden (z. B. PayPal, ClickandBuy, Android Pay, MyWallet oder Paynova). Gerade wenn Käufer und Verkäufer „fern voneinander" sind, beschleunigt diese Bezahlart die Abwicklung des Kaufvertrags. Käufer und Verkäufer müssen Mitglied des Unternehmens werden. Bei diesem wird eine Bankverbindung mit Abbuchungsermächtigung hinterlegt. Sobald ein Käufer im Internet eine Ware kauft und das entsprechende Zahlverfahren wählt, erhält der Verkäufer über seinen Account die Meldung, dass die Ware bezahlt ist. Er kann sie dann sofort auf den Weg bringen. Das Ganze dauert nur Minuten (s. Abb. 1).

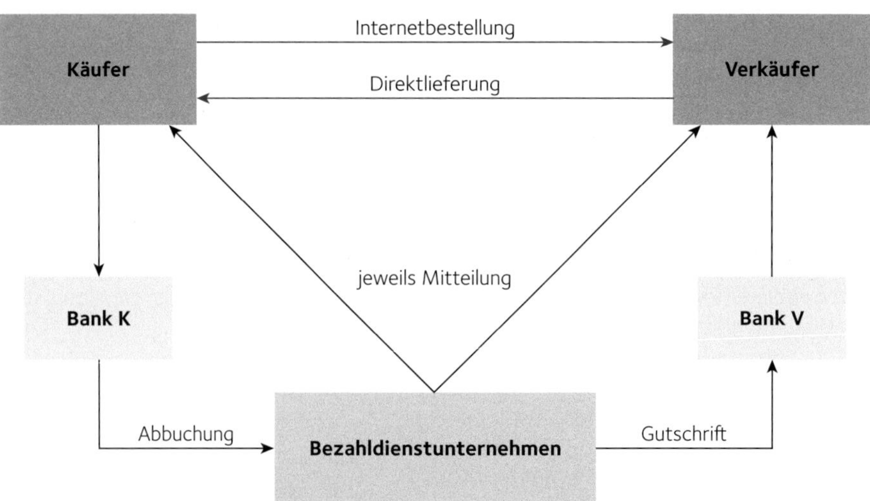

Abb. 1 Kaufabwicklung über einen Bezahldienst

4.7.2 Smartphone-Zahlung (mobile payment)

Abb. 2 Beispiel für einen QR-Code

Zurzeit arbeiten insbesondere Google und Ebay, aber auch die deutschen Banken an der Weiterentwicklung der Bezahlung mittels Smartphone. Gerade im Micropayment (Kleinbetragszahlung) will man die Barzahlung hiermit abschaffen. Es gibt dabei drei Varianten:

- **Smartphone-Kamera:** Auf der Rechnung (z. B. im Restaurant) ist der QR-Code aufgedruckt (s. Abb. 2). Man fotografiert den Code mit der Kamera und die Rechnung erscheint auf dem Display. Mit einem Klick bestätigt der Kunde die Zahlung. Diese kann auch über ein Bezahlunternehmen abgewickelt werden. Das Restaurant erhält die Mitteilung, dass die Rechnung bezahlt ist.
- **Kurzstreckenfunk:** Ein Kunde im Supermarkt hält sein Handy (oder eine Karte, z. B. GiroGo) dicht an das Lesegerät der Kasse. Per NFC (Near Field Communication = Kurzstreckenfunk) werden die Kontodaten übermittelt. Bei Beträgen bis 25,00 € gilt die Rechnung als direkt bezahlt. Bei größeren Beträgen können auch noch Autorisierungen über eine PIN eingebaut werden.
- **SMS-Überweisung:** Hierbei tippt der Nutzer seine Handynummer in ein Onlineformular und dazu noch eine PIN (in der Regel über einen Bezahldienst). Der Käufer erhält eine SMS und bestätigt mit Ja die Überweisung. Der Verkäufer erhält eine Nachricht, dass die Ware bezahlt ist.

AUFGABEN

1 Nennen Sie Situationen in der Zahnarztpraxis und im Privatleben, in denen Sie noch mit Bargeld bezahlen. In welchen dieser Situationen könnten Sie auch bargeldlos bezahlen?

2 Begründen Sie, weshalb es wichtig ist, dass man sich bei Barzahlung eine Quittung oder einen Kassenzettel geben lässt.

3 Besorgen Sie sich ein Überweisungsformular Ihrer Bank und füllen Sie es nach folgendem Beispiel aus: Marta Muster bezahlt die Privatrechnung Nr. 34/10 (Rechnungs-Nr. 0034/10) über 267,50 € auf das Konto ihrer Zahnarztpraxis. Wählen Sie den 21. Juni des aktuellen Jahres als Datum für die Überweisung.

4 Mit welchem Formular können Sie bar auf ein fremdes Konto einzahlen?

5 Wodurch unterscheidet sich der Bar- vom Verrechnungsscheck?

6 Sie verlieren auf dem Weg zur Bank einen auf die Zahnarztpraxis ausgestellten Verrechnungsscheck. Der unehrliche Finder streicht den Zusatz „Nur zur Verrechnung" durch.
- **a** Erhält er den Scheckbetrag bar ausbezahlt?
- **b** Womit muss er rechnen, wenn er den Scheck auf seinem Konto zur Gutschrift einlöst?

7 Welche Vorteile bietet das Elektronische Lastschriftverfahren (ELV) für den Zahnarzt?

8 Welche Zahlungsmöglichkeiten können Sie Ihren Patienten in der Zahnarztpraxis anbieten?

9 Welche Zahlungsmöglichkeiten wünschen Sie sich beim Einkaufen?

10 Nennen Sie den Unterschied zwischen Barzahlung und bare Zahlung.

11 Was versteht man unter Bitcoins?

12 Unterscheiden Sie zwei Arten der Smartphone-Zahlung im Micropayment-Bereich.

13 Welchen Nutzen haben Bezahldienstunternehmen für den Verbraucher?

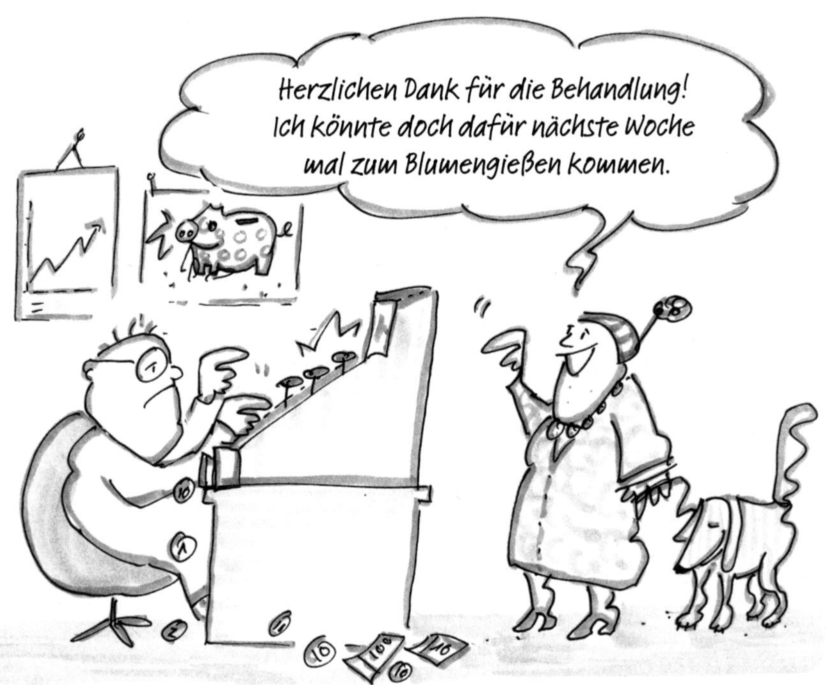
Herzlichen Dank für die Behandlung!
Ich könnte doch dafür nächste Woche
mal zum Blumengießen kommen.

5 Rechnungsstellung und Überwachung der Zahlungsvorgänge

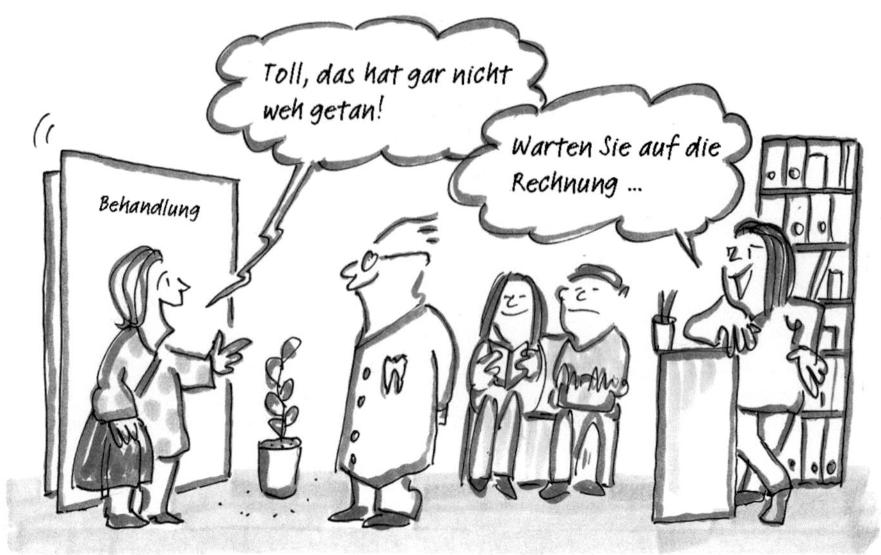
Toll, das hat gar nicht weh getan!
Warten Sie auf die Rechnung ...
Behandlung

5.1 Rechnungsstellung

Für folgende Patientengruppen kann eine zahnärztliche Rechnung (früher: Liquidation) erstellt werden:
- Privatpatienten
- Kassenpatienten ohne Vorlage der eGK
- Kassenpatienten bei „außervertraglichen Leistungen" (z. B. Inlays)
- Kassenpatienten mit Eigenanteilen (z. B. Zahnersatz und kieferorthopädische Leistungen)

Zahnärztliche Rechnungen unterscheiden sich von „normalen" Rechnungen:
- Sie werden nach einem Gebührenverzeichnis (GOZ/GOÄ) erstellt (ähnlich: Gebührenordnungen für Rechtsanwälte, Steuerberater, Architekten).
- Sie sind nicht ›skontier- und ›rabattfähig.

Skonto
Preisnachlass auf den Rechnungsbetrag bei Zahlung innerhalb einer bestimmten Frist

Rabatt
allgemeiner Nachlass vom Preis einer Dienstleistung oder Ware

Das formale Erstellen der zahnärztlichen Rechnung ist an gesetzliche Vorgaben gebunden. So wird die zahnärztliche Rechnung erst zur Zahlung fällig, wenn sie die in § 10 der GOZ enthaltenen Punkte enthält (s. Abb. 1, S. 255).

Dies sind insbesondere:
- Datum, an dem die zahnärztliche Leistung erbracht wurde,
- Nummer der erbrachten Leistung
- Bezeichnung der erbrachten Leistung
- verständliche Bezeichnung des behandelten Zahnes
- jeweiliger Betrag
- Steigerungssatz
- bei Ersatz von Auslagen: Betrag, Art der einzelnen Auslage sowie Bezeichnung, Gewicht und Tagespreis verwendeter Legierungen
- bei gesondert berechnungsfähigen Kosten: Art, Menge und Preis verwendeter Materialien
- evtl. Begründungen für das Überschreiten des Schwellenwertes (1,8-facher oder 2,3-facher Steigerungssatz)
- Wird eine andere, nicht im Gebührenverzeichnis aufgeführte Leistung erbracht, muss sie verständlich beschrieben sein und kann entsprechend einer „ähnlichen" Gebührenziffer (der Bewertung, nicht dem Inhalt nach) abgerechnet werden.

Eine zahnärztliche Rechnung, die diesen Kriterien entspricht, wird sofort zur Zahlung fällig.

§ 10 Fälligkeit und Abrechnung der Vergütung; Rechnung

(1) Die Vergütung wird fällig, wenn dem Zahlungspflichtigen eine dieser Verordnung entsprechende Rechnung nach der Anlage 2 erteilt worden ist. Künftige Änderungen der Anlage 2 werden durch das Bundesministerium für Gesundheit durch Bekanntmachung veröffentlicht.

(2) Die Rechnung muss insbesondere erhalten:

1. das Datum der Erbringung der Leistung,

2. bei Gebühren die Nummer und die Bezeichnung der einzelnen berechneten Leistung einschließlich einer verständlichen Bezeichnung des behandelten Zahnes und einer in der Leistungsbeschreibung oder einer Abrechnungsbestimmung gegebenenfalls genannten Mindestdauer sowie den jeweiligen Betrag und den Steigerungssatz,

3. bei Gebühren für vollstationäre, teilstationäre sowie vor- und nachstationäre privatzahnärztliche Leistungen zusätzlich den Minderungsbetrag nach § 7,

4. bei Entschädigungen nach § 8 den Betrag, die Art der Entschädigung

5. bei Ersatz von Auslagen nach § 9 Art, Umfang und Ausführung der einzelnen Leistungen und deren Preise sowie die direkt zurechenbaren Materialien und deren Preise, insbesondere Bezeichnung, Gewicht und Tagespreis der verwendeten Legierungen,

6. bei nach dem Gebührenverzeichnis gesondert berechnungsfähigen Kosten, Art, Menge und Preis verwendeter Materialien; die Auslagen sind dem Zahlungspflichtigen auf Verlangen näher zu erläutern.

(3) Überschreitet die berechnete Gebühr nach Absatz 2 Nummer 2 das 2,3fache des Gebührensatzes, ist dies auf die einzelne Leistung bezogen für den Zahlungspflichtigen verständlich und nachvollziehbar schriftlich zu begründen. Auf Verlangen ist die Begründung näher zu erläutern. Soweit im Fall einer abweichenden Vereinbarung nach § 2 auch ohne die getroffene Vereinbarung ein Überschreiten der in Satz 1 genannten Steigerungssätze gerechtfertigt gewesen wäre, ist das Überschreiten auf Verlangen des Zahlungspflichtigen schriftlich zu begründen; die Sätze 1 und 2 gelten entsprechend. Die Bezeichnung der Leistung nach Absatz 2 Nr. 2 kann entfallen, wenn der Rechnung eine Zusammenstellung beigefügt ist, der die Bezeichnung für die abgerechnete Leistungsnummer entnommen werden kann. Bei Auslagen nach Absatz 2 Nr. 5 ist der Beleg oder ein sonstiger Nachweis beizufügen. Wurden zahntechnische Leistungen in Auftrag gegeben, ist eine den Erfordernissen des Absatzes 2 Nr. 5 entsprechende Rechnung des Dentallabors beizufügen; insoweit genügt es, in der Rechnung des Zahnarztes den Gesamtbetrag für diese Leistungen anzugeben. Leistungen, die auf Verlangen erbracht worden sind (§ 1 Abs. 2 Satz 2 und § 2 Abs. 3), sind als solche zu bezeichnen.

(4) Wird eine Leistung nach § 6 Abs. 1 berechnet, ist die entsprechend bewertete Leistung für den Zahlungspflichtigen verständlich zu beschreiben und mit dem Hinweis „entsprechend" sowie der Nummer und der Bezeichnung der als gleichwertig erachteten Leistung zu versehen.

(5) Durch Vereinbarung mit öffentlich-rechtlichen Kostenträgern kann eine von den Vorschriften der Absätze 1 bis 4 abweichende Regelung getroffen werden.

(6) Die Übermittlung von Daten an einen Dritten zum Zwecke der Abrechnung ist nur zulässig, wenn der Betroffene gegenüber dem Zahnarzt in die Übermittlung der für die Abrechnung erforderlichen Daten schriftlich eingewilligt und den Zahnarzt insoweit schriftlich von seiner Schweigepflicht entbunden hat.

Abb. 1 § 10 der GOZ

Selbstverständlich müssen zahnärztlichen Rechnungen auch alle sonstigen Angaben enthalten, die Bestandteil einer „normalen" Rechnung sind:

- Für den Schuldner muss ersichtlich sein, von wem die Rechnung stammt, d. h., die Adressen von Zahnarzt und Patienten müssen enthalten sein.
- Die Rechnung sollte ein Ausstellungsdatum enthalten, d. h., wann die Forderung geltend gemacht wird.
- Der Schuldner sollte das Schreiben als Rechnung erkennen, es genügt die Bezeichnung „Rechnung".
- Will man eine bargeldlose Zahlung, sollte eine Bankverbindung angegeben sein.
- Die Angabe eines Zahlungsziels ist sinnvoll, um den Schuldner automatisch in Zahlungsverzug zu setzen, z. B.: „Bitte begleichen Sie die Rechnung bis spätestens 31.07.16."
- Will man die gesetzliche Regelung für die Inverzugsetzung des Patienten nach 30 Tagen wirksam vereinbaren, muss die Regelung unten auf der Rechnung aufgedruckt sein, z. B.: „Bitte bezahlen Sie diese Rechnung spätestens nach der gesetzlichen Regelung des § 286 BGB innerhalb von 30 Tagen." Auf der Rechnung kann auch eine kürzere Zahlungsfrist angegeben werden.

Die Ausstellung einer Rechnung ist nicht daran geknüpft, dass die Behandlung abgeschlossen sein muss. Ebenso wenig muss sie am Quartalsende erfolgen. Die Rechnung kann theoretisch nach jeder erbrachten Leistung der Zahnarztpraxis erstellt werden. In der Praxis erfolgt die Erstellung in der Regel nach einer abgeschlossenen Behandlung.

5.2 Überwachung der Zahlungseingänge (Forderungen)

5.2.1 Mahnkartei

Corporate Identity, S. 330

In einer separaten Kartei werden die Karteikarten mit offenstehenden Rechnungen, in der Regel chronologisch, eingeordnet. Es muss jeweils immer nur der Teil der Karteikarten kontrolliert werden, bei denen das Rechnungsdatum (Zahlungsdatum) schon länger zurückliegt. Bei Bezahlung der Rechnung wird die Karteikarte wieder in die Gesamtkartei eingeordnet. Wird ein Patient gemahnt, kann man wieder Reiter verwenden oder entsprechende Einträge auf der Rückseite machen.

5.2.2 Zahlungsüberwachung durch Computer (Offene-Posten-Liste)

Die meisten Praxisverwaltungsprogramme haben einen integrierten Programmteil, der offenstehende Rechnungen sofort in eine „Offene-Posten-Liste“ (Mahnkartei) übernimmt. Die Rechnungen sind in der Regel der Zeit nach (chronologisch) geordnet (s. Abb. 1).

Jederzeit kann man sich auch die Liste ausdrucken lassen, um die Zahlungen zu kontrollieren.

Bei Bezahlung der offenstehenden Rechnung muss unbedingt ein Vermerk im Programm über die Bezahlung erfolgen.

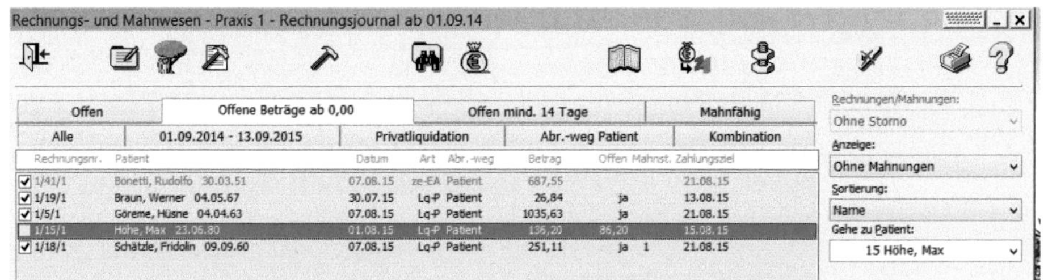

Abb. 1 Offene, gemahnte und zu spät bezahlte Rechnungen

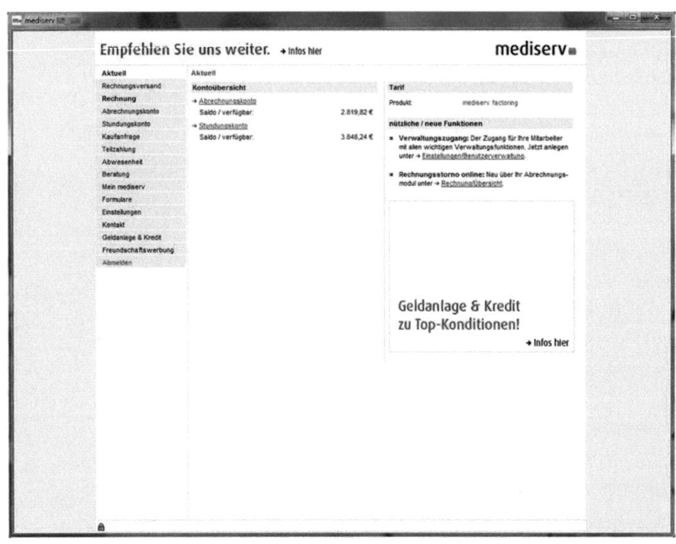

Abb. 2 Hauptmenü eines elektronischen Factors

5.2.3 Zahlungsüberwachung durch Dritte

Die Zahnarztpraxis kann

- privatärztliche Verrechnungsstellen,
- freie Rechenzentren oder
- Inkassounternehmen

mit der Zahlungsüberwachung beauftragen.

Diese Form der Arbeitsentlastung wird von Zahnarztpraxen häufig in Anspruch genommen. Die sichere Onlineübermittlung der Abrechnungsdaten sowie häufig angebotene Zusatzleistungen wie Adressermittlung, Sofortauszahlung oder **Factoring** bieten zusätzliche Vorteile für den Zahnarzt (s. Abb. 2). Bei diesem Verfahren schickt die Zahnarztpraxis dem beauftragten Unternehmen die Abrechnungsdaten (Patientendaten, GOZ-Ziffern). Das Unternehmen erstellt dann eine entsprechende Rechnung und schickt diese an den Patienten.

Die Praxis kann mit einigen Unternehmen auch vereinbaren, dass der entsprechende Rechnungsbetrag sofort an die Zahnarztpraxis überwiesen wird. Die Praxis erhält also unmittelbar die Rechnung von dem Unternehmen bezahlt, unabhängig vom Eingang der Patientenzahlung. Je nach Leistungsumfang zahlt die Zahnarztpraxis eine Gebühr, die meist nach dem Umsatz gestaffelt ist oder prozentual von der Rechnung berechnet wird. Die Patienten bezahlen dann nur noch an die Verrechnungsstelle, das Rechenzentrum oder das Inkassounternehmen. Ein eventuelles Mahnverfahren, auch vor Gericht, führt das Unternehmen für die Zahnarztpraxis durch.

Ist mit dem Unternehmen eine Forderungsausfallversicherung (Delkredereversicherung) vereinbart, muss die Praxis den bereits erhaltenen Rechnungsbetrag auch dann nicht zurückbezahlen, wenn der Patient einmal nicht bezahlen kann. Das bedeutet, dass die Zahnarztpraxis den Rechnungsbetrag in jedem Fall behalten kann. Die Praxis muss lediglich kontrollieren, ob das Unternehmen das Geld überwiesen hat.

Der Vorteil dieses Verfahrens für die Zahnarztpraxis besteht darin, dass sie praktisch keine Außenstände mehr hat. Offenstehende Rechnungen werden, z. B. durch die Verrechnungsstelle, sofort bezahlt (s. Abb. 1).

Bei der Übermittlung der Patientendaten an das Unternehmen ist der Datenschutz zu beachten. Nach Auffassung der Gerichte liegt eine Verletzung der Schweigepflicht vor, wenn der Patient dem Verfahren nicht zugestimmt hat. Daher ist es erforderlich, dass sich der Patient, z. B. auf dem Anamnesebogen, mit diesem Verfahren einverstanden erklärt. Ob sich das Verfahren für eine Zahnarztpraxis lohnt, muss individuell geprüft bzw. berechnet werden.

BEISPIEL

Abrechnungsvolumen/Jahr (Rechnungsendbetrag)	57 950,00 €
Privatrechnungen/Jahr	610 Stück
Durchschnittlicher Rechnungsbetrag	95,00 €

Kosten der Praxis		**Kosten eines Factors**	
Personalkosten (2,3 %*)	1332,85 €	Grundgebühr (2,7 %*)	1564,65 €
Portokosten (0,75 € je Rechnung)	457,50 €	Bearbeitungsgebühr (1,60 € je Rechnung)	976,00 €
Materialkosten (Papier)	72,00 €	Portokosten (0,75 € je Rechnung)	457,50 €
Bankgebühren	90,00 €		
Ausfallrisiko (1,25 %*)	724,38 €		
Zinsnachteil (3,5 %*) für 45 Tage	250,06 €		
Kosten gesamt	**2926,79 €**	**Kosten gesamt**	**2998,15 €**

*vom Rechnungsendbetrag

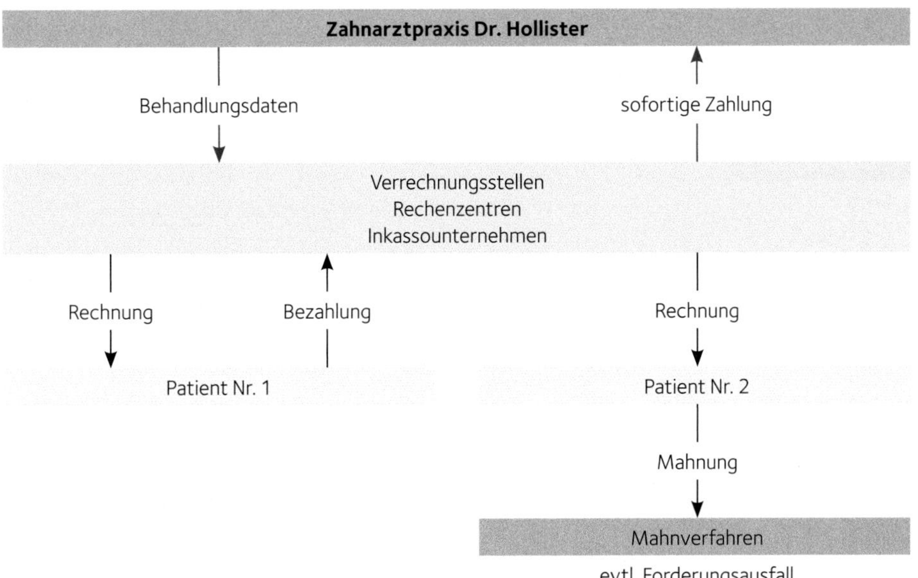

Abb. 1 Zahlungsüberwachung durch Dritte mit Sofortauszahlung und Forderungsausfallversicherung

5.3 Überwachung der Zahlungsausgänge (Verbindlichkeiten)

Ebenso wie die Zahlungseingänge müssen auch die Zahlungsausgänge überwacht werden. Bei der Bezahlung von Verbindlichkeiten z. B. an

- Dentallabore,
- Dentaldepots,
- Apotheken,
- Bürohändler

kann ebenfalls Geld eingespart werden.

BEISPIEL

Einsparmöglichkeiten bei Zahlung von Verbindlichkeiten

Rechnung des Dentaldepots über 4350,00 €

Zahlungsbedingung: Bei sofortiger Zahlung 2 % Skonto, innerhalb von 30 Tagen netto (d. h. den obigen Rechnungsbetrag)

Da die Zahnarztpraxis den Betrag nicht sofort zur Verfügung hat, ist zu prüfen, ob es sich lohnt, den Dispositionskredit (Zinssatz 11 %) für die 30 Tage in Anspruch zu nehmen, um die 2 % Skonto zu erhalten.

1. Möglichkeit: 30 Tage warten, kein Skontoabzug, kein Dispositionskredit

Rechnungsbetrag:	4350,00 €

2. Möglichkeit: sofortige Zahlung mit Dispositionskredit und Skontoabzug

Rechnungsbetrag:	4350,00 €
abzügl. 2 % Skonto	87,00 €
Preis bei sofortiger Zahlung	**4263,00 €**

Dispositionskredit für 30 Tage:

$$\frac{4263 \times 11 \times 30}{100 \times 360} = 39{,}08$$

Dispositionskreditkosten (Zinsen): **39,08 €**

Skonto = 87,00 €
– Zinsen = 39,08 €
47,92 €

AUFGABEN

1 **a** Um welche Art (bezüglich der Abrechnung) von Patientin handelt es sich bei Frau Merseburg (s. Abb. 1 S. 259)?
b Prüfen Sie die zahnärztliche Rechnung auf formale Richtigkeit.
c Überprüfen Sie anhand der GOZ die gesamte Rechnung auf Richtigkeit.
d Weshalb ist auf der Rechnung ein Betrag abgezogen?

2 Eine Patientin akzeptiert die Begründung des Zahnarztes für den Faktor 3,0 bei einer Leistung (hoher Zeitaufwand) nicht. Muss die Zahnarztpraxis die Begründung näher erläutern?

3 Muss der Steigerungsfaktor immer begründet werden?

4 Kann die Bezeichnung der erbrachten Leistung in der Rechnung weggelassen werden?

5 Wie werden Rechnungen in Ihrer Ausbildungspraxis erstellt? Warum ist diese Form gewählt worden?

6 Was versteht man unter einer „Mahnkartei“?

7 Weshalb müssen auch Zahlungen von Rechnungen der Lieferer (Verbindlichkeiten) überwacht werden?

8 Welche Vorteile bietet die Zahlungsüberwachung durch Dritte?

9 Was versteht man unter „Factoring“?

10 Woraus ergeben sich in der Beispielrechnung auf S. 257 die Vorteile des Factorings?

11 Beschreiben Sie die Überwachung der Zahlungseingänge in Ihrer Ausbildungspraxis.

Dr. D. Hollister
Zahnarzt

Kirchstr. 79117 Freiburg
Fon: 0761-2017878
Fax: 0761-2017879

Commerzbank Freiburg
IBAN 6808 00300 048 23 44 0900

Dr. D. Hollister · Kirchstr. 4 · 79117 Freiburg

Frau
Henriette Merseburg
Werner-von-Siemens-Str. 4
79107 Freiburg

bitte bei Bezahlung angeben
Rechnung Nr. 344/16
Datum
02.02.2016

Zahnärztliche Rechnung

Datum	Zahn	Geb.-Nr.	Menge	Behandlung	Steig-Satz	Betrag €
07.01.16		Ä1	1	Beratung	2,3	10,72
	46, 15	0090	2	Infiltrationsanästhesie	2,3	15,52
		2030	2	Besondere Maßnahmen beim Präparieren	2,3	16,82
11.01.16	46,15	2170	2	Einlagefüllung, mehr als zweiflächig	2,3	442,14
Honorar nach GOZ						485,20
Abzüglich Sachleistung Ihrer Krankenkasse Bema 13c (2 x 38 Pkt. X 0,9852 Pktw.)						–74,88
Fremdlaborrechnung (Anlage)						560,10
Verbrauchsmaterial (Anlage)						8,40
Rechnungsbetrag						**978,82**

Wir bitten um Bezahlung bis zum 18.02.16

Abb. 1 Zahnärztliche Rechnung

6 Belege in der Zahnarztpraxis

freie Berufe, S. 46

Zahnärzte gehören zur Gruppe der freien Berufe, wie z. B. Tierärzte, Ärzte, Rechtsanwälte, Architekten. Ihre Einkünfte unterliegen einer Aufzeichnungs- oder einfachen Buchführungspflicht (s. Abb. 1).
Nach § 147 der Abgabenordnung müssen diese Aufzeichnungen nach den Prinzipien von Wahrheit, Klarheit und Richtigkeit **vollständig, richtig, zeitgerecht** und **geordnet** erfolgen.

Am Ende des Jahres muss der Zahnarzt eine Einkommensteuererklärung abgeben, deren Grundlage die Ermittlung des Praxisgewinns ist. Ähnlich dem Verfahren beim abhängig Beschäftigten (z. B. der ZFA) müssen (fast) alle Zahlen durch Belege nachgewiesen werden. Führt der Zahnarzt Gutachtertätigkeiten durch oder betreibt er ein Eigenlabor und überschreitet hierbei gewisse Umsatzgrenzen, muss auch Umsatzsteuer errechnet und (monatlich, vierteljährlich oder jährlich) an das Finanzamt abgeführt werden. Die Vorschriften sagen deshalb: **Keine Buchung ohne Beleg,** die Belege sollten immer chronologisch geordnet sein.

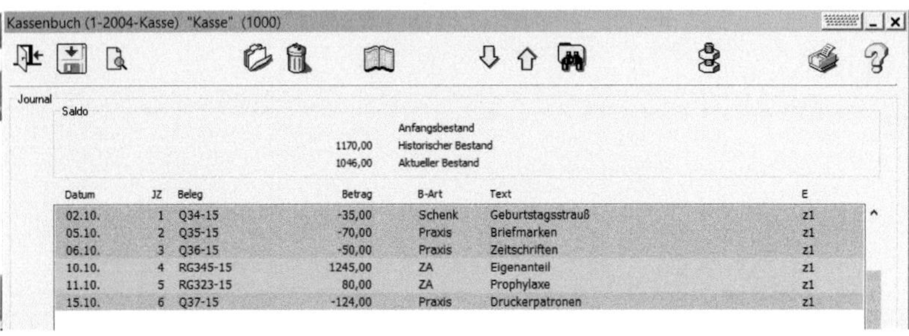

Abb. 1 Elektronisches Kassenbuch

Damit ein Beleg für das Finanzamt gültig ist, sind folgende Angaben zwingend:

- Datum der Zahlung
- Zahlungsbetrag
- Zahlungsgrund
- Zahlungsempfänger
- Zahlungspflichtiger
- Umsatzsteuersatz mit dem Umsatzsteuerbetrag (Ausnahme: Kleinstbetragsrechnungen bis 150,00 € müssen nur den Umsatzsteuersatz enthalten.)

Um Vorsteuer geltend zu machen:

- Ausstellungstag
- Umsatzsteuer-ID-Nummer
- fortlaufende Rechnungsnummer
- Menge und Bezeichnung der Lieferung

Bei der Buchung erhält der Beleg eine Nummer, damit er in angemessener Zeit (z. B. bei einer Steuerprüfung) herausgesucht werden kann. Belege zur Steuererklärung müssen zehn Jahre aufbewahrt werden.

Die **Umsatzsteuer** ist eine Verbrauchsteuer, die den gesamten privaten und öffentlichen Endverbrauch (Konsum) besteuert. Die Unternehmen (z. B. die Zahnarztpraxis) müssen diese Steuer ihren Verkaufspreisen hinzurechnen und an das Finanzamt abführen.
Ärzte und Zahnärzte müssen für ihre Tätigkeit keine Umsatzsteuer bezahlen, wenn sie der Heilbehandlung dient. Dies ist nach der Rechtsprechung des ›EuGH der Fall, wenn sie der Vorbeugung, Diagnose, Behandlung oder soweit wie möglich der Heilung von Krankheiten oder Gesundheitsstörungen dient.

EuGH
Europäischer Gerichtshof

Von der Umsatzsteuer, die der Zahnarzt seinen Patienten (z. B. für Eigenlaborleistungen) in Rechnung gestellt hat, kann er die Umsatzsteuerbeträge abziehen, die er an seine Lieferanten (für das Eigenlabor) zu zahlen hat. Diese Beträge bezeichnet man als **Vorsteuer**.

Bei umsatzsteuerpflichtigen Tätigkeiten, wie dem Erstellen von Gutachten oder dem Betreiben eines Eigenlabors, sind sie bis zu einem Umsatz von 17 500,00 € (2015) von der Umsatzsteuer befreit. Medizinisch nicht indizierte Leistungen (z. B. Schönheitsoperationen, keine zahnärztliche Indikation für Bleaching) unterliegen dagegen der Umsatzsteuerpflicht. Für zahntechnische Leistungen gilt der ermäßigte Umsatzsteuersatz von 7 %. Wird in einer Zahnarztpraxis zum Beispiel ein „Praxisshop“ betrieben, fällt für diese Produkte der normale Umsatzsteuersatz von 19 % an.

Umsatzsteuerfreie und umsatzsteuerpflichtige Einnahmen müssen getrennt erfasst werden. Wird auch noch ein Umsatz mit zwei verschiedenen Umsatzsteuersätzen erzielt, muss das auch getrennt aufgezeichnet werden. Wird dagegen verstoßen, kann dies dazu führen, dass der gesamte Umsatz einer Zahnarztpraxis umsatzsteuerpflichtig wird.
Ist eine Zahnarztpraxis aufgrund der Umsätze des Eigenlabors umsatzsteuerpflichtig, kann sie natürlich nur die Vorsteuer für Produkte anrechnen, die auf das Eigenlabor entfallen.

Für die Erstellung der Einnahmenüberschussrechnung werden die Einnahmen und Ausgaben einer Zahnarztpraxis getrennt geführt. Die Aufzeichnung erfolgt auf sogenannten Konten, die für alle Zahnarztpraxen in einem Kontenrahmen vorgegeben sind. Dies dient unter anderem der Klarheit und Vergleichbarkeit:

- **Praxiseinnahmen**
  - Praxiseinnahmen als umsatzsteuerfreier Kleinunternehmer (17 600-€-Regelung)
  - umsatzsteuerpflichtige Einnahmen aus Eigenlabor (7 %) und Praxisshop (19 %)
  - umsatzsteuerfreie Praxiseinnahmen
- **Praxisausgaben**
  - Praxismaterial und -bedarf
  - Fremdlabor
  - Gehälter, Löhne
  - geringwertige Wirtschaftsgüter bis 150,00 € ohne Umsatzsteuer
  - laufende Kfz-Kosten
  - Miete für die Praxisräume
  - Raumkosten, wie z. B. Heizung, Strom
  - Schuldzinsen
  - Geschenke an Patienten und Geschäftsfreunde
  - Bewirtungskosten aus geschäftlichem Anlass, wie z. B. Weihnachtsessen
  - Reisekosten, z. B. für Fortbildungen
  - sonstige beschränkt abzugsfähige Betriebsausgaben, z. B. für Repräsentationen
  - Telefon, Porto, Bürokosten
  - Fachliteratur
  - Kosten für die Buchführung, z. B. Steuerberater
  - übrige Kosten

Für die Steuererklärung ist der amtliche Vordruck EÜR (Einnahmenüberschussrechnung) für Zahnärzte zu verwenden. Seit 2012 ist die elektronische Abgabe über das Elster-System vorgeschrieben.

Man unterscheidet verschiedene Belege in der Zahnarztpraxis (s. Tab. 1).

Einnahmebelege	**Ausgabebelege**
– Kassenbelege – Rechnungsdurchschriften – Quittungsdurchschriften – Zahlscheingutschriften – Überweisungsgutschriften – Scheckeinreichungsgutschriften – Kontoauszüge mit Text – KZV-/PKV-Abrechnungen – Mietverträge – Eigenlaborbelege	– Rechnungen der Lieferanten – Quittungsoriginale – Kontoauszüge – Lohnkonten für Personal – Kreditverträge – Versicherungsverträge – Mietverträge – KZV-/PKV-Abrechnungen

Tab. 1 Belege in der Zahnarztpraxis

Kann ein Beleg nicht mehr gefunden werden oder ist für eine Tätigkeit kein Beleg vorhanden, kann ein **Ersatz-** oder **Eigenbeleg** erstellt werden.

AUFGABEN

1 Beschreiben Sie den wirtschaftlichen Vorgang, der hinter folgendem Beleg steht.

EIGENBELEG Nr. 16-3

Zahlung an: ZFA Martina Meyer für Blumen, Bareis, Rotkreuzgasse 2, 79098 Freiburg

für: Blumenschmuck Wartezimmer

EURO 45,–

In Worten: fünfunddreißig (inkl. MwSt)

Ausgestellt, da für die getätigte Ausgabe keine Quittung vorhanden ist

Datum: 16.02.16 Unterschrift: Dr. D. Hollister

2 Bei folgendem Eigenlaborbeleg handelt es sich um einen Einnahmebeleg.

a Begründen Sie dies.

b Weshalb ist keine Umsatzsteuer berechnet?

Dr. Dirk Hollister
Zahnarzt
Kirchstr. 4 - 79117 Freiburg
Tel. 0761 2017855 Fax 0761 2017850

Dr. Dirk Hollister - Kirchstr. 4- 79117 Freiburg

Frau
Marietta Bergisel
Brennerstr. 4
79111 Freiburg

Laborrechnung zum Plan vom 22.10.2015 22.10.2015
für: Frau Marietta Bergisel, geb. am: 09.01.1965 / 31

Datum	Nr.	Leistungsbeschreibung	Anz./Gramm	Einzelpreis	Gesamtpr.
22.10.15		Abformmaterial	2,00	6,00	12,00
		Abformmaterial Elastomer	1,00	11,00	11,00
		Provisorische Kronen	4,00	0,90	3,60
		Praxismaterial / Auslagen €:			26,60
		Gesamtsumme Praxislaborkosten €:			**26,60**

Wir sichern zu, dass diese Sonderanfertigung den grundlegenden Anforderungen des Anhangs 1 der Richtlinie 93/42/EWG des Rates vom 14.06.93 über Medizinprodukte entspricht.

Freiburg, 22.10.2015

Ort, Datum Unterschrift

3 Weshalb handelt es sich bei den Originalquittungen um Ausgabebelege und bei den Quittungsdurchschriften um Einnahmebelege?

4 In einer Quittung über Bürobedarf über 65,00 € ist der Umsatzsteuersatz von 19 % enthalten. Ihre Ausbildungspraxis ist umsatzsteuerpflichtig aufgrund des Eigenlabors. Der auf das Labor entfallende Teil der Rechnung beträgt 40 %. Wie hoch ist die anrechenbare Vorsteuer?

5 Entwerfen Sie am PC ein Quittungsformular mit dem Aufdruck der Praxisadresse.

6 **a** Weshalb handelt es sich bei der folgenden KZV-Abrechnung um einen Einnahme- und einen Ausgabebeleg?
b Die Restzahlung an die Zahnarztpraxis beläuft sich auf 1 044,28. Sind das auch die gesamten Einnahmen der Praxis in dem angegebenen Quartal?
c Weshalb erhält die Praxis nur eine so geringe Restzahlung?

Kassenzahnärztliche Vereinigung – Kontoauszug

Für den Praxisinhaber persönlich
Herr Dr. Dirk Hollister

ZA-Nr.:	3477655
Datum:	18.12.2015
Quartal:	III/2015
Blatt:	1

Beleg Nummer	Buchungstext	Fallzahl	Soll €	Haben €
	Honorar + ML KCH	647		40.579,19
	Honorar + ML PRO Juli	27		6.650,83
	Honorar + ML PRO August	48		12.029,97
	Honorar + ML PRO September	22		3.280,51
	Honorar + ML PAR Juli	3		1.076,79
	Honorar + ML PAR August	4		1.537,88
	Honorar + ML PAR September	3		958,91
	Honorar + ML, KBR Juli	3		508,33
	Honorar + ML, KBR August	6		1.424,42
	Honorar + ML, KBR September	3		723,49
	Sprechstundenbedarf			337,09
	Summe Honorare +ML	764		69.105,41
	PRO Sofortauszahlung Juli		6.594,30	
	PRO Sofortauszahlung, August		11.927,72	
	PRO Sofortauszahlung Sept.		3.252,63	
	PAR, Sofortauszahlung Juli		1.015,55	
	PAR, Sofortauszahlung August		1.507,25	
	PAR, Sofortauszahlung Sept.		925,47	
	Summe Sofortauszahlung		25.222,93	
	1. Abschlag III 2015		19.100	
	2. Abschlag III 2015		19.100	
5zf00345	PRO, PAR, KBR, 07/15		560,86	
5zf00657	PRO, PAR, KBR, 08/15		1.442,11	
5zf45322	PRO, PAR, KBR, 09/15		746,99	
	Summe Zahlungen		40.949,96	
5c45446	Honorarberichtigungen, PRO		12,41	
5c45466	Honorarberichtigungen, KBR		16,13	
	Summe Honorarberichtigungen		28,54	
	VWK Pauschale/Quartal		150,00	
	VWK Pauschale/Quartal-Angest.		50,00	
	KCH Verwaltungskosten	647	547,83	
	PRO Verwaltungskosten	95	296,48	
	PAR Verwaltungskosten	10	48,22	
	KBR Verwaltungskosten	12	35,87	
	SSB Verwaltungskosten		4,55	
	PRO Sofortauszahlung-Gebühren			
	PAR Sofortauszahlung-Gebühren			
	Summe Verwaltungskoten	764	1.349,19	
5f36643	BEMA-Z Ergänzungslieferung		43,00	
5f33455	Strahlenschutzkurs		96,00	
5f34454	Kammerbeitrag 4. Quartal 2015		369,51	
	Summe Sonstige Buchungen		510,51	
	Gesamtsumme		68.061,13	69.105,41
	Restzahlung		1.044,28	

PROJEKTAUFGABEN

1 In Ihrer Ausbildungspraxis soll die Möglichkeit der Onlinezahlung für Patienten installiert werden. Ihre Chefin beauftragt Sie, die nötigen Informationen zu sammeln und bei der nächsten Teambesprechung vorzustellen. Sie bittet Sie, bei der Präsentation auch die skeptischen Kollegen von den Vorteilen dieser Zahlungsart zu überzeugen. Berücksichtigen Sie folgende Fragestellungen und Anregungen bei Ihrer Vorbereitung:

a Was versteht man unter Onlinezahlung in der Praxis?
b Weshalb möchte die Praxis diese Zahlungsart anbieten?
c Was benötigt die Praxis für die Einrichtung dieser Zahlungsart? Führen Sie eine Bezugsquellenermittlung durch.
(Tipp: Informieren Sie sich bei diversen Banken, ggf. auch im Internet.)
d Arbeiten Sie zwei Alternativen aus. Zeigen Sie dabei insbesondere die Kosten auf.
e Ist die Akzeptanz von Kreditkarten in der Zahnarztpraxis eine Alternative hierzu?
f Welchen Vorschlag zur Bezahlung bzw. Abwicklung von Rechnungen können Sie machen, damit die Praxis das Geld sehr schnell und ohne Risiko erhält?
g Stellen Sie die „Kosten der Barzahlung" dar.

---

2 In der Praxis kommt es zu folgenden Situationen. Stellen Sie dar, wie Sie darauf reagieren.

a Ein Patient besteht darauf, mit seinem Handy zu bezahlen.
b In einer Zahnersatz-Eigenanteilsrechnung ergibt sich ein Betrag von 10 600,00 €. Der Patient möchte dies mit Bargeld in der Praxis bezahlen.
c Ein Patient will mit einem Barscheck seine Privatrechnung begleichen.
d Ein Weinhändler möchte seine Eigenanteilsrechnung mit einer Lieferung Wein bezahlen.
e Das Fremdlabor möchte den gewährten Rabatt in einer Goldgutschrift begleichen.

---

3 Der Zahnarzt Dr. Wunderlich kauft zwei neue Einheiten beim Dentaldepot Rinke. Dr. Wunderlich schließt einen schriftlichen Kaufvertrag, weil er von einem Kollegen weiß, dass hier einiges schieflaufen kann. Für ihn ergibt sich die Situation, dass er seine alte Einheit zum 08.01.16 verkauft hat. Deshalb möchte er, dass die neue Einheit genau an diesem Tag auch geliefert wird. Für die zweite Einheit möchte er sich das Lieferdatum offenhalten.
Klären Sie anhand des auf S. 265 abgebildeten Kaufvertrags folgende Fragen:

a Wie viel muss die Praxis für eine gelieferte Einheit bezahlen?
b Um wie viel und unter welchen Voraussetzungen kann der Kaufpreis gemindert werden?
c Die Einheit funktioniert nicht einwandfrei. Welche Rechte hat der Käufer und welches Recht wird er wahrscheinlich in Anspruch nehmen?
d Was bedeutet die Lieferungsfrist 08.01.16 fix und weshalb ist diese so vereinbart?
e Die erste Einheit wird eine Woche zu spät geliefert. Welche Konsequenzen können sich ergeben?
f Wie müsste die Bestimmung heißen, wenn der Verkäufer die Transportkosten übernehmen würde?
g Wegen eines Mangels verklagt der Käufer den Verkäufer. Bei welchem Gericht wird die Klage verhandelt?
h Erklären Sie den § 6 des Kaufvertrags.
i Es kommt zum Streit darüber, ob die OP-Lampe zur Einheit gehört oder ob sie separat zu zahlen ist. Mit welchen Belegen lässt sich das klären?
j Aufgrund einer Störung beim Provider der Zahnarztpraxis kann die Onlinezahlung erst nach 12 Tagen erfolgen. Kann dennoch Skonto abgezogen werden?
k Nennen Sie die AGB, die für den Kaufvertrag gelten.
l Aufgrund eines gerichtlichen Vergleichs zahlt die Praxis Dr. Wunderlich letztendlich 3 400,00 € weniger als im Kaufvertrag genannt. Führen Sie alle Belege auf, die mit diesem Kauf zusammenhängen und aufbewahrt werden müssen.

KAUFVERTRAG

Zwischen Dr. W. Wunderlich, Mozartstr. 29, 79100 Freiburg, (Käufer) und
dem Dentaldepot Rinke, Wiesenrain 2, 09125 Chemnitz, (Verkäufer) wird folgender Kaufvertrag geschlossen:

§ 1 Kaufsache
Der Verkäufer verkauft dem Käufer

zwei zahnärztliche Behandlungseinheiten, Sirens 2045, mit Ergänzungen laut Angebot vom 02.04.15 mit beiliegenden Prospekten.

§ 2 Preise, Zahlungsbedingungen
Für jede Einheit gilt ein Preis von

45 690,00 € ohne Mehrwertsteuer

als vereinbart. Bei Bezahlung bis 10 Tage nach Lieferung werden 2 % Skonto gewährt.

§ 3 Transport, Verpackung
Der Preis versteht sich ab Depot. Für die Zufuhr werden 400,00 € pro Einheit berechnet. Die Verpackungskosten betragen 250,00 € für jede Einheit.

§ 4 Lieferung
Die erste Einheit muss zum 08.01.16 fix geliefert werden. Die zweite Einheit wird nach Abruf des Käufers bis spätestens 30.06.16 geliefert. Bei Lieferungsverzug wird für jeden Verzugstag eine Schadensersatzzahlung von 1 000,00 € fällig.

§ 5 Erfüllungsort und Gerichtsstand
Erfüllungsort und Gerichtsstand für beide Teile ist Chemnitz.

§ 6 Eigentumsvorbehalt
Bis zur vollständigen Bezahlung bleiben die Einheiten im Eigentum des Verkäufers.

§ 7 Allgemeine Geschäftsbedingungen
Es gelten die in den Räumen des Verkäufers aushängenden allgemeinen Geschäftsbedingungen.

Chemnitz, 04.07.15

W. Wunderlich	*Rinke*
Dr. W. Wunderlich (Käufer)	Rinke (Verkäufer)

4 Der Patient Dirk Salomon, geb. 09.08.60, ist Mitglied der Postbeamtenkrankenkasse. Dies ist eine sonstige Krankenkasse, die nach GOZ abgerechnet wird.

- **a** Herr Salomon beanstandet, dass bei keiner Leistung der 2,3-fache Satz begründet ist. Erklären Sie ihm das.
- **b** Bei der Begründung der Leistung 3010 (Entfernung eines mehrwurzligen Zahnes) am Zahn 36 für den 3,3-fachen Satz heißt es: „Gefährdung des Nervus mandibularis". Herr Salomon besteht auf ein deutsche Begründung, die er versteht. Darf er das verlangen? Erklären Sie es schriftlich.
- **c** Auf der Rechnung steht kein Zahlungsdatum. Herr Salomon ruft an und sagt, dass die Rechnung von ihm erst bezahlt wird, wenn seine Kasse ihm das Geld überwiesen hat. Wie ist die Rechtslage?
- **d** Da der Rechnungsbetrag mit 3 495,34 € doch sehr hoch ist, bittet Herr Salomon um Ratenzahlung. Hat er ein Anrecht auf Ratenzahlung? Machen Sie ihm einen Vorschlag für eine Ratenzahlung.
- **e** Die erste Ratenzahlung geht nicht ein. Welche Maßnahmen ergreift Ihre Praxis?
- **f** Die erste Rate trifft ein. Herr Salomon hat aber 5 % Rabatt abgezogen. Wie ist die Rechtslage?
- **g** Mit der Bezahlung der zweiten Rate kommt Herr Salomon auch in Verzug. Er behauptet, dass die angefertigte Brücke „wackelt", weil sie nicht korrekt gefertigt wurde. Wie gehen Sie vor?

5 In Ihrer Praxis soll die Materialverwaltung mit einem Programm durchgeführt werden.

- **a** Suchen Sie im Internet Anbieter für Lagerhaltungsprogramme für Zahnärzte und notieren Sie die Namen.
- **b** Welche Voraussetzungen müssen bei den Materialien vorliegen, damit Sie diese bei der Lieferung leicht erfassen können?
- **c** Was muss von allen Mitarbeitern in der Praxis beachtet werden, wenn Materialien für die Behandlung entnommen werden?
- **d** Das Programm soll auch eine Dokumentationshilfe für die Patientenbehandlung sein. Was muss dabei beachtet werden?
- **e** Welche Nachteile sehen Sie in der Einführung eines Programms für die Lagerhaltung?

Prothetische Behandlungen begleiten

LF 12

1 Der Weg zum Mahnverfahren
2 Mahnverfahren
3 Verjährung

1 Der Weg zum Mahnverfahren

Neue Zähne bringen Elektriker ins Gefängnis

Angeklagter mit bewegtem Lebenswandel betrog seinen Zahnarzt – Versicherungsschutz „nicht feststellbar"

Sie werden ihn nun für einige Monate ins Gefängnis begleiten: Die neuen Zähne, die sich ein Patient (Elektroinstallateur) in mehreren Sitzungen von seinem Zahnarzt für insgesamt 9000 Euro anpassen ließ und die er bis heute nicht bezahlt hat.

[...]

Der Gerichtsvollzieher bezeichnet ihn in der ihm eigenen Sprache als „fruchtlos amtsbekannt". Will sagen, dass Vollstreckungsaufträge nicht ausgeführt werden können, weil beim Angeklagten schon seit langer Zeit nichts Pfändbares mehr zu holen ist.

Auch die private Krankenversicherung, deren zahlendes Mitglied der Angeklagte noch zu Beginn der Zahnarztbehandlung gewesen sein will, hatte ihm bereits vor Monaten über ein Krankenhaus schriftlich mitteilen lassen, dass „ein Versicherungsschutz nicht feststellbar ist" und er deshalb seine Behandlungskosten selbst tragen müsse.

Das waren schlechte Karten für den Angeklagten. Auch seine Beteuerung, dass der Zahnarzt schon beim ersten Besuch zum Bohrer gegriffen und die umfangreiche Behandlung eingeleitet habe, wurde von dessen Zahnmedizinischen Fachangestellten eindeutig widerlegt. Nicht gefallen konnten dem Angeklagten auch ihre Aussagen bezüglich der späteren Behandlung des Oberkiefers nach Abschluss der Unterkieferversorgung: „Wir haben ihm gesagt, dass wir die Behandlung stoppen können, wenn er Probleme mit dem Bezahlen der ersten Rechnung habe. Er versicherte uns, dass er bezahlen könne und wir die Behandlung fortsetzen sollen."

[...]

Und weil er zu Beginn der Zahnarztbehandlung noch unter Bewährung aus einer früheren Straftat stand, sahen weder der Ankläger noch das Gericht eine Möglichkeit, die wegen des Betruges fällige Freiheitsstrafe von acht Monaten zur Bewährung auszusetzen.

[...]

Badische Zeitung, Oktober 2002 (leicht gekürzt)

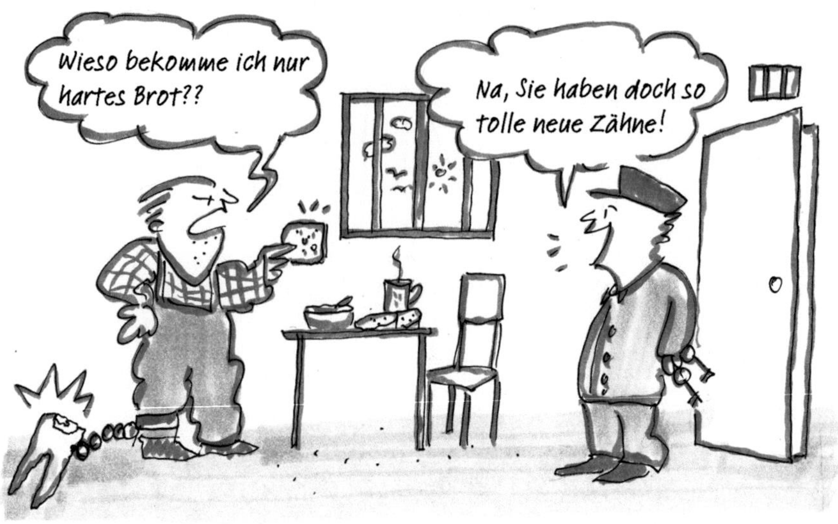
Wieso bekomme ich nur hartes Brot??
Na, Sie haben doch so tolle neue Zähne!

1.1 Ausstellen von zahnärztlichen Rechnungen

Wünschen gesetzlich versicherte Patienten außervertragliche Leistungen (z. B. aufwendigere Prothetik, kosmetische Leistungen, Akupunktur), fallen in den meisten Fällen Eigenanteile des Patienten an, über die die Zahnarztpraxis eine Rechnung ausstellt. Privatpatienten müssen in jedem Fall ihre Behandlung bezahlen oder zumindest vorfinanzieren.

Bei prothetischen Leistungen erfolgt bei Kassenpatienten nach der Behandlung die Abrechnung des ›HKP. Hier wird in der Regel auch der Eigenanteil des Patienten ermittelt (s. Abb. 1) und die entsprechende Rechnung (Eigenanteilsrechnung, s. Abb. 2) ausgedruckt und dem Patienten zugesandt.

HKP
Heil- und Kostenplan

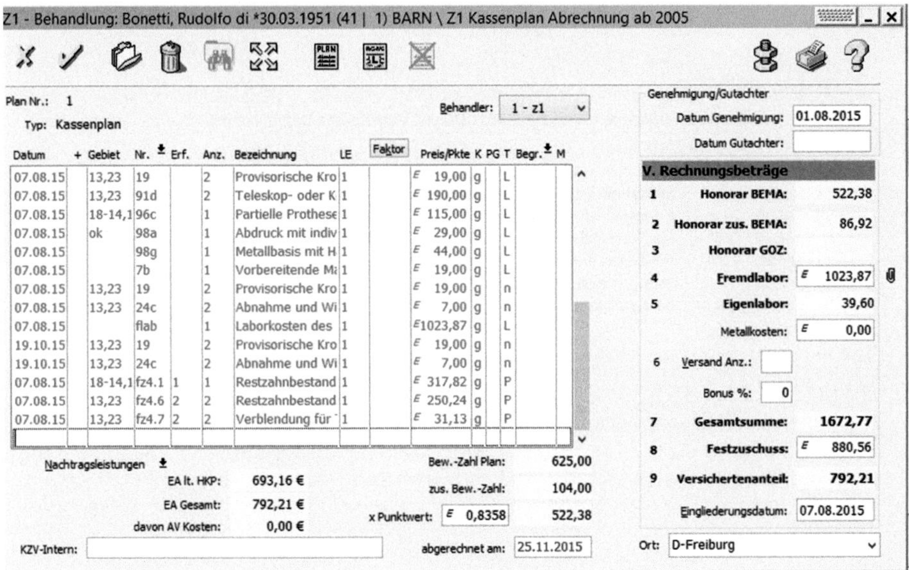

Z1 - Behandlung: Bonetti, Rudolfo di *30.03.1951 (41 | 1) BARN \ Z1 Kassenplan Abrechnung ab 2005

Plan Nr.: 1
Typ: Kassenplan
Behandler: 1 - z1

Datum	+	Gebiet	Nr.	Erf.	Anz.	Bezeichnung	LE	Faktor	Preis/Pkte	K	PG	T	Begr.	M
07.08.15		13,23	19		2	Provisorische Kro	1		E 19,00	g		L		
07.08.15		13,23	91d		2	Teleskop- oder K	1		E 190,00	g		L		
07.08.15		18-14,1	96c		1	Partielle Prothese	1		E 115,00	g		L		
07.08.15		ok	98a		1	Abdruck mit indiv	1		E 29,00	g		L		
07.08.15			98g		1	Metallbasis mit H	1		E 44,00	g		L		
07.08.15			7b		1	Vorbereitende M	1		E 19,00	g		L		
07.08.15		13,23	19		2	Provisorische Kro	1		E 19,00	g		n		
07.08.15		13,23	24c		2	Abnahme und Wi	1		E 7,00	g		n		
07.08.15			flab		1	Laborkosten des	1		E1023,87	g		L		
19.10.15		13,23	19		2	Provisorische Kro	1		E 19,00	g		n		
19.10.15		13,23	24c		2	Abnahme und Wi	1		E 7,00	g		n		
07.08.15		18-14,1	fz4.1	1	1	Restzahnbestand	1		E 317,82	g		P		
07.08.15		13,23	fz4.6	2	2	Restzahnbestand	1		E 250,24	g		P		
07.08.15		13,23	fz4.7	2	2	Verblendung für	1		E 31,13	g		P		

Nachtragsleistungen
EA lt. HKP: 693,16 €
EA Gesamt: 792,21 €
davon AV Kosten: 0,00 €
KZV-Intern:

Bew.-Zahl Plan: 625,00
zus. Bew.-Zahl: 104,00
x Punktwert: E 0,8358 522,38
abgerechnet am: 25.11.2015

Genehmigung/Gutachter
Datum Genehmigung: 01.08.2015
Datum Gutachter:

V. Rechnungsbeträge

1	Honorar BEMA:	522,38
2	Honorar zus. BEMA:	86,92
3	Honorar GOZ:	
4	Fremdlabor:	E 1023,87
5	Eigenlabor:	39,60
	Metallkosten:	E 0,00
6	Versand Anz.:	
	Bonus %:	0
7	Gesamtsumme:	1672,77
8	Festzuschuss:	E 880,56
9	Versichertenanteil:	792,21
	Eingliederungsdatum:	07.08.2015

Ort: D-Freiburg

Abb. 1 Abrechnung des HKP mit Eigenanteil von 792,21 €

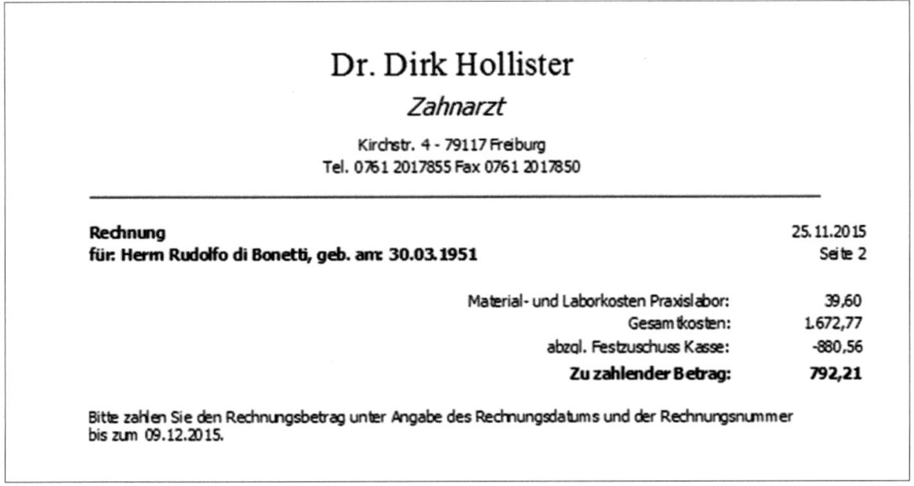

Dr. Dirk Hollister
Zahnarzt
Kirchstr. 4 - 79117 Freiburg
Tel. 0761 2017855 Fax 0761 2017850

Rechnung 25.11.2015
für: Herrn Rudolfo di Bonetti, geb. am: 30.03.1951 Seite 2

Material- und Laborkosten Praxislabor:	39,60
Gesamtkosten:	1.672,77
abzgl. Festzuschuss Kasse:	-880,56
Zu zahlender Betrag:	**792,21**

Bitte zahlen Sie den Rechnungsbetrag unter Angabe des Rechnungsdatums und der Rechnungsnummer bis zum 09.12.2015.

Abb. 2 Rechnung an Patient Rudolfo di Bonetti über den Eigenanteil, Seite 2

Bei Privatpatienten wird über alle erbrachten Leistungen eine Rechnung ausgestellt und dem Patienten zugesandt (s. Abb. 1).

Abb. 1 Rechnung an Privatpatient

Rechnung

Rechnungsnummer: **1/5/2**
(bei Zahlungen bitte angeben)

Rechnungsdatum: 20.10.2015

Kostenplan: 3 vom 04.05.2015

Zeitraum: 04.05.15 - 04.05.15

Behandelte Person: Hüsne Göreme
Geburtsdatum: 04.04.1963

Sehr geehrte Frau Göreme,

für die zahnärztliche Behandlung erlaube ich mir, nach den zur Zeit geltenden Bestimmungen zu berechnen:

Datum	Region	Nr.	Leistungsbeschreibung/Auslagen	Bgr.	Faktor	Anz.	EUR
04.05.15	46,36	2170	Einlagefüllung, mehr als zweiflächig		2,3	2	442,14
	46,36	2030	Besondere Maßnahmen beim Präparieren oder Füllen		2,3	2	16,82
	46,36	2260	Provisorium im direkten Verfahren ohne Abformung		2,3	2	25,88
	46,36		abzgl. Bema-Sachleistung			2	- 94,08
	46,36	2197	Adhäsive Befestigung		2,3	2	33,64
			Zwischensumme Honorar:				424,40
			Auslagen nach § 9 GOZ gemäß Fremdlaborrechnung:				611,23
			Rechnungsbetrag:				**1.035,63**

Bitte bezahlen Sie diese zahnärztliche Rechnung innerhalb von in 30 Tagen. Nach § 286 BGB wird die Zahlung dann fällig.

Commerzbank Freiburg IBAN DE43 6808 0030 0461 8774 03 BIC: DREDEFF680

Auf den zahnärztlichen Rechnungen sind oft auch die Fremdlaborkosten aufgeführt. Die Zahnarztpraxis fordert die Fremdlaborkosten vom Patienten und leitet sie an das Fremdlabor weiter. Die Praxis ist damit eine Art Inkassounternehmen für das Labor.

BGB, S. 74
Werkvertrag, Behandlungsvertrag, S. 86

Das Forderungsausfallrisiko liegt bei der Zahnarztpraxis. Zwischen Zahnarztpraxis und Labor gelten teilweise andere gesetzliche Bestimmungen als zwischen Zahnarztpraxis und Patienten, weil sowohl die Praxis als auch das Labor nach den Bestimmungen des ›BGB Unternehmer sind. Der Patient hat keine vertragliche Beziehung zum Labor (s. Abb. 2). Er kann z. B. Mängel an der Prothese nicht beim Labor geltend machen. Das Labor kann auch keine Beträge vom Patienten fordern, wenn die Zahnarztpraxis nicht an das Labor zahlt.

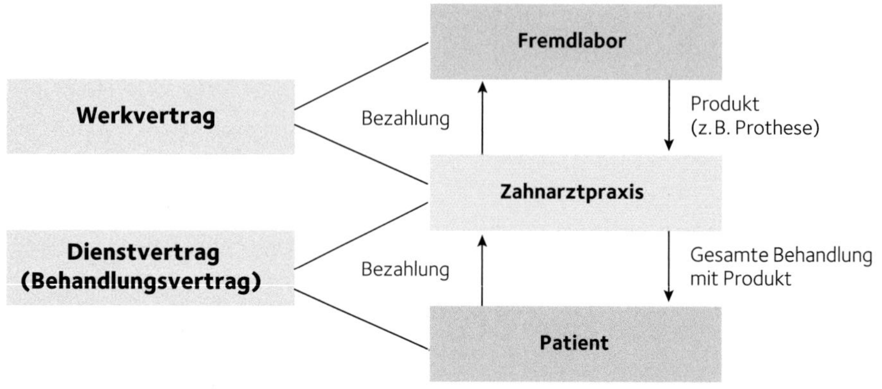

Abb. 1 Verträge zwischen Patient, Zahnarztpraxis und Labor

1.2 Abrechnen von zahnärztlichen Rechnungen

Offene Rechnungen werden in der Kartei z. B. durch einen Reiter markiert oder vom Abrechnungsprogramm zu der Offene-Posten-Liste hinzugefügt.

Nach dem Ausdruck einer Rechnung stellen die Programme Ihnen die Frage, ob die Rechnung als abgerechnet gekennzeichnet werden soll. Beantworten Sie dies mit Ja, erscheint das Symbol für abgerechnete Rechnungen (s. Abb. 1).

Alle Programme erstellen die Rechnungen nach den Vorschiften der vorgegebenen Form des Verordnungsgebers. Schreibt man eine Rechnung von Hand, müssen die Formvorschriften dennoch beachtet werden. Nur eine zahnärztliche Rechnung, die auch der Form entspricht, wird zur Zahlung fällig.

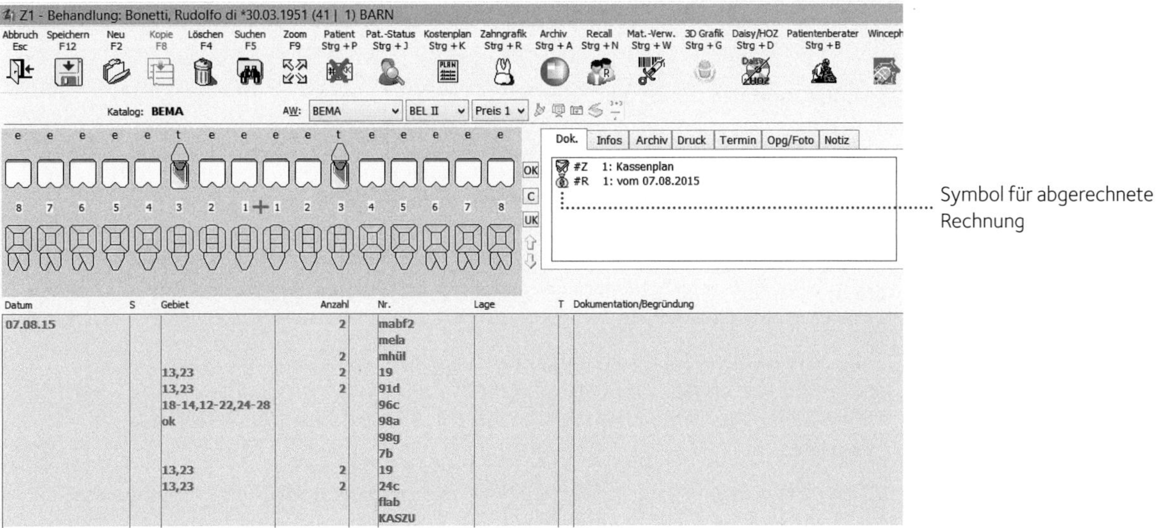

Abb. 1 Abgerechnete Rechnung in einem Zahnarztverwaltungsprogramm

In einem bestimmten Menüpunkt Ihres Programms können Sie sich eine Offene-Posten-Liste anschauen (s. Abb. 2).
In Praxisverwaltungsprogrammen lässt sich das automatische Vorschlagen für eine Mahnung in den Stammdaten einstellen (s. Abb. 3).

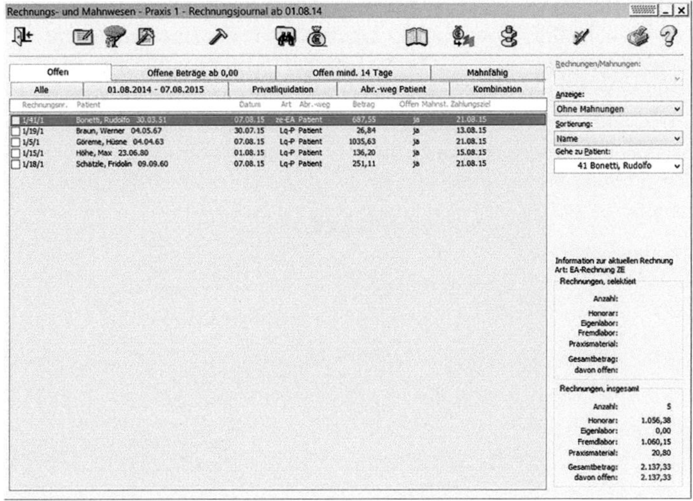

Abb. 2 Offene-Posten-Liste in einem Zahnarztverwaltungsprogramm

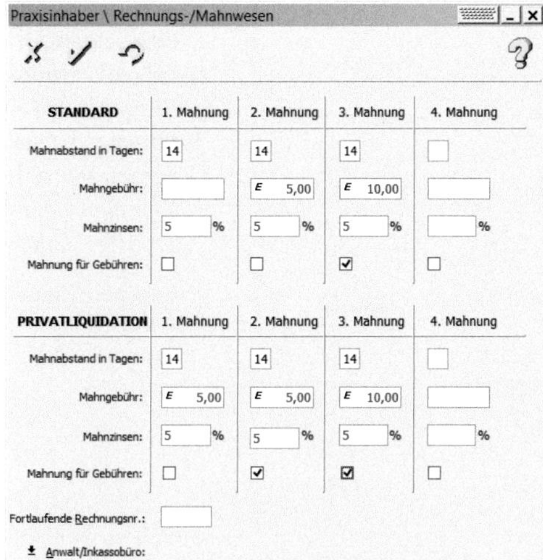

Abb. 3 Einstellung der Mahnzeit, der Mahnkosten und Zinsen

AUFGABEN

1 Ein Kassenpatient reklamiert den schlechten Sitz der Prothese und bittet um kostenlose Reparatur.

a Erläutern Sie die Vertragsbeziehungen zwischen Zahnarzt, Fremdlabor und Patient.

b Zwischen Zahnarzt und Labor beträgt die Gewährleistungspflicht nur ein Jahr nach entsprechender Abmachung. Ein Patient reklamiert den Zahnersatz nach 16 Monaten bei der Praxis. Kann die Praxis trotzdem noch Gewährleistung vom Labor verlangen?

2 Lesen Sie den folgenden Artikel und klären Sie folgende Fragen:

a Darf die Zahnarztpraxis mit ausländischen Labors zusammenarbeiten?

b Wie ist die Position der Krankenkassen?

c Wann liegt ein Abrechnungsbetrug vor?

Woher stammen die dritten Zähne?

(…) Gegen die Manager und Inhaber der Dentalgesellschaft Globudent hat die Staatsanwaltschaft inzwischen Haftbefehl erlassen. Ihnen wird vorgeworfen, im Einverständnis mit zahlreichen Zahnärzten billigen Zahnersatz aus China geliefert, aber teuren mit Versicherten und den Kassen abgerechnet zu haben (…). Neben den Kassen wurden die Versicherten dabei gleich doppelt geschädigt: Sie zahlten überhöhte Preise und haben einen Zahnersatz im Mund, der vielleicht nicht den Qualitätsstandards entspricht, für den sie sich entschieden hatten.

Dabei, so betonen die Kassen, müsse der Zahnersatz aus dem Ausland keinesfalls schlechter sein als der heimische. „Es geht hier nicht um einen Qualitätsbetrug, sondern einen reinen Abrechnungsbetrug“, sagt Martin Schneider vom Bundesverband der Ersatzkassen.

Einige Ersatzkassen werben bei ihren Versicherten sogar ausdrücklich für preiswerte Labors, die auch im Ausland produzieren. Bis zu 40 Prozent, so der Verband, sei der Zahnersatz dort günstiger. Die auf der Homepage des Verbands aufgeführten Unternehmen haben allesamt ihren Sitz im Inland, sind aber häufig reine Importfirmen und lassen in Osteuropa oder Asien fertigen. Darauf sollte der Zahnarzt den Patienten hinweisen, so der Ersatzkassenverband.

(…) Die Mülheimer Firma Globudent brauchte zum Betrug die Hilfe der Zahnärzte, weil diese mit den Kassen und Patienten abrechnen. Der Mediziner teilt die Rechnung des Labors je nach Kostenbeteiligung des Versicherten: Der Patient erhält eine Rechnung über seinen Anteil vom Arzt, den Rest bekommt der Mediziner von der Kassenzahnärztlichen Vereinigung seiner Region überweisen. Diese wiederum übernimmt die Abrechnung mit den Krankenkassen. Im Fall von Globudent stellte die Firma erhöhte Rechnungen aus und teilte die Preisdifferenz mit den Medizinern. Den beteiligten Zahnärzten drohen ernste Konsequenzen: Die Kassenzahnärztliche Vereinigung kann einen Verweis oder eine Geldstrafe bis 50 000 Euro aussprechen. Nur die Kasse kann jedoch den Betrügern ihre Zulassung entziehen. (…)

Badische Zeitung, November 2002

2 Mahnverfahren

2.1 Außergerichtliches (kaufmännisches) Mahnverfahren

Alle Möglichkeiten, die der Zahnarztpraxis offenstehen, eine Zahlung vom Patienten außergerichtlich zu erwirken, werden als kaufmännisches Mahnverfahren bezeichnet. Wird die Zahlungsüberwachung der Forderungen durch die Zahnarztpraxis durchgeführt (Alternative: z. B. Inkassobüro), muss auch das Mahnverfahren von der Praxis durchgeführt werden. Es gibt keine festen Regeln für das kaufmännische Mahnverfahren. Die im Folgenden beschriebene Vorgehensweise wird häufig in Zahnarztpraxen angewendet.

2.1.1 Erinnerung

Der erste Schritt sollte immer eine höfliche Erinnerung an die bestehende Schuld sein. Dies kann auch telefonisch per SMS oder per E-Mail geschehen. Weitere Möglichkeiten sind das Zusenden einer Rechnungskopie (eventuell mit einem Aufkleber), eines Kontoauszugs oder auch eines humorvollen Briefs (s. Abb. 1).

Sehr geehrter ...,

Ihren Zähnen geht es sicherlich wieder gut. Leider hat sich der Zustand meines Kontos durch das lange Warten nicht gebessert.

Es wäre schön, wenn Sie die Rechnung bald bezahlen könnten.

Mit freundlichen Grüßen

Ihr Praxisteam Dr. Hollister

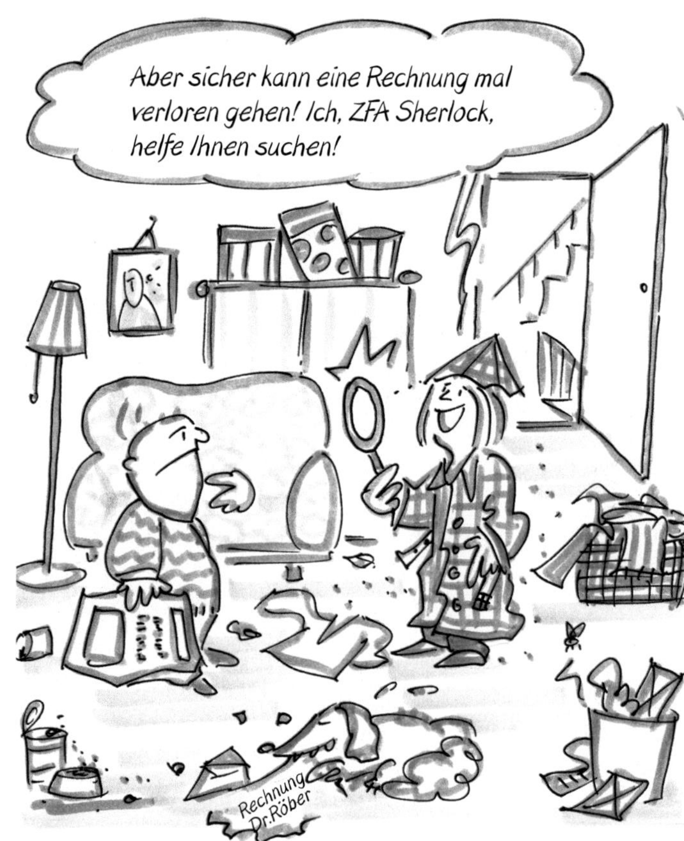
Aber sicher kann eine Rechnung mal verloren gehen! Ich, ZFA Sherlock, helfe Ihnen suchen!
Rechnung Dr. Röber

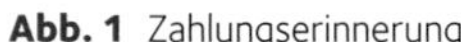
Abb. 1 Zahlungserinnerung

2.1.2 Erste Mahnung

Hat der Patient trotz Erinnerung immer noch nicht bezahlt, wird die erste Mahnung eingeleitet. Ist für die Bezahlung in der Rechnung kein Datum genannt und steht auf der Rechnung kein Vermerk mit Hinweis auf die ❯BGB-Regelung, sollte mit der ersten Mahnung ein Zahlungstermin gesetzt werden, um den Patienten wirksam in Verzug zu setzen.

BGB-Regelung (Nicht-rechtzeitig-Lieferung), S. 238

Viele Zahnarztverwaltungsprogramme bieten Mahnschreiben in verschiedenen Mahnstufen mit individuellen Texten an.

Auf der ersten Mahnung sollte die Formulierung „erste Mahnung" nicht erscheinen, denn dies erweckt den Eindruck, dass weitere Mahnungen erfolgen.

2.1.3 Zweite Mahnung

Reagiert der Patient auf die erste Mahnung nicht, ist der Zahlungsverzug eingetreten. Es können Verzugszinsen berechnet werden (5 % über dem Basiszinssatz). Ein Hinweis im Text der zweiten Mahnung auf die Vormahnung sollte nicht fehlen. Kosten für Mahnschreiben können zusätzlich verlangt werden (ca. 5,00 €). Eventuell kann eine Teilzahlung angeboten werden.

2.1.4 Dritte und letzte Mahnung

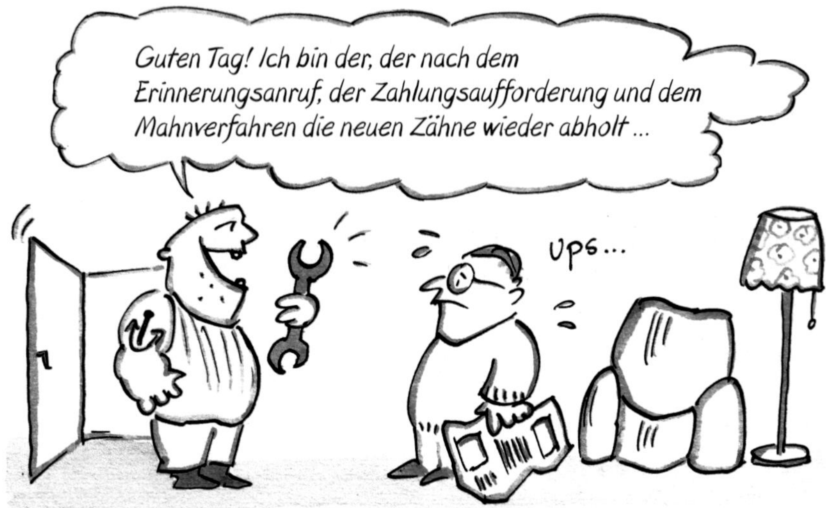
Guten Tag! Ich bin der, der nach dem Erinnerungsanruf, der Zahlungsaufforderung und dem Mahnverfahren die neuen Zähne wieder abholt ...
Ups...

Der Patient will oder kann offensichtlich nicht zahlen. Es sollte eine letzte Frist gesetzt werden. Sämtliche Kosten werden aufgeführt und es wird um Begleichung gebeten. Das gerichtliche Mahnverfahren oder die Klage sollte angedroht werden.

Manche Zahnarztverwaltungsprogramme haben auch die Möglichkeit, eine Mahnung mit dem professionellen Word-Textverarbeitungsprogramm zu schreiben. Dabei können z. B. durch Einfügen von Fotos und Cliparts die Mahnungen individuell gestaltet werden.

Immer wieder werden besondere Verfahren zum Eintreiben von Forderungen praktiziert. Zum Beispiel verkleidet ein Inkassounternehmen Mitarbeiter als rosarote Panther und lässt sie den Schuldner den ganzen Tag über verfolgen.

Der rosarote Panther trägt einen Aktenkoffer mit großer Aufschrift des Inkassounternehmens mit sich. Von Gerichten wurde diese Art des „außergerichtlichen Mahnverfahrens" für legal erklärt.

2.2 Gerichtliches Mahnverfahren

Hat der Patient nach dem Praxismahnverfahren (kaufmännisches Mahnverfahren) nicht bezahlt, kann die Zahnarztpraxis das gerichtliche Verfahren einleiten. Hierzu benötigt die Praxis keinen Rechtsanwalt. Die Praxis kann das gerichtliche Verfahren auch ohne das Praxismahnverfahren einleiten, wenn auf der Rechnung ein Zahlungsdatum genannt bzw. der Hinweis auf die BGB-Regelung zum Zahlungsverzug gegeben ist.

Für das gerichtliche Mahnverfahren sind folgende Schritte erforderlich:
1. Antrag auf Erlass eines Mahnbescheids
2. Einsendung an das Amtsgericht
3. Zusendung des Vollstreckungsbescheids durch das Amtsgericht an den Schuldner

2.2.1 Antrag auf Erlass eines Mahnbescheids

Zunächst muss die Praxis einen Antrag auf Erlass eines Mahnbescheids ausfüllen und an das zuständige Amtsgericht (z. B. in Baden-Württemberg das Amtsgericht Stuttgart, in Nordrhein-Westfalen die Amtsgerichte Hagen oder Euskirchen, in Bayern das Amtsgericht Coburg) schicken. Der Antrag ist im Schreibwarenhandel erhältlich bzw. in Verwaltungsprogrammen enthalten (s. Abb. 1).

Der Antrag muss enthalten:

- **Antragsteller** (Gläubiger)
- **Antragsgegner** (Schuldner)
- **Anspruch** (nach einem Katalog, z. B.: 2 = zahnärztliche Rechnung
  11 = Kaufvertrag
  19 = Miete)
- **Anspruchsbetrag**
- **Zinsen** (ab Eintritt des Verzugs)
- **Auslagen** (z. B. Vordruck, Mahnschreiben)
- **Gerichtsstand bei Widerspruch** (Wohnsitz des Beklagten)
- **Antrag auf Erlass** (muss auf der letzten Seite unterschrieben werden)

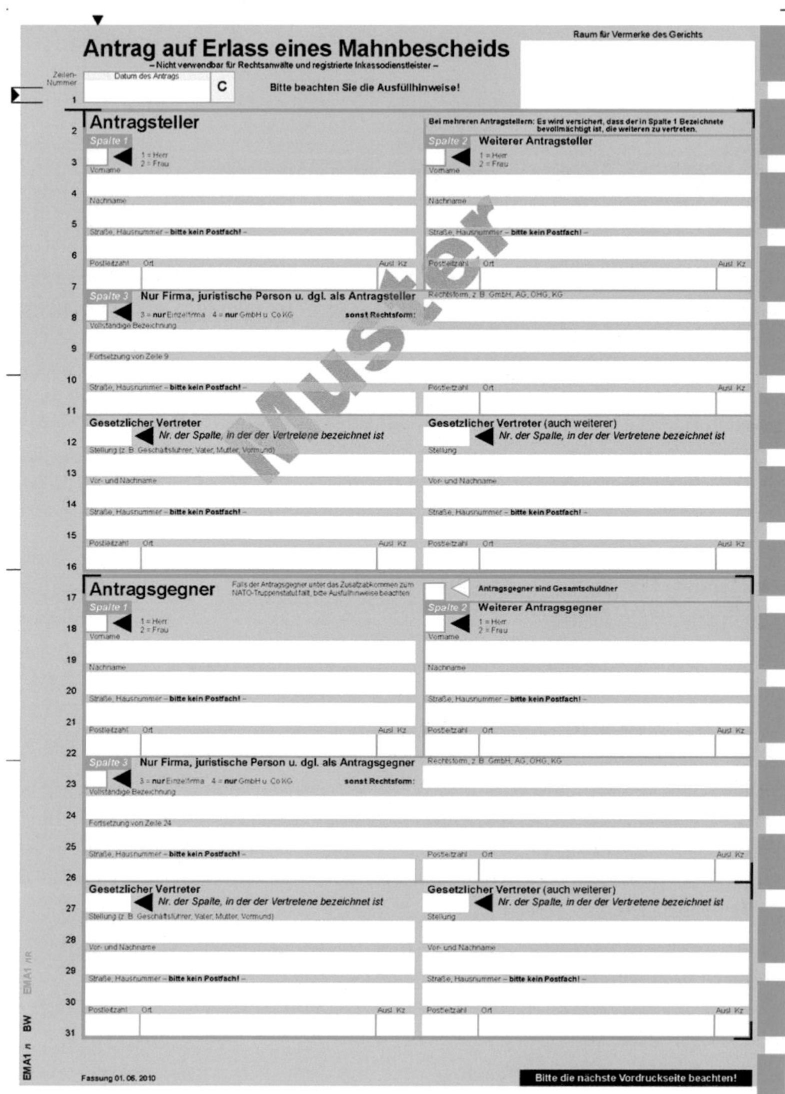

Antrag auf Erlass eines Mahnbescheids
– Nicht verwendbar für Rechtsanwälte und registrierte Inkassodienstleister –

Raum für Vermerke des Gerichts

Zeilen-Nummer | Datum des Antrags | C | Bitte beachten Sie die Ausfüllhinweise!

Antragsteller

Bei mehreren Antragstellern: Es wird versichert, dass der in Spalte 1 Bezeichnete bevollmächtigt ist, die weiteren zu vertreten.

Spalte 1: 1 = Herr, 2 = Frau; Vorname; Nachname; Straße, Hausnummer – bitte kein Postfach! –; Postleitzahl, Ort, Ausl. Kz

Spalte 2: Weiterer Antragsteller: 1 = Herr, 2 = Frau; Vorname; Nachname; Straße, Hausnummer – bitte kein Postfach! –; Postleitzahl, Ort, Ausl. Kz

Spalte 3: Nur Firma, juristische Person u. dgl. als Antragsteller: 3 = nur Einzelfirma, 4 = nur GmbH u. Co KG, sonst Rechtsform:; Rechtsform, z. B. GmbH, AG, OHG, KG; Vollständige Bezeichnung; Fortsetzung von Zeile 9; Straße, Hausnummer – bitte kein Postfach! –; Postleitzahl, Ort, Ausl. Kz

Gesetzlicher Vertreter: Nr. der Spalte, in der der Vertretene bezeichnet ist; Stellung (z. B. Geschäftsführer, Vater, Mutter, Vormund); Vor- und Nachname; Straße, Hausnummer – bitte kein Postfach! –; Postleitzahl, Ort, Ausl. Kz

Gesetzlicher Vertreter (auch weiterer): Nr. der Spalte, in der der Vertretene bezeichnet ist; Stellung; Vor- und Nachname; Straße, Hausnummer – bitte kein Postfach! –; Postleitzahl, Ort, Ausl. Kz

Antragsgegner

Falls der Antragsgegner unter das Zusatzabkommen zum NATO-Truppenstatut fällt, bitte Ausfüllhinweise beachten

Antragsgegner sind Gesamtschuldner

Spalte 1: 1 = Herr, 2 = Frau; Vorname; Nachname; Straße, Hausnummer – bitte kein Postfach! –; Postleitzahl, Ort, Ausl. Kz

Spalte 2: Weiterer Antragsgegner: 1 = Herr, 2 = Frau; Vorname; Nachname; Straße, Hausnummer – bitte kein Postfach! –; Postleitzahl, Ort, Ausl. Kz

Spalte 3: Nur Firma, juristische Person u. dgl. als Antragsgegner: 3 = nur Einzelfirma, 4 = nur GmbH u. Co KG, sonst Rechtsform:; Rechtsform, z. B. GmbH, AG, OHG, KG; Vollständige Bezeichnung; Fortsetzung von Zeile 24; Straße, Hausnummer – bitte kein Postfach! –; Postleitzahl, Ort, Ausl. Kz

Gesetzlicher Vertreter: Nr. der Spalte, in der der Vertretene bezeichnet ist; Stellung (z. B. Geschäftsführer, Vater, Mutter, Vormund); Vor- und Nachname; Straße, Hausnummer – bitte kein Postfach! –; Postleitzahl, Ort, Ausl. Kz

Gesetzlicher Vertreter (auch weiterer): Nr. der Spalte, in der der Vertretene bezeichnet ist; Stellung; Vor- und Nachname; Straße, Hausnummer – bitte kein Postfach! –; Postleitzahl, Ort, Ausl. Kz

Muster

EMA1 n BW

Fassung 01.06.2010

Bitte die nächste Vordruckseite beachten!

Abb. 1 Antrag auf Erlass eines Mahnbescheids

2.2.2 Einsendung an das Amtsgericht

Das Amtsgericht überprüft die formale Richtigkeit und sendet eine Rechnung an den Gläubiger (Zahnarzt), der Schuldner (Patient) erhält den Mahnbescheid durch Postzustellungsurkunde zugestellt. Der Schuldner hat nun verschiedene Möglichkeiten, auf den Mahnbescheid zu reagieren (s. Abb. 1).

Abb. 1 Reaktionsmöglichkeiten des Schuldners bei einem Mahnbescheid

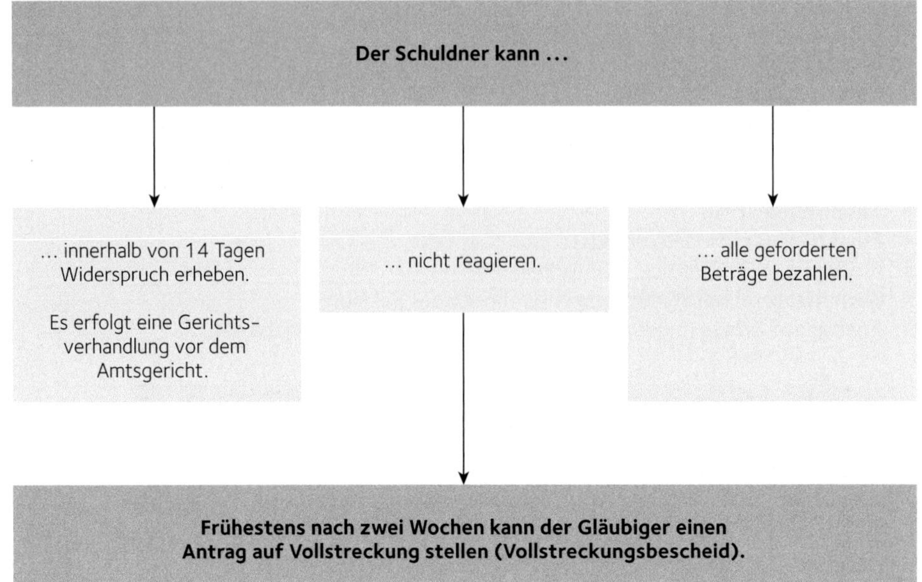

Der Schuldner kann ...
... innerhalb von 14 Tagen Widerspruch erheben.
Es erfolgt eine Gerichtsverhandlung vor dem Amtsgericht.
... nicht reagieren.
... alle geforderten Beträge bezahlen.
Frühestens nach zwei Wochen kann der Gläubiger einen Antrag auf Vollstreckung stellen (Vollstreckungsbescheid).

Mehr zum Mahnverfahren unter:

www.mahnung-online.de

Wird bei einer Gerichtsverhandlung die Klärung des Sachverhalts erreicht, bleibt es noch relativ „billig" für alle Beteiligten. Das kommt natürlich auch auf die entstehenden Rechtsanwaltsgebühren an, die sich in der Regel nach dem Streitwert richten. Reagiert der Schuldner auch auf den Vollstreckungsbescheid nicht, steigen die Kosten für das Verfahren. Die Kosten des Verfahrens werden dem Gläubiger automatisch in Rechnung gestellt. Eine ungefähre Kostenaufstellung ist im folgenden Beispiel zu sehen, wenn man von einem Streitwert von 1 500,00 € ausgeht. Nicht dabei berücksichtigt ist, dass Rechtsanwaltskosten auch vor der Beantragung des Mahnbescheids noch hinzukommen können.

BEISPIEL

Gebühren im Mahnverfahren,	**Streitwert: 1 500,00 €**	**Betrag**
Gerichtsgebühr für das Mahnverfahren KV 1100		35,50 €
Gebühr des Anwalts für das Mahnverfahren § 13, KV 3305 RVG (4 Mandant)		218,50 €
anwaltliche Auslagenpauschale KV 7002 RVG		20,00 €
Summe Kosten:		274,00 €
weitere Gebühren des Rechtsanwalts für den Vollstreckungsbescheid	**Streitwert: 1 500,00 €**	**Betrag**
Gebühr des Anwalts für VB-Antrag § 13, KV 3308 RVG		57,50 €
anwaltliche Auslagenpauschale KV 7002 RVG		0,00 €
Summe weitere Kosten:		57,50 €
weitere Gebühren für Streitverfahren	**Streitwert: 1 500,00 €**	**Betrag**
Gerichtsgebühr 3-fach KV 1210		213,00 €
abzüglich gezahlter Kosten des Mahnverfahrens		-35,50 €
weitere Gerichtskosten		177,50 €

2.2.3 Zusendung des Vollstreckungsbescheids durch das Amtsgericht an den Schuldner

Hat der Schuldner auf den gerichtlichen Mahnbescheid nicht reagiert, muss der Gläubiger (der Zahnarzt) den nächsten Schritt wiederum beim Gericht beantragen. Vom Gericht erhält der Schuldner nunmehr den Vollstreckungsbescheid zugesandt (s. Abb. 1).

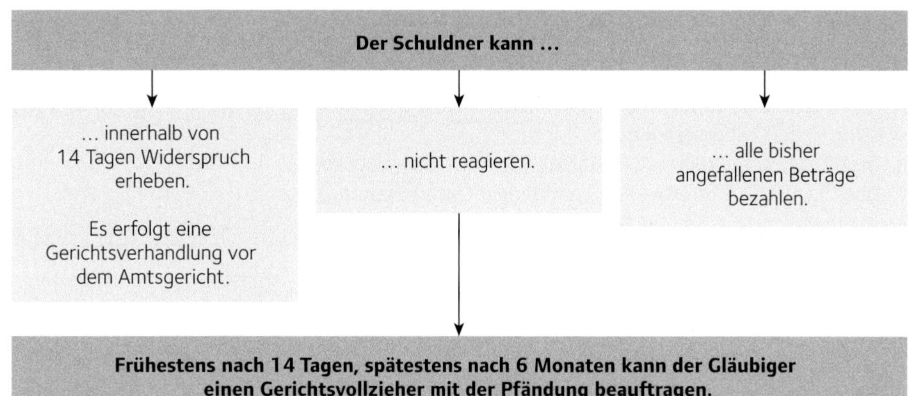
Der Schuldner kann ...
... innerhalb von 14 Tagen Widerspruch erheben.
Es erfolgt eine Gerichtsverhandlung vor dem Amtsgericht.
... nicht reagieren.
... alle bisher angefallenen Beträge bezahlen.
Frühestens nach 14 Tagen, spätestens nach 6 Monaten kann der Gläubiger einen Gerichtsvollzieher mit der Pfändung beauftragen.

Pfändung erfolgreich
Alle Gegenstände, die der Schuldner zum täglichen Leben und zur Berufsausübung benötigt, dürfen nicht gepfändet werden.

Austauschpfändung
Alternativ kann ein hochwertiger Gebrauchsgegenstand vom Gerichtsvollzieher gegen einen geringwertigen ersetzt werden (z. B. Pelzmantel gegen warmen Wintermantel).
Gegenstände werden mit einem Pfandsiegel („Kuckuck") versehen (an nicht unmittelbar sichtbarer Stelle!) und später abgeholt (s. Abb. 2).
Die Gegenstände werden vom Gerichtsvollzieher versteigert. Anschließend wird mit dem Schuldner abgerechnet.
Auch der Arbeitslohn kann innerhalb gesetzlicher Grenzen gepfändet werden.

Pfändung erfolglos
Kann bei dem Schuldner keine Pfändung durchgeführt werden, weil
- er nichts besitzt,
- er nicht mehr besitzt als zum Leben notwendig,
- alle Gegenstände unter Eigentumsvorbehalt stehen,

dann kann der Gläubiger beantragen, dass der Schuldner eine
eidesstattliche Versicherung
abgibt.
Dies ist ein Vermögensverzeichnis des Schuldners, in dem er wahrheitsgemäß (anstatt eines Eides) seine Vermögensgegenstände nennen muss.
Weigert sich der Schuldner zur Abgabe, kann er verhaftet werden zur Erzwingung der Abgabe (Beugehaft).

Kann man bei einem Schuldner nichts pfänden, kann der Gläubiger kaum noch etwas machen. Auch die Kosten des Verfahrens muss der Gläubiger für den Schuldner zunächst tragen.

Abb. 1 Reaktionsmöglichkeiten des Schuldners bei einem Vollstreckungsbescheid

Es besteht daher die Möglichkeit, sich vor „faulen Kunden" zu schützen. Jeder, der ein berechtigtes Interesse nachweist (z. B. Zahnarztpraxis), kann die Schuldnerliste einsehen. Die Schuldnerliste wird beim Amtsgericht geführt. Hier sind alle Schuldner aufgeführt, die eine eidesstattliche Versicherung abgegeben haben, verhaftet wurden (Beugehaft) oder insolvent geworden sind.

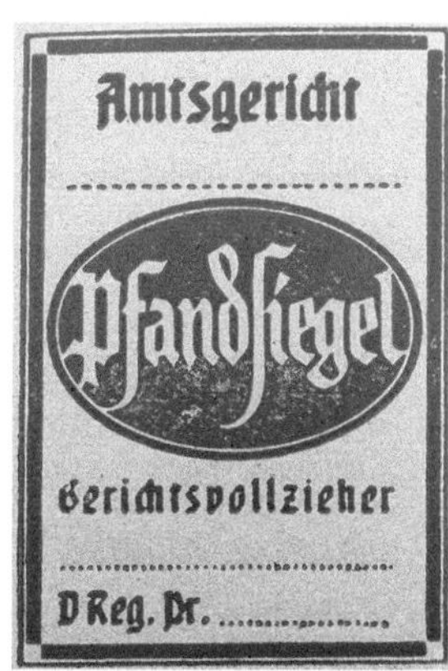
Amtsgericht
Pfandsiegel
Gerichtsvollzieher
DReg. Nr.

Abb. 2 Pfandsiegel

2.3 Klageverfahren (Zivilprozess)

Zu einem Klageverfahren kommt es, wenn
- der Patient Widerspruch gegen den Mahnbescheid erhebt,
- der Patient Widerspruch gegen den Vollstreckungsbescheid (wird von Amts wegen durchgeführt) erhebt,
- die Zahnarztpraxis Klage gegen den Patienten erhebt.

Örtlich zuständig ist das Gericht, in dessen Bezirk der Patient (Beklagter) wohnt.

Die **sachliche Zuständigkeit** richtet sich nach dem Streitwert, der zunächst festgelegt werden muss (z. B. die Geldforderung):
- bis 5 000,00 € Streitwert → Amtsgericht (kein Anwaltszwang)
- über 5 000,00 € Streitwert → Landgericht (Anwaltszwang)

Wie das Mahnverfahren hat auch das Klageverfahren einen gesetzlich festgelegten Ablauf (s. Abb. 1).

Zahnarztpraxis (Gläubiger) reicht Klageschrift beim zuständigen Gericht ein.
Gericht prüft den Antrag und stellt ihn dem Beklagten (Patient = Schuldner) zu,
mit der Bitte um Gegenantrag.

↓

Termin zur mündlichen Verhandlung wird bestimmt.

↓

In der mündlichen Verhandlung werden die Standpunkte geklärt.
Beide Parteien haben die Möglichkeit, ihre Behauptungen unter Beweis zu stellen
(z. B. Zeugenaussagen, Schriftstücke, Gutachten).

Abb. 1 Ablauf des Klageverfahrens

Für das Ende des Verfahrens gibt es mehrere Möglichkeiten:
- Vergleich (die Parteien einigen sich)
- Rücknahme der Klage (Zahnarztpraxis erkennt z. B., dass eine Klage keinen Erfolg haben wird; die Rücknahme kann u. U. billiger sein als weiterzuklagen)
- Versäumnisurteil (die Partei, die nicht zum Prozess erscheint, unterliegt; dies kann u. U. billiger sein als zu Erscheinen)
- Urteil (das Gericht spricht ein Urteil im Namen des Volkes aus)

Wird ein Urteil oder ein Vergleich **rechtskräftig**, d. h., man kann keine Rechtsmittel mehr dagegen ergreifen, wird es bzw. er für vollstreckbar erklärt. Mit dem vollstreckbaren Titel kann gepfändet werden.

Als **Rechtsmittel** gegen Urteile kann jede Partei beim nächsthöheren Gericht Berufung einlegen (Amtsgericht – Landgericht, Landgericht – Oberlandesgericht). In der Berufungsverhandlung wird der gesamte Fall noch einmal verhandelt. In diesem Verfahren besteht dann Anwaltszwang, das bedeutet, man muss sich vor Gericht von einem Anwalt vertreten lassen.

Gegen Urteile des Oberlandesgerichts kann beim Bundesgerichtshof (BGH) in Karlsruhe Revision eingelegt werden. Hier wird der Fall jedoch nur noch unter formaljuristischen Aspekten überprüft.

Gegen ein Urteil des BGH kann nur noch das Bundesverfassungsgericht (BVerfG) in Karlsruhe angerufen werden.

AUFGABEN

1 Stellen Sie das kaufmännische Mahnverfahren Ihrer Praxis dar.

2 Mit welchem Schritt beginnt das gerichtliche Mahnverfahren?

3 Ihnen wird ein gerichtlicher Mahnbescheid über 1 200,00 € zugesandt, wobei offensichtlich dem Antragsteller ein Fehler unterlaufen ist. Wie verhalten Sie sich?

4 Nennen Sie Gegenstände des Schuldners, die nicht gepfändet werden können.

5 Nennen Sie ein Beispiel für eine Austauschpfändung.

6 Was versteht man unter der Schuldnerliste und welche Bedeutung hat sie?

7 Die Praxis hat ihren Sitz in Chemnitz, der Patient wohnt in Leipzig. Es geht um eine Rechnung in Höhe von 7000,00 €. Der Patient weigert sich zu zahlen. An welchem Gericht muss die Praxis klagen?

8 Kann die Zahnarztpraxis sofort das gerichtliche Mahnverfahren gegen einen Patienten einleiten, wenn dieser die Behandlung nicht unmittelbar bar bezahlt?

9 Weshalb sollten dem gerichtlichen Verfahren mindestens ein bis drei Mahnschreiben der Praxis vorausgehen?

10 Ihr Chef hat sich über ein Dentaldepot sehr geärgert und möchte nicht mehr mit diesem zusammenarbeiten. Kürzlich erhielt Ihre Ausbildungspraxis einen Mahnbescheid dieses Dentaldepots wegen einer Rechnung, die bereits bezahlt wurde. Ihr Chef ist darüber sehr erregt und sagt, dass Sie den Mahnbescheid in den Aktenvernichter stecken sollen. Er trägt Ihnen auf, das Depot anzurufen und auf den „katastrophalen Schwachsinn" hinzuweisen. Sie tun das, werden aber abgewimmelt. Die gesamte Prozedur wiederholt sich. Nach vier Wochen trifft der Vollstreckungsbescheid ein. Muss die bezahlte Rechnung jetzt noch einmal bezahlt werden?

11 Ein Patient Ihrer Ausbildungspraxis wird zur Erzwingung der Abgabe der eidesstattlichen Versicherung verhaftet. Ist damit die Schuld getilgt?

12 Bei einer Pfändung und anschließenden Versteigerung ergibt sich immer noch ein Differenzbetrag, den der Patient zahlen muss. Wie sieht das weitere Verfahren dann aus?

3 Verjährung

Wird das Recht, von einem anderen ein Tun oder Unterlassen zu verlangen (Anspruch), über lange Zeit nicht wahrgenommen, wird dieser Anspruch vom Gesetz nicht mehr geschützt. Das hängt damit zusammen, dass man sich in der Regel an lange zurückliegende Dinge nur schwer erinnern kann.

Dennoch bedeutet das oben Beschriebene nicht, dass die Ansprüche nicht mehr bestehen. Es ist lediglich die Möglichkeit genommen, einen Anspruch gesetzlich durchzusetzen („Der Schuldner hat die Einrede der Verjährung" lautet die juristische Formulierung hierfür). Im praktischen Ablauf bedeutet dies: Bezahlt ein Patient nach Ablauf einer Verjährungsfrist, weil er sich dazu moralisch verpflichtet sieht oder nicht weiß, dass bereits Verjährung eingetreten ist, kann diese Zahlung vom Patienten nicht mehr zurückverlangt werden.

Fast alle Ansprüche unterliegen der Verjährung. Ausnahmen sind beispielsweise Mord und Völkermord, diese Verbrechen verjähren nie. Andere Straftaten unterliegen der Verjährung.

3.1 Regelmäßige Verjährungsfrist

Die regelmäßige Verjährungsfrist beträgt drei Jahre. Darunter fällt ein Großteil der in der Wirtschaft vorkommenden Geldansprüche. Die Verjährungsfrist beginnt erst am Ende des Jahres, in dem der Anspruch und die Fälligkeit entstanden sind.

Würde es diese Regelung nicht geben, müsste die Zahnarztpraxis täglich ihre Forderungen auf Verjährung hin überprüfen. So genügt es einmal im Jahr, meist Ende November, die Geldforderungen daraufhin zu überprüfen, ob sie nicht am 31.12. verjähren.

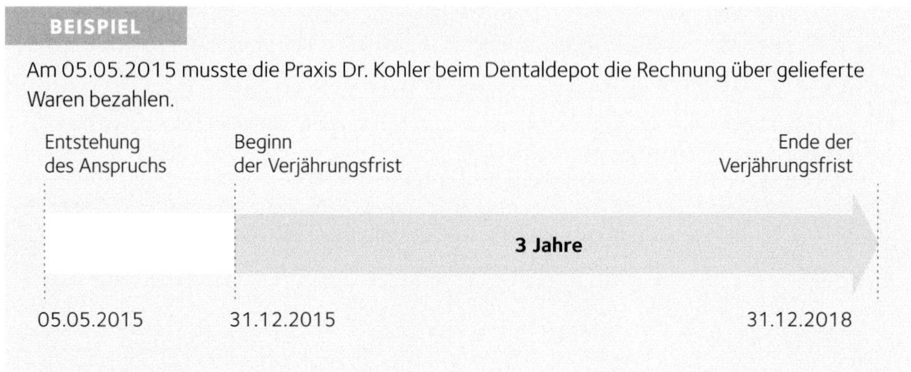

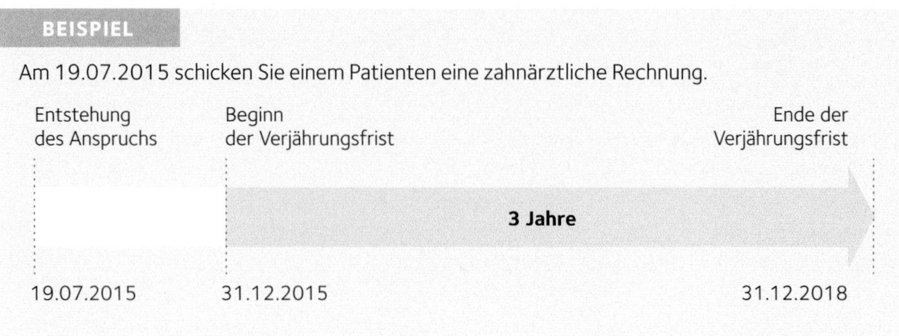

Die dreijährige Verjährung kommt am meisten im Wirtschaftsleben vor. Davon unterscheiden muss man die zweijährige Gewährleistung bei Kaufverträgen. Die Gewährleistung wird taggenau berechnet.

Der Beginn der Verjährungsfrist hängt auch von der Art der Ansprüche ab. Bei Ansprüchen aus unerlaubten Handlungen (z. B. Körperverletzung, Sachbeschädigung) beginnt die Verjährung am Ende des Jahres, in dem der Geschädigte Schaden und Schädiger kennt.

BEISPIEL

In einer Disco wird man bei einer Schlägerei (unbeteiligt) verletzt. Der Schläger flüchtet. Die dreijährige Verjährungsfrist beginnt erst, wenn der flüchtige Schläger entdeckt oder bekannt geworden ist.

Für bestimmte Fälle sieht das Gesetz besondere Verjährungsfristen vor (s. Tab. 1).

Frist	Ansprüche	Beginn
30 Jahre	– Herausgabeansprüche aus Eigentum – Ansprüche aus rechtskräftigen Urteilen und Vollstreckungsbescheiden – familien- und erbrechtliche Ansprüche – Schadensersatzansprüche, die auf der Verletzung von Leben, der Freiheit, des Körpers und der Gesundheit beruhen	mit dem Tag, an dem der Anspruch entsteht bzw. mit Rechtskraft der Entscheidung
10 Jahre	Rechte an Grundstücken sowie Ansprüche aus Gegenleistungen (Zahlungen) bei Grundstücken	Entstehung des Anspruchs
5 Jahre	Bauwerksmängel	mit der Übergabe
2 Jahre	kaufvertragliche Verjährungsfrist für Mängel	mit der Übergabe der Ware

Tab. 1 Besondere Verjährungsfristen

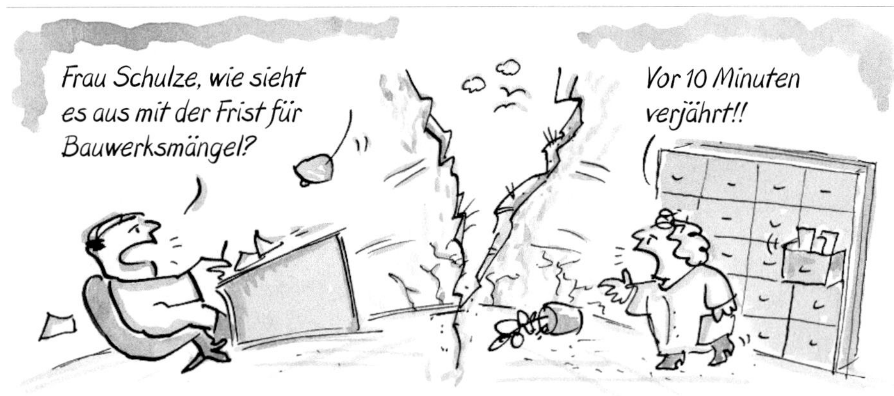
Frau Schulze, wie sieht es aus mit der Frist für Bauwerksmängel?
Vor 10 Minuten verjährt!!

BEISPIEL

Am 13.04.2015 wird ein Patient verurteilt, an die Praxis 3 400,00 € aus der Rechnung über Zahnersatz zu bezahlen (Anspruch aus rechtskräftigem Urteil).

Beginn der Verjährungsfrist — **30 Jahre** — Ende der Verjährungsfrist

13.04.2015 — 13.04.2045

Die außergerichtlichen Praxismahnungen haben keine Auswirkungen auf die Verjährungsfrist.

3.2 Neubeginn der Verjährung

Hat die Zahnarztpraxis nun im November gemerkt, dass eine Verjährung eintreten könnte, muss es für die Praxis eine Möglichkeit geben, die Verjährung aufzuhalten.

Der Neubeginn der Verjährung kann auf Veranlassung des Schuldners oder auf Veranlassung des Gläubigers geschehen. Dies tritt ein,

wenn der Schuldner
- die Schuld anerkennt durch ein Schuldanerkenntnis,
- durch eine Tätigkeit anerkennt, dass die Schuld besteht (Teilzahlung, Bitte um Stundung o. Ä.),

oder

wenn der Gläubiger
- eine gerichtliche oder behördliche Vollstreckungshandlung beantragt oder durchführen lässt.

Der Neubeginn der Verjährung bewirkt, dass die Verjährungsfrist von vorne zu laufen beginnt.

BEISPIEL

Sie haben einem Patienten am 10.10.2015 eine Rechnung über 500,00 € zugesandt. Am 15.11.2015 und am 15.01.2016 wird er zur Zahlung aufgefordert. Am 15.03.2016 leistet er eine Teilzahlung in Höhe von 200,00 €, nachdem er am 15.02.2010 eine letzte Mahnung mit Androhung des Mahnbescheids erhalten hatte. Am 20.04.2016 bittet er um weitere Stundung und leistet 50,00 €. Es wird der Ablauf der Verjährungsfristen dargestellt, wenn nach der letzten Teilzahlung nichts mehr unternommen wird.

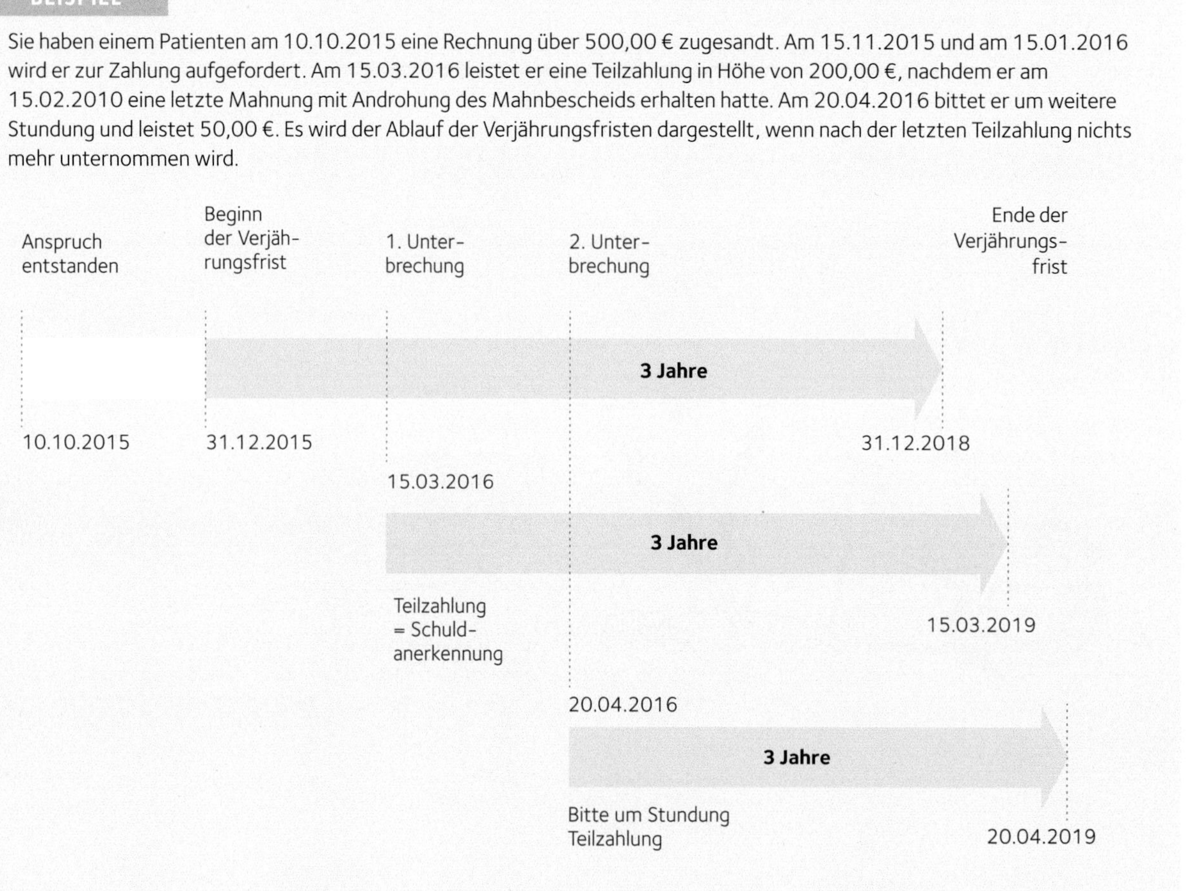

Die bereits abgelaufenen Verjährungsfristen (31.12.2018 und 15.03.2019) werden nicht beachtet.

3.3 Hemmung

Die Hemmung der Verjährungsfrist bewirkt, dass der Zeitraum, währenddessen die Verjährung gehemmt ist, nicht in die Frist eingerechnet wird.
Die Verjährung kann durch folgende Ereignisse gehemmt werden:

- ein Gutachterverfahren bei der Zahnärztekammer
- Zahnarztpraxis ist durch höhere Gewalt an der Rechtsverfolgung gehindert (z. B. Brand).
- Naturkatastrophen, Krieg
- Klageerhebung (oder Anmeldung des Anspruchs im Insolvenzverfahren)
- Erlass des Vollstreckungsurteils
- Antrag auf Zustellung des gerichtlichen Mahnbescheids
- der Patient kann die Zahlung aus einem berechtigten Grund verweigern
- Stundungsvereinbarung (Zahlungsaufschub) zwischen Praxis und Patient

BEISPIEL

Am 15.10.2015 erhält eine Patientin eine Rechnung ihrer Praxis über Zahnersatz in Höhe von 400,00 €, die sie selbst zahlen muss. Am 15.12.2015 und am 15.01.2016 wird sie angemahnt. Am 15.03.2016 wendet sich die Patientin an den Gutachterausschuss für Zahnersatz bei der Zahnärztekammer, um klären zu lassen, ob ihr Zahnersatz richtig gefertigt wurde. Der Gutachterausschuss entscheidet am 30.06.2016, dass ihr Zahnersatz in Ordnung ist. Es kommt die regelmäßige dreijährige Verjährungsfrist zur Anwendung. Die Zeit vom 15.03.2016 bis zum 30.06.2016 darf nicht in die Verjährungsfrist eingerechnet werden (Hemmung).

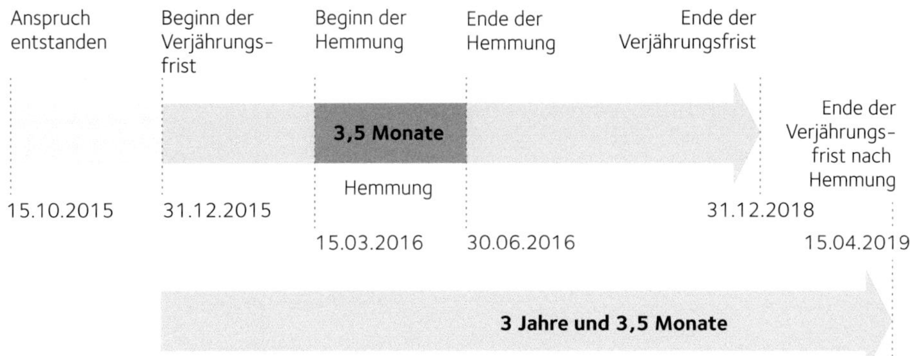

Eine Besonderheit stellt die Stundungsvereinbarung zwischen Praxis und Patient dar. Die Stundung ist gleichzeitig auch ein Schuldanerkenntnis. Das bedeutet, hier kommen Unterbrechung und Hemmung zusammen. Die Unterbrechung geht der Hemmung hier aber vor. Für den obigen Fall heißt das: Nehmen Sie an, dass die Patientin am 15.03.2016 mit der Praxis vereinbart, dass sie die Rechnung erst am 30.06.2016 bezahlen muss (Stundung vom 15.03. bis 30.06.2016 entspricht Hemmung). Da die Unterbrechung vorgeht, beginnt die gesamte Verjährungsfrist am Ende der Hemmung von Neuem:

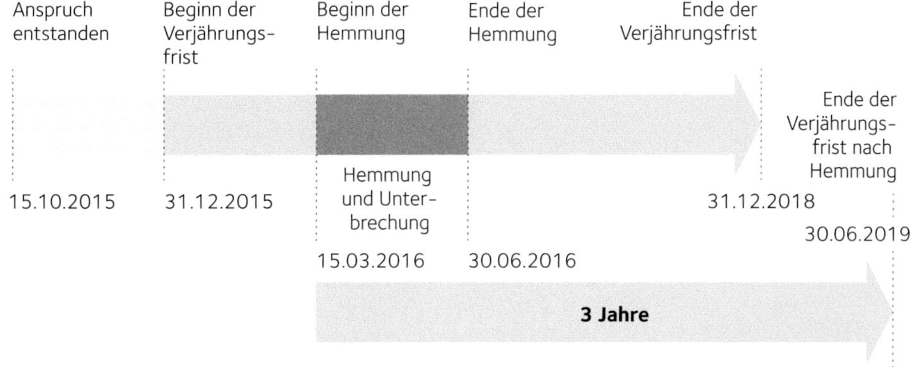

AUFGABEN

1 Eine Patientin bezahlt in Ihrer Ausbildungspraxis eine Rechnung, obwohl sie verjährt ist. Kurze Zeit später verlangt sie den Rechnungsbetrag zurück. Erläutern Sie die Rechtslage.

2 Wann verjähren folgende Ansprüche:

a Ihre Praxis kauft im Dentaldepot einen Sterilisator für 3 000,00 € am 25.06.2015 (Zahlungsanspruch).

b Das Dentaldepot kauft am 12.12.2015 beim Hersteller Sterilisatoren im Gesamtwert von 20 000,00 € (Zahlungsanspruch).

c Der Zahnarzt kauft am 16.01.2015 ein Grundstück, die Zahlung ist am 30.06.2015 fällig.

d Der Sterilisator, welchen Sie am 25.06.2015 im Dentaldepot gekauft haben, verliert seit dem 01.11.2016 die Farbe wegen mangelhafter Lackierung. Können Sie dies noch reklamieren?

e Das Dentaldepot im Fall b) wird am 01.02.2016, 01.03.2016 und 01.06.2016 zur Zahlung gemahnt. Am 01.07.2016 schreibt das Dentaldepot an den Hersteller zurück, dass die Mahnungen sinnlos sind, da eine Bezahlung erst zum Jahresende erfolgen kann. Wann ist die Forderung des Herstellers jetzt verjährt?

f Bei Ihrem Kauf im Dentaldepot im Fall a) erhalten Sie eine Zahlungsfrist von einem Jahr. Wie wirkt sich dies auf die Verjährung aus?

g Der Hersteller in den Fällen b) und e) beantragt gegen das Dentaldepot einen Mahnbescheid, der am 01.12.2016 zugestellt wird. Wie wirkt sich das auf die Verjährung aus?

h Am 20.02.2017 wird das Dentaldepot aus Fall g) zur Zahlung rechtskräftig verurteilt. Wann verjährt diese Zahlungsfeststellung?

3 Bei einem Patienten wird ein falscher Zahn gezogen. Nach 10 Jahren ergeben sich aufgrund dieser fehlerhaften Extraktion Probleme in der Versorgung. Können noch Schadensersatzansprüche gegen die Zahnarztpraxis geltend gemacht werden?

PROJEKTAUFGABEN

1 Der selbstständige Schreinermeister Otto Meier, Bissierstr. 17, 79117 Freiburg, war Patient in Ihrer Ausbildungspraxis (Dr. Banter) und ließ sich umfangreich prothetisch versorgen. Die Privatrechnung erhielt er am 04.04.2015 zugesandt. Am 30.05.2015 haben Sie ihn angemahnt. Nach einem Telefonat gab er an, momentan nicht zahlungsfähig zu sein. Man gewährte ihm Zahlungsaufschub bis zum 30.08.2015. Nachdem auch hier keine Zahlung eingegangen war, wurde die Sache dem Rechtsanwalt der Praxis, Herrn Dr. Holgeld, übertragen. Herr Dr. Holgeld mahnte den Schuldner noch zwei Mal und beantragte schließlich einen gerichtlichen Mahnbescheid gegen Herrn Meier. Darauf reagierte Herr Meier ebenfalls nicht. Heute erreichte ein Brief des Rechtsanwalts Dr. Holgeld die Praxis mit der Bitte um Kenntnisnahme eines Schriftstücks (s. S. 286), das die Kanzlei versandt hat.
Im Begleitschreiben weist Herr Dr. Holgeld darauf hin, dass er einen ziemlich sicheren Weg gefunden habe, bald den Rechnungsbetrag für die Praxis einzutreiben.

- **a** Wann wäre die Forderung (theoretisch) verjährt?
- **b** Haben die Mahnungen der Zahnarztpraxis und der Rechtsanwaltskanzlei Einfluss auf die Verjährung?
- **c** Wie kommt es zum Vollstreckungsbescheid?
- **d** Können 12 % Verzugszinsen geltend gemacht werden?
- **e** Welchen Weg hat Herr Dr. Holgeld gefunden, den Rechnungsbetrag einzuziehen?
- **f** Muss die Kunze OHG an die Zahnarztpraxis zahlen?
- **g** Wann wäre die Forderung (theoretisch) verjährt, wenn die Rechtsanwaltskanzlei nichts mehr nach dem Vollstreckungsbescheid unternimmt?

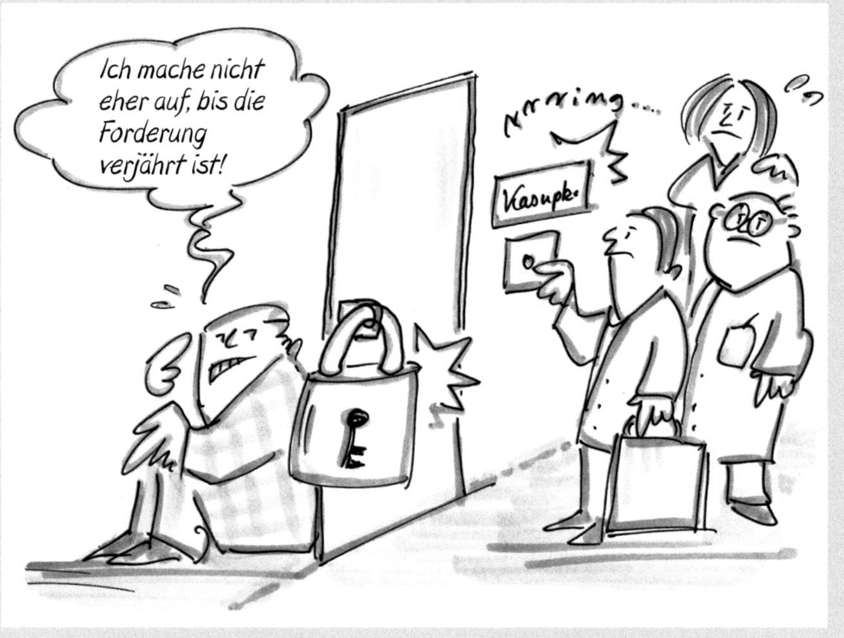
Ich mache nicht eher auf, bis die Forderung verjährt ist!
Krrring....
Kasupke

Kunze OHG

Herrn Xaver Kunze

Im Weideweg 12

79312 Emmendingen

Aufgrund des Vollstreckungsbescheids des Amtsgerichts Freiburg vom 06.11.15 – Geschäftszeichen 657883/08 – steht der Zahnarztpraxis Dr. Banter gegen Otto Meier, Bissierstr. 17, 79117 Freiburg, aus Zahnbehandlung und prothetischer Versorgung eine Forderung von 6 400,00 € samt 12 % Zinsen hieraus seit 04.04.2015 zu. Wegen dieser Forderung sowie wegen der Kosten im Betrag von etwa 200,00 € steht die gerichtliche Pfändung derjenigen Ansprüche bevor, die Herrn Meier aus Werksvertrag (Ausführung von Schreinerarbeiten in Ihrem Unternehmen, Rechnungsbetrag 7 930,00 €) gegen Sie zustehen.

Ich benachrichtige Sie hiervon gemäß § 845 ZPO und fordere Sie auf, nicht mehr an Herrn Meier zu zahlen. Diese Benachrichtigung hat nach der genannten Vorschrift die Wirkung eines Arrests.

Mit freundlichen Grüßen

Holgeld

Dr. Holgeld

Rechtsanwalt

ZPO § 845 Vorpfändung

(1) Schon vor der Pfändung kann der Gläubiger auf Grund eines vollstreckbaren Schuldtitels durch den Gerichtsvollzieher dem Drittschuldner und dem Schuldner die Benachrichtigung, dass die Pfändung bevorstehe, zustellen lassen mit der Aufforderung an den Drittschuldner, nicht an den Schuldner zu zahlen, und mit der Aufforderung an den Schuldner, sich jeder Verfügung über die Forderung, insbesondere ihrer Einziehung, zu enthalten. Der Gerichtsvollzieher hat die Benachrichtigung mit den Aufforderungen selbst anzufertigen, wenn er von dem Gläubiger hierzu ausdrücklich beauftragt worden ist. Der vorherigen Erteilung einer vollstreckbaren Ausfertigung und der Zustellung des Schuldtitels bedarf es nicht.

(2) Die Benachrichtigung an den Drittschuldner hat die Wirkung eines Arrestes (§ 930), sofern die Pfändung der Forderung innerhalb eines Monats bewirkt wird. Die Frist beginnt mit dem Tage, an dem die Benachrichtigung zugestellt ist.

Praxisprozesse mitgestalten

LF 13

1 Soziale Marktwirtschaft
2 Die Soziale Marktwirtschaft der Bundesrepublik Deutschland
3 Umsetzung der Sozialen Marktwirtschaft in der BRD
4 Steuern und Entgeltabrechnung
5 Sparen und Kredit
6 Entwicklung der Zahnarztpraxis in der Zukunft
7 Praxismarketing und patientenorientierte Praxisführung
8 Ergonomie
9 Personaleinsatzplanung
10 Fort- und Weiterbildung der Zahnmedizinischen Fachangestellten
11 Bewerbung

1 Soziale Marktwirtschaft

1.1 Der Markt

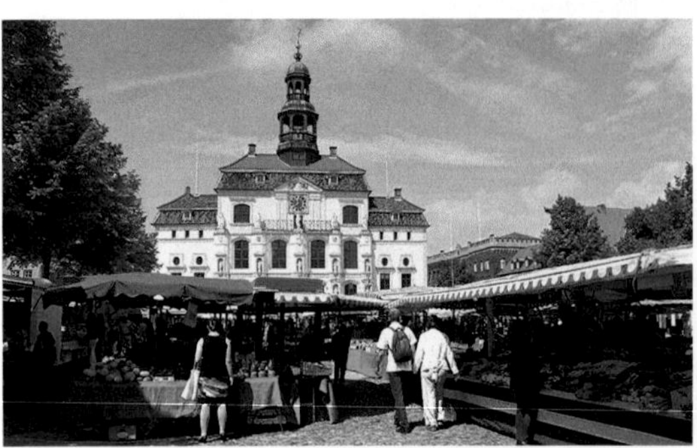
Abb. 1 Wochenmarkt

Um ein Grundverständnis für die Soziale Marktwirtschaft zu erlangen, muss zunächst das Funktionieren des Marktes und der Preisbildung erklärt werden. Seit Jahrhunderten treffen sich z. B. auf dem Wochenmarkt Käufer und Verkäufer von Obst, Gemüse, Blumen usw. (s. Abb. 1). Das Angebot ändert sich, neue Gemüsezüchtungen kommen auf den Markt ebenso wie völlig neue Waren, manche verschwinden im Laufe der Zeit auch wieder. Das Recht auf Zutritt zum Markt ist für **Käufer** einfach zu erhalten. Er muss sich nur dorthin begeben.

Verkäufer müssen ein Recht erwerben, dort anzubieten, und „Eintritt" (Standgeld) bezahlen.

Ein weiteres Beispiel ist der Arbeitsmarkt. Wer Arbeit anbietet (Arbeitgeber) trifft sich hier mit denen, die Arbeit nachfragen (Arbeitnehmer). Obwohl der Eintritt staatlich geregelt „umsonst" ist (Agentur für Arbeit), gibt es auch hier Vermittlungsinstitutionen (Personalberater), die den Aufbau eines Marktes gegen Entgelt leisten. Jeden Tag entdecken Menschen neue Märkte. Häufig im Bereich der Dienstleistungen. Beispiele hierfür sind Windelwasch- und Bringdienste, Kfz-Zulassungsdienste, Brötchenbringdienste, Computerreinigungsdienste. Das Recht auf Eintritt in diese Märkte ist relativ einfach und preiswert zu erhalten.

In andere Märkte ist ein Hineinkommen sehr teuer bzw. fast unmöglich, z. B. Automobil- oder Mineralölmarkt.

Der **Ort** des Wochenmarktes lässt sich noch relativ gut und verständlich bestimmen. Er findet auf dem Marktplatz statt. Bei der sachlichen Gliederung (Welche Produktarten werden dort gehandelt?) wird es schon schwieriger. Sicherlich kann man beim Wochenmarkt nicht sagen, dass es sich um den Konsumgütermarkt handelt. Genauso wenig wird man von dem Nahrungsmittelmarkt oder dem Obst- und Gemüsemarkt reden können. Sicherlich ist es auch verfehlt, vom Blumenkohlmarkt oder Rettichmarkt zu sprechen. Die gleichen Schwierigkeiten bestehen, wenn man eine örtliche Gliederung versucht: z. B. der Markt einer Gemeinde, der baden-württembergische Markt, der deutsche Markt, der EU-Markt (s. Abb. 2).

Für alle Märkte lässt sich jedoch Gemeinsames feststellen: Überall dort, wo Angebot und Nachfrage aufeinandertreffen, spricht man von einem Markt. Das Recht auf Eintritt in einen solchen Markt kann für Anbieter und/oder Nachfrager durch Barrieren mehr oder weniger schwierig sein. Der Ausgleich der gegenseitigen Interessen von Anbietern und Nachfragern erfolgt über den Preis.

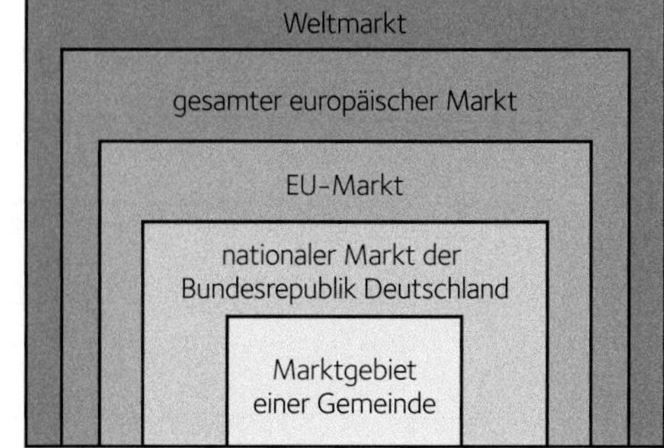
Weltmarkt
gesamter europäischer Markt
EU-Markt
nationaler Markt der Bundesrepublik Deutschland
Marktgebiet einer Gemeinde
Abb. 2 Räumliche Gliederung der Märkte

Wer hat nun größere Möglichkeiten, durch sein Verhalten den Preis auf dem Markt zu beeinflussen – Anbieter oder Nachfrager? Beobachtet man verschiedene Märkte, z. B. für Kopfsalat, Waschmittel, Flugzeuge, Unfallversicherungen, so ist bald festzustellen, dass

- Kopfsalat von vielen Gärtnern und Landwirten erzeugt und angeboten und von zahlreichen privaten Haushalten oder Gaststätten nachgefragt wird,
- Waschmittel und Unfallversicherungen jedoch nur von wenigen Firmen angeboten, aber von vielen Nachfragern nachgefragt werden,
- Flugzeuge von relativ wenigen Produzenten angeboten und nur von einigen Unternehmen nachgefragt werden.

Durch diese wenigen Beispiele wird deutlich, dass sich Märkte auch durch die Anzahl der konkurrierenden Anbieter und Nachfrager unterscheiden. Diese können durch unterschiedliche Möglichkeiten die Preise beeinflussen:

- **Vollständige Konkurrenz (Polypol):** Hier stehen viele Anbieter vielen Nachfragern gegenüber. Diese idealen Bedingungen eines Marktes sind selten gegeben. Keine der beiden Seiten hat hier eine größere Möglichkeit, durch ihr Verhalten den Preis zu beeinflussen. Ein Beispiel hierfür ist die Wertpapierbörse (Aktienmarkt).
- **Angebotsoligopol:** Auf der Anbieterseite finden sich nur wenige Anbieter. Nachfrager sind viele vorhanden. Diese Marktform gilt für viele Industrieerzeugnisse, auch z. B. auf dem Mineralölmarkt oder auf dem Pharmamarkt. Die Gefahr von Preisabsprachen ist auf diesen Märkten sehr groß.
- **Angebotsmonopol (Monopol):** Einem Anbieter stehen hier viele Nachfrager gegenüber. Der Monopolist kann den Preis weitgehend bestimmen. Er darf jedoch die Preise der ❯„Ersatzprodukte" (Substitutionsgüter) nicht aus den Augen lassen. In Deutschland weit verbreitet sind Monopole unter staatlicher Aufsicht, z. B. Deutsche Bahn AG, Bildungswesen.
- **Nachfrageoligopol und Nachfragemonopol (Monopson):** Ähnlich wie bei der Verhärtung der Angebotsseite können hier die Nachfrager die größere Macht haben, die Preise zu beeinflussen. Nachfrageoligopole sind z. B. große Einzelhandelsketten, die einzelne Hersteller zu großen Preisabschlägen zwingen, weil sie deren Produkte sonst nicht in die Verkaufsregale lassen. Ein Nachfragemonopol besteht z. B. beim Staat als einzigem Nachfrager nach Rüstungsgütern.

Ersatzprodukte
Produkte, die geeignet sind, das ursprüngliche Produkt zu ersetzen

1.2 Preisbildung

1.2.1 Angebot und Nachfrage

Um die Preisbildung zu verstehen, wird wieder der Wochenmarkt betrachtet, und zwar als Erstes die Anbieterseite. Viele Händler kommen auf den Markt und bieten viele Produkte an. Als Beispiel wird im Folgenden der Markt für Frischhühner betrachtet. Der Einfachheit halber sollen diese alle dasselbe Gewicht und dieselbe Qualität haben (diese Faktoren sind weiter unten noch einmal von Bedeutung). Die verschiedenen Anbieter haben aufgrund ihrer Kosten (z. B. Hühnerhaltung, Transport, Standgebühren, Personal) und Gewinnerwartungen auch unterschiedliche Preisvorstellungen, wenn sie auf den Markt fahren.

Von diesen Preisvorstellungen lässt sich eine Tabelle ableiten, aus der hervorgeht, wie viele Frischhühner bei bestimmten erwarteten Preisen angeboten würden (s. Tab. 1). Man beachte: Anbieter mit einer Preiserwartung von 4,80 € würden natürlich auch zu einem höheren Preis verkaufen.

Die Tabelle lässt sich in ein Schaubild fassen. Die Verbindung der Punkte bezeichnet man als Angebotskurve (s. Abb. 1).

Angebotene Gesamtmenge (Stück)	Erwartete Preise (€/Stück)
5	4,80
8	4,90
12	5,00
16	5,10
20	5,20
23	5,30

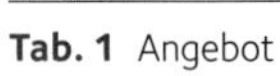
Tab. 1 Angebot

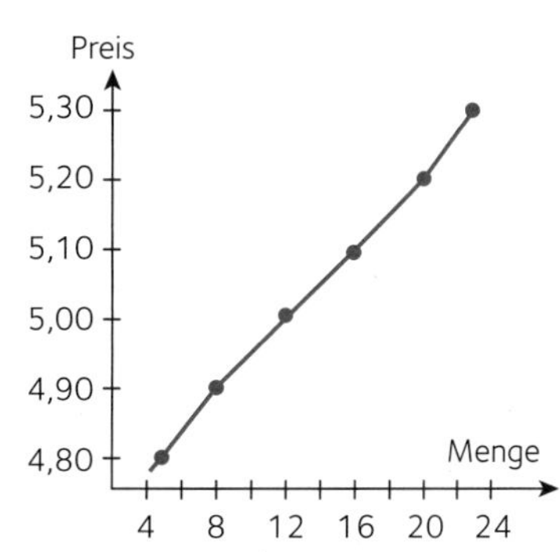

Abb. 1 Angebotskurve

Man erkennt: Bei einem niedrigen Preis wird nur wenig Ware angeboten. Bei einem hohen Preis wird jedoch viel Ware angeboten.

Diese Preiserwartungen der Anbieter treffen nun auf die Preisvorstellungen der Nachfrager, die von vielen Überlegungen abhängen, z. B.: Was kosten alternative Produkte wie Rind- oder Schweinefleisch? Was habe ich, hat die Familie schon lange nicht mehr gegessen?

Von der Preiserwartung lässt sich wieder eine zweite Tabelle ableiten, aus der hervorgeht, wie viele Frischhühner bei einem bestimmten Preis nachgefragt würden (s. Tab. 1). Man beachte: Nachfrager mit einer Preiserwartung von 5,30 € zahlen natürlich auch gerne weniger.

Die Tabelle lässt sich wieder in ein Schaubild fassen. Verbindet man die gefundenen Punkte miteinander, ergibt sich die Nachfragekurve (s. Abb. 1).

Nachgefragte Gesamtmenge (Stück)	Preisvorstellung (€/Stück)
2	5,30
6	5,20
8	5,10
12	5,00
16	4,90
20	4,80

Tab. 1 Nachfrage

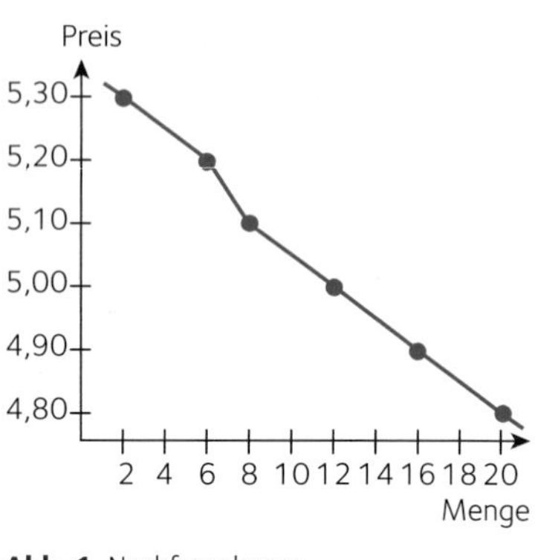

Abb. 1 Nachfragekurve

Man erkennt: Bei einem hohen Preis ist die nachgefragte Menge gering. Bei einem niedrigen Preis ist die nachgefragte Menge hoch.

Bei den beiden Kurven handelt es sich um sogenannte typische Verläufe. Diese sehen anders aus, wenn z. B. die Kunden (Nachfrager) ein Gut zu jedem Preis kaufen würden (absolut lebensnotwendiges Gut) oder die Händler (Anbieter) trotz sinkender Preise ihr Angebot erhöhen (Anbieter haben starke Einkommenseinbußen erlitten). Bringt man die Nachfrager- und Anbietervorstellungen nun in **einem** Schaubild zusammen, erkennt man, dass sich die Kurven schneiden (s. Abb. 2).

Im Schnittpunkt der Angebots- und Nachfragevorstellungen liegt der sogenannte Gleichgewichts- oder besser der **Wettbewerbspreis**. Zu diesem Preis wird auf dem Markt der größte Umsatz erzielt. Der Umsatz ist die umgesetzte Menge mal dem Preis, z. B. zwölf Frischhühner zu 5,00 € ergeben einen Umsatz von 60,00 €. Bei jedem anderen Preis ist der Umsatz geringer. Die Preise tendieren auf den Märkten zu diesem Wettbewerbspreis.

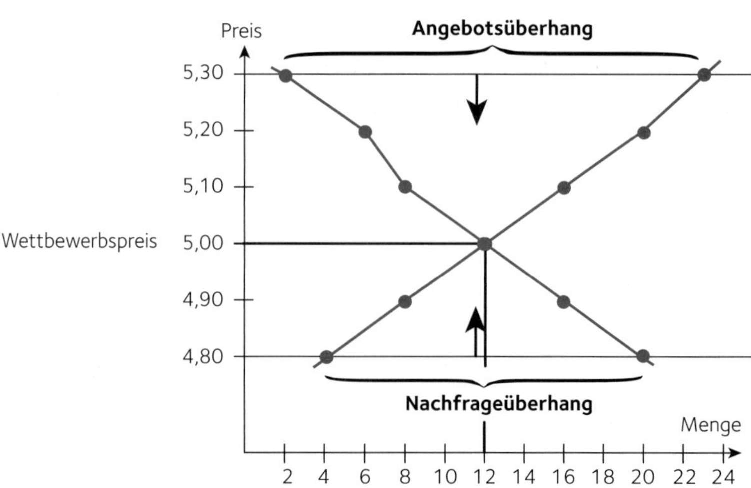

Abb. 2 Bildung des Wettbewerbspreises

Nehmen wir in unserem Beispiel den Preis von 5,30 € an, so erkennt man einen Angebotsüberhang. Dieser Angebotsüberhang drückt auf die Preise, d. h., er bewegt sich auf den Wettbewerbspreis zu. Nimmt man einen niedrigeren Preis als den Wettbewerbspreis an, sieht man, dass ein Nachfrageüberhang besteht. Ist die nachgefragte Menge größer als die angebotene Menge, ziehen die Preise an.

Das bedeutet, dass sich die Preise ebenfalls auf den Wettbewerbspreis zubewegen. Angebot und Nachfrage bestimmen den Preis auf einem Markt. Hohe Preiserwartungen locken viele Anbieter an, Nachfrager schrecken sie jedoch ab. Niedrige Preiserwartungen halten Anbieter fern, Nachfrager werden jedoch angezogen. Die Abstimmung der Erwartungen erfolgt über den sich bildenden Wettbewerbspreis.

1.2.2 Voraussetzungen des Preisbildungsmodells

Zu Beginn des Kapitels 1.2.1 wurden besondere Voraussetzungen für das Beispiel gemacht. Diese sollen noch etwas unter die Lupe genommen und ergänzt werden. Das Beispiel spielte sich auf einem sogenannten vollkommenen Markt ab. Voraussetzungen für solche vollkommenen Märkte sind:

- **Homogenitätsbedingung:** Es wurde unterstellt, dass es sich um Hühner von gleicher Qualität und gleichem Gewicht handelte. Man müsste noch ergänzen, dass z. B. keine besondere Verpackung vorhanden war oder keine Werbung stattfand.
- **vollständige Konkurrenz:** Es gibt viele Anbieter und viele Nachfrager auf dem Markt.
- **freies Zutrittsrecht:** Anbieter und Nachfrager haben ein Recht auf Eintritt in den Markt und werden nicht beschränkt.
- **Markttransparenz:** Anbieter und Nachfrager kennen ihre Preiserwartungen untereinander.
- **fehlende Präferenzen:** Kein Nachfrager geht zu einem Anbieter, weil er dort z. B. besser oder schneller bedient wird oder weil der Verkaufsstand des Anbieters an seinem Spazierweg oder neben seiner Haustür steht.
- Der Staat greift nicht in den Preisbildungsprozess ein.

Schon bei dieser unvollständigen Aufzählung merkt man, dass es sich um ein **Modell der Preisbildung** handeln muss. Dennoch bleiben diese allgemeinen Merksätze bestehen. Für die Realität bleibt festzuhalten, dass der Preis offenbar nicht das einzige Entscheidungskriterium für Anbieter und Nachfrager ist. Geht ein Anbieter auf einen Markt, bewirbt er sich bei den Nachfragern nicht nur mit seinem Produkt und dessen Preis, sondern auch z. B. mit

- Werbetafeln,
- Zusatznutzen des Produktes,
- freundlicher Bedienung,
- Standort des Ladens,
- Fachgespräch,
- Stückelung des Produktes,
- Verpackung.

Diese Liste lässt sich beliebig fortführen. Jeden Tag entdecken Anbieter neue solcher „Wettbewerbsaktionsparameter". Auch der Nachfrager sucht auf dem Markt nicht bei irgendeinem Anbieter nur ein Produkt zu einem Preis, sondern achtet auch auf folgende Kriterien:

- umweltfreundlich verpacktes Produkt
- Form und Farbe des Produktes
- freundliche, schnelle Bedienung
- Neuartigkeit
- Produkt, das ihm beim Konsum „mehr" bringt
- Kauf des Produktes muss ein Erlebnis sein

Auch diese Liste lässt sich weiter fortführen. Selbst bei ein und demselben Nachfrager ändert sie sich im Laufe des Tages, je nachdem welches Produkt er nachfragt. Anbieter und Nachfrager bewirken mit diesen Überlegungen bewusst oder unbewusst eine Ausschaltung des reinen Preisbildungsmodells.

Letztlich müssen sie aber über den Preis zusammenfinden.

AUFGABEN

1 Nennen Sie Märkte, auf denen Sie als Anbieter oder Nachfrager auftreten.

2 Woran erkennen Sie, dass jeden Tag neue Märkte entstehen?

3 Was ist allen Märkten gemein?

4 Nennen Sie die Marktform für folgende Märkte: Benzinmarkt, Informationstransportmarkt, Lebensmittelmarkt.

5 Wodurch kann der Zugang zu einem Markt beschränkt sein?

6 Welche Marktform ist hier skizziert?

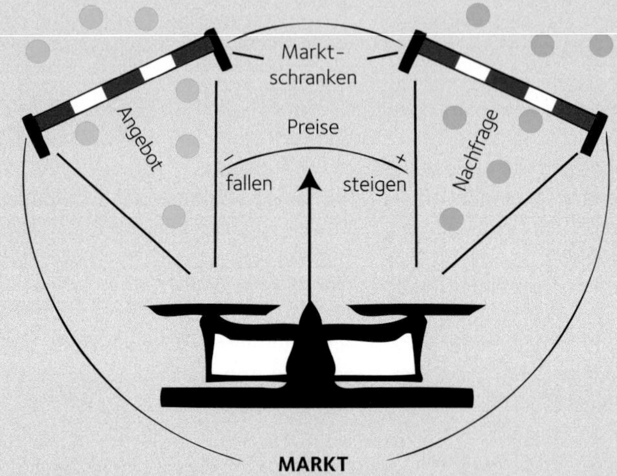

7 Auf dem Salatmarkt gibt es zwei Anbieter, die bereit sind, den Salatkopf für 0,50 € zu verkaufen. Drei Anbieter wollen 0,70 € für ihren Salat. Vier Anbieter wollen ihren Salat nicht unter 0,90 € abgeben. Drei Anbieter würden ihren Salat für 0,60 € verkaufen. Sie und zwei weitere Kunden sind nur bereit, 0,60 € für einen Salat zu bezahlen. Drei Nachfrager würden nur 0,50 € für einen Salat bezahlen. Zwei Kundinnen wären selbst bei einem Preis von 0,90 € noch willens zu kaufen. Zwei Nachfragern ist der Salat maximal 0,70 € wert. Vier Nachfrager würden auch 0,80 € bezahlen.

- **a** Zeichnen Sie die Angebots- und Nachfragekurve für diesen Salatmarkt: Jeder Anbieter bietet nur einen Kopf Salat an, jeder Nachfrager fragt nur einen Kopf Salat nach.
- **b** Beweisen Sie, dass eine Tendenz zum Gleichgewichtspreis besteht.
- **c** Zu welchem Preis ist der Umsatz am größten?

8 Nennen Sie Bedingungen, die den Preisbildungsprozess in seiner reinen Form stören.

9 Auf welchen Märkten erfolgt die Preisbildung nicht nach dem Modell des vollkommenen Marktes?

10 Wie erfolgt die Preisbildung auf folgenden Märkten: Markt für Arzneimittel, Markt für ärztliche Behandlung, Markt für Blumen, Markt für DVDs, Markt für Snowboards, Markt für Gütertransport, Markt für Smartphones?

2 Die Soziale Marktwirtschaft der Bundesrepublik Deutschland

Der Begriff „Soziale Marktwirtschaft" wurde von Alfred Müller-Armack, einem Wirtschaftswissenschaftler, geprägt. Grundlegende Gedanken dazu machten sich auch der Wirtschaftswissenschaftler Walter Eucken und der spätere Bundeskanzler Ludwig Erhard (s. Abb. 1), der die Idee der Sozialen Marktwirtschaft in der Bundesrepublik vorantrieb. Man wollte die individuellen Freiheiten der freien Marktwirtschaft ohne ihre negativen Auswüchse verwirklichen. Die freie Marktwirtschaft wird zugunsten der sozialen Gerechtigkeit und der allgemeinen Sicherheit durch die Eingriffe des Staates eingeschränkt. Im Grundgesetz hat die Wirtschaftsordnung keinen direkten Niederschlag gefunden. Man findet lediglich eine Andeutung in Artikel 20: „Die Bundesrepublik Deutschland ist ein demokratischer und sozialer Rechtsstaat."

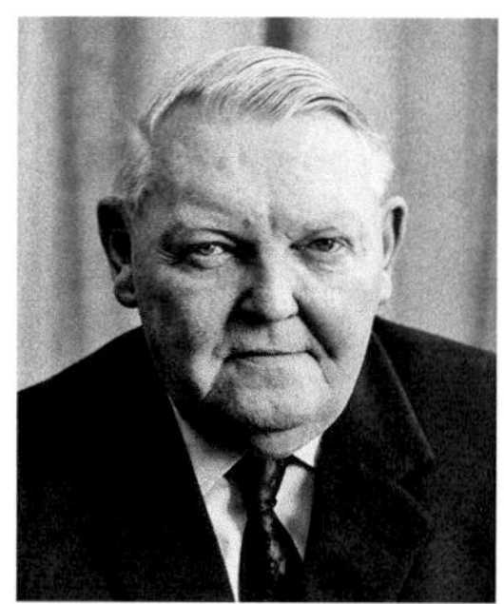

Abb. 1 Ludwig Erhard (1897–1977)

Die Soziale Marktwirtschaft ist demnach kein starres, definiertes System. Sie kann und muss sich weiterentwickeln können, um sich veränderten Lebensgewohnheiten und Regeln des Zusammenlebens von Menschen anzupassen.

2.1 Ordnungspolitik als Aufgabe des Staates

Entsprechend den eigenen Erfahrungen lag den Vätern der Sozialen Marktwirtschaft insbesondere die Wettbewerbspolitik sehr am Herzen. Keine Marktwirtschaft funktioniert, wenn es den Wettbewerb nicht gibt. Deswegen lag ihnen viel an einem strengen ❯Kartellgesetz, welches den Unternehmen Absprachen untersagte und Monopole verhindern sollte. Seit 1957 gibt es dafür ein spezielles Gesetz, das Gesetz gegen Wettbewerbsbeschränkungen (GWB).

Kartell
Zusammenschluss selbstständiger Unternehmen zur Beschränkung des Wettbewerbs untereinander

Auch sonst sollte der Wettbewerb gegen Auswüchse und Missbrauch geschützt werden, z. B. durch das Gesetz gegen den unlauteren Wettbewerb (UWG). Ebenso sollte der Staat den rechtlichen und institutionellen Rahmen der Wirtschaft garantieren.

2.2 Sozialpolitik als Aufgabe des Staates

Der Staat soll wirtschaftlich Schwachen eine „angemessene Teilhabe am wirtschaftlichen Fortschritt" ermöglichen. Die Risiken des Lebens werden in einem kollektiven Sozialversicherungssystem aufgefangen. Einen Ausgleich zwischen wirtschaftlich Schwachen und wirtschaftlich Starken versucht der Staat durch bestimmte Gesetze zu regeln, z. B.
- Lohn- und Einkommensteuergesetz (Progression, Freibeträge),
- Bundeskindergeldgesetz,
- Sozialgesetze (SGB),
- Sparprämiengesetze.

Ebenso werden Arbeitnehmer in Betrieben durch zahlreiche Gesetze geschützt und ihre Mitarbeit bei betrieblichen Entscheidungen gewährleistet.

Die Sozialpolitik soll zugleich die Leistungsfähigkeit der Wirtschaftsordnung erhalten bzw. wiederherstellen sowie die Leistungsbereitschaft fördern und ermutigen.

2.3 Gesamtwirtschaftliche Verantwortung des Staates

Diese politische Aufgabe bewegt sich in drei Spannungsfeldern:
- **Spannungsfeld individuelle Freiheit und soziale Gebundenheit:** Der Staat greift in die individuelle Konsumfreiheit ein, wenn die Belastung der Gesellschaft zu groß ist (z. B. Alkohol). Der Staat greift in das Privateigentum ein, denn Eigentum verpflichtet (z. B. Enteignung). Die Gewerbefreiheit ist durch Auflagen des Staates zum Schutz der Bürger eingeschränkt (z. B. Hygieneverordnungen). Die Vertragsfreiheit ist durch zahlreiche Gesetze, insbesondere zum Schutz des Verbrauchers eingeschränkt.

- **Spannungsfeld Bedarfs- und Leistungsprinzip (soziale Absicherung und Eigenverantwortung):** Soll ein Mensch für seinen Lebensunterhalt so viel erhalten, wie er braucht, oder soll auch das von seiner Leistung abhängen? Soll es beispielsweise eine Ausbildungsförderung von Studenten ohne Rücksicht auf ihre Leistungen geben? Soll der Staat bei Krankheit alle Kosten übernehmen? Oder soll der Einzelne an seinen Krankheitskosten beteiligt werden?
- **Spannungsfeld direkte Steuerung und Marktwirtschaft:** Soll die Konjunktur den Regeln des Marktprozesses unterworfen werden? Seit den 1960er-Jahren greift der Staat in Deutschland durch Investitionsförderprogramme bzw. Beschäftigungsförderungsprogramme sowie Geld- und Fiskalpolitik in das Wirtschaftsgeschehen ein, um negative Auswirkungen von Konjunkturausschlägen zu dämpfen. Soll der Staat bestimmte Strukturen erhalten? Oder soll er sie dem Markt opfern? Auch hier greift der Staat seit den 1960er-Jahren durch seine Strukturpolitik ein. Gefährdete Industriezweige werden durch Subventionen erhalten. Wirtschaftlich benachteiligte Gebiete erhalten Steuervergünstigungen, um die Neuansiedlung von Betrieben zu fördern. Branchen, die eine große Zukunft erwarten lassen, werden ebenfalls staatlich gefördert. Vom Staat für besonders wichtig erachtete Branchen werden gleichfalls unterstützt, z. B. Solarindustrie (um Atomkraft zu ersetzen), Werftindustrie, Stahlindustrie, Landwirtschaft.

Gerade die in den Spannungsfeldern angesprochenen Bereiche sind tatsächlich spannungsgeladen. Auf der einen Seite werden zunehmend weitere Staatseingriffe gefordert, weil die vorhandenen angeblich nicht ausreichen. Auf der anderen Seite fordert man den Abbau von Staatseingriffen, weil gerade sie es sind, die die Probleme erst schaffen oder größer machen.

AUFGABEN

1 Wie heißt die Wirtschaftsordnung der Bundesrepublik Deutschland?

2 Nennen Sie Gesetze, die den Begriff „sozial" deutlich machen.

3 Vergleichen Sie die beiden Grafiken:
- a Woran erkennen Sie als Auszubildende, dass das soziale Netz so viel kostet?
- b Weshalb betragen Ihre Abzüge bei der Lohnabrechnung weniger als 39,5 %, wie in der Grafik behauptet?
- c Weshalb ist die Abgabenlast in der Schweiz so gering?

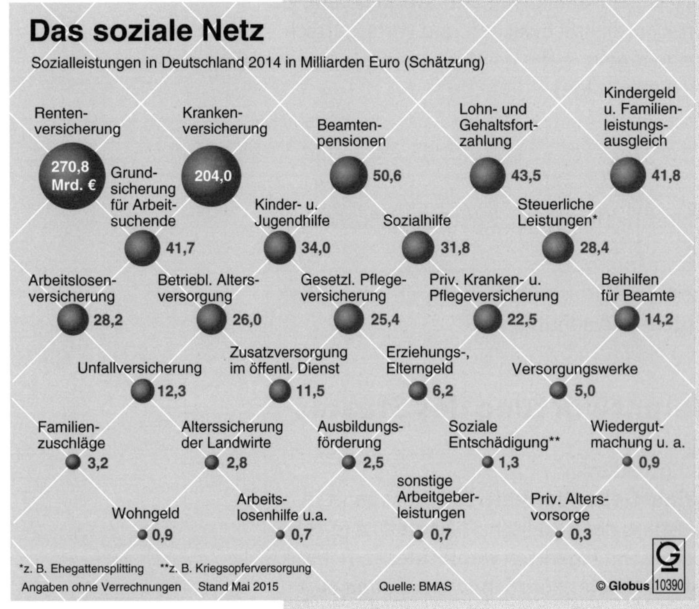

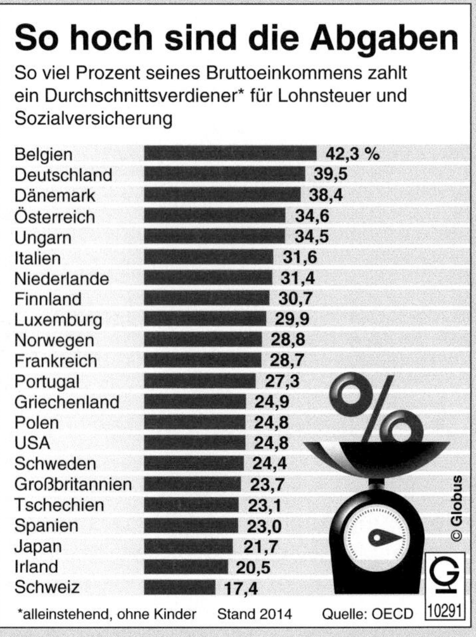

3 Umsetzung der Sozialen Marktwirtschaft in der BRD

3.1 Das Stabilitätsgesetz

Schon 1967 wurden im Gesetz zur Förderung der Stabilität und des Wachstums der Wirtschaft (Stabilitätsgesetz) Bund und Länder auf vier Ziele verpflichtet: das **magische Viereck** aus

- Vollbeschäftigung,
- Preisstabilität,
- angemessenem Wirtschaftswachstum und
- außenwirtschaftlichem Gleichgewicht.

Die „Magie" besteht darin, alle Ziele gleichzeitig zu verwirklichen. Dies ist nahezu unmöglich, weshalb es in der Praxis immer dazu kommt, dass einem oder zwei Zielen Vorrang eingeräumt wird. Das führt dann häufig zu einer erheblichen Vernachlässigung eines oder mehrerer anderer Ziele.

Zusätzlich lassen sich leicht weitere wirtschaftspolitische Ziele finden. Kritiker behaupten hier: Staatlicher Interventionismus ist expansiv, d. h., hat der Staat erst einmal eingegriffen, folgen notwendigerweise weitere Eingriffe. Das ursprüngliche Viereck wird dann zum Vieleck.

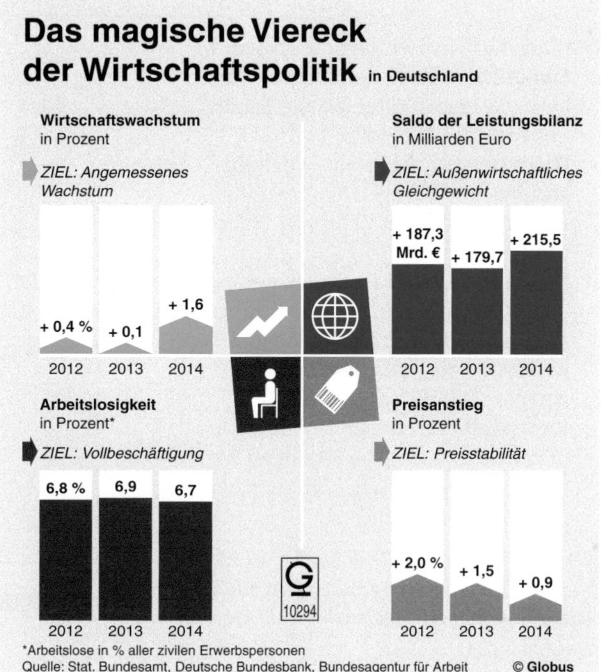
Das magische Viereck
der Wirtschaftspolitik in Deutschland
Wirtschaftswachstum
in Prozent
ZIEL: Angemessenes Wachstum
+ 0,4 %
+ 0,1
+ 1,6
2012 2013 2014
Saldo der Leistungsbilanz
in Milliarden Euro
ZIEL: Außenwirtschaftliches Gleichgewicht
+ 187,3 Mrd. €
+ 179,7
+ 215,5
2012 2013 2014
Arbeitslosigkeit
in Prozent*
ZIEL: Vollbeschäftigung
6,8 %
6,9
6,7
2012 2013 2014
Preisanstieg
in Prozent
ZIEL: Preisstabilität
+ 2,0 %
+ 1,5
+ 0,9
2012 2013 2014
10294
*Arbeitslose in % aller zivilen Erwerbspersonen
Quelle: Stat. Bundesamt, Deutsche Bundesbank, Bundesagentur für Arbeit
© Globus

3.1.1 Vollbeschäftigung

Der Zustand einer totalen Vollbeschäftigung ist in einer Volkswirtschaft unerreichbar. In einem gewissen Umfang muss stets mit Arbeitslosigkeit gerechnet werden. Laufend kündigen Mitarbeiter, um sich beruflich zu verbessern oder wegen Wohnungswechsels. Ebenso müssen Unternehmen aufgrund von Insolvenzen aufgeben oder Mitarbeitern wird wegen schlechter Leistung gekündigt.

Man spricht von einer „friktionellen Arbeitslosigkeit". Sie beträgt nach Schätzungen etwa 2 % aller arbeitswilligen und arbeitsfähigen Personen (Arbeitslosenquote). Liegt die Arbeitslosenquote zwischen 2 und 3 % bzw. bewegt sich die Zahl der offenen Stellen in derselben Höhe wie die Zahl der Arbeitslosen, kann man das Ziel Vollbeschäftigung als erreicht betrachten.

3.1.2 Preisstabilität

Darunter ist zu verstehen, dass die Preise im allgemeinen Durchschnitt weder steigen (Inflation) noch fallen (Deflation). Die Preise werden heute als verhältnismäßig stabil angesehen, wenn sie durchschnittlich nicht mehr als 1 bis 2 % jährlich steigen. Sowohl steigende als auch sinkende Preise können gravierende Folgen haben. Gemessen wird die Preisstabilität am Lebenshaltungskostenindex, der monatlich und jährlich vom Statistischen Bundesamt veröffentlicht wird.

3.1.3 Angemessenes Wirtschaftswachstum

In einer Volkswirtschaft wird das Wirtschaftswachstum an der Entwicklung des realen Bruttoinlandsproduktes gemessen. Als angemessen bezeichnete man lange Zeit ein Wachstum zwischen 2 und 4 %.

Ob man durch das Wachstum des Inlandsproduktes den Lebensstandard der Menschen steigern kann, wird auch kritisch gesehen. Zudem trifft man heute auf die Meinung, dass der Staat „Wirtschaftswachstum als Ziel" überhaupt nicht verfolgen kann. Letzten Endes ergibt sich dieses Ziel aus den Handlungen und dem Willen der Menschen eines marktwirtschaftlich orientierten Landes. Häufig wird es „missbraucht", um das Ziel Vollbeschäftigung zu erreichen.

3.1.4 Außenwirtschaftliches Gleichgewicht

Dieses Ziel ist dann erreicht, wenn sich die Einnahmen und Ausgaben aus dem Wirtschaftsverkehr mit dem Ausland die Waage halten: Die Zahlungsbilanz muss dazu ausgeglichen sein.

Die Zahlungsbilanz enthält die (s. Abb. 1)

- **Handelsbilanz:** Gegenüberstellung der ein- und ausgeführten Waren (Export und Import, ›Aktivsaldo)
- **Dienstleistungsbilanz:** Gegenüberstellung von Dienstleistungsexporten und -importen (z. B. Transport, Reiseverkehr)
- **Bilanz der Übertragungen:** enthält unentgeltliche Leistungen an und vom Ausland (z. B. Renten, Pensionen, Überweisungen der ausländischen Arbeitnehmer nach Hause)
- **Kapitalbilanz:** enthält die kurz- und langfristigen Kapitalbewegungen zum und vom Ausland (z. B. Kredite, Beteiligungen, Wertpapiere)

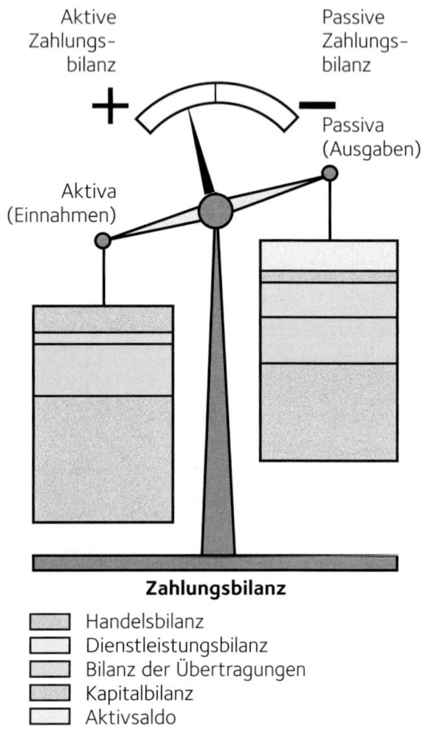

Aktivsaldo
Von Aktivsaldo spricht man, wenn die Exporte größer sind als die Importe.

Abb. 1 Zusammensetzung der Zahlungsbilanz

Können beispielsweise deutsche Produkte preiswert angeboten werden, kauft auch das Ausland verstärkt ein, d. h., die Exporte steigen.

Die im Inland vorhandene Gütermenge nimmt ab. Die Nachfrage nach Euro auf den Devisenmärkten steigt. Dadurch kann es leicht zu inflationären Tendenzen kommen.

Kaufen wir umgekehrt im Ausland stärker ein, steigen die Importe und ausländische Produkte verdrängen die heimischen. Betriebsschließungen, Insolvenzen und Arbeitslosigkeit können die Folge sein. Aus diesen Gründen sollten sich Exporte und Importe eines Landes entsprechen.

3.1.5 Weitere Ziele

Neben den im Stabilitätsgesetz aufgeführten Zielen verfolgt der Staat eine Reihe weiterer Ziele, die auch teilweise in Gesetzen niedergelegt sind.

Staatsquote
Anteil der staatlichen wirtschaftlichen Aktivitäten an der gesamten Leistung einer Volkswirtschaft

Kritiker meinen dazu, dass der Staat sich lieber darauf konzentrieren sollte, in allen Bereichen Märkte zu installieren. Das würde automatisch zur Durchsetzung der Ziele führen, die die Bevölkerung will. Die ›Staatsquote würde sich dadurch verringern. Weiter wird von Kritikern immer angemerkt, dass staatlich Eingriffe meist „expansiv" sind. Das bedeutet, wenn der Staat einen Bereich durch Gesetze oder Verordnungen regelt, werden dort immer weitere Gesetze folgen.

Umweltschutz

Konsumorientierter technischer Fortschritt und Wirtschaftswachstum haben unsere Umwelt stark angegriffen. Langfristig gefährden und vernichten wir damit unsere natürlichen Lebensgrundlagen. Die Verschmutzung der Luft, der Flüsse und Meere bescheren uns weltweite Klimaveränderungen (Treibhauseffekt), Waldsterben und Artensterben. Das magische Viereck ist deshalb um ein weiteres Ziel zu erweitern: Erhaltung einer lebenswerten Umwelt.

In zahlreichen Gesetzen versucht der Staat, das Erreichen dieses Ziels zu gewährleisten, z. B. Umwelthaftungsrecht, Bundes-Immissionsschutzgesetz, Benzin-Blei-Gesetz, Kfz-Steuergesetz, Abwasserschutzgesetze, Waschmittelgesetze, Lärmschutzgesetze, Abfallbeseitigungsgesetz, Gesetz zur Förderung Erneuerbarer Energien. Viele Stoffe, die die Umwelt verschmutzen oder die im Verdacht stehen, die Umwelt zu schädigen, wurden verboten, z. B. FCKW.

Beim Verbraucher hat sich in den letzten Jahren ein neues **Umweltbewusstsein** entwickelt, das bei den Anbietern dazu führte, dass umweltschädigende Produkte heute kaum noch angeboten werden, weil sie nicht zu verkaufen sind. Der Verbraucher wird in Zukunft auch einen höheren Preis für Produkte zahlen (amerikanische Schätzung: bis 15 %), wenn sie umweltgerecht sind. Der Trend auf dem Agrarmarkt weist ebenfalls in diese Richtung. Das wird auch Rückwirkungen auf die Verpackung der Produkte haben: Recycling ist hier angesagt. Verpackungen der Zukunft müssen wiederverwendbar sein, um die Müllhalden zu entlasten. Neben einer Sozialbilanz werden Unternehmen der Zukunft wohl auch eine Umweltbilanz vorlegen müssen.

Gerechte Einkommens- und Vermögensverteilung

Die Einkommensverteilung vollzieht sich bei uns auf der einen Seite über den Markt nach dem Leistungsprinzip und auf der anderen Seite über den Staat nach dem Sozialprinzip. Ein Großteil der Einkommensverteilung spielt sich in den Verhandlungen zwischen Gewerkschaften und Arbeitgeberverbänden ab. Ob sich daraus eine gerechte Verteilung ergibt, ist zumindest fraglich. Die Gewerkschaften achten darauf, dass die Abstufung in Lohngruppen dem Prinzip der Gerechtigkeit genügt.

Ein Teil der Einkommen wird auch aus Vermögen erzielt (Zins, Dividende, Miete, Pacht). Auch hier strebt der Staat seit Jahren eine gerechtere Verteilung an (z. B. durch das Vermögensbildungsgesetz).
Eingriffe des Staates in die Einkommens- und Vermögensverteilung sind z. B.:

- Progression der Lohn- und Einkommensteuer (d. h., höhere Einkommen werden stärker besteuert)
- Vermögensbildungsgesetz (Haushalte mit geringeren Einkommen können staatlich gefördert Vermögen bilden)
- Arbeitslosengeld II (bedürftige Erwerbsfähige werden vom Staat unterstützt)
- Wohngeld-, Kindergeld-, Elterngeldzahlungen, Ausbildungsförderung usw. enthalten alle eine einkommensabhängige Komponente

Mit diesen und weiteren Maßnahmen versucht der Staat, die Ergebnisse des Marktes in Richtung Gerechtigkeit zu korrigieren. Das wird heute als ein weiteres wirtschaftspolitisches Ziel angesehen. Kritiker behaupten, dass der Staat damit aussage, dass das Ergebnis des Marktprozesses ungerecht sei. Sie vergleichen den Markt mit einem Spiel (z. B. Fußballspiel). Das Ergebnis ist eine Mischung aus Fleiß, Anstrengung und Zufall oder Glück. Niemand fragt nach einem gerechten Ergebnis, wenn alle fair gespielt und sich an die Regeln gehalten haben. Aufgabe des Staates wäre dann die des Schiedsrichters: Er passt auf, dass sich alle an die genau festgelegten Spielregeln halten. Das Ergebnis dürfe er auf keinen Fall korrigieren. Die, die nicht mitspielen können, werden direkt vom Staat unterstützt.

Mitbestimmung der Arbeitnehmer

Auch das ist ein wirtschaftspolitisches Ziel, was insbesondere in den 1970er-Jahren stark im Vordergrund stand. Die Mitbestimmung, Mitwirkung und Informationspflicht der Arbeitnehmer ist in verschiedenen Gesetzen, z. B. dem Betriebsverfassungsgesetz, aber auch im Aktiengesetz und weiteren Gesetzen, geregelt.

3.1.6 Zielkonflikte

Das Stabilitätsgesetz fordert von Bund und Ländern, die vier wirtschaftspolitischen Ziele gleichzeitig zu erreichen: „Die Maßnahmen sind so zu treffen, dass sie im Rahmen der marktwirtschaftlichen Ordnung gleichzeitig zur Stabilität des Preisniveaus, zu einem hohen Beschäftigungsgrad und außenwirtschaftlichem Gleichgewicht bei stetigem und angemessenem Wirtschaftswachstum beitragen" (§ 1). Bezieht man noch die anderen wirtschaftspolitischen Ziele ein, grenzt es wahrlich an Zauberei, alle Ziele gemeinsam erreichen zu wollen. Dadurch können sich die verschiedensten Zielkonflikte ergeben.

BEISPIEL

Preisstabilität – Vollbeschäftigung

Bei **Arbeitslosigkeit** und **stabilen Preisen** werden sich Regierung, Parlament und Bundesbank fragen müssen: Soll das Ziel der Preisstabilität ohne Rücksicht auf die hohe Arbeitslosigkeit weiterverfolgt werden?

Bei Beharren auf unbedingter Preisstabilität ist es nicht ausgeschlossen, dass die Zahl der Arbeitslosen noch steigt.

Wird der Abbau von Arbeitslosigkeit als vordringlich angesehen, so führen Maßnahmen zur Förderung des Konsums und der Investitionen (= Nachfragesteigerung) evtl. zu einem Preisauftrieb.

Bei **Vollbeschäftigung**, aber erheblichen allgemeinen **Preissteigerungen** können vorsichtige, gezielte Maßnahmen die Nachfrage dämpfen und die Preissteigerungen allmählich verlangsamen. Zu harte Eingriffe können die Vollbeschäftigung gefährden.

Preisstabilität – außenwirtschaftliches Gleichgewicht

Sind die inländischen Preise relativ stabil, die ausländischen Preise jedoch stark ansteigend, kommt es zu Exportüberschüssen im Inland. Diese Exportüberschüsse führen auf dem Devisenmarkt zu einer verstärkten Euro-Nachfrage. Der Geldumlauf steigt, ohne dass mehr Güter im Inland zur Verfügung stehen. Es kommt zu inflationären Tendenzen („importierte Inflation").

Angemessenes Wirtschaftswachstum – Erhalt einer lebenswerten Umwelt

Will man ein angemessenes Wachstum des Bruttosozialprodukts erreichen, zeigte sich in der Vergangenheit oft, dass dieses Bemühen mit starker Umweltverschmutzung einherging. Die Forderung lautet deshalb: ein ökologisch verträgliches, angemessenes Wachstum.

Es kann jedoch auch sein, dass sich Ziele nicht ausschließen. Denkt man z. B. an angemessenes Wirtschaftswachstum und Vollbeschäftigung, hat man zwei Ziele, die sich ergänzen.

Beim Ziel des angemessenen Wirtschaftswachstums geht es auch immer um die Definition des Ziels. Wenn bestimmte (kostenlose) Leistungen einbezogen werden und negative Auswirkungen abgezogen werden, ergibt sich hier eine andere „Zielgröße".

Grundsätzlich ist es möglich, alle Ziele gleichzeitig anzusteuern. In der Praxis treten jedoch häufig Zielkonflikte auf. Die Regierung wird dann durch politische Entscheidungen das eine oder andere Ziel stärker verfolgen. Kritiker merken an, dass die Regierungen dabei nach einem 4-Jahres-Rhythmus je nach Stimmungslage in der Bevölkerung verfahren. Gleichzeitig soll die Staatsquote gesenkt werden, was nur über größere Privatisierung geht.

Ein wichtiges Ziel, welches aber kaum genannt wird, ist die Schaffung eines guten Investitionsklimas. Dies wird in erster Linie durch „Moral Suasion " erreicht. Das bedeutet, dass man durch „Schönreden" der Konjunktur und der wirtschaftlichen Verhältnisse dafür sorgt, dass sich die Unternehmen „wohlfühlen". Dies wird regelmäßig durch den IFO-Geschäftsklimaindex gemessen. Wenn dieser steigt, wird investiert im Vertrauen auf die Zukunft. Als Folge steigt die Beschäftigung und die Wirtschaft wächst.

3.2 Beeinflussung der Konjunktur

Das Wort Konjunktur wird verwendet, um bestimmte Zustände der Gesamtwirtschaft zu kennzeichnen, z. B. Konjunkturtief, Hochkonjunktur, oder Veränderungen, also die Richtung einer gesamtwirtschaftlichen Entwicklung darzustellen, z. B. konjunktureller Ab- oder Aufschwung.

Die Wirtschaft entwickelt sich nicht gleichförmig, sondern in Wellenbewegungen, dem **Konjunkturverlauf.** Die Phase des Aufschwungs (Expansion) gipfelt in der Hochkonjunktur (Boom). Diese schlägt in einen Abschwung (Rezession) um, der schließlich im Konjunkturtief (Depression) endet. Ein solcher Konjunkturzyklus dauert erfahrungsgemäß 4 bis 8 Jahre (s. Abb. 1).

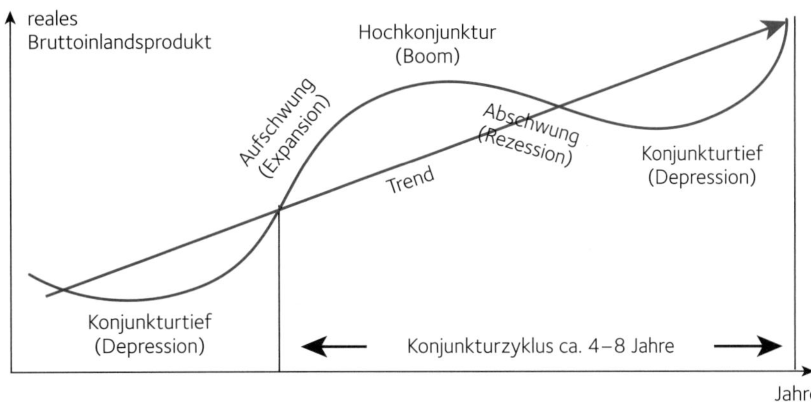

Abb. 1 Ablauf eines Konjunkturzyklus

Daneben gibt es noch kurzfristige Änderungen der Wirtschaftslage, die meist saisonal bedingt sind, z. B. in der Bauindustrie und Gastronomie, sowie langfristige Schwankungen über etwa 20 bis 30 Jahre. Gemessen werden die Schwankungen üblicherweise an der Entwicklung des realen Bruttoinlandsprodukts. In der Tabelle wird deutlich, wie sich die Konjunkturphasen auf Löhne, Gewinne, Nachfrage, Preise, Zinsen und andere wirtschaftliche Aspekte auswirken (s. Tab. 1).

	Aufschwung (Expansion)	**Hochkonjunktur (Boom)**	**Abschwung (Rezession)**	**Konjunkturtief (Depression)**
Löhne und Gewinne (real)	steigen anfangs langsam, dann rasch	erreichen Höchststand	beginnen zu fallen	auf Tiefststand, eventuell Verluste
Nachfrage allgemein	steigt anfangs langsam, dann rasch	erreicht Höchststand	fällt anfangs langsam, dann rasch	auf Tiefststand
Preise und Zinssätze	steigen anfangs langsam, dann rasch	erreichen Höchststand	fallen	auf Tiefststand
Produktion	steigt anfangs langsam, dann rasch	erreicht Höchststand	fällt anfangs langsam, dann rasch	auf Tiefststand
Investitionen	steigen anfangs langsam, dann rasch	erreichen Höchststand	gehen anfangs langsam, dann rasch zurück	auf Tiefststand
Beschäftigung	steigt anfangs langsam, dann rasch	erreicht Höchststand (Vollbeschäftigung)	rückläufig (konjunkturell bedingte Entlassungen)	auf Tiefststand (hohe Arbeitslosigkeit)
Steuereinnahmen des Staates	steigen anfangs langsam, dann rasch	erreichen Höchststand	gehen anfangs langsam, dann rasch zurück	auf Tiefststand

Tab. 1 Auswirkungen der Konjunkturphasen

3.2.1 Ursachen der Konjunkturphasen

Warum kommt es zu diesen Wellenbewegungen der Konjunktur? Dazu gibt es viele Theorien. Man unterscheidet grundsätzlich verschiedene **Indikatoren.**

Indikatoren auf der Angebotsseite sind:
- **Gewinnerwartungen der Unternehmer:** Sind diese für die Zukunft positiv, werden die Unternehmer investieren und es kommt zum Aufschwung.
- **Auftragslage:** Volle Auftragsbücher regen die Produktion an.
- **Produktionsvolumen** (Kapazitätsauslastung): Sind die Maschinen, Gebäude und Arbeitskräfte ausgelastet?
- **Investitionsfähigkeit:** Sind genügend Kreditmittel zu einem akzeptablen Preis (Zinsniveau) verfügbar?
- **Investitionsbereitschaft:** Sie ist abhängig von der Gewinnerwartung und auch vom politischen Klima.
- **Kostenentwicklung:** Zeigt sich eine stabile Kostenentwicklung (z. B. Rohstoffe, Löhne)?

Ergeben sich für das Unternehmen zu allen Punkten positive Aspekte, kommt es zu keinem Abschwung, sondern zu einem Aufschwung.

Indikatoren auf der Nachfrageseite sind:
- **Einkommen der Arbeitnehmer:** Ohne genügend hohes Einkommen können von der Nachfrage keine Impulse für die Konjunktur kommen.
- **Kauf- und Sparverhalten:** Geben die Nachfrager genügend Geld aus? Oder wird verstärkt gespart und herrscht dadurch nur eine geringe Nachfrage auf dem Markt?
- **Steuerbelastung:** Wird zusätzliches Einkommen durch die Steuer „aufgefressen", kann es sich nicht Konjunktur fördernd bemerkbar machen.
- **Lohnforderungen:** Einerseits können steigende Löhne die Konjunktur ankurbeln, auf der anderen Seite können Lohnforderungen die Investitionsbereitschaft der Unternehmen negativ beeinflussen.
- **Entwicklung der Binnennachfrage:** Stehen im Inland genügend zufriedenstellende Produkte für die Verbraucher zur Verfügung?

Auch auf der Nachfrageseite ergeben sich aus positiven Aspekten Einflüsse, welche die Konjunktur beleben.

Indikatoren auf Angebots- und Nachfrageseite sind:
- **Preisentwicklung:** Stark gestiegene Preise zehren gestiegene Einkommen auf. Das führt zu höheren Lohnforderungen und senkt die Investitionsbereitschaft. Das Preisniveau sollte deshalb möglichst stabil sein.
- **Beschäftigungsniveau:** Hohe Arbeitslosigkeit bedeutet Einkommensausfall und sinkende Nachfrage. Die Gewinnerwartungen der Unternehmen sind gering. Die Vollbeschäftigung sollte möglichst gegeben sein.
- **Außenhandel:** Hohe Importe bedeuten Nachfrage nach ausländischen Produkten. Das geht auf Kosten der heimischen Industrie und bedeutet für sie Nachfrageausfall, sinkende Gewinnerwartung und damit Abschwung. Importe und Exporte sollten deshalb möglichst ausgeglichen sein.
- **Wirtschaftswachstum:** Wächst das Sozialprodukt, wächst der materielle Wohlstand und damit oft auch der Lebensstandard. Die Menschen sind zufrieden, der Prozess unterstützt sich selbst.

Hinzu kommen sicherlich auch noch die allgemeinen Aussichten für die Zukunft, Vermutungen und Spekulationen. Damit ergibt sich eine Aufgabe für die Politik zur Förderung des Aufschwungs: „Rede vom Aufschwung, auch wenn er noch nicht da ist." Gemeint ist hier, dass man die Stimmung durch „gutes Zureden" anheizen kann, was dann zum Aufschwung führt. Der wirtschaftspolitische Fachausdruck hierfür heißt „Moral Suasion".

Je nachdem welcher Theorie man anhängt, gewichtet man einzelne Seiten und Faktoren stärker.

3.2.2 Instrumente zur Beeinflussung der Wirtschaft

Welche Maßnahmen können ergriffen werden, um die starken Wellenbewegungen der Konjunktur zu dämpfen? Grundsätzlich müssen alle Maßnahmen, die der Staat zur Verhinderung großer Ausschläge der Konjunktur ergreift, ›**antizyklisch** sein. Das bedeutet, dass bei einem herannahenden Aufschwung für eine Dämpfung der Konjunktur gesorgt werden muss. Bei einem drohenden Abschwung müssen verschiedene Maßnahmen zur Konjunkturförderung ergriffen werden (s. Abb. 1).

antizyklisch
gegen den Zyklus

Der Staat kann das mit einer Ein- und Ausgabenpolitik versuchen, die man auch **Fiskalpolitik** nennt.

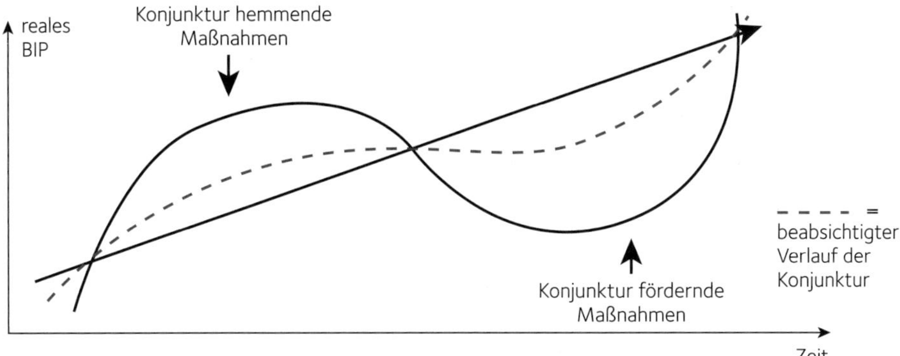

Abb. 1 Beeinflussung eines Konjunkturzyklus

Konjunktur fördernde Maßnahmen des Staates

Bei einer beginnenden Rezession versucht der Staat, die Wirtschaft anzukurbeln (die Konjunktur zu fördern). Dazu bieten sich ihm folgende Möglichkeiten:

- öffentliche Aufträge an die Wirtschaft, z. B. Bau von Straßen, Brücken, öffentlichen Gebäuden
- Steuersenkungen, z. B. Senkung der Lohn- und Einkommensteuer, um die private Nachfrage anzukurbeln
- verbesserte Abschreibungsmöglichkeiten für Unternehmen heben die Investitionsbereitschaft
- Investitionsförderung durch steuerliche Begünstigung oder günstige Staatskredite
- öffentliche Zuschüsse (Subventionen) einführen oder erhöhen (z. B. Kindergeld, Wohngeld, Förderung des Wohnungsbaus, Förderung der Stahlindustrie, Sonderprogramme für bestimmte Regionen)
- Auflösung von Konjunkturausgleichsrücklagen (in der Hochkonjunktur stillgelegte Einnahmen des Staates)

Konjunktur hemmende Maßnahmen

Dabei handelt es sich meist um den Gegensatz zu den vorher genannten Maßnahmen:

- Öffentliche Aufträge werden eingeschränkt oder „auf die lange Bank geschoben".
- Steuern werden erhöht oder der eingebaute Erhöhungsmechanismus (Progression der Lohn- und Einkommensteuer) wird nicht nach unten korrigiert.
- Die Abschreibungsmöglichkeiten werden stark eingeschränkt.
- Investitionen werden nicht mehr gefördert.
- Öffentliche Zuschüsse werden abgeschafft oder eingeschränkt.
- Stilllegung von Einnahmen (Konjunkturausgleichsrücklage).

Probleme der Fiskalpolitik

Grundsätzlich ist es für den Staat leichter, Konjunktur belebende Maßnahmen zu beschließen, da er hiermit fast überall in der Wirtschaft auf Zustimmung stößt. Problematisch sind aber insbesondere die Finanzierung und das Maß der Förderung. Wird über zusätzliche Staatskredite gefördert, erhöht sich die Staatsverschuldung mit Belastung der kommenden Generationen.

Außerdem treibt die zusätzliche staatliche Kreditnachfrage die Zinsen in die Höhe. In Erwartung der kommenden Hochkonjunktur sollen die Kredite über die erhöhten Steuereinnahmen dann wieder zurückgezahlt werden.

Konjunktur dämpfende Maßnahmen sind politisch meist schwer durchsetzbar. Bestimmte Ausgaben können nur schwer gekürzt, geschweige denn abgeschafft werden. So sind Personalausgaben des Staates kaum zu kürzen, bei öffentlichen Leistungen ist dies ebenfalls sehr schwierig.

Ein weiterer wichtiger Faktor ist das Timing. Wann soll der Staat die genannten Maßnahmen einsetzen? Wer kann genau sagen, in welcher Phase der Konjunktur man sich gerade befindet? Da man das erst hinterher genau weiß, muss man versuchen, den richtigen Zeitpunkt für die Maßnahmen vorsichtig zu finden, zudem sie meist erst nach einer gewissen Zeit („Timelag") wirken.

Ein letzter, nicht minder wichtiger Faktor ist die Politik der Europäischen Zentralbank. Da sie in ihren Entscheidungen autonom ist, muss der Staat darauf achten, sich mit ihr abzustimmen. Ihre Geld- und Kreditpolitik muss mit den Maßnahmen des Staates koordiniert sein.

Häufig werden durch fiskalpolitische Zielsetzungen die Ziele des magischen Vierecks gestört.

3.3 Das Sozialprodukt als Messgröße der gesamtwirtschaftlichen Lage

BEISPIEL

Drei Bäcker aus verschiedenen Ländern streiten sich, wer den größten Kuchen gebacken hat. Leider haben alle drei dasselbe Problem: Der Kuchen ist bereits weg und man kann ihn deshalb nicht mehr sehen.

Der erste Bäcker beschreibt seinen Kuchen: Mein Kuchen war so groß, dass mir sogar neben dem Handwerk die Industrie geholfen hat, ihn zu backen. Auch der Dienstleistungsbereich hat uns stark geholfen. Sogar Handel, Verkehr und der Staat sowie die Landwirtschaft haben beim Backen mitgewirkt. Ausländische Bäcker haben ebenfalls zu einem kleinen Teil mit Importstückchen ausgeholfen. Der Kuchen hat Tausende gekostet – uns geht es gut!

Der zweite Bäcker berichtet: Von meinem Kuchen haben massenhaft Privatverbraucher gegessen. Auch Unternehmen und der Staat haben sich große Stücke genommen. Einen Riesenhappen konnten wir noch an das Ausland verkaufen. Uns geht es viel besser!

Der dritte Bäcker: Durch das Backen meines Kuchens konnte ich meinen Angestellten gute Löhne und Gehälter zahlen. Ich kann jetzt endlich einen neuen Backofen kaufen. Auch habe ich noch einen beachtlichen Gewinn gemacht. Selbst an den Staat konnte ich davon noch Steuern zahlen. Uns geht es am besten!

Die Schilderungen der drei Bäcker, wie groß die Kuchen waren, die sie in der Vergangenheit gebacken haben, sind vergleichbar mit dem Bericht über das Sozialprodukt eines Landes. Als **Sozialprodukt** bezeichnet man alle Sachgüter, Dienstleistungen und Rechte (Patente und Lizenzen), die ein Land in einem Jahr produziert hat.

Damit alles miteinander verglichen werden kann, bewertet man es in Geldeinheiten: in der Bundesrepublik Deutschland in Euro, international meist in Dollar. Häufig spricht man deshalb auch vom Bruttosozialprodukt zu Marktpreisen. „Sozial" bedeutet in diesem Zusammenhang so viel wie „gemeinschaftlich". „Produkt" bedeutet so viel wie „Ertrag".
Man kann also auch vom gemeinschaftlichen Ertrag eines Landes in einem Jahr, ausgedrückt in der Landeswährung, sprechen. Im Jahr 1993 wurde die Berechnung auf das „Bruttoinlandsprodukt" umgestellt. Es wird nur noch zusammengerechnet, was **innerhalb** der Landesgrenzen erzeugt wird.

3.3.1 Nominales und reales Bruttoinlandsprodukt (BIP)

Wie aus der Abbildung ersichtlich wird, ist das nominale Bruttoinlandsprodukt (fast) immer gestiegen. Die jährlich in einer Volkswirtschaft hergestellten Güter bewertet man zu Preisen, die sie am Markt erzielen. Auch bei gleichbleibender Gesamtproduktion kann daher das Bruttoinlandsprodukt zu Marktpreisen von Jahr zu Jahr ›nominal steigen, wenn die Preise gestiegen sind. Aufgrund der Steigerung des nominalen Bruttoinlandsprodukts kann man aber nicht von einer tatsächlichen (realen) Mehrproduktion in einem Land sprechen.

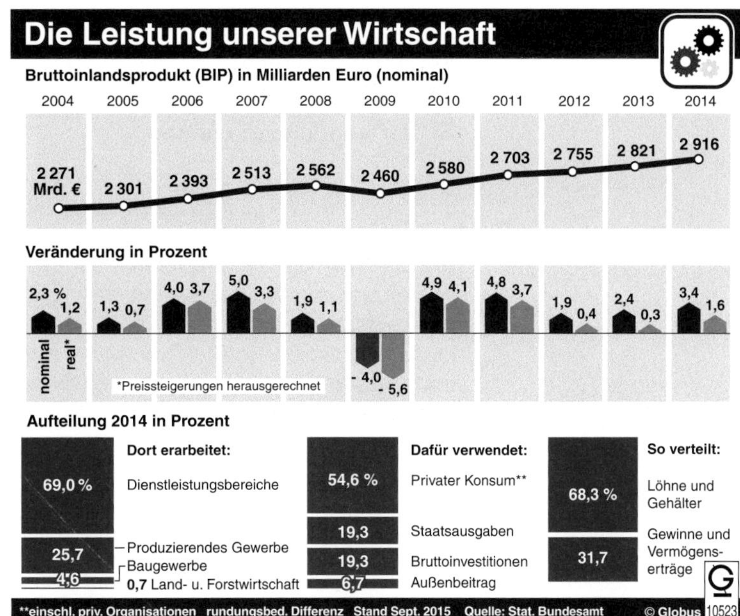

Die Höhe des realen (tatsächlichen) Bruttoinlandsprodukts entscheidet darüber, ob im laufenden Jahr mehr Konsum- und Kapitalgüter bereitstehen als in den vergangenen Jahren. Um das reale Bruttoinlandsprodukt zu ermitteln, müssen also beim nominalen Bruttoinlandsprodukt die Preissteigerungen berücksichtigt werden.

Steigerung des realen Bruttoinlandsprodukts = Steigerung des nominalen Bruttoinlandsprodukts – Preissteigerung

nominal
Nominal bedeutet „dem Namen nach" oder in der Wirtschaft „zum Nennwert".

3.3.2 Berechnung des Sozialprodukts

Beim Eingangsbeispiel mit den Bäckern wurde die Größe eines Kuchens auf unterschiedliche Weise beschrieben. Der erste Bäcker zeigte auf, wer den Kuchen gebacken hatte. Der zweite Bäcker beschrieb, wer davon gegessen hatte. Der dritte erzählte von den Einkommen, die durch das Backen entstanden. Das sind im Grunde auch die drei Arten, nach denen man das Sozialprodukt berechnen kann:

Entstehungsrechnung

Dabei wird geklärt, in welchen Wirtschaftsbereichen das Sozialprodukt erarbeitet wurde, also wer den Kuchen gebacken hat. Heute stehen an erster Stelle die Dienstleistungen, deren Anteil immer größer wird. Es folgt das produzierende Gewerbe (s. Abb. 1).

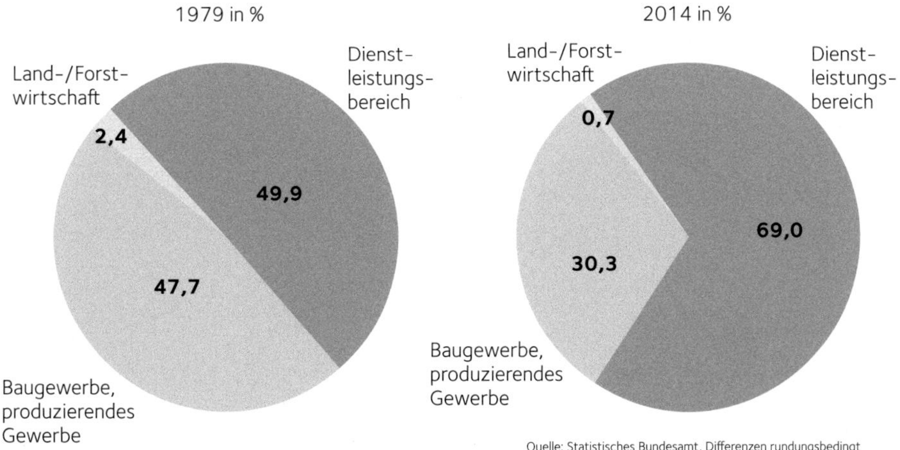

Abb. 1 Zusammensetzung des Sozialprodukts nach Entstehungsbereichen

Ein großes Problem bei der Berechnung ist, dass Doppeltzählungen vermieden werden sollen. Zum Beispiel: Erfasst man die Reifenproduktion für Pkw separat, muss bei der Erfassung der Pkw-Produktion die Reifenproduktion abgezogen werden. Man erfasst nur die sogenannten Nettoproduktionswerte der einzelnen Unternehmen.
Ein weiteres Problem ist die Einordnung mancher Wirtschaftszweige.

Verwendungsrechnung

Hier geht es um die Frage, wer den Kuchen gegessen hat: Der private Verbrauch hat sich den größten Anteil des Kuchens herausgeschnitten. Aber auch der Staat und die Unternehmen verwenden Teile des Sozialprodukts. Die Anteile sind über die Jahre relativ konstant (s. Abb. 1).
Die Verwendung des Sozialprodukts von Unternehmen bezeichnet man als **Investitionen.** Es handelt sich dabei um Neuinvestitionen von Unternehmen, die gravierend über die zukünftige wirtschaftliche Entwicklung des Landes entscheiden.
Ein zunehmender Verbrauch des Staates muss mit kritischen Blicken verfolgt werden, geht er doch zulasten der Investition oder des privaten Verbrauchs. Ein Teil des Kuchens wird auch vom Ausland über Exporte in Anspruch genommen.

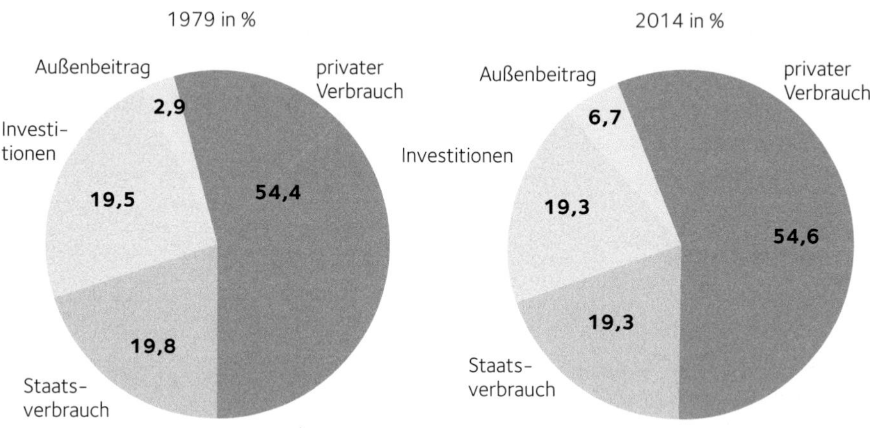

Abb. 1 Zusammensetzung des Sozialprodukts nach der Verwendung

Verteilungsrechnung

Im Zuge der Erstellung des Sozialprodukts sind, wie z. B. vom dritten Bäcker geschildert, Einkommen angefallen, die dann wiederum ausreichen müssen, das Sozialprodukt zu kaufen. In der Statistik werden zwei Gruppen von Einkommen unterschieden: Löhne und Gehälter der Arbeitnehmer einerseits, Gewinne der Unternehmer sowie Vermögenserträge der Arbeitgeber und der Arbeitnehmer andererseits.
Beide Einkommen zusammen bezeichnet man als **Volkseinkommen**. Die Anteile werden Lohn- bzw. Gewinnquote genannt. Die Verteilung von 70 : 30 ist relativ konstant (s. Abb. 2).

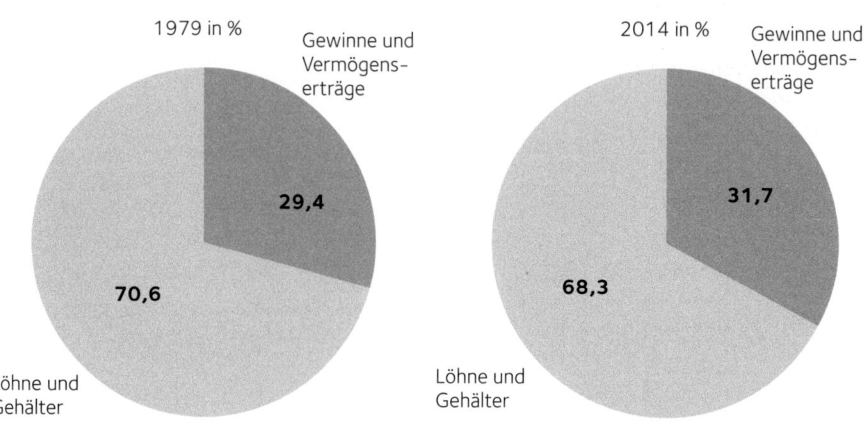

Abb. 2 Zusammensetzung des Sozialprodukts nach den Einkommensarten

Ein Teil der Gelder, die durch die Produktion entstehen, werden auch durch den Staat in Form von indirekten Steuern abgeschöpft (insbesondere durch die Mehrwertsteuer). Hinzu kommt, dass ein Teil des Geldes in den Unternehmen in Form von Abschreibungen verbleibt, die bei Bedarf eine ⟩Ersatzinvestition möglich machen.

Ersatzinvestition
Investitionen, durch die ein bereits vorhandenes Gut ersetzt wird, z. B. Austausch eines defekten Sterilisators

Addiert man zum Volkseinkommen die Abschreibungen und die indirekten Steuern, erhält man wieder das Bruttoinlandsprodukt (s. Abb. 1).

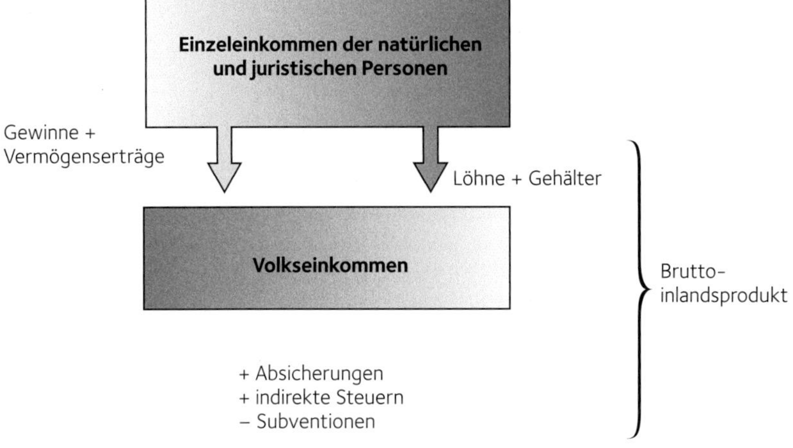

Abb. 1 Bildung des Bruttoinlandsprodukts

3.3.3 Aussagekraft des Sozialprodukts

Auch im Eingangsbeispiel versuchen die Bäcker, aufgrund der Größe des Kuchens auf ihren Wohlstand zu schließen. Ebenso wird es häufig mit dem Bruttoinlandsprodukt getan. Das Bruttoinlandsprodukt (BIP) wird vielfach als Messlatte des Wirtschaftswachstums und des Lebensstandards angesehen.

Selbstverständlich ist dabei immer das reale Wachstum des BIP gemeint. Aber auch das reale Wachstum um beispielsweise 5 % sagt noch nichts darüber aus, ob der Bevölkerung tatsächlich 5 % mehr Produkte oder Dienstleistungen zur Verfügung stehen. Es könnte ja auch sein, dass die Bevölkerung zwischenzeitlich um 5 % gewachsen ist, z. B. durch Flüchtlinge, Aussiedler oder die deutsche Wiedervereinigung.

Um zu einer genaueren Aussage zu kommen, muss das Sozialprodukt also pro Kopf der Bevölkerung ausgedrückt werden. Die Angabe in US-Dollar ist bei internationalen Vergleichen üblich.
Es sind jedoch viele Leistungen im BIP gar nicht erfasst. Dazu gehören insbesondere:
- Hausfrauen- bzw. -männerarbeit
- Staatsgüter ohne Preis
- Bemühungen um eine saubere Umwelt
- Pflege von Statussymbolen
- Freizeitaktivitäten
- Schwarzarbeit
- Hobbygärtnerei

Diese Aufzählung ließe sich noch erweitern, sie zeigt jedoch schon, dass das Sozialprodukt als Wohlstandsmesser nur eine untergeordnete Bedeutung einnehmen kann.

Häufig haben auch kleine Länder oder Entwicklungsländer ein hohes Sozialprodukt pro Kopf. Bei genauerer Untersuchung stellt man jedoch fest, dass das durch eine kleine Eliteschicht erbracht und verbraucht wird.

AUFGABEN

1 Weshalb wird das Stabilitätsgesetz als „magisches Viereck" bezeichnet?

2 Wann ist das Ziel der Vollbeschäftigung erreicht?

3 Wie kann der Staat das Ziel „angemessenes Wirtschaftswachstum" verfolgen?

4 Was versteht man unter „Konjunktur"?

5 Lesen Sie den folgenden Auszug aus dem Konjunkturbericht einer Tageszeitung:

> *Im neuesten Monatsbericht des Bundeswirtschaftsministeriums heißt es, die wirtschaftliche Aufwärtsentwicklung hätte auch im Sommer angehalten, Produktion und Auftragslage der Industrie hätten weiter deutlich zugenommen.*
> *Mehr als positiv wird auch das Stimmungsbild bei den Unternehmen bezeichnet, und die günstigen Aspekte beträfen sowohl den Arbeitsmarkt als auch die Preisentwicklung und den Außenhandel. … Auf dem Arbeitsmarkt spricht der Lagebericht von einem Anhalten der leichten konjunkturellen Erholungstendenzen, was sich im Rückgang der Arbeitslosenzahl im September und in der Tatsache ausdrückte, dass die saisonübliche Zunahme von Kurzarbeit diesmal geringer ausfiel als in den letzten fünf Jahren. …*
> *Die Erholung der Wirtschaft hat sich auch nach Ansicht des Deutschen Sparkassen- und Giroverbandes im 3. Quartal dieses Jahres mit verhaltenem Tempo fortgesetzt. Dabei stützte sich die konjunkturelle Belebung allerdings weiterhin vor allem auf den Export. Mehr und mehr trügen aber auch die gestiegenen Investitionen zum positiven Gesamtergebnis bei. Mittelfristig könnte sich die Bundesrepublik Deutschland jedoch nicht darauf verlassen, dass die Konjunktur im Wesentlichen vom Export angetrieben wird. Vielmehr müsste die Binnennachfrage zukünftig wieder stärker zum gesamtwirtschaftlichen Wachstum beitragen. Erste Ansätze hierfür wären bereits zu erkennen.*

a Wie entwickelte sich die Konjunktur?
b Was war dafür ausschlaggebend?
c Wie kann die Nachfrage (Binnennachfrage) zur Konjunkturförderung beitragen?

6 Nennen Sie Konjunktur fördernde und Konjunktur dämpfende Staatsmaßnahmen.

7 Welche staatliche Instanz kann die Investitionsfähigkeit beeinflussen?

8 Betrachten Sie die Grafik auf S. 303 „Die Leistung unserer Wirtschaft". In welchen Jahren gab es große Preissteigerungen? Woran erkennen Sie das?

9 Nennen Sie die drei Berechnungsarten des Bruttoinlandsprodukts.

10 In welchen Bereichen wird das Sozialprodukt erarbeitet?

11 Ist es möglich, dass das nominale BIP steigt, das reale BIP aber sinkt? Begründen Sie Ihre Aussage.

12 Weshalb ist die Entwicklung des realen Sozialprodukts ein Gradmesser für das Wirtschaftswachstum?

13 Kann das Bruttoinlandsprodukt ein Wohlstandsmesser sein? Erläutern Sie Ihre Aussage anhand von drei Beispielen.

14 Kann man die Bruttoinlandsprodukte verschiedener Länder vergleichen?

15 Weshalb wächst das BIP seit Jahren kontinuierlich?

4 Steuern und Entgeltabrechnung

4.1 Staatseinnahmen

Zur Finanzierung seiner umfassenden Aufgaben benötigt der Staat Einnahmequellen. Zu den größten Ausgaben des Staates zählen die soziale Sicherung, die Verteidigung und das Verkehrswesen. Eine besondere Problematik besteht durch die Bundesschuld mit ihren ständig steigenden Zinsen für Staatskredite.

Weitere wichtige Staatsaufgaben werden von den Ländern (z. B. Bildung, Polizei, Justiz) und den Kreisen und Gemeinden (z. B. Straßenbau, Kultur, Schulen) wahrgenommen.

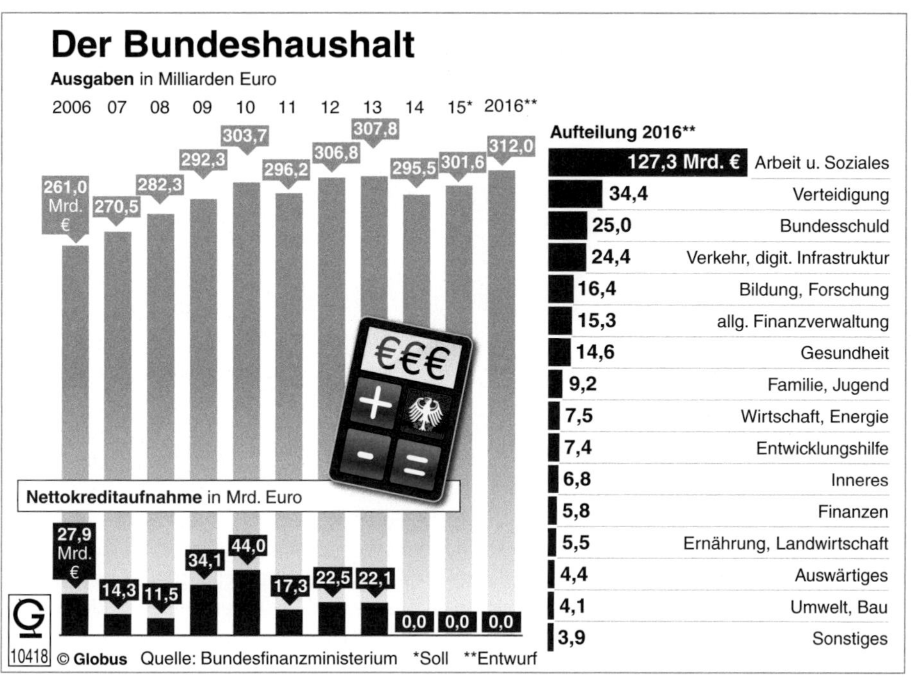

Die wichtigste Einnahmequelle für den Staat bilden die **Steuern**. Es sind einmalige oder laufende Geldleistungen ohne direkte Gegenleistung. Obwohl der Steuerzahler keine direkten Gegenleistungen empfängt, sind ohne diese Abgaben viele, zum Teil unentbehrliche und kostspielige öffentliche Leistungen nicht denkbar, z. B. Bau und Unterhaltung von Straßen und Schulen oder Sozialleistungen. Etwa 80 % der Staatsausgaben werden durch Steuern finanziert.

Daneben existieren noch Einnahmen aus
- Zöllen (in der EU abgeschafft),
- Gebühren und Beiträgen für spezielle staatliche Leistungen (z. B. Gebühr für das Ausstellen eines Bundespersonalausweises, Müllabfuhrbeiträge),
- Staatsunternehmen (z. B. Deutsche Bundesbank),
- Sonderabgaben (z. B. Bevorratungszuschläge, Solidaritätszuschläge) und
- der sogenannten Nettokreditaufnahme.

Unter der Nettokreditaufnahme versteht man die zusätzliche Kreditaufnahme des Staates im laufenden Jahr, wobei die Tilgung für die Altkredite schon abgegolten ist. Die Zinsen, die für die gesamten Staatskredite bezahlt werden müssen, nehmen bereits den dritten Platz in den Ausgaben des Staates ein.

In Deutschland werden sehr viele Steuern erhoben. Dabei gibt es **direkte Steuern,** deren Bezahlung man als Konsument direkt an eine staatliche Stelle leisten muss (z. B. die Kfz-Steuer), und auch sogenannte **indirekte Steuern,** die man als Konsument nicht direkt an den Staat bezahlt (z. B. Umsatz- oder Mehrwertsteuer). Gerade die indirekten Steuern werden vom Staat gerne genutzt, weil der Verbraucher deren Erhöhung nicht so gut realisiert, da sie beim Bezahlen im Preis eines Produktes eingerechnet sind.

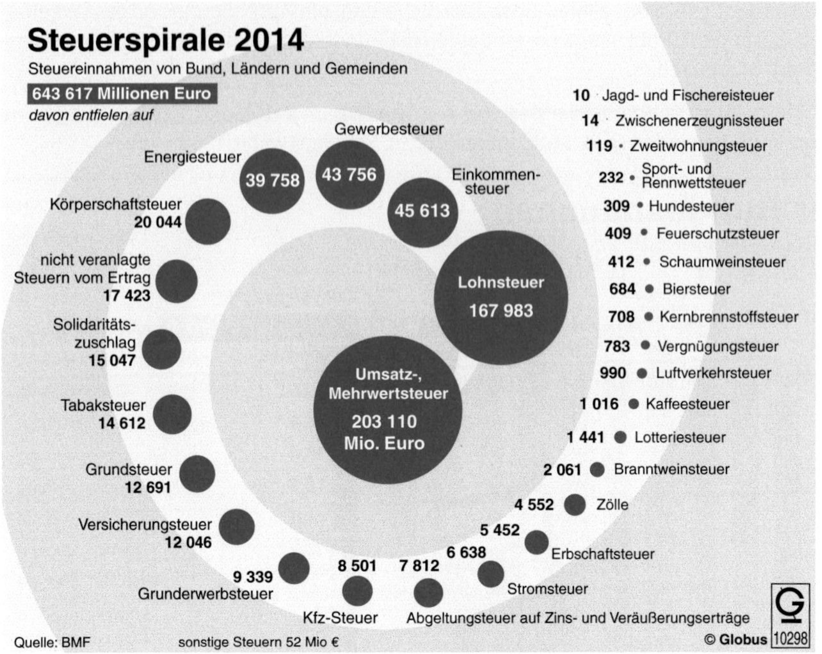

Bagatellsteuern sind solche Steuern, deren Erhebung mehr kostet, als sie dem Staat einbringen. Sie dienen häufig zur Steuerung politischer Beschlüsse (z. B. Hundesteuer, Spielautomatensteuer). Manche dieser Steuern sind mittlerweile durch gesellschaftliche oder wirtschaftliche Veränderungen veraltet. Will man aber eine Steuer abschaffen, trifft man immer wieder auf das alte Sprichwort „Alte Steuer – gute Steuer".

Begründungen für neue Steuern oder Steuererhöhungen finden sich aus vielfältigen Gründen. Zum Beispiel erfolgte die Erhöhung der Tabaksteuer aus gesundheitspolitischen Gründen, die Erhöhung der Lohn- und Einkommensteuer aus sozialpolitischen Gründen und die Erhöhung der Mineralölsteuer sowie die Einführung der „Ökosteuer" aus umweltpolitischen Gesichtspunkten.

4.2 Lohn- und Einkommensteuer

Die Lohnsteuer ist keine eigene Steuerart, sondern Teil der Einkommensteuer. Beim Lohn- und Gehaltsempfänger bedient sich der Staat des Arbeitgebers, um die Einkommensteuer zu erheben (Abzugsverfahren).
Wer nur Lohn oder Gehalt bezieht, hat in der Regel seine Einkommensteuerpflicht durch den Lohnsteuerabzug erfüllt. Steuerpflichtig sind alle natürlichen Personen, die ihren Wohnsitz in der Bundesrepublik Deutschland haben (die Einkommensteuer der juristischen Personen ist die Körperschaftsteuer).

Diese Steuer wird im sogenannten Steuerverbund erhoben (wie die Mehrwertsteuer). Das bedeutet, dass die Einnahmen nach einem Schlüssel verteilt werden. Der Großteil der Einnahmen aus der Lohn- und Einkommensteuer geht an den Bund (42,5 %) und die Länder (42,5 %). Aber auch die Gemeinden erhalten Anteile aus diesem Steueraufkommen (15 %) zur Finanzierung ihrer jeweiligen Aufgaben. Die Lohn- und Einkommensteuer, die Körperschaft- und die Mehrwertsteuer werden auch als Gemeinschaftssteuern bezeichnet.

Folgende Einkünfte unterliegen der Einkommensteuer:

- **Einkünfte aus Land- und Forstwirtschaft:** Darunter fallen auch die Einkünfte aus Wein-, Garten- und Obstanbau.
- **Einkünfte aus Gewerbebetrieb:** Besteuert werden die Einkünfte aus Betrieben, die keine juristische Person sind. Sie sind ebenfalls gewerbesteuerpflichtig.
- **Einkünfte aus selbstständiger Arbeit:** Dazu gehören die Einkünfte aus freiberuflicher Tätigkeit, z. B. die der Ärzte und Zahnärzte. Sie unterliegen nicht der Gewerbesteuer.
- **Einkünfte aus nicht selbstständiger Arbeit (Lohn- und Gehaltseinkommen):** Die Lohnsteuer stellt nur eine besondere Erhebungsform der Einkommensteuer dar. Der Arbeitgeber behält die Lohnsteuer ein und führt sie an das Finanzamt ab. Liegen keine Einkünfte aus anderen Einkommensarten vor und betragen die Einkünfte aus nicht selbstständiger Arbeit weniger als 10 800,00 € pro Jahr (Grundfreibetrag plus weitere Freibeträge), muss eine Steuererklärung abgegeben werden. Liegen weitere Einkünfte vor oder wird diese Grenze überschritten, wird man veranlagt. Man spricht dann von einer Pflichtveranlagung. Werbungskosten dürfen in Ansatz gebracht werden (Pauschbetrag 1000,00 €).
- **Einkünfte aus Kapitalvermögen:** Darunter versteht man z. B. Zinsen, Dividenden, Gewinnanteile von Gesellschaftern. Für Sparer gilt ein Freibetrag von 801,00/1602,00 € (ledig/verheiratet). Von den Zinseinnahmen werden 25 % als Abgeltungsteuer von den Banken anonym an die Finanzämter abgeführt.
- **Einkünfte aus Vermietung und Verpachtung:** Das sind beispielsweise Einnahmen aus der Vermietung eines Hauses.
- **Sonstige Einkünfte:** Dazu zählen Einkünfte aus Spekulationsgeschäften (z. B. Gewinne aus Hausverkäufen innerhalb bestimmter Fristen), Gewinne aus Wertpapiergeschäften (innerhalb bestimmter Fristen), Rentenbezüge, alle privaten Veräußerungsgewinne.

Für jeden Steuerpflichtigen werden diese sieben Einkunftsarten addiert und es ergibt sich der sogenannte Gesamtbetrag der Einkünfte. Bei manchen Einkunftsarten können auch Verluste entstehen (negative Einkünfte).

Steuerrechtlich ist es ohne Bedeutung, unter welcher Bezeichnung eine Einnahme erzielt wird. Nur in bestimmten Ausnahmefällen, die sich auch von Zeit zu Zeit ändern, sind Einnahmen lohnsteuerfrei bzw. begrenzt lohnsteuerfrei (s. Tab. 1).

Voll zu versteuern	Begrenzt steuerfrei	Steuerfrei
– Überstundenzuschläge – Erschwerniszulagen – Leistungszulagen – Sondervergütungen (Urlaubs-, Weihnachtsgeld, 13. Monatsgehalt) – Prämien	– Zuwendungen aufgrund von Praxisjubiläum (Fünftelregelung) – Zuwendungen aufgrund einer Notsituation des Arbeitnehmers (bis 600,00 €) – Zuschlag für Sonn- und Feiertagsarbeit (50 %) – Fahrtkosten von der Wohnung zur Arbeitsstätte, wenn vom Arbeitgeber mit 15 % pauschal versteuert – Essenszuschüsse, wenn vom Arbeitgeber mit 25 % versteuert	– Überlassen typischer Berufskleidung – Reisekostenerstattung – Arbeitnehmersparzulage – Kindergartenzuschüsse – Trinkgelder – Geschenke bei Praxisveranstaltungen (max. zwei pro Jahr) bis 110,00 €/Mitarbeiter – Sachbezüge (z. B. Benzingutschein bis 44,00 €/Mitarbeiter/Monat) – Toto-/Lottogewinne – Schenkungen – Erbschaften

Tab. 1 Steuerrechtliche Sonderfälle von Einnahmen

Nachdem der Gesamtbetrag der Einkünfte ermittelt ist, können noch weitere Abzüge vom Steuerpflichtigen gemacht werden. Sonderausgaben, außergewöhnliche Belastungen und besondere Freibeträge dürfen abgezogen werden.

4.2.1 Sonderausgaben und außergewöhnliche Belastungen

Bei den Sonderausgaben handelt es sich um bestimmte, im Einkommensteuergesetz genau definierte Aufwendungen, die vom Gesamtbetrag der Einkünfte abgezogen werden, wenn sie weder Betriebsausgaben noch Werbungskosten sind. Sonderausgaben sind Kosten der privaten Lebensführung, die jedoch aus sozialpolitischen Gründen ganz oder teilweise abgesetzt werden können.

Unbeschränkt abzugsfähige Sonderausgaben

Zu den unbeschränkt abzugsfähigen Sonderausgaben zählen u. a.:
- bezahlte Kirchensteuer
- Unterhaltsleistungen
- Ausbildungskosten
- Spenden für politische Parteien und mildtätige Zwecke

Diese Kosten können mit Einschränkungen vom Gesamtbetrag der Einkünfte abgezogen werden. Werden keine dieser Ausgaben vom Arbeitnehmer nachgewiesen, zieht das Finanzamt automatisch 36,00 € bei Ledigen und 72,00 € bei Verheirateten ab (Sonderausgabenpauschbetrag).

Beschränkt abzugsfähige Sonderausgaben

Hierzu zählen Vorsorgeaufwendungen, z. B. eigene Beiträge zur Sozialversicherung, Lebens-, Unfall- und Haftpflichtversicherung.

Außergewöhnliche Belastungen

Es gibt Aufwendungen, die weder als Betriebsausgaben oder Werbungskosten noch als Sonderausgaben abzugsfähig sind, die aber wegen der besonderen außergewöhnlichen Belastung des Steuerpflichtigen berücksichtigt werden sollen. Dadurch will man Härten bei der Besteuerung mildern oder beseitigen.

Die Ausgaben müssen zwangsläufig größer sein als bei Steuerpflichtigen mit vergleichbaren Einkommens- und Vermögensverhältnissen und mit vergleichbarem Familienstand. Dabei sind in der Regel die Ausgaben nicht in voller Höhe, sondern nach Anrechnung eines zumutbaren Eigenanteils (1–7 % des Gesamtbetrags der Einkünfte) abziehbar.
Für bestimmte Arten von außergewöhnlichen Belastungen gelten statt Anrechnung eines zumutbaren Eigenanteils Höchstgrenzen, über die hinaus kein Abzug möglich ist.

Beispiele für **außergewöhnliche Belastungen:**
- Unterstützung Not leidender Familienangehöriger (auch Kinder über 25 Jahre in Ausbildung)
- Pflege behinderter Menschen
- Verlust durch Diebstahl
- Ehescheidungskosten
- Krankheitskosten
- Beschäftigung einer Haushaltshilfe (wenn Ehegatte über 60 Jahre = 624,00 €)
- Behindertenpauschalbetrag (abhängig vom Grad der Behinderung)

Daneben gibt es **besondere Freibeträge**, wie z. B.:
- Kinderfreibetrag (3648,00 € alternativ zum Kindergeld)
- Freibetrag für Betreuungs- und Erziehungs- oder Ausbildungsbedarf (Bedarfsfreibetrag, 2160,00 € alternativ zum Kindergeld)
- Freibetrag (1308,00 €) für Alleinerziehende
- Altersentlastungsbetrag (ab 65 Jahre = 1824,00 €)

Nach Abzug aller steuerlich zugelassenen Abzugsbeträge ergibt sich das zu versteuernde Einkommen.

BEISPIEL

Schema zur Ermittlung des zu versteuernden Einkommens

Einkommen
+ aus Land- und Forstwirtschaft
+ aus Gewerbebetrieb
+ aus selbstständiger Arbeit
+ aus nicht selbstständiger Arbeit
+ aus Kapitalvermögen
+ aus Vermietung und Verpachtung
+ sonstige Einkünfte
= Gesamtbetrag der Einkünfte
– Sonderausgaben
– außergewöhnliche Belastungen
– besondere Freibeträge
= zu versteuerndes Einkommen

4.2.2 Der Einkommensteuertarif

Vom zu versteuernden Einkommen wird nun die Einkommen- bzw. Lohnsteuer berechnet. Der Einkommensteuertarif unterscheidet mehrere Besteuerungszonen:

- **Grundfreibetragszone (Nullzone):** Liegt das zu versteuernde Einkommen zwischen 0 und 8355,00 € (2014), 8472,00 € (2015) oder 8652,00 € (2016), muss keine Steuer bezahlt werden (steuerliches Existenzminimum).
- **Untere Progressionszone:** Bei einem zu versteuernden Einkommen ab 8355,00 € (neue Werte s. o.) fällt Einkommensteuer an. Im Eingangsbereich gilt der Eingangssteuersatz von 14 %. Danach steigt der Steuersatz bis zu einem zu versteuernden Einkommen von 13 469,00 € linear auf rund 24 % an.
- **Obere Progressionszone:** Ab einem zu versteuernden Einkommen von 13 470,00 € bis zu 52 881,00 € steigt der Steuersatz dann ebenfalls linear von 24 bis auf 42 % an.
- **Obere Proportionalzone:** Ab einem zu versteuernden Einkommen von 52 882,00 € bleibt der Steuersatz konstant bei 42 %. Dies gilt jedoch nur bis zum Betrag von 250 730,00 € für Ledige bzw. 501 460,00 € für Verheiratete.
- **„Reichensteuer" (Proportionalzone 2):** Diese zweite Proportionalzone wird als sogenannte Reichensteuer bezeichnet. Ab einem zu versteuernden Einkommen von 250 731,00 € (Ledige) bzw. 501 462,00 € (Verheiratete) beträgt der Steuersatz 45 %.

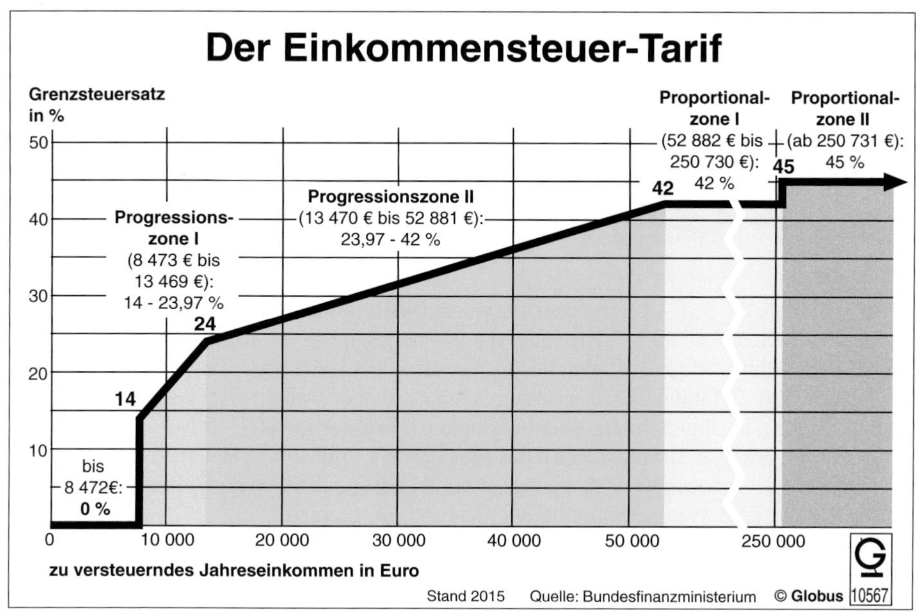

4.2.3 Veranlagung zur Einkommensteuer auf Antrag

Nach Abschluss eines Kalenderjahres empfiehlt es sich, einen Antrag auf Veranlagung zur Einkommensteuer zu stellen, wenn folgende Voraussetzungen gegeben sind:

- Im vergangenen Jahr wurde zu viel Lohnsteuer abgezogen. Das trifft zu, wenn der Arbeitnehmer
  - schwankenden Lohn bezogen hat (z. B. bei Überstunden oder Lohnerhöhungen),
  - nicht während des gesamten Kalenderjahres beschäftigt war (z. B. Krankheit, Arbeitslosigkeit, Beurlaubung, Fachschulbesuch).
- Der Arbeitnehmer kann besondere Freibeträge geltend machen, die bisher nicht berücksichtigt wurden.
- Erhöhte Werbungskosten oder Sonderausgaben, die über die Pauschalbeträge hinausgehen, sind angefallen.
- Es ist für den Arbeitnehmer eine günstigere Steuerklasse anzuwenden, z. B. wegen Eheschließung oder Geburt eines Kindes bis zum 31. Dezember des Jahres (rückwirkend).

Das Finanzamt führt die Antragsveranlagung nicht von Amts wegen durch (bei der Einkommensteuer wird man zur Abgabe des Antrags aufgefordert = Pflichtveranlagung bis zum 31.05. des Folgejahres):

- Der Arbeitgeber muss den Ausgleich unaufgefordert zum Jahresende vornehmen, wenn er mindestens zehn Beschäftigte hat.
- Der Arbeitnehmer kann ihn bis zum Ende des übernächsten Jahres abgeben. Man hat also zwei Jahre Zeit. Erwartet man eine Rückzahlung, z. B. wegen erhöhter Werbungskosten und Sonderausgaben oder außergewöhnlicher Belastungen, wird man den Antrag frühzeitig stellen, um keine Zinsen zu verlieren (der vom Arbeitgeber durchgeführte Ausgleich berücksichtigt diese nicht).
- Auch die Arbeitnehmersparzulage erhält nur, wer dies beim Finanzamt beantragt.

4.3 Entgeltabrechnung (Lohn- bzw. Gehaltsabrechnung)

4.3.1 Vom Bruttoentgelt (Gesamt-Brutto) zum Auszahlungsbetrag

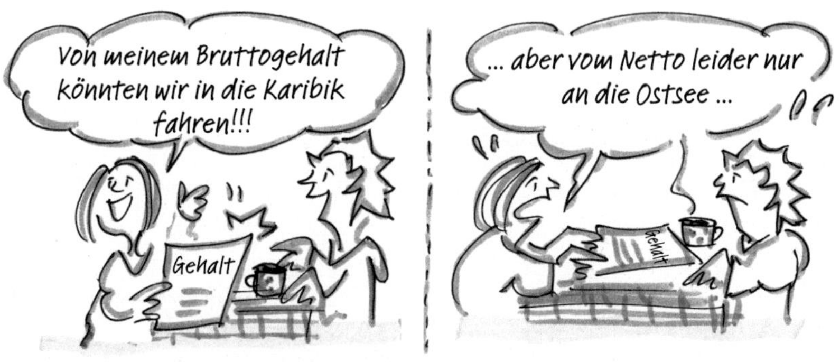
Von meinem Bruttogehalt könnten wir in die Karibik fahren!!!
Gehalt
... aber vom Netto leider nur an die Ostsee ...
Gehalt

Alle Einnahmen, die dem Arbeitnehmer aus einem Dienstverhältnis zufließen, bezeichnet man als Gesamt-Brutto. Es handelt sich dabei um das ungeschmälerte Arbeitseinkommen (Lohn, Gehalt, Ausbildungsvergütung) einschließlich zusätzlicher Leistungen wie

- Zulagen (z. B. Gefahren-, Lärm-, Hitze-, Schmutzzulagen, Arbeitserschwernisse),
- Zuschläge (z. B. Überstunden, Nacht-, Sonntags-, Feiertagsarbeit),
- Zuwendungen (z. B. Gratifikationen des Arbeitgebers, Jubiläums-, Heirats-, Geburts-, Weihnachts-, Urlaubsgeld, vermögenswirksame Leistungen durch den Arbeitgeber),
- Sachbezüge (z. B. Waren, Wohnung, Verpflegung, Wertpapiere),
- andere, sogenannte geldwerten Vorteile (z. B. verbilligtes Arbeitgeberdarlehen, Geschäftsfahrzeug, Wohnung des Arbeitgebers).

Der **Nettoverdienst** verbleibt dem Arbeitnehmer nach Abzug der gesetzlichen Entgeltabzüge (Lohn- und Kirchensteuer, Solidaritätszuschlag und Arbeitnehmerbeiträge zur Sozialversicherung).
Der **Auszahlungsbetrag** kann noch niedriger sein als der Nettoverdienst. Dies kann aufgrund einer Vereinbarung zwischen Arbeitnehmer und Arbeitgeber der Fall sein (z. B. Rückzahlung eines Arbeitgeberdarlehens, Abführung der Vermögensbildung durch den Arbeitgeber) oder gerichtlich angeordnet sein (z. B. Lohnpfändung) (s. Abb. 1).

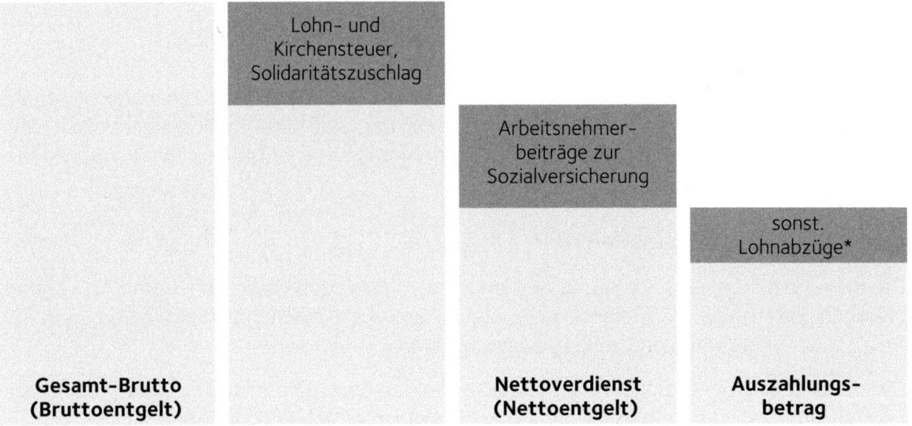

(*gerichtlich angeordnete und vereinbarte Entgeltabzüge, z. B. gepfändete, abgetretene oder aufgerechnete Lohnanteile)

Abb. 1 Gesetzliche Entgeltabzüge

4.3.2 Gesetzliche Entgeltabzüge

Lohnsteuer

Entsprechend den Angaben auf der elektronischen Lohnsteuerbescheinigung muss der Arbeitgeber die Lohnsteuer vom Arbeitnehmer einbehalten und an das zuständige Finanzamt abführen. Alle Arbeitgeber haben Lohnsteuertabellen vorliegen, aus denen die monatliche Lohnsteuer je nach Steuerklasse hervorgeht (s. Tab. 1).

Seit 2002 kann die Lohnsteuerberechnung nach einer Formel oder nach Tabellen erfolgen. Kinder werden dabei in der Regel nicht berücksichtigt, für sie wird Kindergeld an die Berechtigten ausbezahlt.

Steuerklasse I	Gilt für ledige und geschiedene Arbeitnehmer sowie für verheiratete Arbeitnehmer, deren Ehegatte im Ausland wohnt oder die von ihrem Ehegatten dauernd getrennt leben. Verwitwete Arbeitnehmer gehören ebenfalls in die Steuerklasse I.
Steuerklasse II	Gilt für die in Steuerklasse I genannten Arbeitnehmer, in deren Wohnung mindestens ein Kind gemeldet ist, für das sie einen Kinderfreibetrag oder Kindergeld erhalten und für Alleinerziehende, damit der Freibetrag von 1908,00 € (ab 2016) angerechnet wird.
Steuerklasse III	Gilt für verheiratete Arbeitnehmer, wenn beide Ehegatten im Inland wohnen, nicht dauernd getrennt leben und der Ehegatte des Arbeitnehmers keinen Arbeitslohn bezieht oder Arbeitslohn bezieht und in die Steuerklasse V eingereiht wird.
Steuerklasse IV	Gilt für verheiratete Arbeitnehmer, wenn beide Ehegatten Arbeitslohn beziehen, im Inland wohnen und nicht dauernd getrennt leben.
Steuerklasse V	Tritt für Ehegatten an die Stelle der Steuerklasse IV, wenn der andere Ehegatte in die Steuerklasse III eingeordnet wird.
Steuerklasse VI	Ist auf der zweiten oder weiteren Lohnsteuerkarte(n) von Arbeitnehmern zu bescheinigen, die nebeneinander von mehreren Arbeitgebern Arbeitslohn beziehen.

Tab. 1 Steuerklassen

Kirchensteuer

Die Kirchensteuer wird von verschiedenen Religionsgemeinschaften erhoben. Der Staat zieht im Auftrag der Kirche 8 oder 9 % der Lohnsteuer (nach Bundesländern verschieden) ein. Kinder ermäßigen die Kirchensteuer. Für die Erhebung der Kirchensteuer erhält der Staat ebenfalls eine Vergütung.

Gehört man einer Religionsgemeinschaft an, die keine Kirchensteuer erhebt, oder gehört man keiner Religionsgemeinschaft an, wird keine Kirchensteuer erhoben.

Solidaritätszuschlag

Der Solidaritätszuschlag in Höhe von 5,5 % der Lohnsteuer wird auch in Abhängigkeit von der Kinderzahl erhoben. Die Gelder werden zum Aufbau der neuen Bundesländer verwendet. Momentan diskutiert man eine Abschaffung oder Integration in das Steuersystem, da der Solidaritätszuschlag 2019 ausläuft.

Sozialversicherungsbeiträge

Krankenversicherung, S. 58

Die Beiträge zur Sozialversicherung werden je zur Hälfte vom Arbeitnehmer und Arbeitgeber getragen (Ausnahme: ❯Krankenversicherung). Auch die Arbeitnehmerbeiträge werden vom Arbeitgeber einbehalten und an die Träger abgeführt.

Die Überweisung der Beträge erfolgt seit 2011 an den Gesundheitsfonds, der die weitere Verteilung vornimmt. Die Unfallversicherung wird voll vom Arbeitgeber getragen.

Die Sozialabgabepflicht richtet sich häufig nach der Steuerpflicht, ist aber nicht damit identisch. So sind z. B. Abfindungen von der Sozialversicherungspflicht befreit, unterliegen aber der Lohn- und Einkommensteuer (Fünftelregelung).

4.3.3 Sonstige Entgeltabzüge

Gepfändete Lohnanteile

Liegt ein Pfändungs- und Überweisungsbeschluss nach einem Urteil vor, muss der Arbeitgeber bestimmte Lohnanteile zurückbehalten und an Dritte überweisen.

Abgetretene (übertragene) Lohnanteile

Tritt der Arbeitnehmer bestimmte Lohnanteile an einen Gläubiger ab, muss der Arbeitgeber diese Lohnanteile an den Gläubiger des Arbeitnehmers überweisen (Lohnabtretung nur über den pfändbaren Teil des Lohns). Grundlage dafür ist der Abtretungsvertrag zwischen dem Arbeitnehmer und seinem Gläubiger.

Aufgerechnete Lohnanteile

Der Arbeitgeber kann eine Forderung an den Arbeitnehmer gegen die Lohnforderung aufrechnen, d. h. ausgleichen. Es darf jedoch nur bis zum pfändbaren Lohnanteil aufgerechnet werden.

Vermögenswirksame Leistungen (VL)

Stellt der Arbeitnehmer beim Arbeitgeber den Antrag auf Sparen nach dem Vermögensbildungsgesetz, muss der Arbeitgeber jährlich 480,00 € bzw. monatlich 40,00 € vom Lohn einbehalten und auf ein Konto des Arbeitnehmers einzahlen. Dies ist vor allem dann interessant, wenn der Arbeitgeber freiwillig oder aufgrund von Betriebsvereinbarungen oder Tarifverträgen Teile des monatlichen Sparbetrags übernimmt.

Zusätzlich erhält der Arbeitnehmer am Jahresende auf Antrag eine Arbeitnehmersparzulage vom Finanzamt ausbezahlt (je nach Anlageform 10 oder 20 % des Sparbeitrags; hier gelten Einkommensgrenzen).

4.3.4 Entgeltauszahlung

Der Arbeitgeber hat dem Arbeitnehmer schriftliche Lohn- bzw. Gehaltsbelege auszuhändigen. Die Lohnabrechnung muss übersichtlich und dem Arbeitnehmer verständlich sein. Im Einzelnen muss Folgendes zu ersehen sein:

- Zusammensetzung des Bruttoentgelts
- die gesetzlichen und sonstigen Abzüge
- der Nettoverdienst
- der Auszahlungsbetrag

Die Auszahlung muss in bar und in Euro erfolgen. In vielen Arbeitsverträgen bzw. Tarifvereinbarungen wird heute die bargeldlose Zahlung des Arbeitsentgelts festgelegt. Die Zahlung erfolgt meist zum Monatsende. In manchen Wirtschaftsbereichen sind noch wöchentliche Abschlagszahlungen üblich.

Sachleistungen in Form von Kost, Wohnung, Waren und Dienstleistungen können dem Arbeitnehmer nur mit dessen Zustimmung und nur zum Selbstkostenpreis auf den Auszahlungsbetrag angerechnet werden. Bestimmte Höchstsätze sind zu beachten.

4.3.5 Arbeitgeberbelastung

Immer wieder hört man von Arbeitgebern oder von Arbeitgeberverbänden, dass es nicht die Verhandlungen über die Lohnhöhe sind, die ihnen Kopfzerbrechen verursachen, sondern die sogenannten Lohnnebenkosten. Hierunter versteht man folgende Kosten, die für einen Arbeitnehmer neben den „eigentlichen Lohnkosten" zusätzlich anfallen:

- Arbeitgeberanteile zur Sozialversicherung (die Anteile des Krankenversicherungs-, Pflegeversicherungs-, Arbeitslosen- und Rentenversicherungsbeitrags, die Unfallversicherung voll)
- Lohnfortzahlung im Krankheitsfall nach „Aufwendungsausgleichgesetz"
- Lohnzahlung an gesetzlichen Feiertagen
- Lohnzahlung im Urlaub
- betriebliche Altersversorgung
- Sonderzahlungen (z. B. 13. Monatsgehalt, Weihnachtsgeld)
- „Umlageversicherungen" 〉U1 und U2
- Insolvenzgeldumlage
- pauschal versteuerte Zahlungen (z. B. Fahrgeld)

U1 und U2
Umlage für die Lohnfortzahlung im Krankheitsfall bzw. im Mutterschutz für alle Arbeitnehmer in Kleinbetrieben (bis 30 Arbeitnehmer)

Von Arbeitnehmern oder Arbeitnehmervertretern hört man immer wieder die Klage, dass es ihnen nicht so sehr um eine Nominallohnerhöhung gehe. Vielmehr gehe es darum, dass dem Arbeitnehmer real mehr Lohn zur Verfügung stehe.

BEISPIEL

Das Gehalt eines Arbeitnehmers beträgt 1 500,00 € und wird um 5 % erhöht. Die nominale Erhöhung (5 % von 1 500,00 €) beträgt somit 75,00 €.

Da in der Regel die Preise steigen, ist die Reallohnerhöhung geringer als die Nominallohnerhöhung.

	prozentuale Nominallohnerhöhung	**(5%)**
abzgl.	**prozentuale Preissteigerung**	**(3%)**
=	**prozentuale Reallohnerhöhung**	**(2%)**

Liegen die Preissteigerungen höher als die Nominallohnerhöhungen, kommt es zur Reallohnsenkung.

AUFGABEN

1 Stellen Sie eine eigene Reihenfolge der Staatsauf- bzw. -ausgaben auf und vergleichen Sie diese mit dem Bundeshaushalt. Wo liegen die größten Abweichungen?

2 Nennen Sie die größten Ausgabenposten des Bundeshaushalts.

3 Wie werden diese Ausgaben finanziert?

4 Was versteht man unter Nettokreditaufnahme?

5 Wo liegt die Gefahr der Nettokreditaufnahme?

6 Diskutieren Sie das Für und Wider der 1999 eingeführten „Ökosteuer".

7 Sind Lottogewinne auf alle Zeit von der Einkommensteuer befreit?

8 Kann man aufgrund der Höhe des Brutto- oder Nettolohnes etwas über die Höhe des zu versteuernden Einkommens sagen?

9 Welche beiden Sonderausgaben unterscheidet man?

10 Handelt es sich um außergewöhnliche Belastungen?
- **a** Hochzeitsfeier
- **b** 1500,00 € Zahnersatzkosten
- **c** Fahrten zwischen Wohnung und Arbeitsstätte, 70 km pro Tag
- **d** Sozialversicherungsbeiträge
- **e** Adoptionskosten für ein Kind
- **f** Gerichtskosten bei Ehescheidung
- **g** Kauf eines teuren Autos für die Fahrt zur Praxis

11 Wie wird der steigende Lohnsteuersatz begründet?

12 Ein Steuerfachmann: „Auch Millionäre kann man nicht unendlich hoch besteuern!" Wie ist dieser Satz zu erklären?

13 Unter welchen Voraussetzungen ist es für Sie „lohnend", einen Antrag auf Veranlagung zur Einkommensteuer zu stellen?

14 Sie erhalten 3,00 € pro Tag Essensgeld von Ihrem Arbeitgeber. Ist dieser Betrag lohnsteuerpflichtig?

15
- **a** Errechnen Sie anhand der Abbildung die Differenz zwischen den Personalkosten des Arbeitgebers und dem Nettoverdienst des Arbeitnehmers.
- **b** Wie viel Prozent der Personalkosten entsprechen dieser Differenz?

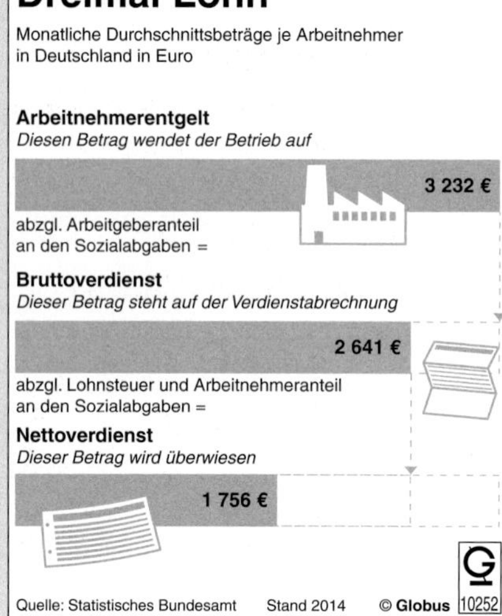

5 Sparen und Kredit

5.1 Bedeutung des Sparens

Sparen heißt vorübergehend auf Konsum verzichten. Es hat aber auch einen Selbstzweck: Man kann sich das spätere Leben erleichtern. Gleichzeitig ermöglicht das Sparen erst die Bildung von Kapital. Die verschiedenen Beweggründe zum Sparen werden im Folgenden kurz erläutert.

5.1.1 Vorsorgesparen

Der Wunsch, auch bei außergewöhnlichen Anlässen, z. B. bei Krankheit, Arbeitslosigkeit, Todesfällen, Unfällen, Hochzeiten, Geburten, ganz oder teilweise unabhängig von fremder Hilfe zu sein, ist ein wichtiger Grund zum Sparen.

Insbesondere das **Sparen für die Versorgung im Alter** ist in den letzten Jahren stark in den Blickpunkt getreten. Durch die „Riester-Rente" wird dieses Sparen bei zertifizierten Produkten auch staatlich gefördert.
Von den ca. 3500 zertifizierten Produkten sind ca. 90 % sogenannte Bankensparpläne, eine Art Sparkonto mit einem Basiszins und Bonuszahlungen. Hierauf werden auch die Zulagen des Staates gezahlt. Nach Ende der Laufzeit wird hieraus die Zusatzrente bezahlt. Die Gesamtrendite schwankt je nach Bank zwischen 0,5 und 2 % (2015).

Alle anderen Produkte (insbesondere Fonds) bringen häufig größere Rendite, sind aber auch mit größeren Risiken belastet. Achten Sie beim Abschluss darauf, dass das Produkt staatlich zertifiziert ist.

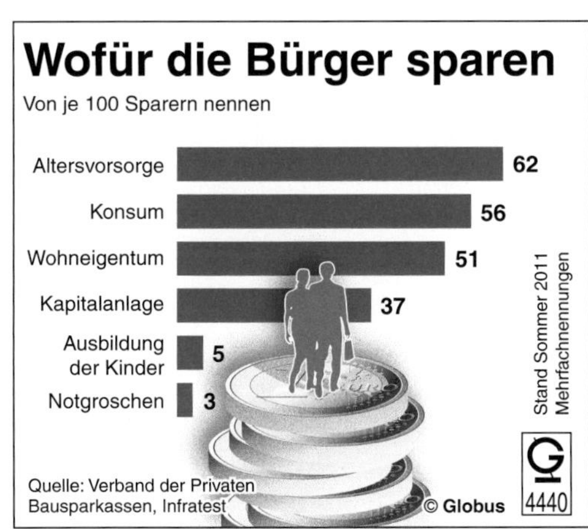

5.1.2 Zwecksparen

Größere Anschaffungen, z. B. Kraftfahrzeuge, Möbel, Urlaub, Haushaltsmaschinen, sind in der Regel erst möglich, wenn ein angemessener Anteil am Kaufpreis durch Eigenmittel gedeckt ist. Das stufenweise Rückzahlen eines Anschaffungskredits verlegt das Sparen in die Zeit nach dem Kauf.

5.1.3 Vermögensbildung

Auch die Bildung von Vermögen kann durch Sparen erreicht werden. Der Unternehmer hat seit jeher den Teil seines Einkommens, den er nicht für private Zwecke verwendet, überwiegend in seinem Unternehmen angelegt. Diese Anlage gilt einerseits als verhältnismäßig sicher gegen Geldentwertung, ist aber andererseits mit dem Unternehmerrisiko behaftet.

Der Arbeitnehmer bringt seine Ersparnisse meist zur Bank, Postbank oder (Bau-)Sparkasse. Mit entsprechendem Einkommen, dem nötigen Sparwillen und einer günstigen Finanzierung ist es dem Arbeitnehmer heute möglich, z. B. ein Eigenheim oder eine Eigentumswohnung zu erwerben.

5.2 Sparformen und Sparförderung

Es gibt heute eine Vielzahl von Möglichkeiten, sein Geld anzulegen. Dabei muss man immer für sich selbst einen Kompromiss zwischen verschiedenen Zielen finden:
- **Verfügbarkeit (Liquidität):** Wie lange will ich die Gelder anlegen? Wie lange will ich auf Liquidität verzichten?
- **Ertrag (Rentabilität):** Was bringt mir die Geldanlage an Zinsen?
- **Sicherheit (Risiko):** Mit welchem Sicherheitsrisiko ist die Geldanlage verbunden?

Diese Ziele bilden ein „magisches Dreieck", d. h., ein Ziel schließt häufig das andere aus. So erhalte ich eine hohe Sicherheit meiner Geldanlage nur auf Kosten einer geringeren Rentabilität. Eine hohe Verfügbarkeit geht ebenfalls zulasten einer hohen Rentabilität. Einen hohen Ertrag versprechen dagegen Geldanlagen mit größerem Risiko.

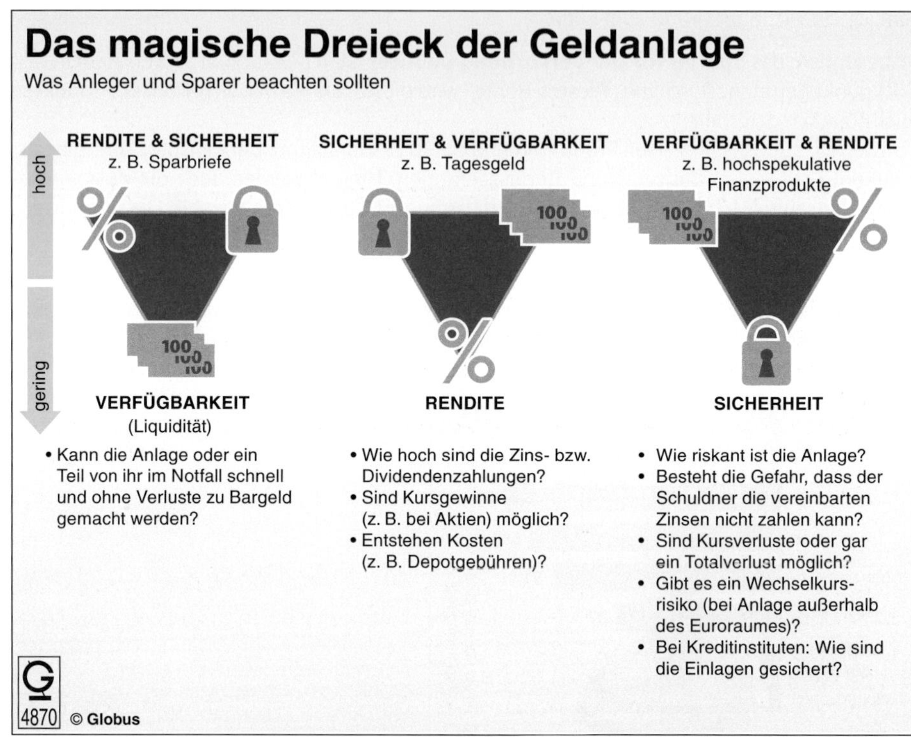

5.2.1 Sparbuch (Sparkonto)

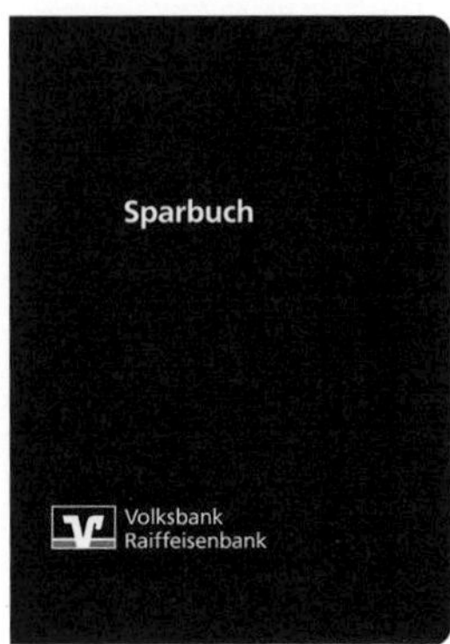

Abb. 1 Sparbuch

Der Banken „liebstes Kind" ist das Sparbuch (s. Abb. 1). Im Sparbuch wird das Guthaben bei jeder Ein- und Auszahlung staffelförmig fortgeschrieben. Die Zinsen werden jährlich dem Sparkonto gutgeschrieben.

Durch neue Sparvorschriften haben die Banken heute mehr Spielraum beim Sparbuch. Allerdings machen sie noch wenig Gebrauch davon. Einige Besonderheiten sind z. B. Bonus-, Prämien-, Mehr- oder Festzinssparen.
- **Verfügbarkeit:** Je nach vertraglicher Bindung und nach Ablauf einer vereinbarten Kündigungsfrist; Verfügbarkeit auch an Automaten möglich.
- **Ertrag:** Der Zinssatz ist variabel, d. h., er wird immer wieder der allgemeinen Zinsentwicklung angepasst. Je länger die Kündigungsfrist, desto höher der Zinssatz. Momentan macht sich wegen der vergleichsweise niedrigen Verzinsung eine Abkehr vom Sparbuch zugunsten von Fonds bemerkbar.
- **Risiko:** Kommt das Sparbuch abhanden, können Verluste drohen. Man sollte deshalb ein Kennwort vereinbaren, das bei Abhebungen genannt werden muss. Die Aufbewahrung in einem Bankschließfach ist empfehlenswert.

5.2.2 Sparstrumpf und Spardose

Die Bedeutung des Sparstrumpfes oder der Spardose ist in den Jahrzehnten gesunken. Die ständige Geldentwertung hat sie fast gänzlich verdrängt. Dennoch ist die sofortige Verfügbarkeit des Geldes und relativ hohe Sicherheit (nicht unter dem Kopfkissen!) immer noch ein Argument für diese Sparform.

5.2.3 Sparbriefe

Sparbriefe wurden früher von Banken und Sparkassen herausgegeben (ab 500,00 €). Heute werden sie nur noch elektronisch bereitgestellt.
Die Zinsen werden halbjährlich oder jährlich ausbezahlt, es sei denn, es handelt sich um einen abgezinsten Sparbrief. Hier ist der Kaufpreis um den Zins abgemindert. Die Rückzahlung erfolgt dann zum sogenannten Nennwert.

BEISPIEL

Ein Sparbrief mit einem Nennwert von 2000,00 € wird für 1800,00 € erworben. Die Rückzahlung erfolgt in vier Jahren zum Nennwert.

Eine weitere Variante des Sparbriefs sind die **Bundesschatzbriefe**, die von der Bundesrepublik Deutschland (dem Staat) herausgegeben werden. Ihre Zinssätze steigen entweder jährlich und werden auch jährlich ausbezahlt oder sie werden angesammelt und erst nach der Anlagefrist ausbezahlt (Typ A und B).

- **Verfügbarkeit:** Nach Ablauf der mehrjährigen Laufzeit; Verkauf möglich.
- **Ertrag:** Fester Zinssatz über die gesamte Laufzeit; allgemein steigende oder fallende Zinssätze beeinflussen den Zinssatz für bereits ausgegebene Sparbriefe nicht; je länger die Laufzeit, desto höher der Zinssatz.
- **Risiko:** Der Sparbriefinhaber nimmt an allgemein steigenden Kapitalmarktzinsen nicht teil, aber auch nicht an allgemein sinkenden Zinssätzen. Wie das Sparbuch sollten auch Sparbriefe sicher verwahrt werden, z. B. im Bankschließfach.

5.2.4 Termineinlagen (Festgeld)

Terminanlagen sind Geldanlagen für eine bestimmte Zeit (mindestens 30 Tage) und über eine bestimmte Höhe (mindestens 5000,00 €). Stehen größere Summen kurzfristig zur Verfügung, sollten sie zumindest als Termingeld angelegt werden.

- **Verfügbarkeit:** Sofort nach Ablauf.
- **Ertrag:** Je nach Länge der Anlage und Höhe des Geldbetrags steigend; höhere Verzinsung als Sparbuch.
- **Risiko:** Ähnlich dem des Sparbuches.

5.2.5 Anlage nach dem Vermögensbildungsgesetz (470,00-€-Gesetz)

Das Vermögensbildungsgesetz fördert vermögenswirksame Leistungen, die der Arbeitgeber zusätzlich zum laufenden Arbeitslohn aufgrund von Tarifverträgen, Betriebsvereinbarungen oder Einzelarbeitsverträgen für seine Arbeitnehmer anlegt. Die Anlage kann für folgende Verträge erfolgen:

- Anlage in Produktivvermögen (Aktien, Aktienfonds)
- Anlage im Bausparvertrag

Beide Anlagen können kombiniert werden. Liegt eine dieser Anlageformen vor, zahlt der Staat dem Arbeitnehmer eine **Arbeitnehmersparzulage** von

- 20 % bei Anlagen in Produktivvermögen, höchstens bis zu einem Betrag von 400,00 € jährlich (34,00 € monatlich),
- 9 % bei Anlagen in Bausparverträgen, höchstens bis zu einem Betrag von 470,00 € jährlich (40,00 € monatlich).

Anspruch auf die Arbeitnehmersparzulage haben nur Arbeitnehmer, wenn ihr zu versteuerndes Einkommen 17 900,00 € (Ledige) bzw. 35 800,00 € (Verheiratete) nicht übersteigt. Die Auszahlung der Arbeitnehmersparzulage erfolgt auf Antrag am Ende des Jahres (u. U. auch erst Jahre später) durch das Finanzamt. Häufig bezahlen Arbeitgeber auch für Auszubildende zusätzlich freiwillig Teile oder den Gesamtbetrag zu einem Vertrag nach dem Vermögensbildungsgesetz.

Die Bindefrist der Verträge beträgt mindestens 6 Jahre (Produktivvermögen) bzw. 7 Jahre (Bausparen).

5.2.6 Bausparen

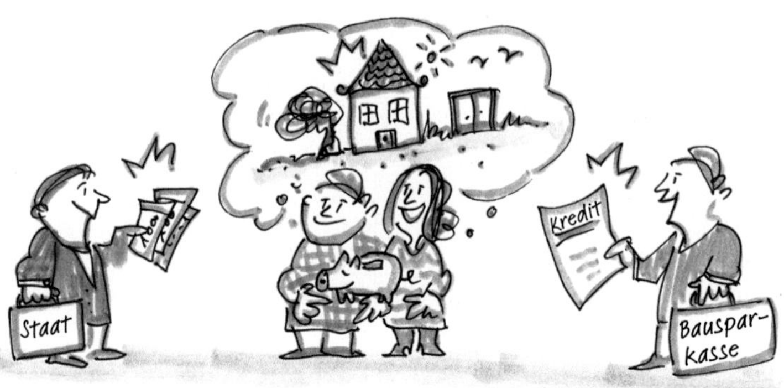

Das Bausparen wird von Bausparkassen organisiert. Ziel ist der Erwerb von Grund und Boden, Eigentumswohnungen, Renovierungen, Ausbauten sowie Modernisierungen von Wohnungen und Häusern.
Mit einer Bausparkasse wird ein Vertrag über eine bestimmte Bausparsumme geschlossen. In der Regel verpflichtet sich der Bausparer zur regelmäßigen Einzahlung auf sein Bausparkonto. Normalerweise muss der Bausparer 40 % der Bausparsumme ansparen, um über den Restbetrag zur Bausparsumme einen zinsgünstigen Kredit zu erhalten. Der Staat fördert das Bausparen durch Prämien.

BEISPIEL

Bausparsumme:	50 000,00 €
Einzahlungen, Zinsen, Prämien:	20 000,00 €
Darlehensanspruch:	30 000,00 €

- **Verfügbarkeit:** Die Bindefrist bei Prämienbegünstigung beträgt 7 Jahre.
- **Ertrag:** Die Guthabenzinsen von etwa 1 bis 3 %; dazu kommen evtl. noch Bausparprämie, Arbeitgeberleistungen, Arbeitnehmersparzulage.
- **Risiko:** Kein Risiko.

5.2.7 Wertpapiersparen

Diese Sparform hat in den letzten Jahrzehnten zugenommen. Dabei sind **festverzinsliche Wertpapiere** (Rentenwerte) am beliebtesten. Pfandbriefe, Kommunalobligationen, Staatsanleihen und Industrieobligationen haben eine feste Verzinsung über eine bestimmte Dauer. Trotz fester Laufzeiten von 10 Monaten bis 10 Jahren werden festverzinsliche Wertpapiere auch gehandelt. Das bedeutet, man kann sie zum Kurswert an der Börse vorzeitig verkaufen. Die Anleger erwerben Gläubigerrechte.

Eine Besonderheit bilden die sogenannten **Zerobonds** (Zero = Null). Es handelt sich um abgezinste festverzinsliche Wertpapiere von Unternehmen. Der Zins wird erst am Ende der Laufzeit fällig, z. B. bei Kauf eines Zerobonds zu 3125,00 € erfolgt die Rückzahlung in Höhe von 5000,00 € einschließlich Zinsen nach 10 Jahren.

- **Verfügbarkeit:** Jederzeit durch Verkauf an der Börse zum Tageskurs oder bei Fälligkeit des Wertpapiers.
- **Ertrag:** Fester Zinssatz über die gesamte Laufzeit; Kursgewinne möglich.
- **Risiko:** Eventuell Kursschwankungen, wenn sich das allgemeine Kursniveau ändert; wie Sparbuch und Sparbrief im Bankdepot oder Bankschließfach verwahren.

5.2.8 Anlage nach dem Wohnungsbauprämiengesetz

Die Wohnungsbauprämie (Bausparprämie) wird gewährt für Alleinstehende bis zu einem jährlichen Sparbetrag von 512,00 € und für Verheiratete von 1024,00 €. Der Prämiensatz beträgt 8,8 %. Das zu versteuernde Einkommen darf hier 25 600,00 € (Ledige) bzw. 51 200,00 € (Verheiratete) nicht übersteigen. Die Bindefrist für die Prämienbegünstigung beträgt 7 Jahre. Ein Vertrag kann frühestens mit 16 Jahren abgeschlossen werden. Die Anlage nach dem Wohnungsbauprämiengesetz kann hervorragend mit der Anlage nach dem Vermögensbildungsgesetz kombiniert werden.

BEISPIEL

Bausparen in Kombination mit dem 470,00-€-Gesetz:

400,00 € in Aktienfonds = 80,00 € Prämie
470,00 € in Bausparvertrag = 42,30 € Prämie
512,00 € in Bausparvertrag zusätzlich = 45,06 € Prämie
Gesamtjahresprämie = 167,36 € (ledig)

Annahme: Wenn der Arbeitgeber vermögenswirksame Leistungen von 40,00 € monatlich übernimmt, muss der Arbeitnehmer 75,17 € monatlich selbst bezahlen. Hierfür erhält er nach 7 Jahren, je nach Wertpapieranlage und Zins für den Bausparvertrag, ein Guthaben von ca. 14 000,00 €.

5.2.9 Aktien

Aktien verbriefen Teilhaberrechte am Grundkapital einer Aktiengesellschaft. Der Ertrag der Aktie, die Dividende, richtet sich überwiegend nach dem Gewinn des Unternehmens. Gleichzeitig bildet sich an der Börse ein Kurs für die Aktie. Der Kurs bewertet das Gesamtunternehmen, seine Gewinnsituation, seine Zukunftsaussichten usw. Zusätzlich beeinflussen auch andere Dinge die Kurse, z. B. Kriegsgefahren, Erwartungen, Gerüchte. Massive Kursbewegungen nach unten und oben sind nie ausgeschlossen.

- **Verfügbarkeit:** Jederzeit durch Verkauf an der Börse zum Tageskurs.
- **Ertrag:** Die Höhe der Dividende richtet sich vorwiegend nach dem Gewinn, den die Aktiengesellschaft erzielt hat. Zur Dividende kommen eventuell zusätzlich Arbeitgeberleistungen beim Erwerb der Aktien und Arbeitnehmersparzulage; Kursgewinne möglich.
- **Risiko:** Je nach Ertragslage kann die Dividende auf null sinken. Erhebliche Kursschwankungen sind ebenfalls möglich (hohes Kursrisiko). Eine sichere Verwahrung ist zu empfehlen. Wird das Unternehmen insolvent, haftet man nur mit dem eingesetzten Aktienkapital.

5.2.10 Optionen (Terminkontrakte)

Erst seit 1990 ist in Deutschland der Handel mit Optionen möglich. Da dieser Handel erhebliche Gewinn- und Verlustmöglichkeiten bietet, müssen die Banken ihre Kunden vorher genau darüber aufklären. Der Kunde muss das durch Unterschrift bestätigen. Eine Option ist ein Recht, Aktien (immer 50 Stück) zu einem bestimmten Termin (15. Januar, 15. April, 15. Juni, 15. Oktober) zu kaufen oder zu verkaufen. Dieses Recht kann an der Börse zu einem relativ geringen Betrag erworben werden. Optionsgeschäfte beinhalten erhebliche Verlustgefahren, da die Kursentwicklung einer Aktie und damit ihr Wert nicht sicher vorhergesagt werden kann. Andererseits sind auch enorme Gewinne möglich.

BEISPIEL

Man kauft für 50,00 € das Recht, 50 Aktien eines Unternehmens für 750,00 €/Aktie zu verkaufen. Man erwartet einen Rückgang des Aktienwertes, um ein Geschäft mit der Option zu machen. Leider steigt der Kurs der Unternehmensaktie auf 1000,00 €. Am Verkaufsdatum muss man sich jetzt die teuren Aktien zum Preis von 1000,00 €/Aktie besorgen, um sie dann für 750,00 € zu verkaufen. Daraus ergibt sich ein Verlust von 12 500,00 €. Im anderen Fall (Aktienwert fällt tatsächlich) sind aber auch sehr hohe Gewinne möglich.

5.2.11 Investmentzertifikate (Anteilscheine)

Die Idee entstand 1822 in Brüssel, kam 1923 nach Deutschland und wurde breiten Bevölkerungskreisen erstmals negativ bekannt durch die Insolvenz des IOS-Fonds (Investors Overseas Services) in den 1970er-Jahren.

Bei Zertifikaten handelt es sich um Anteilscheine an einem Investmentfonds. Das Investmentfonds-Vermögen besteht aus Aktien und Wertpapieren verschiedener Branchen und Gesellschaften.

Über dieses Vermögen werden dann Anteilscheine (Zertifikate) verkauft (s. Abb. 1). Durch diese breite Streuung ist das Kursrisiko von Aktien weitgehend gebannt. Es gibt auch Spezialfonds:

- **Rentenfonds** (überwiegend festverzinsliche Wertpapiere)
- **Aktienfonds** (überwiegend Aktien)
- **Immobilienfonds** (Geldanlage in Grundstücken und Häusern)
- **Geldmarktfonds** (Geldanlage)

Eine große Besonderheit sind die hierzulande noch wenig bekannten **Ethikfonds** und **Ökofonds**. Sie legen ihr Geld nur für soziale und ökologische Zwecke an. Auf keinen Fall in Rüstungsfirmen. Anleger verzichten hier bewusst auf einen höheren Ertrag.

- **Verfügbarkeit:** Jederzeit durch Verkauf der Anteilscheine an die ausgebende Investmentgesellschaft zum Tageskurs.
- **Ertrag:** Hängt von den Erträgen der Wertpapiere ab, die im Investmentfonds zusammengefasst sind. Neben der Ertragsausschüttung des Fonds kann der Sparer evtl. zusätzlich Arbeitgeberleistungen zum Erwerb der Zertifikate und die Arbeitnehmersparzulage erhalten.
- **Risiko:** Das Kursrisiko ist wie bei Aktien erheblich abgeschwächt, weil die vom Fonds erworbenen Wertpapiere breit gestreut sind. Zertifikate sind sicher aufzubewahren.

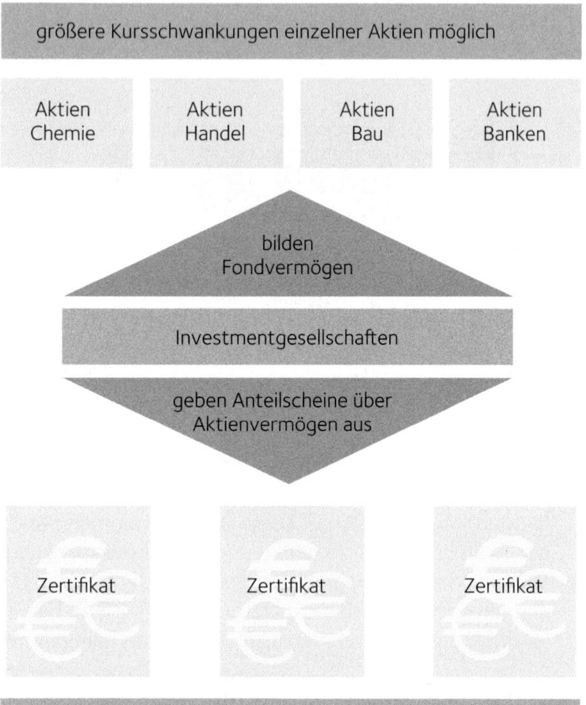

Abb. 1 Aufbau eines Investmentfonds

5.2.12 Versicherungssparen

Dies ist eine Sparform, deren Motive vor allen Dingen in der privaten Zukunftsvorsorge liegen. Aus dem Versicherungsvertrag und den Beiträgen, die der Versicherte entrichtet, erwirbt er einen Anspruch, wenn der Versicherungsfall eintritt (Tod, Unfall, Erreichen einer Altersgrenze, Heirat, Ausbildung, Schadenersatzansprüche).

- **Verfügbarkeit:** Bei Eintritt des Versicherungsfalls (Erreichen der Altersgrenze, Unfall, Tod).
- **Ertrag:** Dieser ist nur schwer messbar, z. B. erarbeiten Lebensversicherungen unterschiedliche Gewinne, die die Rentabilität beeinflussen.
- **Risiko:** Gilt als relativ gering, aber eine Lebensversicherung sollte dynamisiert sein, weil die Geldentwertung sie sonst „auffrisst“.

5.2.13 Sachwerte

Der Erwerb von Sachwerten gehört nicht unbedingt zum Sparen. Manche Leute verzichten jedoch auf Konsum und legen ihr Geld in Bildern, alten Möbeln, historischem Spielzeug, Schmuck oder Ähnlichem an, in der Hoffnung, dass diese Sachwerte mit der Zeit noch an Wert gewinnen.

Verfügbarkeit, Ertrag und Risiko hängen vom Sachwert ab. Briefmarken (Rote Guiana ca. 850 000,00 € wert), Eisenbahnen (Spielzeugtriebwagen ca. 4000,00 € wert) sowie Puppen (Armand-Marseille-Puppe ca. 500,00 € wert) sind hier wohl an erster Stelle zu finden. Aber es gibt auch noch hohe Sammlerwerte bei z. B. alten Autos, alten Gemälden, chinesischer Keramik und Münzen (s. Abb. 1 und Abb. 2).

Hierzu gehört auch der Kauf von Gold, weil nach Ansicht der meisten Menschen dieses Metall immer seinen Wert behalten wird. Diese Auffassung wird dadurch gestützt, dass viele Länder sogenannte Währungsreserven in Gold halten. Der Goldwert schwankt aber auch erheblich, sodass auch ein größeres Risiko für den Käufer besteht. In Zeiten geringer Zinsen oder auch Inflationszeiten spricht man vom „Betongold", wenn die Menschen in Grundstücke und Häuser investieren.

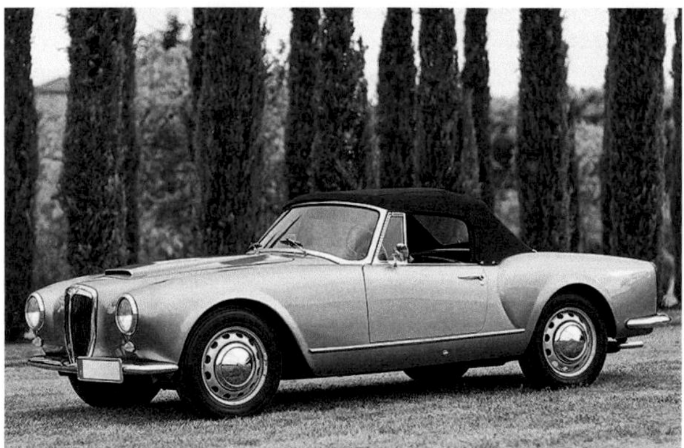

Abb. 1 Oldtimer als Geldanlage

Abb. 2 Münzsammlung

5.3 Kredit am Beispiel eines Anschaffungsdarlehens

5.3.1 Rechtsgrundlagen und Merkmale

Die rechtlichen Grundlagen für das Darlehen finden sich in den folgenden Bestimmungen:
- Bürgerliches Gesetzbuch (BGB)
- Verbraucherschutzrechte (z. B. Verordnung über die Preisauszeichnungspflicht, Verbraucherkreditbestimmungen des BGB)
- Darlehensvertrag

Das Darlehen ist durch folgende Merkmale gekennzeichnet:
- **Übereignung von Geld:** Durch den Darlehensvertrag übereignet der Darlehensgeber (Gläubiger) dem Darlehensnehmer (Schuldner) Geld. Der Schuldner verpflichtet sich, den gleichen Betrag zu erstatten (Tilgung) und die Zinsen zu bezahlen.
- **Zinsen und Kündigung:** Das BGB schreibt jährliche Zinszahlungen und die Kündigungsfristen vor (grundsätzlich 3 Monate). Normalerweise werden in Darlehensverträgen andere Regelungen getroffen.
- **Sicherheiten:** Durch den Darlehensvertrag erhält der Schuldner ›Kredit. Der Gläubiger vertraut darauf, dass der Schuldner das Darlehen termingerecht zurückzahlt. Trotzdem werden in der Regel Sicherheiten verlangt, z. B. ein geregeltes Einkommen, Wertgegenstände, Hypotheken.

Kredit
lat. credere = Vertrauen schenken, glauben

5.3.2 Anschaffungsdarlehen (Verbraucherdarlehensvertrag)

Wird zwischen einem Unternehmer als Kreditgeber und einem Verbraucher als Kreditnehmer ein Darlehensvertrag geschlossen, der 200,00 € übersteigt, muss dieser schriftlich fixiert werden und besondere Bestimmungen (ähnlich dem Ratenkaufvertrag) enthalten:

- Rücktrittsrecht von 2 Wochen
- Nettodarlehensbetrag
- Gesamtbetrag aller Teilzahlungen inklusive Zins und Tilgung (ebenso Restschuld- oder sonstige Versicherung)
- effektiver Jahreszins (Effektivzins)
- Sicherheiten

Das Anschaffungsdarlehen zeichnet sich durch nachfolgende Merkmale aus:

- **Laufzeit:** Sie erstreckt sich über einen Zeitraum von 6 Monaten bis 6 Jahren (kurz- bis mittelfristiger Kredit).
- **Verwendungszweck:** Anschaffung langlebiger Konsumgüter, z. B. Möbel, Pkw, Elektrogeräte, Bekleidung.
- **Eigenmittel:** Häufig verlangen Kreditinstitute, dass der Kreditnehmer einen angemessenen Anteil am Kaufpreis durch eigene Mittel aufbringt.
- **Darlehenshöhe:** Der Kredit bewegt sich im Allgemeinen zwischen 2000,00 und 20 000,00 €. Oft werden Kleinkredite bis 2000,00 € als Dispositionskredite gewährt. Dispositionskredite werden Privatpersonen von Banken zur Überziehung des Girokontos gewährt. Dieser Kredit wird auch Dispokredit genannt.
- **Tilgung:** Hierunter versteht man die Rückzahlung des Kredits in Teilbeträgen. Durch die monatliche Tilgung verringert sich der Kreditbetrag. Das bedeutet, dass bei nominal gleichem Zinssatz der Effektivzins immer höher wird.
- **Zins:** Dies ist der Preis für den Kredit. Der im Kreditvertrag angegebene Zinssatz bezieht sich in der Regel auf einen Monat, z. B. 0,5 % pro Monat. Bei diesen zunächst niedrig erscheinenden Zinssätzen ist Vorsicht geboten.
- **Sicherheiten:** Das Kreditinstitut kann vom Schuldner Sicherheiten verlangen (z. B. Fahrzeugbrief beim Pkw-Kauf).

5.3.3 Effektivzins

Wie beim Ratenkauf muss für ein Anschaffungsdarlehen auch der Effektivzinssatz angegeben werden. Wird der Zinssatz z. B. mit 0,5 % pro Monat veranschlagt und eine einmalige Bearbeitungsgebühr von 2 % des Darlehensbetrags verlangt, ergeben sich unter Berücksichtigung der Laufzeit des Darlehens eine monatliche Belastung und ein Effektivzins wie folgt:

BEISPIEL

Darlehensbetrag 25 000,00 €, Zinssatz 0,5 % pro Monat, Bearbeitungsgebühr 2 % vom Darlehensbetrag, Laufzeit 36 Monate, monatliche Tilgung:

Monatliche Tilgung: $\frac{25\,000{,}00\text{ €}}{36\text{ Monate}} = 694{,}44\text{ €}$

Zinsen: $\frac{0{,}5\,\% \times 25\,000{,}00\text{ €}}{100} = 125{,}00\text{ €}$

Bearbeitungsgebühr: $\frac{2\,\% \times 25\,000{,}00\text{ €}}{100 \times 36\text{ Monate}} = 13{,}89\text{ €}$

Monatliche Rate: $= 833{,}33\text{ €}$

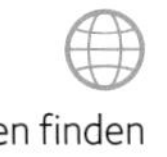

Tipps zu Krediten finden Sie unter:

www.vergleich.de

→ Ratenkredit Vergleich

Bei oberflächlicher Betrachtung erscheint ein Zinssatz von 0,5 % pro Monat als sehr günstig, denn der Zinssatz auf das Jahr umgerechnet beträgt doch „nur" 0,5 % × 12 Monate = 6 %. Diese einfache Rechnung berücksichtigt jedoch nicht, dass mit jeder Ratenzahlung das obige Darlehen um 694,44 € abnimmt (jährlich um 694,44 € × 12 Monate = 8333,28 €). Die Zinsbelastung pro Monat (125,00 €) geht aber bei allen Raten von einem stets gleichbleibenden Darlehen (25 000,00 €) aus.

Die tatsächliche, effektive Zinsbelastung (Effektivzins) beträgt etwa das 24-Fache des Zinssatzes pro Monat. Ebenso wird hier die Bearbeitungsgebühr eingerechnet. Annähernd genau kann der Effektivzins mittels folgender Formel berechnet werden:

BEISPIEL

$$\text{Effektivzinssatz} = (24 \times \text{Zinssatz pro Monat}) + \frac{(24 \times \text{Bearbeitungsgebühr prozentual})}{(\text{Laufzeit in Monaten})}$$

Bei Verwendung der Werte aus dem genannten Beispiel ergibt sich:

$$\text{Effektivzinssatz} = 24 \times 0{,}5\,\% + \frac{24 \times 2\,\%}{36}$$

$$= 12\,\% + \quad 1{,}33\,\% \quad = \underline{13{,}33\,\%}$$

Die Kreditinstitute sind nach Preisangabenverordnung und Verbraucherkreditgesetz verpflichtet, dem Darlehensnehmer (Schuldner) den effektiven Jahreszins schriftlich, z. B. im Darlehensvertrag, bekannt zu geben.

Vorsicht ist geboten bei Zinsgleitklauseln: Nicht immer ist der Zinssatz über die gesamte Laufzeit fest. Wird vereinbart, dass sich der Zinssatz entsprechend der Marktlage ändert, so trägt der Verbraucher das Risiko einer Zinserhöhung. Der Darlehensgeber ist lediglich verpflichtet den „anfänglichen effektiven Jahreszins" anzugeben.

Mit der Effektivzinsberechnung ist es möglich, die Kosten eines Kredites zu vergleichen. Oft spielen aber auch die anderen Wünsche des Verbrauchers eine entscheidende Rolle. Zum Beispiel möchte er die Höhe der Rate und die Länge der Rückzahlung selbst bestimmen.

5.3.4 Gefahren der Kreditaufnahme

Die Kreditaufnahme für die Anschaffung von Gebrauchsgütern ist heute nicht mehr schwierig. In allen Werbeanzeigen versprechen Kreditinstitute oder Makler eine unbürokratische Abwicklung der Kreditauszahlung.

Dies sollte jedoch den Konsumenten nicht über die Gefahren bei der Kreditaufnahme hinwegtäuschen. Vor einer Kreditaufnahme sollte sich jeder folgende Fragen beantworten:

- Können mit den laufenden Einkünften die anfallenden Monatsraten des Kredits zurückgezahlt werden?
- Inwieweit müssen die üblichen Aufwendungen für Güter des täglichen Bedarfs eingeschränkt werden?
- Können die Zahlungsverpflichtungen auch noch erfüllt werden, wenn wegen unvorhergesehener Ereignisse, z. B. Arbeitslosigkeit, Krankheit, Unfall, die laufenden Einnahmen erheblich gekürzt werden?
- Welche Personen (z. B. Eltern, Geschwister, Verwandte) können mir in Fällen größerer Not helfen? Werden sie dies tun?
- Habe ich die Kosten des Abzahlungskaufs beim Verkäufer genau mit den Kreditkosten der Bank verglichen? Gibt es unterschiedliche Kreditangebote? Vergleichen Sie die Bedingungen.
- Welche persönlichen Folgen ergeben sich bei einem finanziellen Zusammenbruch?

Ist man trotz aller Sorgfalt in finanzielle Schwierigkeiten geraten, sollte man sich zunächst an die Bank wenden, die den Kredit gewährt hat. In dieser Situation bestehen verschiedene Möglichkeiten:

- Aussetzen der Ratenzahlung
- Ermäßigung der Ratenzahlungen
- Kreditzusammenfassungen
- mit Angehörigen oder guten Freunden in Verbindung setzen und bei speziellen Hilfsorganisationen um Rat und Hilfe nachsuchen
- Verbraucherinsolvenz

AUFGABEN

1 Wie viel Prozent ihres monatlich verfügbaren Einkommens spart die Durchschnittsfamilie?

2 Trifft das für Sie auch zu? Wenn nein, warum nicht?

3 Welche Sparmotive werden durch die Fotos dargestellt?

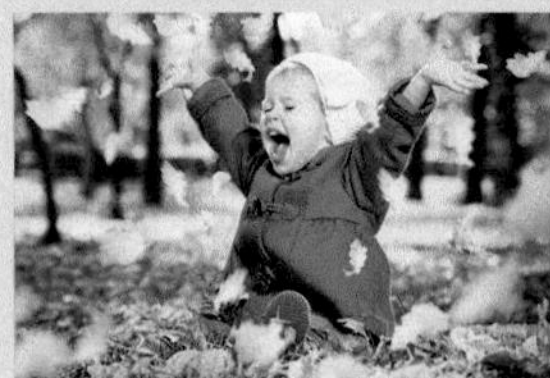

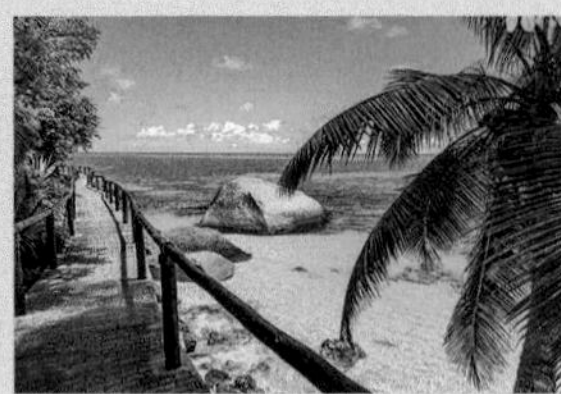

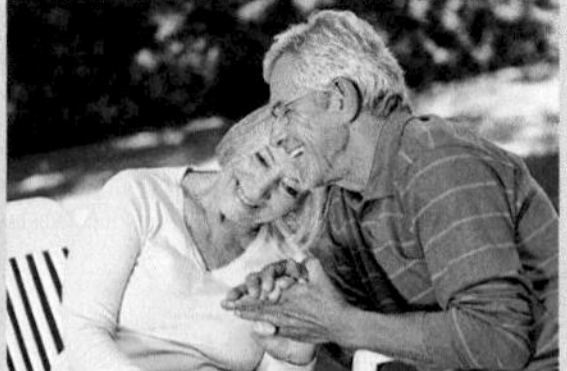

4 Was spricht für das Spardosensparen?

5 Was ist das „magische Dreieck" der Geldanlage?

6 Sie erben völlig überraschend 50 000,00 € mit der Auflage, sie erst in 10 Jahren zu Konsumzwecken ausgeben zu dürfen. Welche Anlage wählen Sie?

7 In welcher Anlageform wird in Deutschland das meiste Geld angelegt? Warum ist das so?

8 Wo sind die größten Zuwächse zu verzeichnen?

9 Wann werden Sie Ihr Geld in einem Bausparvertrag anlegen?

10 Welche Vorteile bietet Ihnen ein Ökofonds?

11 Erklären Sie eine Form eines Sparbriefs.

12 Was spricht für die Geldanlage in Gold?

13 Weshalb sind Geldanlagen in Optionen mit größeren Risiken verbunden als eine Anlage in Aktien?

14 Warum verlangt der Gesetzgeber bei Anschaffungsdarlehen, dessen Zinssatz beispielsweise 0,6 % pro Monat beträgt, die Angabe des Effektivzinssatzes?

15 Was versteht man unter einer Zinsgleitklausel?

16 Welche Sicherheit werden Sie von einem Bekannten verlangen, wenn Sie ihm einen zinslosen Kredit über 10 000,00 € für drei Monate gewähren?

17 Was versteht man unter Tilgung?

18 Was verlangen Sie an zusätzlicher Information, wenn Ihnen jemand einen Kredit über 11 000,00 € zu einem Zinssatz von 0,5 % pro Monat anbietet, mit einer Laufzeit von 24 Monaten? Können Sie sich die Information selbst errechnen?

19 Ein Anschaffungsdarlehen von 18 000,00 € wird unter folgenden Bedingungen gewährt: 0,45 % Zins pro Monat, 2,5 % Bearbeitungsgebühr, 50 Monate Laufzeit.
- **a** Wie hoch ist die monatliche Rate?
- **b** Berechnen Sie den effektiven Jahreszins mit der Näherungsformel.

20 Jemand erhält von einem Verwandten ein Darlehen in Höhe von 20 000,00 € zu 4 % Zins. Der Kredit ist in zwei gleichen Jahresraten jeweils einschließlich Jahreszins zu tilgen. Wie hoch ist die gesamte Zinsbelastung?

21 Welche Überlegungen sollten Sie anstellen, bevor Sie einen Kredit aufnehmen?

6 Entwicklung der Zahnarztpraxis in der Zukunft

Die Weiterentwicklung im Bereich der zahnmedizinischen Forschung ermöglicht zwar eine immer bessere Versorgung der Patienten, jedoch steht die Versorgung des Patienten auch unter dem Einfluss gesellschaftlicher und gesundheitspolitischer Rahmenbedingungen.

Zurzeit kann man folgende Trends mit Auswirkung auf die zahnärztliche Versorgung ausmachen:

- steigende Zahl von älteren Menschen mit immer höher werdender Lebenserwartung
- zunehmendes Fitness-, Gesundheits- und Ästhetikbedürfnis weiter Bevölkerungskreise
- wachsendes Anspruchsdenken aller Patienten (Privat- und Kassenpatienten)
- Wünsche der Patienten nach fortschrittlicher Technik (z. B. „Laser-Bohren" ohne Schmerzen, Röntgen ohne Strahlenbelastung) und Qualität der zahnmedizinischen Versorgung
- Ausgrenzung bestimmter „Luxusleistungen" aus der kassenzahnärztlichen Versorgung
- stärkere Eigenverantwortlichkeit des Patienten
- höherer Wettbewerb durch mehr Zahnärzte

Viele Patienten sind überzeugt, dass in der Zukunft nicht mehr alle Leistungen beim Zahnarzt „kostenlos" zu erhalten sind. Die Statistik zeigt, dass die Menschen zunehmend bereit sind, für Gesundheit mehr Geld auszugeben (s. Abb. 1), und speziell im Zahnersatzbereich nicht auf eine hochwertige Versorgung verzichten wollen.
Insbesondere für die Schönheit der Zähne ist die Bereitschaft der Patienten zur Zuzahlung sehr groß (s. Abb. 2).

Die gesellschaftlichen und gesundheitspolitischen Rahmenbedingungen erfordern, dass eine Zahnarztpraxis in der Zukunft mehr nach ergonomischen, rationellen und wirtschaftlichen Gesichtspunkten geführt werden muss.
Dies wurde auch in einer Umfrage deutlich, die bereits in den 1990er-Jahren unter Zahnmedizinstudenten durchgeführt wurde. Sie zeigt, dass bereits im Studium neben den eigentlichen zahnmedizinischen Fächern das Interesse an „neuen" Fächern wie Betriebswirtschaft (BWL), Abrechnungswesen sowie Ergonomie zunimmt (s. Abb. 3).

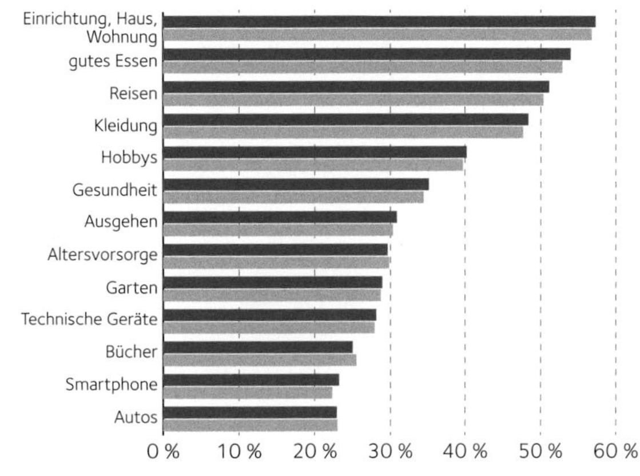

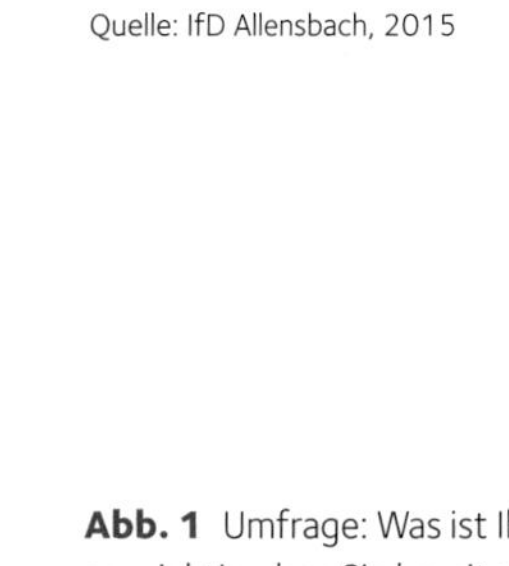

Abb. 1 Umfrage: Was ist Ihnen so wichtig, dass Sie bereit sind, dafür einiges an Geld auszugeben?

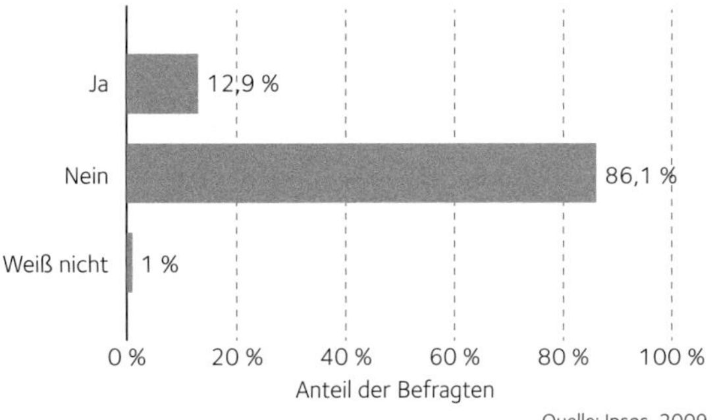

Abb. 2 Umfrage: Haben Sie in den letzten 3 Jahren beim Zahnersatz eine geringere Qualität gewählt, weil das optimale Material zu teuer war?

Kinderzahnheilkunde	+ 0,19
Parodontologie als eigenständiges Fach	+ 0,12
Präventive Zahnheilkunde	− 0,25
Integrative Behandlung	+ 0,48
Diagnostik und Behandlungsplanung	+ 0,35
Ergonomie	+ 0,15
Oralpathologie	− 0,11
Alterszahnheilkunde	− 0,27
Psychologie	+ 0,05
Betriebswirtschaft und Abrechnung	+ 0,21
Notfallmedizin	+ 0,57

− 1: Fach sollte auf keinen Fall hinzukommen
+ 1: Fach sollte in jedem Fall hinzukommen

Abb. 3 Umfrage unter Studenten der Zahnmedizin

7 Praxismarketing und patientenorientierte Praxisführung

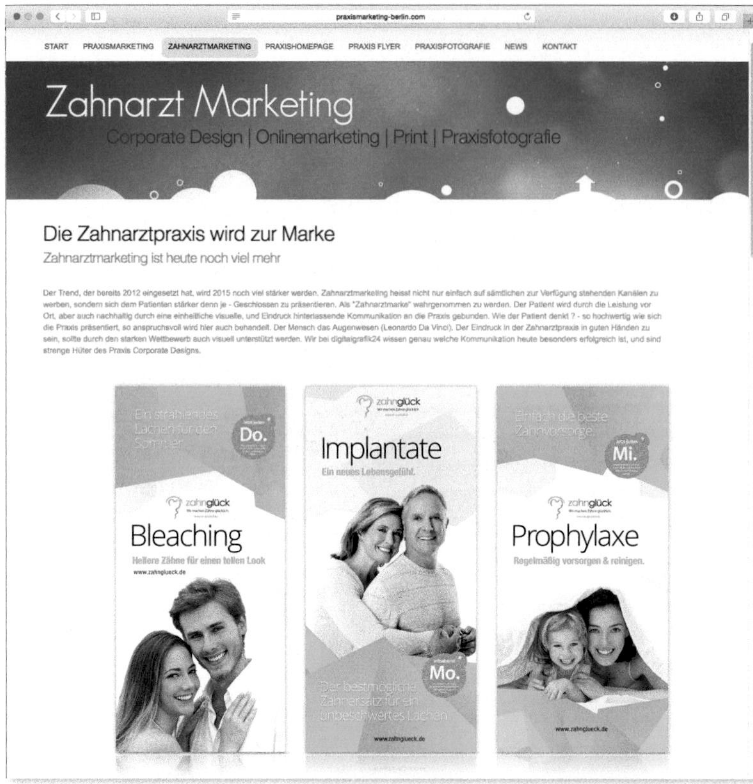

Abb. 1 Website einer Agentur für Praxismarketing

Der Begriff „Marketing" kommt aus der Betriebswirtschaft. Unter Marketing versteht man hier die Schaffung, Erhaltung und Beobachtung des Absatzmarktes.
Auf die Zahnarztpraxis übertragen meint das die Ausrichtung der Praxis auf die individuellen Erfordernisse des Patienten. Der Patient („Absatzmarkt") muss im Mittelpunkt aller Überlegungen des Praxisteams stehen (s. Abb. 1).

Heute beurteilen die Patienten eine Zahnarztpraxis nach Empfehlung, nach den menschlichen Qualitäten des Zahnarztes und etwa 80 % der Patienten nach dem Personal, das in der Praxis arbeitet.
Neben einer hohen Qualität der zahnärztlichen Behandlung und einer effektiven Praxisorganisation erwartet der Patient Freundlichkeit, Zeit, Ruhe, Gelassenheit, Verständnis, Entgegenkommen und Menschlichkeit vom Praxisteam. Außerdem wünscht er Ordnung, Sauberkeit und ein gepflegtes Äußeres von Zahnarzt und Mitarbeiterinnen sowie eine verständliche Sprache.

Ist der Kontakt zum Patienten einmal aufgebaut, darf er nicht wieder abreißen. Beachten Sie, dass ein Patient durchschnittlich nur 3-mal weitererzählt, was er bei Ihnen Positives erlebt hat, aber 33-mal von negativen Erlebnissen berichtet.
Folgende Fragestellungen helfen Ihnen, Ihr Verhalten zu analysieren und Patientenorientierung zu trainieren.

- Wird der eintreffende Patient überhaupt wahrgenommen? Wie wird der Patient begrüßt, wenn die ZFA am Empfang gerade im Gespräch ist?
- In welcher Haltung wird der Patient begrüßt? Wird Blickkontakt aufgenommen?
- Werden die Patienten mit Namen angesprochen bzw. begrüßt?
- Kann der Patient die ZFA ansprechen? Trägt sie ein Namensschild?
- Lässt die ZFA den Patienten ausreden (sehr wichtig bei Reklamationen)?
- Kann sich die ZFA im Namen der Praxis entschuldigen?
- Versteht der Patient die ZFA? Redet sie zu schnell, zu langsam, zu leise? Gebraucht sie zu viele Fremdworte? Sind die Informationen ausreichend? Spricht sie starken Dialekt?
- Ist die ZFA freundlich zum Patienten? In welchem „Ton" spricht sie mit dem Patienten? Was „sagen" ihre Körperhaltung und ihr Gesichtsausdruck?
- Wirkt die ZFA gepflegt? Ist ihre Kleidung ordentlich und sauber? Hat sie gepflegte Zähne?

Kommunikation in der Zahnarztpraxis, S. 208

Rhetorik
Redekunst

Dialektik
Kunst der Gesprächsführung

Kinetik
Körperbewegung und -sprache

Der ❯Umgang mit Patienten bedarf somit ❯rhetorischer, ❯dialektischer und ❯kinetischer Fähigkeiten. Dies gilt natürlich nicht nur für die ZFA am Empfang, sondern für das gesamte Praxisteam.

Der Patient erwartet neben einer freundlichen und zuvorkommenden Behandlung eine harmonische und ruhige Atmosphäre in der ›Praxis.

Räume und Funktionsbereiche einer Zahnarztpraxis, S. 49

Die Räume und Funktionsbereiche einer Zahnarztpraxis sollten hell, freundlich und nicht zu klein sein. Die Tapeten, Bodenbeläge, Wanddekoration sollten aufeinander abgestimmt, die Gerüche neutral und die Lautstärke der Musik angenehm und nicht störend sein.

Im Wartezimmer sollten bequeme Sitzmöbel bereitstehen, die angebotene Lektüre sollte aktuell und in gutem Zustand sein (s. Abb. 1). Eine Schreibgelegenheit mit Schreibmaterial ist von Vorteil. Bilder sollten gelegentlich gewechselt werden. Hier können auch wichtige Informationen und ein Bild mit der Übersicht der Praxis und den Praxismitarbeitern aushängen.
Weitere Anregungen für das Wartezimmer sind z. B.: Aquarium, Schwarzes Brett für Patienten, anonymer Beschwerdekasten, Obstschale, Fernsehgeräte, DVD-Player, Computer, zuckerfreie Bonbons, Saft-Bar, Kaffee.

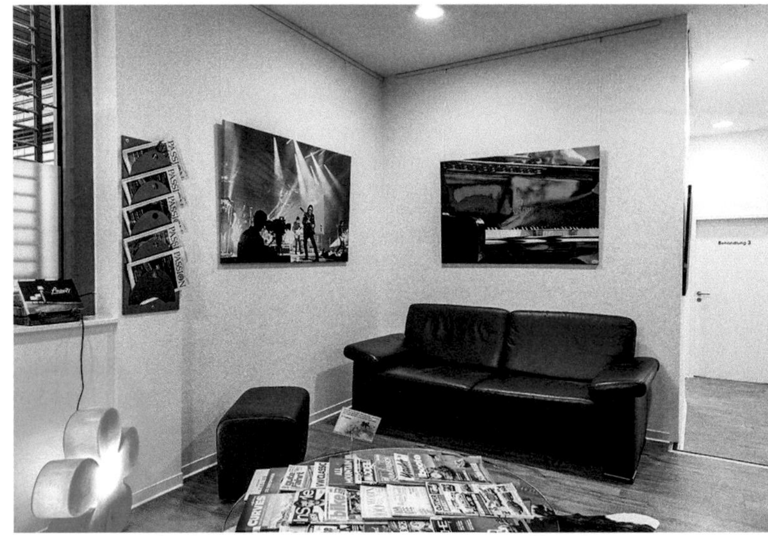

Abb. 1 Modernes Wartezimmer

Durch einheitliche Praxiskleidung, vielleicht sogar in den Farben der Praxis gehalten, erleichtert man dem Patienten die Unterscheidung zwischen Praxispersonal und Patienten.
Wichtig für den Aufbau der persönlichen Beziehung zwischen Patienten und dem Praxisteam ist das Tragen von Namensschildern. Gerade in Gemeinschaftspraxen sollten auch die Zahnärzte Namensschilder tragen.
Auch Serviceleistungen zählen zu den wesentlichen Marketinginstrumenten, die Patienten binden. Dazu zählen z. B.:

- **Follow-up-Anrufe:** Der Patient wird als besondere Serviceleistung der Praxis nach der Behandlung angerufen. Mögliche Fragestellungen:
  - Sind Sie mit der Anweisung zurechtgekommen?
  - Haben Sie noch Probleme mit der Wunde?
  - Gibt es Probleme mit der Prothese?
- **Recall- und Memory-Anrufe:** Um sich beim Patienten wieder einmal in Erinnerung zu bringen, bietet sich ein ›Recall an. Auch längere Termine können am Tag vorher z. B. telefonisch bestätigt werden.

Recall, S. 165

Weitere Marketingideen:

- Kindertoiletten
- Samstagssprechstunde
- Regenschirmverleih
- Patientenseminare
- Tag der offenen Tür
- Belohnungen für Kinder (z. B. Aufkleber)
- Behandlungspässe, Röntgenpässe mit Praxiseindruck
- Kunstausstellungen
- kostenloses WLAN, Internetzugriff im Wartezimmer
- exklusiver Zugriff auf Onlinetermine

Wichtig ist es im Marketingkonzept einer Praxis, auch an behinderte Patienten zu denken und z. B. die Zugänge für die Rollstuhlfahrer passierbar und ebenso den Toilettenbereich und Wartebereich für Behinderte nutzbar zu machen. Gerade bei den Toiletten empfiehlt sich eine 2- bis 3-stündliche Kontrolle, die gut sichtbar dokumentiert wird. Dabei sollte immer durch einen Eintrag sichtbar gemacht werden, dass der Toilettenbereich kontrolliert worden ist. Einmalzahnbürsten sollten ebenfalls genügend vorhanden sein. Für die Trocknung der Hände eignen sich ein Gebläse oder Papiertücher.

7.1 Corporate Identity (CI)

Werbung, S. 55

›Werbung im klassischen Sinn ist der Zahnarztpraxis untersagt. Dennoch gibt es Möglichkeiten, sich mit entsprechendem Erfolg zu präsentieren. In diesem Zusammenhang gewinnt Corporate Identity in Zahnarztpraxen zunehmend an Bedeutung. Den Begriff Corporate Identity kann man mit Firmenidentität übersetzen. Es ist der „Fingerabdruck" eines Unternehmens, etwas sehr Individuelles. Große Unternehmen (z. B. Opel, BMW) wenden dieses Marketingverständnis schon seit Jahrzehnten an.

Corporate Identity setzt sich aus drei Elementen zusammen:
- Unternehmenskultur
- Erscheinungsbild
- Kommunikation

Die **Unternehmenskultur** (Corporate Culture) definiert das Verhalten, das Denken, die Kompetenz, das Wertesystem und den Führungsstil eines Unternehmens.

In der Zahnarztpraxis stehen dabei folgende Fragestellungen im Vordergrund:
- Ziehen alle an einem Strang, um die Ziele der Praxis zu verwirklichen?
- Wie gehen die einzelnen Teammitglieder miteinander um?
- Wie gehen sie mit Patienten oder anderen Personen um?
- Welche Werte sind in der Zusammenarbeit wichtig?
- Wie ist das soziale Engagement?

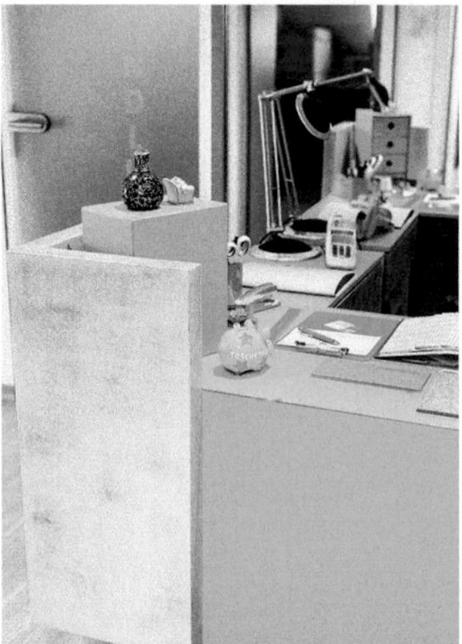

Das **Erscheinungsbild** (Corporate Design) visualisiert das Unternehmen mittels gestalterischer Signale wie etwa Farben und Formen, Schrifttyp und Gestaltungsraster, Zeichen und Symbole. Die Gestaltung lässt sich flexibel auf alle Bereiche der Praxis umsetzen: etwa auf die Architektur im Innen- und Außenbereich, alle Informationsmittel (z. B. Broschüre), Arbeitsmaterialien und auch das Aussehen des Teams (z. B. Kleidung).
Eine konsequente Umsetzung des Erscheinungsbildes bietet den Patienten ein einheitliches und professionelles Bild der Praxis sowie eine emotionale Orientierung, was sie von der Praxis erwarten können (s. Abb. 1).

Die **Kommunikation** (Corporate Communication) umfasst die „gesprochene" Kommunikation zwischen Mitarbeitern und Patienten sowie die „gelesene" Kommunikation, z. B. Broschüren, Praxiskompass, Neue Medien, Veranstaltungen. Die Kommunikation dient dazu, Mitarbeiter (intern) und Patienten oder Lieferanten (extern) zu informieren, zu motivieren und zu binden.

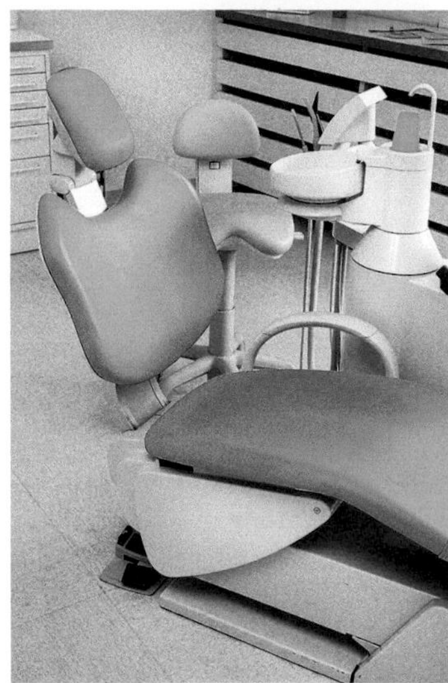

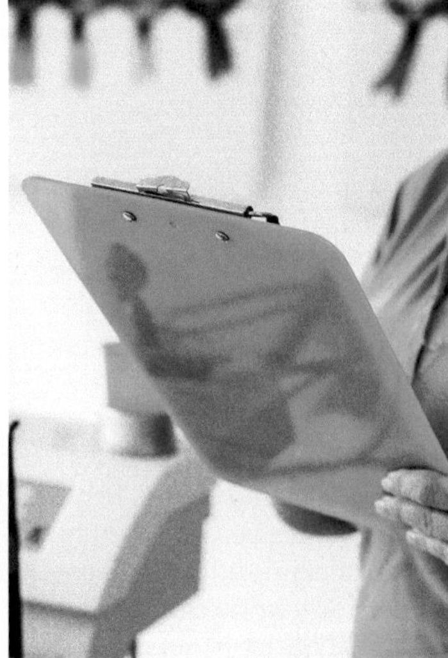

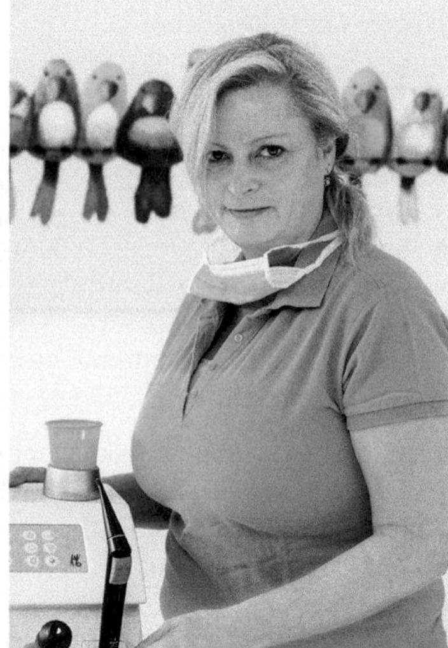

Abb. 1 Corporate Design einer Zahnarztpraxis

7.2 Zeitmanagement

Eine wichtige Maßnahme, die zur Optimierung des Praxiserfolges führt, ist ein gutes Zeitmanagement. Für die tägliche Arbeit stehen jedem Menschen (Praxismitarbeiter) durchschnittlich 480 Minuten zur Planung zur Verfügung. Diese relativ kurze Arbeitszeit in der Praxis sollte effektiv genutzt (gemanagt) werden, denn verlorene Zeit kann nicht wieder zurückgeholt werden.
Tipp: Schreiben Sie über ein bis zwei Wochen die Zeiten auf, die Sie für bestimmte Arbeiten benötigten. Die benötigte Arbeitszeit wird häufig unterschätzt.

Jedes Teammitglied sollte positiv und entspannt den Arbeitstag beginnen. Dies erreicht man dadurch, dass sich morgens zu Beginn der Sprechstunde das gesamte Team einige Minuten versammelt, Stoßzeiten und Engpässe erkennt und sich gedanklich positiv darauf einstellt.
Empfehlenswert ist auch eine kurze Arbeitsplanung (Welche Arbeiten sollen heute erledigt werden?). Hierbei sollte unbedingt eine schriftliche Aufstellung der Tätigkeiten nach Prioritäten erfolgen. Dafür benötigt man ungefähr 10 Minuten, die aber nachweislich zu etwa 20 % Ersparnis bei der Arbeitszeit führen.

Ähnlich wie in der Terminplanung bei Patienten sollten unbedingt Pufferzeiten beachtet werden. Erfahrungen zeigen, dass nur 60 % der Arbeitszeit verplant und 40 % für unerwartete Mehrarbeit und Störfaktoren sowie spontane unumgängliche Arbeiten (z. B. vom Vortag) frei gehalten werden müssen. Auch Arbeitspausen sollten eingeplant werden.

›Checklisten erleichtern wesentlich die Arbeitsvorbereitung und den Arbeitsablauf. Sie haben sich bewährt bei allen Arbeiten, die eine korrekte Abfolge von Teilarbeiten beinhalten, z. B. die Vorbereitung von operativen Eingriffen, die Annahme von Telefonanrufen, die Vorbereitung der Funktionsräume.
Das Sammeln von gleichartigen Tätigkeiten, z. B. von Telefongesprächen, führt zu erheblicher Zeitersparnis.
Auch die persönliche Leistungskurve sollte, wenn möglich, in die Planung einbezogen werden.
Arbeiten, die erledigt wurden, können im Plan abgehakt werden. Das ist auch psychologisch ein wichtiger Effekt.
Ebenso wichtig ist es auch, den Praxistag mit einem kurzen Abschlussgespräch zu beenden und die nicht erledigten Aufgaben in den Arbeitsplan des nächsten Tages zu übertragen.

Checklisten, S. 140

Vermeiden Sie auch in Ihrem persönlichen Umfeld Hektik. Erscheinen Sie pünktlich und ausgeruht in der Praxis und legen Sie private Termine nicht unbedingt auf den genauen Sprechstundenschluss.

Gerade zu Beginn der Einführung eines Zeitmanagements in der Praxis wird man viele „Zeitdiebe" und „Störfaktoren" ausmachen. Analysieren Sie Ihr Arbeitsverhalten anhand folgender Fragen. Sie lernen damit, die Arbeitszeit zu beherrschen. Die Arbeitszufriedenheit der Praxismitglieder wird sich erhöhen und die Leistung verbessern.

- Sind die Telefongespräche zu lang?
- Wann kommen die meisten Telefongespräche in die Praxis?
- Habe ich klare Prioritäten oder versuche ich, viele Aufgaben auf einmal zu erledigen?
- Habe ich für komplexe Aufgaben (z. B. HKP-Erstellung und Abrechnung) eine störungsfreie Umgebung?
- Verzettele ich mich zu sehr in Details?
- Kann ich nein sagen, wenn mich ständig jemand um einen Gefallen bittet, oder lasse ich mich von meiner eigentlichen Arbeit abhalten?
- Führt mangelhafte Kommunikation im Team zu Missverständnissen?
- Schiebe ich unangenehme Arbeiten auf?
- Kann ich bestimmte Arbeiten delegieren?

7.3 Besprechungen des Praxisteams

Besprechungen, S. 150

Marketing ist Teamarbeit. Die Gemeinschaft, den Kontakt und die Kommunikation unter allen Teammitgliedern zu pflegen, ist daher eine wichtige Voraussetzung für ein erfolgreiches Marketing. In Zahnarztpraxen bieten sich hierzu ❯Kurz- und Teambesprechungen an.

AUFGABEN

1 Nennen Sie gesellschaftliche und gesundheitspolitische Entwicklungen mit Auswirkungen auf die Zahnarztpraxis.

2 Ermitteln Sie die Altersstruktur Ihrer Praxis, z. B. anhand eines Praxisprogramms (Erlaubnis des Arbeitgebers einholen). Wie reagiert Ihre Praxis hierauf?

3 Welche Patienten erhalten in Ihrer Praxis „besondere Angebote" in der Behandlung? Wieso?

4 Erstellen Sie eine Umfrage in der Klasse: Fragen Sie Ihren Praxisinhaber, welches Angebot er im Studium insgesamt am meisten vermisst hat. Es sollten nur zwei bis drei Angaben möglich sein.

5 Besuchen Sie sich gegenseitig in der Praxis und spielen Sie Patient (Erlaubnis des Praxisinhabers einholen). Erstellen Sie vorher einen Bogen (s. S. 153) und halten Sie nach dem Besuch die Eindrücke fest, die sie hierbei gewonnen haben.

6 Was versteht man unter Praxismarketing?

7 Führen Sie ein Brainstorming über neue Ideen für das Praxismarketing durch.

8 Wo sehen Sie Schwachstellen im Marketing Ihrer Ausbildungspraxis? Machen Sie konkrete Verbesserungsvorschläge.

9 Was versteht man unter „Corporate Identity"?

10 Welche Dinge müssten nach Ihrer Ansicht durch die Lage Ihrer Ausbildungspraxis bedingt im Sinne des Marketing und einer Corporate Identity mehr berücksichtigt werden?

11 Geben Sie in grafischer Form ein Beispiel für die Umsetzung der Idee einer Corporate Identity mit zwei bis drei Beispielformularen.

12
- **a** Erstellen Sie für sich einen persönlichen Tagesplan in Ihrer Ausbildungspraxis. Haken Sie die Arbeiten ab, die Sie erledigen konnten. Notieren Sie sich die Störfaktoren und analysieren Sie diese. Tragen Sie die Ergebnisse der Klasse vor.
- **b** Welche Konsequenzen ergeben sich für Sie daraus?

13 Weshalb sind Ihrer Meinung nach Teambesprechungen notwendig bzw. nicht notwendig?

14 Wo liegen die Probleme bei der Durchführung von Teambesprechungen?

15 Spielen Sie eine Teambesprechung im Unterricht nach (evtl. mit Videokamera). Themenvorschläge:
- **a** Ein Patient beschwert sich beim Chef über eine unfreundliche ZFA.
- **b** Sie sind wiederholt zu spät gekommen.
- **c** Die Schule hat in der Praxis angerufen.
- **d** Eine neue Mitarbeiterin wird vorgestellt.

8 Ergonomie

Die Ergonomie ist die Wissenschaft von den Leistungsmöglichkeiten und -grenzen des arbeitenden Menschen. Dabei werden die Anpassung der Arbeitsbedingungen (z. B. Werkzeuge, Maschinen, Arbeitsumfeld) an die menschliche Arbeitskraft untersucht und Arbeitsabläufe zeitlich optimiert.
Mit der Einführung der Zahnarztpraxis als „Behandlung in einem fest installierten Raum" ging es zunächst mal um die technische Einrichtung, die eine Behandlung erst möglich machte. Die Ergonomie war zum damaligen Zeitpunkt noch nicht so ausgeprägt (s. Abb. 1).

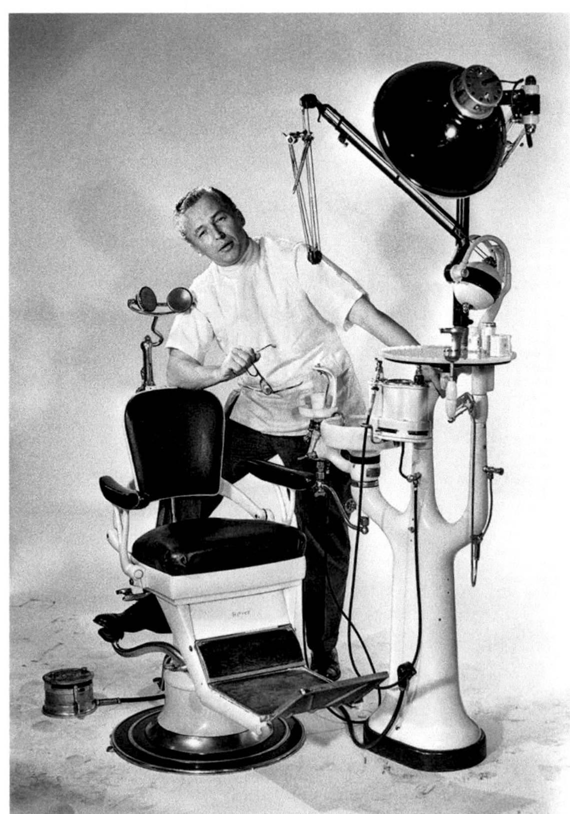

Abb. 1 Behandlungseinheit eines Zahnarztes in den 1950er-Jahren

Die Untersuchung ergonomischer Fragestellungen erfordert auch eine Arbeits- oder Zeitanalyse. Der Erste, der diese Gedanken in die Wirtschaft einbrachte, war Frederick W. Taylor (1856–1915). Er zerlegte jede Arbeit in Teilarbeiten und ermittelte so alle überflüssigen Bewegungen, die ausgeschaltet werden sollten.
Für alle Arbeiten führte er Zeitmessungen durch und versuchte so, eine optimale Gestaltung des Arbeitsablaufes zu ermitteln. Dies führte naturgemäß zu einer Änderung der Werkzeuge, Maschinen und des gesamten Arbeitsplatzes, zu Verbesserungen der Organisation des Betriebs und zu einer Steigerung der Arbeitsleistung bei gleichzeitiger Arbeitserleichterung.

Auf die Zahnarztpraxis übertragen, betrachtet die Ergonomie die gesamte Behandlung des Patienten in der Praxis.
Dabei stehen folgende **Arbeitsbedingungen** im Vordergrund:

- Anzahl und Lage der Praxisräume
- Arbeitshaltung
- Arbeitsplanung
- Teamarbeit
- technische Einrichtung der Praxis
- sonstige Ausstattung der Praxis
- Organisation der Praxis
- Atmosphäre der Praxis

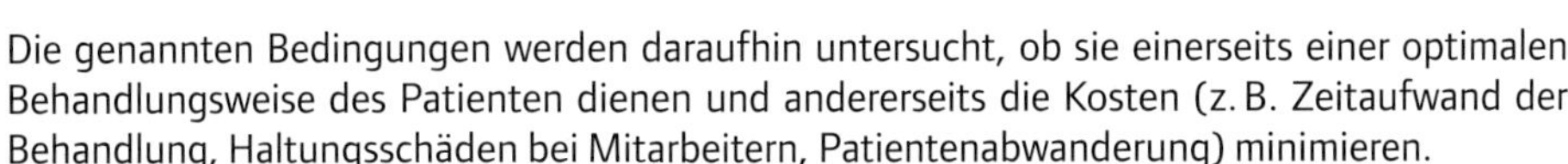

Die genannten Bedingungen werden daraufhin untersucht, ob sie einerseits einer optimalen Behandlungsweise des Patienten dienen und andererseits die Kosten (z. B. Zeitaufwand der Behandlung, Haltungsschäden bei Mitarbeitern, Patientenabwanderung) minimieren.

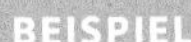

BEISPIEL

a Die Patienten einer Praxis werden optimal versorgt, jedoch führt die schlechte Arbeitshaltung des Praxispersonals bei diesem immer wieder zu Rückenschmerzen (hoher Krankenstand führt zu Kosten).

b Die Behandlung des Patienten erfolgte mit Werkzeugen und Geräten nach neuesten ergonomischen Erkenntnissen. Der Patient fühlte sich bei der Behandlung aber „unwohl" in der Praxis, da er z. B. zu lange warten musste, ihn der „Ton" des Praxisteams störte oder die Behandlung zu lange dauerte.

c Die Zahnarztpraxis ist perfekt durchorganisiert, das Praxisteam ist freundlich, es herrscht ein angenehmes Betriebsklima. Der Patient erschrickt aber über die altmodischen Geräte und Werkzeuge, die verwendet werden.

8.1 Anzahl und Lage der Praxisräume

Funktionsbereiche der Praxis, S. 49

Neben der Lage und Ausstattung der Praxisräume (❯Funktionsbereiche) spielt die Anzahl der Behandlungszimmer (zahnärztlicher Arbeitsplatz) bei ergonomischen Untersuchungen (z. B. Vermeidung unproduktiver Zeiten) eine wichtige Rolle.

Man kann die gesamte Behandlung eines Patienten zunächst in drei Abschnitte einteilen:
- Vorarbeiten (z. B. Terminierung, Empfangen)
- eigentliche Behandlung
- Nacharbeiten (z. B. Terminierung, Telefongespräche, Formulare ausfüllen, Hinweise)

Bezeichnet man die Vor- und Nacharbeiten sowie die Wartezeiten beim Patienten während der Behandlung als **unproduktive Zeiten** (manchmal auch als Rüstzeiten), kommen die Untersuchungen zu folgendem Ergebnis:

FALL 1

Ein Behandlungszimmer – keine Zahnmedizinische Fachangestellte – 8-stündige Arbeitszeit (ein Zahnarzt)

produktive Zeit: 4½ Stunden

unproduktive Zeit: 3½ Stunden

FALL 2

Ein Behandlungszimmer – eine Zahnmedizinische Fachangestellte – 8-stündige Arbeitszeit (ein Zahnarzt)

produktive Zeit: 5¾ Stunden

unproduktive Zeit: 2¼ Stunden

FALL 3

Zwei Behandlungszimmer – eine Zahnmedizinische Fachangestellte – 8-stündige Arbeitszeit (ein Zahnarzt)

produktive Zeit: 6½ Stunden

unproduktive Zeit: 1½ Stunden

FALL 4

Drei Behandlungszimmer – zwei Zahnmedizinische Fachangestellte – eine Zahnmedizinische Fachassistentin – 8-stündige Arbeitszeit (ein Zahnarzt)

produktive Zeit: 7 Stunden

unproduktive Zeit: 1 Stunde

Die Zahnarztpraxis kann ihre produktive Zeit und damit die Einnahmen durch mehrere Behandlungszimmer und durch Einsatz von zahnmedizinischem Fachpersonal steigern.

Unter ergonomischen Gesichtspunkten sollten die Behandlungszimmer identisch ausgestattet sein. Die Anordnung der verschiedenen Elemente sollte ebenfalls gleich sein. Nur so können überflüssige Bewegungen, dauernde Überlegungen sowie Umstellungen vermieden werden.

Auch unter betriebswirtschaftlichen Gesichtspunkten ist es natürlich wichtig, dass die produktiven Zeiten in der Praxis und damit die Einnahmen erhöht werden, was meist nur durch die Behandlungstätigkeit des Zahnarztes erreicht wird. Die zusätzliche Einrichtung eines Prophylaxeraumes (Behandlung erfolgt durch eine ZMF oder ZMP) kann man dabei auch ins Auge fassen.

8.2 Arbeitsplanung

Vor- und Nacharbeiten können in der Regel von Zahnmedizinischen Fachangestellten erledigt werden. Die Behandlung selbst kann ebenfalls noch einmal in verschiedene Teilschritte zerlegt werden. Auch hier ist nicht für alle Teilarbeiten eine zahnärztliche Approbation erforderlich. Daraus folgt, dass die zahnärztliche Produktivität durch **Delegation** (Übertragung) bestimmter Arbeiten an das zahnmedizinische Personal (Zahnmedizinische Fachangestellte, Zahnmedizinische Fachassistentin, Zahnmedizinische Verwaltungsassistentin, Dentalhygienikerin) noch einmal gesteigert werden kann.
Voraussetzung dafür ist eine genaue Arbeitszerlegung, ein entsprechendes Delegieren und damit die Teamarbeit in der zahnärztlichen Praxis.

Der Behandlungsschritt einer Alginat-Abformung lässt sich so in mindestens 11 Teilschritte zerlegen, wovon lediglich die Schritte 2, 6 und 11 rein zahnärztliche Aufgaben sind. Nimmt man noch die Vor- und Nachbereitungszeit hinzu, beträgt der zahnärztliche Zeitanteil nur noch einen Bruchteil.
Diese Art der Arbeitsplanung setzt voraus, dass die Zahnmedizinische Fachangestellte entsprechend ausgebildet wurde. Kein Zahnarzt wird Hilfstätigkeiten delegieren, ohne von der Qualität der Arbeit der Zahnmedizinischen Fachangestellten überzeugt zu sein.

BEISPIEL

Zerlegung einer Alginat-Abdrucknahme in einzelne Teilarbeitsgänge:

1 Aussuchen des Löffels
2 Einpassen des Löffels
3 Vorbereiten der Abdruckmasse
4 Mischen der Abdruckmasse
5 Einstreichen der Abdruckmasse in den Löffel
6 Einführen des Löffels in den Mund
7 Halten im Mund
8 Bestimmen der Erhärtung
9 Herausnehmen des Löffels
10 Reinigen des Abdrucks
11 Kontrolle

Die Produktivität einer Praxis kann erhöht werden, wenn sich die Fachangestellten entsprechend ›fortbilden und damit weiter in der eigentlichen Behandlung eingesetzt werden können.

Fortbildung, S. 342

Neben der Delegation von Arbeiten gehören auch die Organisation von Arbeitsabläufen und der Einsatz von Arbeitsmitteln zur Arbeitsplanung, z. B.

- Erlernen systematischer Arbeitsweisen (z. B. Reihenfolge von Griffen, Arbeitsphasen),
- sich wiederholende Arbeitsgänge in Schemata bringen (z. B. Checklisten),
- Zusammenstellung von Trays (vorbereitete Schalen für bestimmte Behandlungen),
- Einsatz geeigneter Geräte und Maschinen.

8.3 Teamarbeit

Neben der Aufgabe, Behandlungsabläufe zu zerlegen und entsprechende Arbeitsgänge an die Zahnmedizinische Fachangestellte zu delegieren, muss auch das Arbeiten im Team trainiert werden.

Zahnärzte beschäftigen sich oft erst mit der Teamarbeit mit Zahnmedizinischen Fachangestellten, wenn sie sich mit einer eigenen Praxis niederlassen. Vielversprechend sind Ansätze in den Universitätszahnkliniken, wo die Arbeit im Team an folgenden Punkten gelernt wird:

- richtige Lagerung des Patienten
- entspannte Sitzposition
- Arbeit in direkter Sicht
- Absaugtechnik
- Vierhand-Instrumentation
- Farbcode-System
- Tray-System

Wie in einer Fußballmannschaft arbeitet das Team nicht nebeneinander, sondern miteinander auf ein gemeinsames Ziel hin. Jeder übernimmt dabei bestimmte Funktionen. Wichtig ist dabei das gegenseitige Verstehen und Respektieren des anderen sowie die Offenheit untereinander.

8.4 Arbeitshaltung

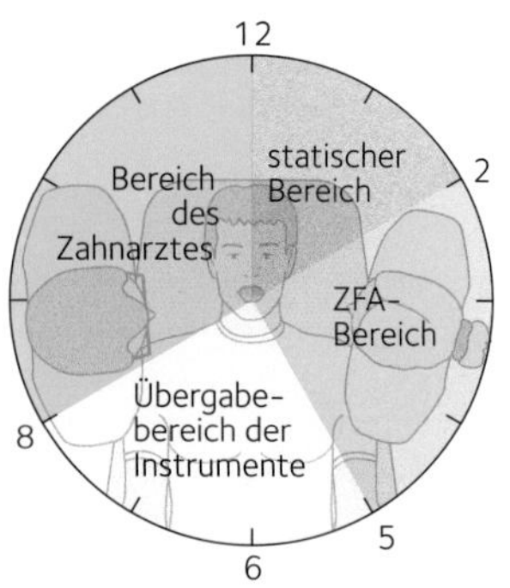

Abb. 1 Tätigkeitsbereiche

Zur Abgrenzung der Tätigkeitsbereiche von Zahnarzt und Zahnmedizinischer Fachangestellter wird häufig die Uhrzeigerstellung als Hilfsmittel verwendet. Der Zahnarzt nimmt in der Regel eine Sitzposition zwischen 8:00 und 12:00 Uhr ein, während die Zahnmedizinische Fachangestellte sich im Bereich von 2:00 und 5:00 Uhr bewegt. Die Übergabe der Instrumente erfolgt im 6:00-Uhr-Bereich (s. Abb. 1).
Rückenbeschwerden zählen zu den häufigsten Erkrankungen von Mitarbeitern in Zahnarztpraxen. Oft sind diese auf eine falsche Arbeitshaltung zurückzuführen.
Die Arbeitshaltung des Zahnarztes und seiner Assistentin wird wesentlich durch den Behandlungsstuhl geprägt. Früher stand man während der Behandlung vor oder hinter dem sitzenden Patienten, wodurch die Wirbelsäule stark belastet wurde.

Trotz der heutzutage verbreiteten sitzenden Behandlung am liegenden Patienten sind Haltungsschäden bei Zahnarzt und Zahnmedizinischer Fachangestellter nicht auszuschließen (s. Abb. 2). Unter ergonomischen Gesichtspunkten wird eine aufrechte, entspannte Sitzposition von Zahnmedizinischer Fachangestellter und Zahnarzt mit direkter Sicht auf den Mund des Patienten gefordert. Der Rücken sollte möglichst gerade sein ohne seitliche Krümmungen des Körpers. Dauernde Seitenneigungen und verkrampfte Haltungen müssen unbedingt vermieden werden. Alle neueren Behandlungsstühle lassen diese Arbeitshaltung zu (s. Abb. 3).

Bei der Sitzposition können Zahnarzt und Zahnmedizinische Fachangestellte mit gespreizten oder gekreuzten Beinen sitzen. Wichtig ist hierbei, dass beide möglichst nahe am Patienten sitzen und das Arbeitsfeld von oben gut einsehen können (s. Abb. 4).

Folgende Körperhaltungen bzw. Arbeitsbedingungen sollten prinzipiell vermieden werden:
- hohe Ellbogen bzw. Ellbogen höher als Hände (ungestützt)
- abgebogene Nackenpartie
- Weitherholen von Instrumenten
- Körperdrehungen
- Griffe über Schulterhöhe
- kraftanstrengende Handpositionen
- auf einem Fuß stehen
- breitbeiniges Stehen
- auf nur einer Seite lehnen
- zu langes Sitzen oder Stehen
- schlechtes Licht

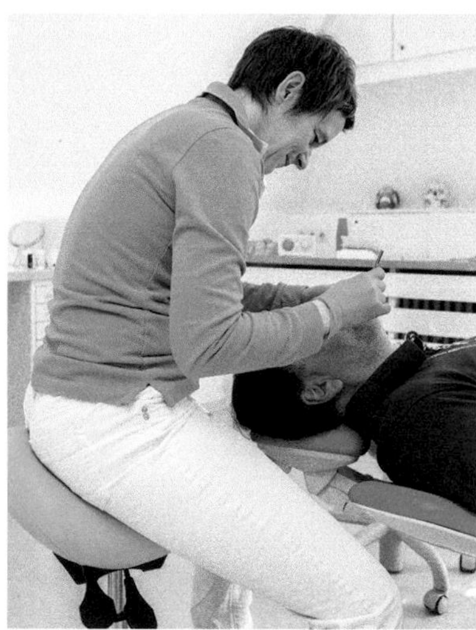

Abb. 2 Wirbelsäule in ungesunder C-Form durch zu niedrige Patientenlagerung

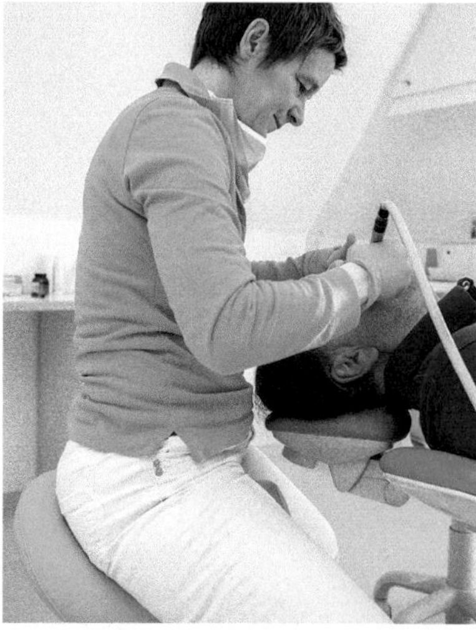

Abb. 3 Sitzhaltung, die sowohl die Wirbelsäule vor Fehlbelastung schützt als auch einer Verspannung der Muskulatur vorbeugt

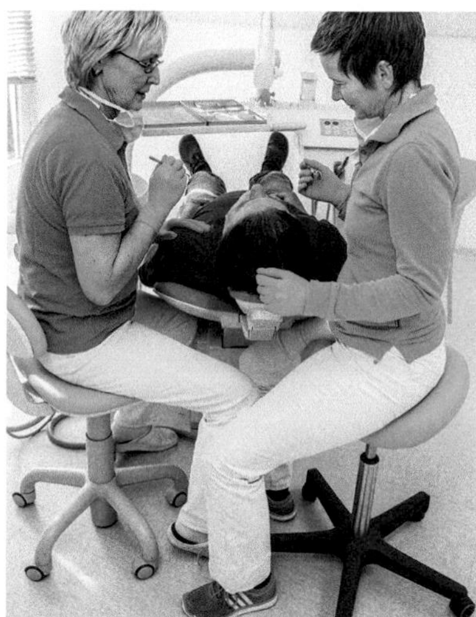

Abb. 4 Sitzposition mit gekreuzten Beinen; die Füße sollten auf dem Boden stehen, um sie etwas belasten zu können

Auch am Bildschirmarbeitsplatz ist eine optimale Arbeitshaltung Voraussetzung für effektives Arbeiten.

Die Verordnung über Sicherheit und Gesundheitsschutz bei der Arbeit an Bildschirmgeräten (Bildschirmarbeitsverordnung von 1996) legt Standards über die Gestaltung von Bildschirmarbeitsplätzen fest (s. Abb. 1).

Dazu gehören auch die folgenden Forderungen:

- Die verwendeten Geräte tragen das GS-Zeichen (technische Sicherheit).
- Die oberste Bildschirmzeile liegt höchstens in Augenhöhe, der Bildschirm ist dreh- und neigbar.
- Der Bildschirm ist vom Hersteller als strahlungsarm angegeben.
- Der Arbeitsbereich hat folgende Mindestmaße: 160 cm breit, 80 cm tief.
- Der Drehstuhl steht auf einem 5-Rollen-Untergestell mit gebremsten Rollen, ist höhenverstellbar mit abgerundeter Vorderkante und gepolsterter Sitzfläche.
- Die Beleuchtung hat den Stärkewert von mindestens 500 Lux.
- Die Lärmwerte betragen maximal 55 dB(A).
- Bildschirmarbeit soll durch Tätigkeitswechsel oder Kurzpausen unterbrochen werden.

Neben diesen technischen Maßnahmen lässt sich der Arbeitsplatz auch ergonomisch organisieren (s. Abb. 2).

Der Raum, in dem der Computer steht, sollte eine gewisse Mindestgröße haben (ca. 8 m^2) und ein gutes Raumklima aufweisen.
Empfohlene Temperatur zwischen 21–23 °C, relative Luftfeuchtigkeit 40–60 %. Zugluft, Wärmestrahlung und Wärmestaus sollten vermieden werden. Kurzes und kräftiges Lüften kann hier manchmal „Wunder" bewirken.
Ausreichender Raum für wechselnde Arbeitshaltungen sollte vorhanden sein. Ab und zu sollten Entspannungsübungen mit Augen und Körper durchgeführt werden. So lassen sich bestimmte arbeitsbedingte Beschwerden vermeiden (s. Abb. 3).

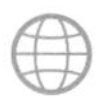

Die Bildschirmarbeitsverordnung finden Sie unter:

www.gesetze-im-internet.de/bildscharbv/index.html

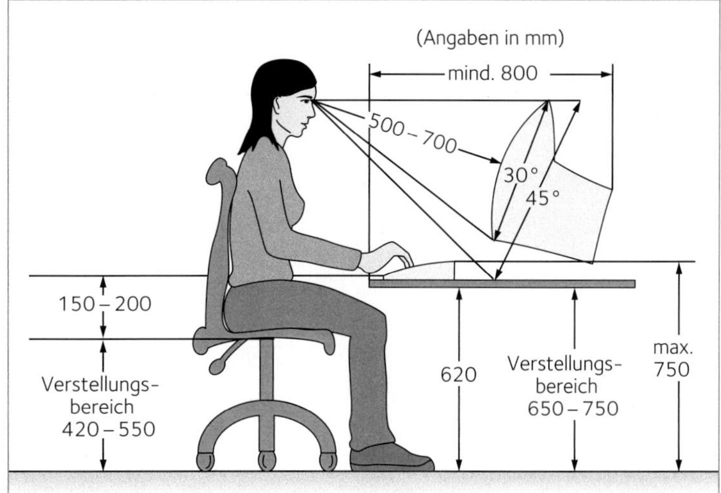

Abb. 1 Empfohlene Maße für einen Bildschirmarbeitsplatz

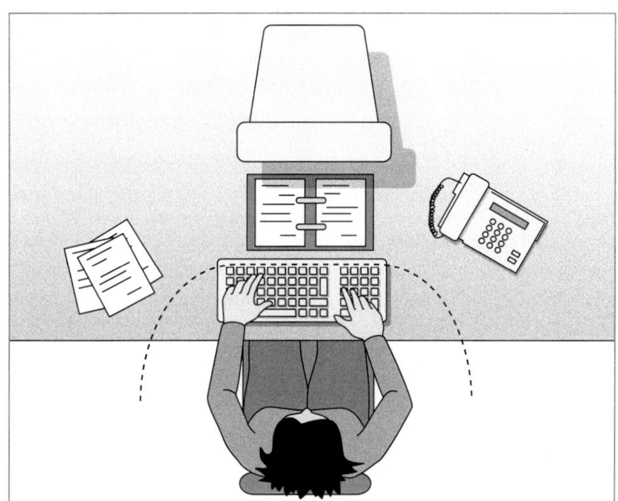

Abb. 2 Anordnung von Arbeitsmitteln, wenn vor allem Tastatur, Vorlage und Bildschirm benötigt werden

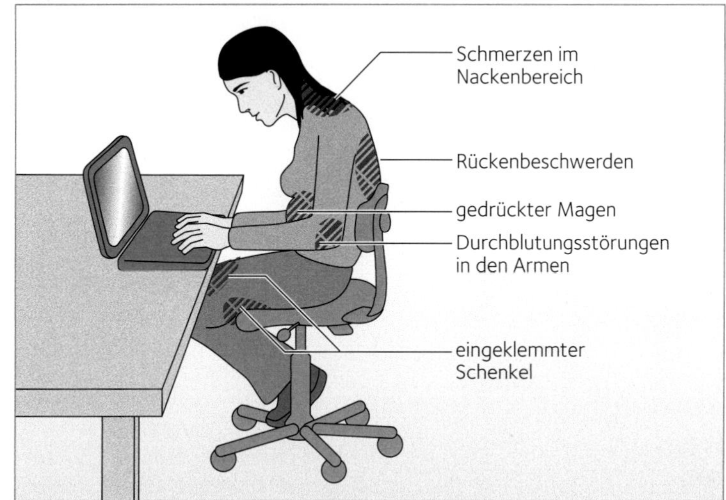

Abb. 3 Folgen physischer Beanspruchung durch Fehlhaltung

8.5 Technische Einrichtung

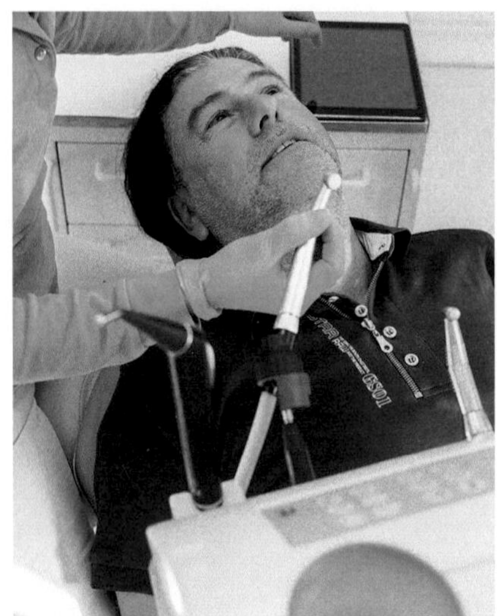

Abb. 1 Schwingbügelsystem mit Geräten in 6-Uhr-Position

Alle Maschinen, Geräte, Stühle, Behandlungsstühle und Instrumente der Zahnarztpraxis sind heute nach ergonomischen Prinzipien konstruiert. Bei den Behandlungsstühlen kommt es neben der bequemen Lagerung des Patienten auch für Zahnarzt und Assistentin auf eine entspannte Arbeitshaltung an.

Die für die Behandlung erforderlichen Geräte (z. B. OP-Leuchte, Tablett, Absauganlage, Bohrer, Turbine) sind in Greifnähe des Behandlungsstuhls anzubringen.

Weit verbreitet sind in Zahnarztpraxen die sogenannten „Rechtsgeräte". Diese schränken den Aktionsradius des Behandlungsteams stark ein, da die Instrumente inklusive Schläuchen rechts neben dem Patienten herabhängen.

Der Behandelnde ist z. B. in der 9:00-Uhr-Stellung gezwungen, bei der Instrumentenauswahl und -ablage den Blick vom Patienten abzuwenden und eine Körperdrehung auszuführen. Im Gegensatz dazu erleichtern Schwingbügeleinheiten die Arbeit erheblich, da die Instrumente wie Hand- und Winkelstücke durch flexible Positionierung viel besser erreichbar sind (s. Abb. 1). Die Schläuche der Hand- und Winkelstücke werden wieder automatisch zurückgezogen. Einige Systeme ermöglichen auch die Positionierung des Trays in 1:00-Uhr-Stellung.

Gleichzeitig sollte der Patient nicht schon beim Eintritt in das Behandlungszimmer die für den Laien oft Angst einflößenden Instrumente zu Gesicht bekommen.

Die technischen und funktionellen Voraussetzungen sind unbedingt mit den psychologischen Gesichtspunkten der Ausstattung der Zahnarztpraxis in Einklang zu bringen.

Auch bei der Verwendung von Handinstrumenten sind ergonomische Erkenntnisse zu berücksichtigen. Kraftanstrengende Handpositionen können durch ergonomisch geformte Handinstrumente günstig beeinflusst werden. Handinstrumente sollten daher optimal ausbalanciert (s. Abb. 2), leicht und rutschsicher sein und sich dem individuellen Haltestil des Behandelnden anpassen. Die Abb. 2a und 2b zeigen Handinstrumente mit elastischer Griffoberfläche. Diese Oberflächen ermöglichen auch ein geräuschärmeres Arbeiten.

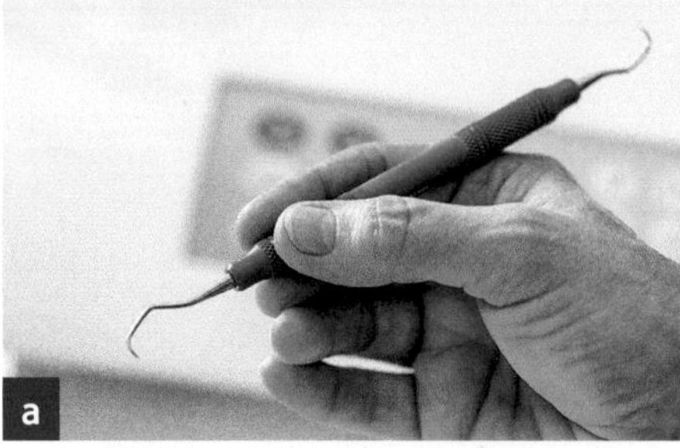

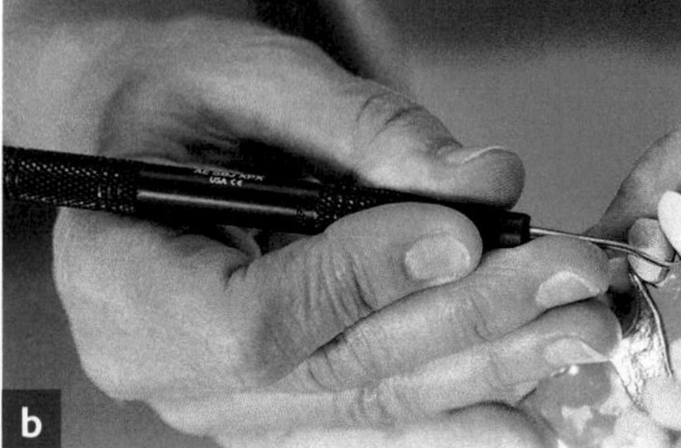

Abb. 2 a) Ausbalancierte Instrumente erleichtern die Handhabung und Führung.
b) Die elastische Oberfläche des Griffs ermöglicht rutschfreies und geräuschärmeres Arbeiten.

AUFGABEN

1 Welche Fragen untersucht die Ergonomie in der Zahnarztpraxis?

2 **a** Zerlegen Sie den Arbeitsgang „Herstellen eines Brückenprovisoriums" in mehrere Arbeitsschritte.
b Welche Teile der Arbeitsschritte kann eine Zahnmedizinische Fachangestellte übernehmen?

3 Lassen Sie sich von Ihrem Chef ein Instrument und seine Handhabung genau erklären. Bringen Sie es anschließend in den Unterricht mit und demonstrieren Sie, weshalb dieses Instrument die entsprechenden Gestaltungsmerkmale aufweist.

9 Personaleinsatzplanung

9.1 Arbeitszeitmodelle

Statistische Untersuchungen zeigen, dass Menschen in der Bundesrepublik immer weniger Zeit an ihrem Arbeitsplatz (z. B. Zahnarztpraxis) verbringen.
Die Ursachen sind unter anderem Arbeitszeitverkürzungen und die Zunahme der Urlaubstage in den letzten Jahrzehnten. Dass das Sozialprodukt dennoch immer weiter steigt, zeigt, dass wir produktiver arbeiten als früher. Dies hat viele Ursachen. Ein entscheidender Punkt ist, dass das Personal heute effektiver eingesetzt wird. Hieraus ergibt sich auch für Zahnarztpraxen neben dem individuellen Terminsystem die Notwendigkeit einer optimalen Einsatzplanung des Personals.

Hinzu kommt, dass der Beruf der Zahnmedizinischen Fachangestellten überwiegend von Frauen ausgeübt wird, die häufig aus familiären Gründen flexibel arbeiten möchten. Diese Flexibilität konnten in der Vergangenheit Zahnarztpraxen in der Regel nicht bieten, weshalb viele Frauen ihren Beruf aufgaben. Heute existieren zahlreiche Arbeitszeitmodelle, um Familie und Beruf unter einen Hut zu bringen.

BEISPIEL

Gleitzeitsystem

Vereinbarte Teilzeitarbeit von 25 Wochenstunden (entspricht 100 Monatsstunden) mit Gleitzeitregelung von 4 Monaten.

Monat Januar	Zeit	+/– Stunden
1. Woche:	20 Stunden	–5
2. Woche:	22 Stunden	–3
3. Woche:	25 Stunden	+–0
4. Woche:	20 Stunden	–5
Bezahlung von 100 Stunden		**–13**
		(noch zu leistende Sollstunden)

Monat Februar	Zeit	+/– Stunden
1. Woche:	27 Stunden	+2
2. Woche:	30 Stunden	+5
3. Woche:	30 Stunden	+5
4. Woche:	25 Stunden	+–0
Bezahlung von 100 Stunden		**–1**
		(Sollstunde)

Monat März	Zeit	+/– Stunden
1. Woche:	25 Stunden	+–0
2. Woche:	30 Stunden	+5
3. Woche:	30 Stunden	+5
4. Woche:	40 Stunden	+15
Bezahlung von 100 Stunden		**+24**
		(Guthabenstunden)

Monat April	Zeit	+/– Stunden
1. Woche:	frei	–25
2. Woche:	25 Stunden	+–0
3. Woche:	26 Stunden	+1
4. Woche:	25 Stunden	+–0
Bezahlung von 100 Stunden		**+–0**
		(Zeitkonto ausgeglichen)

Besondere Dienste, z. B. an Feiertagen, Wochenenden, müssen auch besonders vergütet werden. Die Vergütung kann auch über Zeitgutschriften erfolgen.

9.2 Personaleinsatzplan

Sind die Ausstattung der Praxis und die Anzahl der Mitarbeiter sowie deren Arbeitszeitregelung festgelegt, kann mit der Personaleinsatzplanung begonnen werden. Die Durchführung einer Arbeitsanalyse und die anschließende Arbeitssynthese stellen die Grundlagen einer effektiven Planung dar.

In der **Arbeitsanalyse** werden die Tätigkeiten der einzelnen Teammitglieder notiert. Hierbei kann auch schon ein Zeitraster hilfreich sein. Ebenso muss geklärt werden, wer Aufgaben aufgrund seiner Vorbildung durchführen kann und seiner Neigung entsprechend gerne wahrnimmt.
Gleichzeitig ist es wichtig zu klären, wer die Aufgaben bei Ausfall der Arbeitskraft (z. B. Krankheit) durchführt. In diesem Zusammenhang ist festzulegen, welche Kompetenzen mit der Aufgabe verbunden sind und welche Kompetenzüberschneidungen und damit Konfliktpunkte sich ergeben können.

Die ermittelten Aufgaben werden nun in der **Arbeitssynthese** den einzelnen Teammitgliedern zugeordnet. Man spricht in diesem Zusammenhang von Stellenbildung. Hierbei ist darauf zu achten, dass die Person nicht überlastet, aber auch nicht unterfordert wird. Unter Umständen ergibt sich bei einer dauernden Überlastung die Frage, ob nicht eine zusätzliche Stelle erforderlich wird.

Stellenbeschreibungen, S. 142

Für neu in die Zahnarztpraxis eintretende Mitarbeiter sowie auszubildende Zahnmedizinische Fachangestellte können diese Aufgaben- und ›Stellenbeschreibungen sehr hilfreich sein (z. B. Checkliste: „Aufgaben am Empfang“).

Aufgrund der Stellenbeschreibung kann nun ein Personaleinsatzplan erstellt werden. Im Personaleinsatzplan wird festgelegt, wer für welche Aufgaben wann zuständig ist. Dadurch wird erreicht, dass selbst kleine Tätigkeiten, wie z. B. Blumengießen, Kontrolle der Patiententoiletten, aber auch die Bestellung von Praxismaterialien, die Verantwortlichkeit für Desinfektionslösungen oder das Nachfüllen von Verbrauchsmaterialien, nicht vergessen werden.

Der Personaleinsatzplan kann dabei nach einem starren System oder flexibel gehandhabt werden. Während beim starren System jeder seine Aufgabe über längere Zeit behält, wechseln beim flexiblen System diese Zuständigkeiten öfters („Alle müssen alles können.“).

BEISPIEL

Personaleinsatzplan

Das Team einer Zahnarztpraxis setzt sich wie folgt zusammen: ein Behandler, eine Zahnmedizinische Fachassistentin, zwei Zahnmedizinische Fachangestellte, eine in Teilzeit arbeitende Zahnmedizinische Fachangestellte (wöchentlich 25 Stunden mit vierwöchigem Gleiten), zwei auszubildende Zahnmedizinische Fachangestellte. Es existieren drei Behandlungszimmer.
Der auf S. 341 (s. Abb. 1) dargestellte Personaleinsatzplan ist eine Kombination aus einem starren und einem flexiblen System (pro Woche). Er ist mit dem Bestellsystem der Praxis und anderen Plänen gekoppelt. Auch müssen die einzelvertraglich bzw. tarifvertraglich festgelegten Arbeitszeiten und die ›gesetzlichen Regelungen beachtet werden. Hierbei kann es auch sein, dass eine schwangere Mitarbeiterin nur an der Rezeption beschäftigt werden darf.

gesetzliche Regelungen, S. 30

Die erste halbe Stunde täglich dient der Vorbereitung der Behandlung, Kurzbesprechungen oder bereits der Behandlung (bei Bedarf). Sie kann auch an einzelnen Tagen für Gleitarbeitszeit der Mitarbeiter genutzt werden.

Die für den jeweiligen Behandlungsraum eingetragenen ZFAs sind für die gesamte Assistenz einschließlich der Desinfektion bzw. Sterilisation und Röntgen verantwortlich. Im Raum 3 wird die Prophylaxeberatung und Behandlung von der ZMF durchgeführt. Teilweise assistiert sie bei prothetischer Behandlung und Parodontosebehandlung. Das Terminwesen sowie weitere Aufgaben liegen in der Hand der ZFA an der Rezeption.
Mittwochnachmittag wechseln sich die ZFA in der Bereitschaft ab. Am Donnerstag findet eine Abendsprechstunde statt. Am Freitag ist die Praxis nachmittags geschlossen.

AUFGABEN

1 Errechnen Sie die Arbeitszeit der ZFA Aysun anhand des Personaleinsatzplans (s. Abb. 1). Muss sie in der/den nächsten Woche(n) gleiten?

2 Errechnen Sie die Arbeitszeit der ZFA Petra.

3 Wo bestehen für die Praxis Pufferzonen, wenn es einen kurzfristigen Patientenandrang gibt? Wo sehen Sie langfristige Ausbaumöglichkeiten der Praxis?

4 Wo liegen vermutlich die Berufsschultage der Auszubildenden?

5 Steht die Arbeitszeit der Auszubildenden im Einklang mit dem Jugendarbeitsschutzgesetz oder müssen zusätzliche Pausen gewährt werden?

6 An welchen Stellen ist der Personaleinsatzplan flexibel, wo ist er relativ starr?

7 Werden die Auszubildenden nach diesem Plan in allen Bereichen der Praxis ausgebildet? Formulieren Sie ggf. Änderungsvorschläge.

Zeit	Montag				Dienstag				Mittwoch				Donnerstag				Freitag			
	1	2	3	R	1	2	3	R	1	2	3	R	1	2	3	R	1	2	3	R
8:00–8:30	BV · KB · B			alle	BV · KB · B			alle	BV · KB · B			alle	BV · KB · B			alle	BV · KB · B			alle
8:30 bis 12:30	Sd Ay A R DS	Sd Ch AMa A R DS	Sd Na PR BA A P PA	Pe T M C TE WTG	Sd Ay AMa	Sd Ch APe	Sd Na	Pe	Sd Ch	Sd Ay	Sd Na	Pe	Sd Ch	Sd Ay	Sd Na	Pe APe	Sd Ay AMa	Sd Ch APe	Sd Na	Pe
12:30–14:00	Pause				Pause				Pause				Pause				BN · ÜP · B			Ch, Na
14:00	Sd Na AMa	Sd Ch		Pe	Sd Na APe	Sd Ch AMa		Pe	B · BE · ÜP · C · T APe, Ay 14-tägig Pe vierwöchentlich Ch, Na vierwöchentlich				Sd Ch	Sd Na AMa		Pe	Geschlossen			
16:00–16:30													Pause							
bis 18:00													Sd Ch	Sd Na APe		Pe				
18:00–18:30	BN · ÜP · B			Ch, Na	BN · ÜP · B			Ch, Na	BN · ÜP · B			Ch, Na								
18:30–20:00	BN · ÜP · B			Pe, Ch	BN · ÜP · B			Pe, Ch	BN · ÜP · B			Pe, Ch								
20:00–20:30													BN · ÜP · B			Na, Pe				

Abb. 1 Personaleinsatzplan Praxis Dr. Hollister, A-Woche

Abkürzungsverzeichnis Räume

Behandlungsraum 1	**1**
Behandlungsraum 2	**2**
Behandlungsraum 3	**3**
Rezeption	**R**

Abkürzungsverzeichnis des Praxisteams

Behandler Dr. Schmid	Sd
ZMF Nadija	Na
ZFA Petra	Pe
ZFA Chylla	Ch
Teilzeit-ZFA Aysun	Ay
Azubi-ZFA Petra	APe
Azubi-ZFA Maritta	AMa

Abkürzungsverzeichnis Arbeitsbereiche

Prothetik	P
Parodontosebehandlung	PA
Behandlungsvorbereitung	BV
Behandlungsabschlussarbeiten	BN
Kurzbesprechung	KB
Betreuung der Azubis	BA
Prophylaxe	PR
Assistenz	A
Röntgen	R
Desinfektion/Sterilisation	DS
Terminwesen/Telefon	T
Materialbestellung	M
Computerarbeit	C
Wartezimmer-, Toiletten-, Garderoben-, Flurkontrolle	WTG
Techniküberwachung	TE
Überwachung der Putzarbeiten	ÜP
Behandlung bei Bedarf	B
Bereitschaft	BE

10 Fort- und Weiterbildung der Zahnmedizinischen Fachangestellten

Eine zeitgemäße Zahnheilkunde mit Schwerpunkt auf den Bereichen Zahnerhaltung und Prophylaxe ist ohne den Einsatz qualifizierter Hilfskräfte auf breiter Basis weder durchführbar noch bezahlbar. Dem wurde durch die Änderung des Zahnheilkundegesetzes 1993 Genüge getan. Im Absatz 6 zum § 1 wurde anerkannt, dass bestimmte Tätigkeiten auf die Zahnmedizinische Fachhelferin, die weitergebildete Zahnarzthelferin, die Prophylaxehelferin oder die Dentalhygienikerin delegiert werden können.

Entsprechend der neuen Berufsbezeichnung „Zahnmedizinische Fachangestellte" spricht man heute vom Berufsbild der fortgebildeten Zahnmedizinischen Fachangestellten (Prophylaxe oder Verwaltung), der Zahnmedizinischen Prophylaxeassistentin (ZMP), der Zahnmedizinischen Fachassistentin (ZMF), der Zahnmedizinischen Verwaltungsassistentin (ZMV) und der Dentalhygienikerin (DH). Ab 2016 soll es auch eine/-n Dental-Fachwirt/-in geben.

10.1 Fortgebildete Zahnmedizinische Fachangestellte

Zahnmedizinische Fachangestellte können für Aufgaben eingesetzt werden, für die sie zusätzliche Kenntnisse und Fähigkeiten durch Fortbildung erworben haben (z. B. Prophylaxe). Dies gilt allerdings nur dann, wenn sie einen fachkundlichen Nachweis der Bezirks- oder Landeszahnärztekammer erlangt haben (s. Abb. 1). Diese Fortbildung wird auch als Anpassungsfortbildung bezeichnet. Hier existieren in den einzelnen Kammerbezirken noch unterschiedliche Regelungen, die aber in den nächsten Jahren angeglichen werden sollen.
Der Grundsatz, dass alle Tätigkeiten der Zahnmedizinischen Fachangestellten unter Aufsicht und nach Anweisung des Zahnarztes erfolgen müssen, gilt auch für die fortgebildete Zahnmedizinische Fachangestellte.
Voraussetzung für die Fortbildung ist der Abschluss der Ausbildung als ZFA.

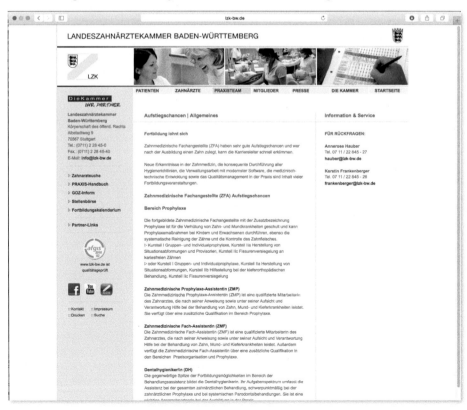

Abb. 1 Internetzugriff auf die Fortbildungsseite der LZK Baden-Württemberg

Aus dem Kursprogramm können Sie den Umfang der Fortbildung zur fortgebildeten Zahnmedizinischen Fachangestellten in Baden-Württemberg erkennen. Neben dem Kursteil I und II a kann eine Zahnmedizinische Fachangestellte auch über den Kursteil I und II b sowie über den Kursteil III fortgebildete Zahnmedizinische Fachangestellte werden. Nach bestandener Prüfung kann sie grundsätzlich zu den Hilfeleistungen herangezogen werden, in denen sie fortgebildet wurde.

Die fortgebildete Zahnmedizinische Fachangestellte erhält nach den Vergütungsempfehlungen der LZK Baden-Württemberg einen Gehaltszuschlag von 10 %.

Auf dieser Seite finden Sie Informationen zur Fortbildungs- und Prüfungsordnung:

www.lzkbw.de

→ Praxisteam
→ Aufstiegschancen
→ ZMP

10.2 Zahnmedizinische Prophylaxeassistentin (ZMP)

Für Baden-Württemberg gelten als Zulassungsvoraussetzungen neben dem Fachangestelltenbrief zur ZFA die Kursteile I, II a und II c. Daneben gilt es, ein Berufspraktikum mit 100 Stunden (Pflichtenheft) zu absolvieren. Der Aufbaukurs mit 170 Stunden umfasst folgende Themen:

- allgemeinmedizinische Grundlagen
- zahnmedizinische Grundlagen
- Ernährungslehre
- Oralprophylaxe
- klinische Dokumentation
- behandlungsbegleitende Maßnahmen
- Systematik und Ergonomie der Prophylaxe
- Rechts- und Berufskunde
- Psychologie und Kommunikation

10.3 Zahnmedizinische Fachassistentin (ZMF)

Seit 1974 gibt es die Möglichkeit für Zahnmedizinische Fachangestellte, sich zur ZMF weiterzubilden. In einigen Bundesländern gab es nur die Zahnmedizinische Prophylaxeassistentin (ZMP). Begonnen haben die Länder Hessen und Baden-Württemberg, heute bieten mehrere Länder diese **Aufstiegsfortbildung** an. Die ZMF-Fortbildungsordnung für Baden-Württemberg wurde 1991 reformiert und stellt seitdem eine **Stufenfortbildung** dar, die beginnen kann, wer bestimmte Voraussetzungen erfüllt (s. Tab. 1).

1. Ausbildungsvoraussetzung: gilt für alle Bundesländer	→	– bestandene Prüfung als Zahnmedizinische Fachangestellte – einjährige Tätigkeit als Fachangestellte nach Abschluss der Berufsausbildung – Kenntnisnachweis für Röntgen
2. Ausbildungsvoraussetzung: Gilt nur für Baden-Württemberg; durch den Nachweis der rechts angegebenen Kursteile sowie der Anwendung des Unterrichtsstoffes in der Praxis (Berufspraktikum) war es in Baden-Württemberg möglich, den erforderlichen ZMF-Aufbaukurs auf 220 Stunden zu kürzen. In den anderen Bundesländern beträgt die Kursstundenzahl 600 bis 800 Stunden.	→	– erfolgreicher Abschluss des Kursteils I (Gruppen- und Individualprophylaxe) – erfolgreicher Abschluss des Kursteils II a (Herstellung von Situationsabformungen und Provisorien) – erfolgreicher Abschluss des Kurses II c „Fissurenversiegelung bei kariesfreien Zähnen" – erfolgreicher Abschluss des Kursteils III (Praxisverwaltung) – Nachweis des Berufspraktikums von mindestens 250 Stunden (Vorlage des Pflichtenheftes)

Tab. 1 Voraussetzungen für die Weiterbildung zur ZMF

In einigen Kammerbezirken wird noch ein Erste-Hilfe-Kurs (Herz-Lungen-Wiederbelebungskurs) sowie eine Aufnahmeprüfung verlangt. Die Landeszahnärztekammer Bayern verlangt zusätzlich die erfolgreiche Absolvierung des Prophylaxe-Basiskurses und des Kurses Prothetische Assistenz.

Die Handlungs- und Kompetenzfelder einer ZMF-Ausbildung (Baden-Württemberg):
- allgemeinmedizinische Grundlagen
- zahnmedizinische Grundlagen
- Ernährungslehre
- Oralprophylaxe
- klinische Dokumentation
- behandlungsbegleitende Maßnahmen
- Arbeitssicherheit, -systematik, Ergonomie, Strahlenschutz
- Kontrolle und Umsetzung ordnungsgemäßer Hygienemaßnahmen
- Psychologie und Kommunikation
- Abrechnungswesen
- Praxisorganisation/EDV
- Rechts- und Berufskunde
- Ausbildungswesen/Fortbildung/Pädagogik

Eine ZMF erhält nach den Vergütungsempfehlungen der LZK Baden-Württemberg einen Zuschlag von 25 % zum Gehalt einer Zahnmedizinischen Fachangestellten.

10.4 Zahnmedizinische Verwaltungsassistentin (ZMV)

In den letzten Jahren haben die Verwaltungsarbeiten in den Zahnarztpraxen erheblich zugenommen. Nach Schätzungen glaubt man heute, dass in durchschnittlichen Zahnarztpraxen auf eine Behandlungsstunde eine Verwaltungsstunde kommt. Die Anforderungen sind durch den Umgang mit immer neuen und weiteren Formularen, die Ausweitung des Schriftverkehrs, die ständigen Neuerungen bei technischen Geräten, Einführung neuer Medien, Einzug des Computers in die Zahnarztpraxis weiter gestiegen. Diese Tatsache hatte die Bayerische Landeszahnärztekammer bewogen den Weiterbildungsberuf Zahnmedizinische Verwaltungsassistentin (ZMV) zu schaffen, der sich zur Aufgabe macht, die Zahnarztpraxis verwaltungstechnisch zu führen.

Diese Weiterbildung wird von der Bayerischen Landeszahnärztekammer in München, der Zahnärztekammer Westfalen-Lippe in Münster, der Zahnärztekammer Nordrhein in Düsseldorf, der Landeszahnärztekammer Baden-Württemberg, der Landeszahnärztekammer Hessen und dem Norddeutschen Fortbildungsinstitut der Zahnärztekammern Bremen, Hamburg, Mecklenburg-Vorpommern und Schleswig-Holstein angeboten.

Die Weiterbildung zur ZMV dauert in Kompaktkursen einschließlich Abschlussprüfung sechs Monate.

Voraussetzungen für die Weiterbildung zur ZMV sind:
- bestandene Abschlussprüfung als Zahnmedizinische Fachangestellte
- in Baden-Württemberg Absolvierung von Kursteil III Praxisverwaltung
- Ablegung eines Eignungstests (in manchen Bundesländern); hier werden fünf Fachgebiete konventionell geprüft:
  - Krankenkassenabrechnung: KCH, HKP
  - Deutsch/Schriftverkehr: Geschäftsbrief, Zeichensetzung
  - Wirtschafts- und Betriebskunde
  - Rechnungswesen
  - Allgemeinbildung

In Baden-Württemberg gilt auch hier eine Stufenausbildung. Voraussetzung ist die Absolvierung des Kursteils III (Praxisverwaltung) mit 100 Stunden sowie eine Bescheinigung des Arbeitgebers über eine zweijährige Tätigkeit in der Administration der Praxis. Anschließend erfolgt die Zusatzausbildung in fünf Unterrichtsblöcken von 60 Stunden. Zusätzlich sind zwei Praktikumsblöcke mit vorgegebenen Aufgaben in den Praxen zu erbringen.

Für die Weiterbildung der ZMV wird es in nächster Zukunft die Dentale Fachwirtin geben. Ab 2016 ist diese Weiterbildung in Baden-Württemberg möglich. Voraussetzung ist die Ausbildung zur ZMV. Die Fortbildung umfasst mindestens 700 Unterrichtsstunden.

Eine Umfrage unter den ausgebildeten Zahnmedizinischen Verwaltungsassistentinnen hat deren Einsatzgebiete in Zahnarztpraxen deutlich gemacht:

- 92 % führen Krankenkassenabrechnung und Privatabrechnung fast eigenverantwortlich aus.
- 67 % führen die Buchführung teilweise durch (vorkontieren).
- 67 % führen die Registratur eigenverantwortlich.
- 58 % sind mit der Betreuung der Auszubildenden beauftragt.
- 50 % haben die gesamte Behandlungsablaufplanung übernommen.
- 43 % bewältigen den Schriftverkehr der Praxis eigenverantwortlich.
- 42 % sind für die Einstellung der Auszubildenden verantwortlich.
- 33 % sind für die Einstellung von Mitarbeiterinnen verantwortlich.

Die Verdienstmöglichkeiten entsprechen denen der ZMF.

10.5 Dentalhygienikerin (DH)

Nach der Änderung des Zahnheilkundegesetzes aufgrund der Anpassung deutscher Gesetze an die Gesetze der Europäischen Union wurde in Baden-Württemberg die Weiterbildung zur Dentalhygienikerin aus der Taufe gehoben. Heute ist die Ausbildung auch in Hamburg, Hessen und Nordrhein-Westfalen möglich.

Die Tätigkeitsbereiche der DH liegen in der Prophylaxe sowie der Betreuung des parodontal erkrankten Patienten. Sie arbeitet mit dem Patienten eng zusammen, um ihn zu motivieren, Mundhygieneinstruktionen zu erteilen und ihn hinsichtlich der Ernährung zu beraten. Bei der orientierenden Befunderhebung verwendet sie Indizes, um die Gesundheit bzw. die Erkrankung des Patienten feststellen zu helfen. Röntgenbilder werden nach Anweisung des Zahnarztes belichtet und entwickelt. Die DH ist in der Lage, Mundfotografien und Modelle zu erstellen. Während der Initialbehandlungsphase und im Recall ist sie sowohl für die supra- und subgingivale Zahnsteinentfernung als auch für die Wurzelglättung zuständig. Motivation, Remotivation und Instruktionen finden in der Initialbehandlungsphase und im Recall statt.

Voraussetzungen für die Weiterbildung zur DH sind:

- ZMF- oder ZMP-Weiterbildung
- einjährige berufliche Tätigkeit als ZMF oder ZMP
- Teilnahme am Kurs „Maßnahmen im Notfall"
- Aufnahmeprüfung (Eignungsprüfung)

Der Stundenumfang der Fortbildung beträgt ca. 950 Stunden mit klinischen Bestandteilen. In Baden-Württemberg kann sich die ZMF in einem DH-Aufbaukurs (800 Stunden, d. h. 300 Stunden institutionell und 500 Stunden in der Ausbildungspraxis) zur DH weiterbilden lassen.

Einer DH steht nach den Empfehlungen der LZK Baden-Württemberg ein Zuschlag von 30 % zum Gehalt einer ZFA zu.

10.6 Organisation der Fort- und Weiterbildung

Die Fort- und Weiterbildungen sind in den einzelnen Kammerbereichen unterschiedlich organisiert. Vier Wege führen in der Regel zum Ziel:

- **Vollverschulung (Kompaktkurse):** Hierbei werden die erforderlichen Kenntnisse in einem Zeitraum von ca. 3 Monaten vermittelt, wie z. B. in Hamburg oder Bayern für die Weiterbildung zur ZMV. Für die Fortbildung stehen Klassen- und Seminarräume, Hörsäle, Phantomraum und ein Zahnarztlabor zur Verfügung. Eine Zahnarztpraxis ist angegliedert, sodass eine besonders praxisnahe Unterrichtung erfolgen kann.
- **Duales System:** Hier werden, ähnlich dem Ausbildungssystem der Zahnmedizinischen Fachangestellten, die theoretischen und praktischen Inhalte parallel vermittelt. Am Anfang und am Ende der Fortbildung steht meist ein Unterrichtsblock, dazwischen praktische Fortbildung in Fortbildungspraxen oder Zahnkliniken mit begleitendem theoretischem Unterricht.

Auf den Websites der Landeszahnärztekammern finden Sie weitere Informationen:

www.zahnaerztekammer-sh.de

www.zkn.de

www.lzk-rheinland-pfalz.de

www.zaek-nr.de

www.blzk.de

www.zahnaerzte-wl.de

www.lzkbw.de

www.hzn.de

www.zahnaerzte-in-sachsen.de

- **Offene Bausteinfortbildung:** Berufsbegleitend wird ein Bausteinkurssystem angeboten. Es gibt ca. 12 Bausteine, die jeweils mit einer Prüfung abschließen. Eine vorgeschriebene Reihenfolge besteht nicht. Am Ende dieses „Baukastensystems" steht nach etwa 2 Jahren die Abschlussprüfung.
- **Stufenausbildung/Bausteinfortbildung:** Hier kann die gesamte Weiterbildung bis zur DH in einzelnen Blöcken geleistet werden. Dies hat den Vorteil, dass die ZFA immer wieder mit der Praxis konfrontiert wird und nicht über längere Zeit an ihrem Arbeitsplatz (Zahnarztpraxis) ausfällt.

Eine Umfrage hat gezeigt, dass viele Zahnmedizinische Fachangestellte ihre Fortbildung (teilweise) von der Zahnarztpraxis finanziert erhalten, wenn sie sich im Gegenzug längerfristig an die Praxis binden.

Auf den betreffenden Websites der Kammern finden Sie auch die Fort- und Weiterbildungsmöglichkeiten für ZFAs (s. Abb. 1).

LZK LANDESZAHNÄRZTEKAMMER BADEN-WÜRTTEMBERG
Körperschaft des öffentlichen Rechts

Fortbildungsmöglichkeiten in Baden-Württemberg für Zahnmedizinische Fachangestellte/Zahnarzthelferinnen

Die Kammer
IHR PARTNER

Dentalhygienikerin (DH) = mindestens 800 Stunden
DH-Fortbildung für ZMP und ZMF
mindestens 400 Stunden
zuzüglich Berufspraktikum mit vorgeschriebenem Praktikumsbegleitheft mit mindestens 400 Stunden
Voraussetzung für ZMP und ZMF:
bestandene Eignungsprüfung

Zahnmedizinische Prophylaxeassistentin (ZMP) = mindestens 400 Stunden
ZMP-Aufbaukurs
mindestens 170 Stunden
Voraussetzungen für ZFA/ZAH:
- Kursteil I
- Kursteil II a
- Kursteil II c
- Mindestens einjährige Tätigkeit als ZFA/ZAH und Berufspraktikum (Pflichtenheft) mit mindestens 100 Stunden

Zahnmedizinische Fachassistentin (ZMF) = mindestens 700 Stunden
ZMF-Aufbaukurs
mindestens 220 Stunden
Voraussetzungen für ZFA/ZAH:
- Kursteil I
- Kursteil II a
- Kursteil II c
- Kursteil III
- Mindestens einjährige Tätigkeit als ZFA/ZAH und Berufspraktikum (Pflichtenheft) mit mindestens 250 Stunden

Zahnmedizinische Verwaltungsassistentin (ZMV) = mindestens 500 Stunden
ZMV-Aufbaukurs
mindestens 400 Stunden in 6 Unterrichtsblöcken mit testatpflichtigen Übungsphasen im Pflichtenheft
Voraussetzung für ZFA/ZAH:
- Kursteil III

Fachkundlicher Nachweis „Prophylaxe" (130 Stunden):
Erlangung durch Absolvierung von a) Kursteile I, II a und II c *oder* b) Kursteile I, II b und II c

Fachkundlicher Nachweis „Praxisverwaltung" (100 Stunden)

Fachkundlicher Nachweis	Fachkundlicher Nachweis	Fachkundlicher Nachweis	Fachkundlicher Nachweis	Fachkundlicher Nachweis
Kursteil I „Gruppen- und Individualprophylaxe" 70 Stunden	Kursteil II a „Herstellung von Situations-abformungen und Provisorien" 30 Stunden	Kursteil II b „Hilfestellung bei der kiefer-orthopädischen Behandlung" 30 Stunden	Kursteil II c „Fissurenversiegelung von kariesfreien Zähnen" 30 Stunden	Kursteil III „Praxisverwaltung" 100 Stunden

Zulassungsvoraussetzungen für ZFA/ZAH:
Kursteil II c zusätzlich: absolvierte Kursteile I und II a
Kursteil III zusätzlich: Bestätigung des Arbeitgebers über eine einjährige Tätigkeit in der Administration

Zahnmedizinische Fachangestellte (ZFA) / Zahnarzthelferin (ZAH)

3 Jahre duale Berufsausbildung zur Zahnmedizinischen Fachangestellten / Zahnarzthelferin

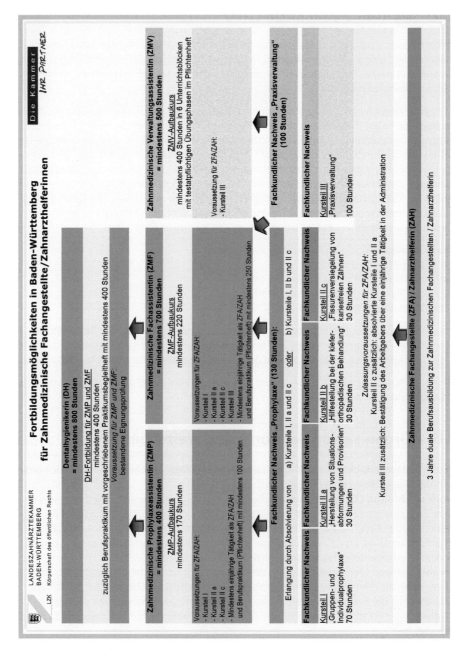

Abb. 1 Fort- und Weiterbildung von Zahnmedizinischen Fachangestellten am Beispiel von Baden-Württemberg

In der Abbildung wird die Zusammenarbeit von Zahnarzt, ZFA und fortgebildeter ZFA (ZMF/ZMP) sehr deutlich (s. Abb. 1).

Zahnarzt	ZFA	ZMF/ZMP
	1. Sitzung	
2. Evtl. Injektion; Kavitäten-Präparation **5.** Legen der Unterfüllung **7.** Abformung **11.** Einsetzen des Provisoriums	**1.** Röntgenbilder auflegen, Füllungstray und Injektionsbesteck bereitstellen **4.** Unterfüllung anmischen und anreichen **6.** Abformmaterial anmischen **8.** Material für Provisorien anmischen **10.** Anmischen von prov. Zement	**3.** Kofferdam anlegen **9.** Herstellen des Provisoriums, Ausarbeitung
	2. Sitzung	
12. Entfernen des Provisoriums **14.** Einpassen des Inlays, Einschleifen, Randbearbeitung	**15.** Anmischen des Befestigungsmaterials	**13.** Kofferdam anlegen **16.** Entfernen der Überschüsse, Entfernen des Kofferdams

Abb. 1 Checkliste für eine Inlaypräparation im Zusammenspiel zwischen Zahnarzt, ZFA und ZMF/ZMP

AUFGABEN

1 Beurteilen Sie folgende Fälle:

- **a** Eine nicht fortgebildete Zahnmedizinische Fachangestellte entfernt bei einem Privatpatienten Zahnstein. Ihr Chef befindet sich auf Dienstreise. Der Patient ist einverstanden.
- **b** Bei einem Kassenpatienten präpariert der Zahnarzt eine Kavität, legt die Unterfüllung und lässt die definitive Amalgamfüllung von der ZMF legen.
- **c** Eine fortgebildete ZFA führt mit einem Privatpatienten ein Motivationsgespräch, welches der Zahnarzt dem Patienten nach GOZ in Rechnung stellt.
- **d** Eine ZMF führt eine lokale Fluoridierung bei einem jugendlichen Kassenpatienten durch. Die Zahnärztin berechnet dies der Krankenkasse.
- **e** Ein Privatpatient betritt die Praxis vor der Anwesenheit des Zahnarztes. Aufgrund der „dicken Backe" ordnet die fortgebildete Zahnmedizinische Fachangestellte eine Röntgenaufnahme an.
- **f** Die Zahnmedizinische Fachangestellte fertigt nach Anweisung ihrer Chefin eine Bissflügelaufnahme an.

2 Vergleichen Sie die Fort- und Weiterbildung Ihrer Kammer mit derjenigen aus Baden-Württemberg. Wo liegen die Unterschiede? Wo sehen Sie Vor- und Nachteile?

11 Bewerbung

11.1 Bewerbungsschreiben

„Bitte senden Sie uns Ihre Bewerbungsunterlagen." Diesen Satz findet man sehr häufig in Stellenanzeigen. Gemeint sind damit die folgenden Unterlagen:

- Bewerbungsanschreiben
- Lebenslauf
- Lichtbild
- Zeugnisse
- Bescheinigungen

Grundlagen des Schriftverkehrs finden Sie unter:

www.deutschepost.de

→ Private Post
→ Briefe schreiben und gestalten

Prinzipiell gelten auch für Bewerbungen die Grundlagen des Schriftverkehrs.

Das **Bewerbungsanschreiben** ist das Erste, was die neue Praxis von Ihnen bekommt. Dies ist sozusagen Ihre persönliche Visitenkarte. Mit dem Bewerbungsanschreiben sollen Interesse an Ihrer Person geweckt und Argumente aufgeführt werden, die dafür sprechen, Ihnen die Stelle anzubieten. Gleichzeitig sollte der Brief „kurz und knackig" sein und nie mehr als eine Seite umfassen.

Bewerbungsanschreiben sind formal nach folgendem Schema aufgebaut:

1 Eigener Name und Anschrift	2 Ort und Datum
3 Name und Anschrift der Zahnarztpraxis	4 Betreffzeile
5 Bezugszeile	6 Anrede
7 Text	8 Grußformel
9 Unterschrift	10 Anlagen (z. B. Lebenslauf)

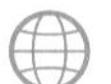

Broschüren zur Bewerbung finden Sie unter:

www.ba-bestellservice.de/bestellservice/stichwortsuche

→ Bewerbung

Denken Sie über Ihre Stärken (und Schwächen) nach und reagieren Sie bereits im Betreff auf den Anzeigentext durch seine selbstbewusste Formulierung, z. B.: Pfiffige ZFA gesucht?, Verstärkung Ihres Teams!, Frischer Wind ins Team!

Im ersten Abschnitt des Textes sollten Sie versuchen, ein Band zur neuen Praxis zu knüpfen, z. B.: „... in der Zeitung vom ... beschreiben Sie genau die Stelle, die ich suche."
Manchmal ist eine Nachfrage nach den Schwerpunkten und der genauen Anschrift der Praxis angebracht, wenn Sie z. B. auf eine Chiffre-Anzeige antworten. Auch das Durchsuchen des eventuellen Internetauftritts der Praxis kann sich lohnen. Auch hier lassen sich Anknüpfungspunkte finden, z. B.: „Ihr Internetauftritt zeigt eine moderne Praxis, wie ich sie mir vorstelle."

Im Hauptteil beantworten Sie die Frage: „Was kann ich bieten?" Der Praxisinhaber will wissen, warum er gerade Sie einstellen soll, z. B.: „... in der jetzigen Praxis habe ich ein EDV-Terminsystem mit eingeführt ...", „... meine Stärken sehe ich im Umgang mit Menschen..."

Im letzten Abschnitt sollten Sie Ihren Wunsch formulieren, sich persönlich vorzustellen. Benutzen Sie dabei nicht den Konjunktiv: „Ich würde mich gerne", sondern formulieren Sie z. B.: „Gerne stelle ich mich persönlich bei Ihnen vor ...", „... ich freue mich auf eine Einladung zu einem persönlichen Gespräch ..."

Heute ist es üblich, den Lebenslauf tabellarisch abzufassen. Einen handschriftlichen ausführlichen Lebenslauf sollte man nur erstellen, wenn er ausdrücklich verlangt wird.

Der Lebenslauf sollte folgende Punkte enthalten:

- den kompletten Namen mit Anschrift und Kommunikationsnummern
- Geburtsdatum und -ort
- Schulbildung
- Berufsbildung
- Fortbildungen, Seminare, Schulungen
- persönliche und fachliche Qualifikationen, Sprachkenntnisse
- Praktika und Hobbys, soweit berufsrelevant

11.2 Bewerbungsgespräch

Erfolgt eine Einladung zum Bewerbungsgespräch, bedeutet das, dass man an Ihnen als künftige Mitarbeiterin interessiert ist. Sie haben durch Ihr Schreiben einen guten Eindruck hinterlassen. Diesen können Sie nun verstärken – aber natürlich auch verlieren.
Folgende Regeln helfen Ihnen, sich auf das Bewerbungsgespräch vorzubereiten.

Vorbereitung auf das Bewerbungsgespräch:
- Erscheinen Sie pünktlich zum Gesprächstermin.
- Suchen Sie Blickkontakt zu Ihrem Gesprächspartner.
- Setzen Sie sich entspannt hin (keinesfalls „hinlümmeln").
- Führen Sie Ihre Bewerbungsmappe mit den Originalzeugnissen mit sich (Ihre persönlichen Daten sollten Sie im Kopf haben).
- Informieren Sie sich schon vorher soweit wie möglich über die Praxis (z. B. im Internet).
- Schreiben Sie sich Ihre Fragen auf einen Zettel (nicht mehr als fünf Fragen).
- Achten Sie auf Ihr Äußeres – sauber und ordentlich heißt die Devise.
- Stellen Sie sich mit Ihrem Vor- und Nachnamen vor.
- Warten Sie darauf, dass Ihnen ein Platz angeboten wird.
- Wiederholen Sie keine Fragen Ihres Gegenübers – es ist immer ein Zeichen von Unsicherheit.
- Am Ende des Gesprächs wird in der Regel über die Bezahlung gesprochen.
  Man kann sich auch auf eine gestaffelte Bezahlung einigen, z. B. während der Probezeit nach Tarif, danach eine vereinbarte Gehaltserhöhung bzw. Neuverhandlung. Sie sollten den Tarif natürlich im Kopf haben.
- Bei der Verabschiedung sollten Sie sich für das Gespräch bedanken.
- Innerhalb von zwei bis drei Wochen sollten Sie ein Ergebnis des Gesprächs erwarten. Ansonsten fragen Sie zurück.
- Eine Absage sollten Sie nicht zu persönlich nehmen – vielleicht waren es viele Bewerberinnen und der Arbeitgeber hatte die Qual der Wahl.

Mit folgenden **Fragen** müssen Sie rechnen:
- „Warum haben Sie sich gerade bei uns beworben?"
  Hier können Sie auf die fachliche Ausrichtung der Praxis, die Lage der Praxis oder eine Empfehlung eingehen.
- „Haben Sie sich noch woanders beworben?"
  Das kann man wahrheitsgemäß z. B. mit „Ich suche alle meine Chancen zu nutzen" beantworten.
- „Was macht Ihnen bei der Arbeit am meisten Spaß?"
  Antworten Sie nie mit „alles" oder „nichts". Am besten finden Sie eine ehrliche Antwort bei sich selbst.
- „Weshalb haben Sie im Fach ... eine schlechtere Note bekommen?"
  Analysieren Sie Ihr Zeugnis: Welche Fächer und Noten fallen auf? Warum?
- „Welchen Beruf übt Ihr Partner (Mutter, Vater) aus?"
- „Was machen Sie in Ihrer Freizeit?"
- „Lesen Sie eine Tageszeitung?"
- „Für welchen anderen Beruf haben Sie sich früher interessiert?"
- „Haben Sie Kontakte zu Organisationen (z. B. Sportvereinen)?"
- „Haben Sie Behinderungen?"
- „Wie sieht Ihre Familienplanung aus?"

Sie können z. B. folgende **Fragen stellen:**
- „Wie sieht meine Zukunft in dieser Praxis aus?"
- „Wie sind die z. B. Arbeitszeiten, Urlaubszeiten, Rufbereitschaft organisiert?"
- „Welches EDV-Programm wird eingesetzt?"
- „Arbeiten weitere Auszubildende in der Praxis?"
- „Welche Sozialleistungen erbringt die Praxis?"
- „Welche Fortbildungsmaßnahmen sind möglich?"

AUFGABEN

1 Analysieren Sie das Bewerbungsschreiben (s. Abb. 1) und den Lebenslauf (s. Abb. 1, S. 351) unter folgenden Gesichtspunkten:

a Prüfen Sie, ob es Zeiten der Nichtbeschäftigung gibt.

b Nennen Sie Aspekte des Lebenslaufs, die als Arbeitgeber Ihr Interesse an der Person wecken würden.

c Welche Fragen sollte der Arbeitgeber bzw. die Bewerberin im Gespräch stellen?

d Würden Sie Frau Dampf zu einem Gespräch bitten? Begründen Sie Ihre Antwort.

Mathilde Dampf

In allen Gassen 4
12345 Musterhausen
Tel.: (06868) 3 45 82 28
Fax: (06868) 3 45 82 29
Mobil: (0173) 4 57 77 84
18. Oktober 2015

Zahnarztpraxis
Dr. Ulf Meier und Dr. Christiane Sauter
Am Mehringdamm 3
08585 Chemnitz

Kommunikation ist alles

Liebes Praxisteam,

seit Jahren stelle ich fest, dass obiger Satz stimmt. Aus diesem Grund hat mich Ihre Anzeige im Chemnitzer Tageblatt vom 15.10.2015 angesprochen – deshalb bewerbe ich mich bei Ihnen.

Schon während meiner Ausbildung im Praxisteam Dr. Scherer in Lahr lernte ich die vielfältigen Facetten des Berufs kennen. Nach meiner Ausbildung habe ich während meiner Arbeit bei Dr. Weidenfels Fortbildungskurse in Kommunikation und Rhetorik besucht. Dabei habe ich festgestellt, dass meine Stärken in der Praxis auf diesem Gebiet liegen. Ich arbeite am liebsten in der Assistenz und Betreuung von Patienten. Mein jetziger Arbeitgeber, Dr. Weidenfels, hat mir dies auch in einem beiliegenden Zwischenzeugnis bestätigt.

Über meine Gehaltsvorstellungen möchte ich persönlich mit Ihnen sprechen.

Gerne stelle ich mich bei Ihnen vor.

Mit freundlichem Gruß

Mathilde Dampf

Anlagen:
Berufsschulabschlusszeugnis
Fortbildungszertifikate
Zwischenzeugnis
Lebenslauf

Abb. 1 Bewerbungsschreiben

Mathilde Dampf
In allen Gassen 4
12345 Musterhausen

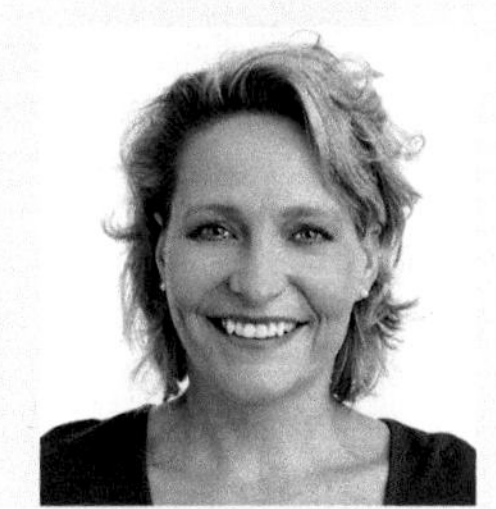

Lebenslauf

Persönliche Daten

18.04.1980	geboren in Freiburg im Breisgau
1986–1990	Reinhold-Schneider-Grundschule, Freiburg
1990–1996	Private Realschule St. Ursula, Freiburg Abschluss: Mittlere Reife mit der Note „gut"
2004	Verheiratung mit Hans Dampf, Chemnitz
2006	Zwillingsgeburt des Sohnes Ralf und der Tochter Marina

Berufsausbildung

1996–1999	Lehre als Zahnarzthelferin in der Praxis Dr. Scherer, Lahr im Schwarzwald

Berufstätigkeit

1999–2007	Zahnarzthelferin in der Praxis Dr. Scherer
2009–2015	Zahnarzthelferin in der Praxis Dr. Weidenfels, Chemnitz

Weitere Qualifikationen

Sprachkurse: Englisch: gut, Französisch: Grundkenntnisse
Fortbildungskurse in Kommunikation in der Praxis und Rhetorik
Fortbildungskurse in Prophylaxe und Fissurenversiegelung
Seminar: Richtig telefonieren
Internetschulung der T-Online AG

Mathilde Dampf

Musterhausen, 18.10.2015

Abb. 1 Lebenslauf

2 In einer Praxis wird eine Zahnmedizinische Fachangestellte mit Berufserfahrung gesucht.

Die bisherige Zahnarzthelferin verlässt nach 25-jähriger Tätigkeit in der Verwaltung die Praxis. Sie hatte sich um die gesamte Verwaltung einschließlich der Ausbildung der ZFAs, der Terminverwaltung und der Abrechnung gekümmert. Man war sehr zufrieden mit ihr.

Bilden Sie Gruppen mit jeweils sechs Personen. Drei Personen stellen dabei das Leitungsteam einer Praxis (Zahnärztin, ZMV, Assistenzärztin), die anderen drei die Bewerberinnen dar. Die Bewerberinnen suchen sich allgemeine Informationen über Bewerbungen (z. B. im Internet) und bereiten ihre Bewerbung vor, ohne dass noch ein Anzeigentext vorliegt. Parallel dazu entwickelt das Leitungsteam der Zahnarztpraxis den Anzeigentext. Nach Fertigstellung des Anzeigentextes wird dieser den drei Bewerberinnen ausgehändigt (Gestaltung mit PC). Daraufhin bewerben sich die drei Bewerberinnen auf die konkrete Anzeige in der entsprechenden Praxis. In der Zwischenzeit bereitet sich das Leitungsteam der Praxis auf das Bewerbungsgespräch vor. Nach Eingang der drei Bewerbungen entscheidet sich die Leitung der Praxis für eine Bewerberin, die eingeladen werden soll. Diese Entscheidung muss von der Leitung der Praxis begründet werden.

Zum Schluss findet in jeder Praxis das Bewerbungsgespräch mit der Kandidatin statt (maximal 10 Minuten).

3 Halten Sie einen Vortrag über die Weiterbildungsmöglichkeit einer ausgelernten ZFA, die in einer Praxis in der Nähe Ihres Wohnortes arbeitet. Sie soll möglichst nicht die ganze Zeit in der Praxis fehlen, höchstens zwei bis drei Wochen. Die Fortbildung sollte möglichst in der Nähe stattfinden. Beschreiben Sie den „Fortbildungsweg" für die Ziele:

a Dentalhygienikerin

b Dentale Fachwirtin

Unbedingt sollte auch der zeitliche Horizont angesprochen werden. Wie lange dauert es, bis das Ziel erreicht ist? (alternativ: Verwenden Sie das Fortbildungsangebot von Baden-Württemberg.).

PROJEKTAUFGABEN

1 Ein altes Sprichwort sagt: Kinder und Clowns lügen nicht.
Bieten Sie Kindern, die Ihre Ausbildungspraxis besuchen oder besucht haben, die Möglichkeit, eine Zeichnung zur Praxis oder zum Zahnarzt anzufertigen, und fordern Sie die Kinder auf, ihre Zeichnung zu erklären (Einverständnis des Praxisinhabers einholen).
Bringen Sie diese Zeichnungen in den Unterricht mit und analysieren Sie die Bilder mithilfe folgender Fragestellungen:

a Wer ist wer und was ist was (oft nicht so leicht zu erkennen)?
b Wer bzw. was ist (relativ) groß dargestellt?
c Wer bzw. was ist bunt dargestellt, warum?
d Wer bzw. was ist sehr anschaulich dargestellt?
e Wer bzw. was ist eher bedrohlich dargestellt?
f Wirkt das ganze Bild eher fröhlich oder eher ängstlich?
g Können Sie aus dem bzw. den Bildern Erkenntnisse für das Praxismarketing ziehen?

BEISPIEL

Mario (5 Jahre alt) zu seiner Zeichnung: „Die Praxis beschützt meine Zähne (Schirm über Zahn), ich bin der Hai mit den blitzsauberen Zähnen, die mir Kraft geben." Ein Foto von einem Hai in der Praxis hatte ihn wohl inspiriert. Die Zahnarztpraxis ist für Mario etwas Positives, das Kinder stark macht.

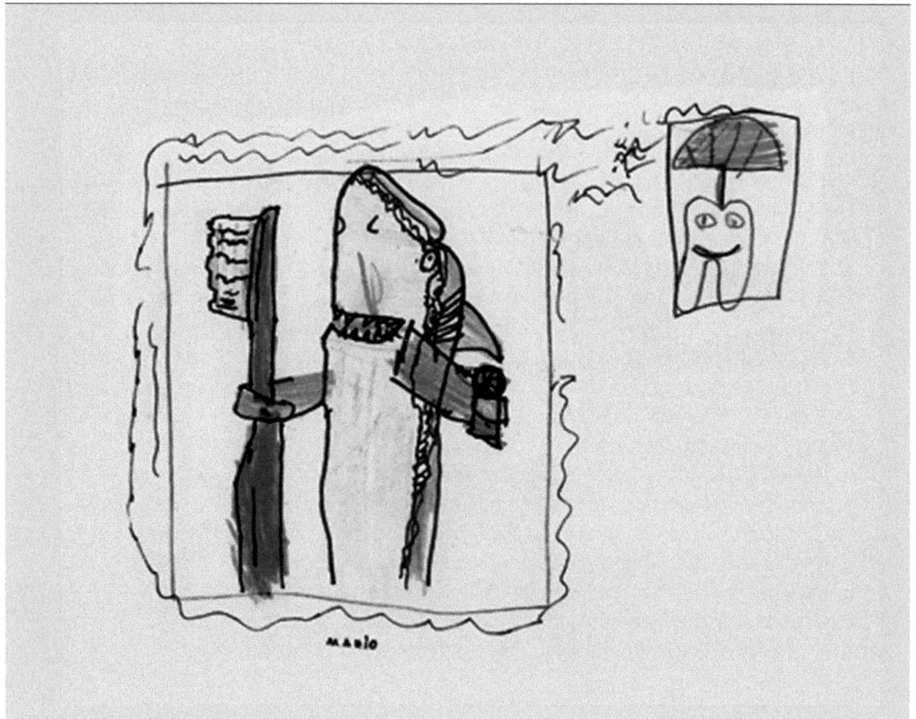

2 In der chirurgischen Praxis Dr. Anne Pohl arbeitet die Auszubildende Melanie Markovac im zweiten Ausbildungsjahr. Gestern teilte sie mit, dass sie im dritten Monat schwanger ist. Da sie überwiegend in der Assistenz tätig ist, möchte Ihre Chefin sie von der Arbeit freistellen. An der Rezeption arbeitet die ZMV Kathrin, die sie nach ihren Worten „hier nicht gebrauchen kann". Außerdem entspräche der Arbeitsplatz an der Rezeption auch nicht den ergonomischen Bedürfnissen einer Schwangeren.
Beantworten Sie die folgenden Fragen mithilfe des Mutterschutzgesetzes (insbesondere §§ 3 und 4) und dem Fragebogen, der an das Gewerbeaufsichtsamt zu senden ist.

a Darf Melanie im dritten Monat überhaupt noch in der Praxis arbeiten (siehe Mutterschutzgesetz)?
b Welche Arbeiten darf Melanie auf keinen Fall mehr verrichten?
c Weshalb kann bzw. muss Ihre Chefin sie von der Arbeit freistellen?
d An welches Amt muss die Schwangerschaft von Melanie gemeldet werden?
e Hat Melanie bei Freistellung einen Vergütungsanspruch?
f Melanie will trotz Freistellung weiter die Berufsschule besuchen. Ist das möglich?
g Kann Melanie die Abschlussprüfung als ZFA ablegen, auch wenn sie von der Arbeit freigestellt ist?
h Wann endet das Ausbildungsverhältnis in ihrem Fall (mehrere Varianten prüfen)?
i Bei Freistellung von der Arbeit hat die Praxis einen Ausgleichsanspruch nach U2 gegen die örtliche AOK in Höhe von 100 % der Vergütung.
- Was bedeutet U2?
- Was muss dafür von der Praxis nachgewiesen werden?
- Welches Amt entspricht dem Antrag auf Freistellung von der Arbeit (Beschäftigungsverbot)?
- Wo muss die U2-Ausgleichszahlung beantragt werden?

j Welche ergonomischen Erkenntnisse können bei einer Rezeptionstheke verwirklicht sein?
k Ist der Arbeitsplatz am Empfang grundsätzlich für eine Schwangere möglich?

3 Im Wartezimmer hören Sie zufällig eine lautstarke Diskussion von zwei Patienten, wobei Sie lediglich wissen, dass einer ein selbstständiger Handwerker und der andere ein abhängig Beschäftigter ist. Es entwickelt sich der folgende Dialog:
A: „Das soll eine Soziale Marktwirtschaft sein? Was ist denn daran sozial, wenn ein Arbeitsloser sich besser stellt als ein einfacher Arbeiter? Da würde ich doch auch nicht mehr arbeiten gehen, sondern gleich auf ‚Stütze' machen ..."
B: „Na ja, warum ist der denn arbeitslos geworden? Vielleicht weil der Betrieb die ‚Karre in den Dreck' gesetzt hat?"
A: „Vielleicht hat er halt selbst Mist gebaut ... obwohl durch die Gesetze kann man ja heute kaum noch jemand entlassen."
B: „Wovon soll er denn leben, wenn er keine Arbeit hat?"
A: „Dann muss er sich halt selbst kümmern und qualifizieren ... der Staat ist nicht für alles da. Am Ende beschäftigt der Staat noch alle Arbeitslose als Beamte (lacht laut)!"

a Wer ist nach Ihrer Meinung der Unternehmer, wer der Beschäftigte (A oder B)?
b Welches Problem der Sozialen Marktwirtschaft diskutieren die beiden?
c Welche Ziele des Staates sind in der obigen Diskussion angesprochen?
d Wie weit sollte die „Einmischung" des Staates Ihrer Meinung nach gehen?

Stichwortverzeichnis

C

D

E

K

L

M

Quellenverzeichnis

Bildrechte

Titelfoto Fotolia/vladym50; **S. 3** Mergelsberg, A., Freiburg; **S. 16/1** Corbis/Massimo Listri/Corbis; **S. 16/2** BPK/bpk; **S. 16/3** Mauritius Images/Alamy; **S. 18/1** Picture Alliance/Globus-Grafik 58078498; **S. 18/2** Welz, N., Berlin; **S. 21/1** Fotolia/Dan Race; **S. 21/2** Fotolia/Kzenon; **S. 23** Picture Alliance/Globus-Grafik 45749105; **S. 37** Bergmoser+Höller Verlag/Zb 129160; **S. 41** Picture Alliance/Globus-Grafik 2842683; **S. 44** Mair, J., München; **S. 45** Picture Alliance/Globus-Grafik 29341674; **S. 48** Landeszahnärztekammer Baden-Württemberg, Stuttgart; **S. 49** imago/imago; **S. 51/1-2** Krüper, W., Bielefeld; **S. 52/1** Olympus Deutschland GmbH, Hamburg; **S. 52/2** Welz, N., Berlin; **S. 53** Welz, N., Berlin; **S. 54** Mair, J., München; **S. 56** Mair, J., München; **S. 57** BPK/bpk; **S. 58** Welz, N., Berlin; **S. 59** Picture Alliance/Globus-Grafik 30148595; **S. 61** Picture Alliance/Globus-Grafik 58078502; **S. 63** Mair, J., München; **S. 68** Picture Alliance/Globus-Grafik 57859232; **S. 74/1** Fotolia/eyetronic; **S. 74/2** Shutterstock/Rawpixel.com; **S. 87/1** Fotolia/Robert Przbysz; **S. 87/2** Fotolia/BillionPhotos.com; **S. 87/3** Fotolia/nikolasvn; **S. 87/4** Fotolia/BillionPhotos.com; **S. 89** Shutterstock/ Anton Gvozdikov; **S. 91** Welz, N., Berlin; **S. 96** Welz, N., Berlin; **S. 97/1-2** Welz, N., Berlin; **S. 98** Welz, N., Berlin; **S. 99** Welz, N., Berlin; **S. 100** Fotolia/Tobias Arhelger; **S. 103** Mergelsberg, A., Freiburg; **S. 105** CompuGroup Medical Deutschland AG, Koblenz; **S. 106** Welz, N., Berlin; **S. 109** DATEV eG, Nürnberg; **S. 112/1-2** Mair, J., München; **S. 113/1-2** Spitta Verlag GmbH & Co. KG, Balingen; **S. 114** Spitta Verlag GmbH & Co. KG, Balingen; **S. 115/2-3** Krüper, W., Bielefeld; **S. 118/1** Shutterstock/360b; **S. 118/2** Mergelsberg, A., Freiburg; **S. 119/1** Krüper, W., Bielefeld; **S. 119/2** Krüper, W., Bielefeld; **S. 120/1-3** Sirona Dental GmbH, Wals/Östereich; **S. 123/1** Krüper, W., Bielefeld; **S. 123/2** Mair, J., München; **S. 124** Picture Alliance/Globus-Grafik 30040581; **S. 125/1** Bundeszahnärztekammer, Arbeitsgemeinschaft der Deutschen Zahnärztekammer e.V. (BZÄK), Berlin; **S. 125/2** Mair, J., München; **S. 126** Mauritius Images/Alamy; **S. 128/1-2** CompuGroup Medical Deutschland AG, Koblenz; **S. 129** G DATA Software AG/G DATA CAMPUS, Bochum; **S. 133** Krüper, W., Bielefeld; **S. 138** Welz, N., Berlin; **S. 140** Welz, N., Berlin; **S. 142/2** Welz, N., Berlin; **148/2** Welz, N., Berlin; **S. 151** Picture Alliance/Globus-Grafik 57685403; **S. 152** Krüper, W., Bielefeld; **S. 156** Shutterstock/Monkey Business Images; **S. 157** Mair, J., München; **S. 159** Krüper, W., Bielefeld; **S. 160/1** Spitta Verlag GmbH & Co. KG, Balingen; **S. 161/1** Welz, N., Berlin; **S. 161/2** Spitta Verlag GmbH & Co. KG, Balingen; **S. 162/1** e*Message Wireless Information Services Deutschland GmbH, Berlin; **S. 162/2-3** CompuGroup Medical Deutschalnd AG, Koblenz; **S. 163** Welz, N., Berlin; **S. 167** DEKRA Certification GmbH, Stuttgart; **S. 170/2** Deutsche Post DHL Group, Bonn; **S. 171/2** Welz, N., Berlin; **S. 172** Deutsche Post DHL Group, Bonn; **S. 173/1** Deutsche Post DHL Group, Bonn; **S. 173/2** Alex Breuer GmbH, Köln; **S. 174** Mair, J., München; **S. 176** Welz, N., Berlin; **S. 177** Welz, N., Berlin; **S. 179/2** Esselte Leitz GmbH & Co. KG, Stuttgart; **S. 180** Welz, N., Berlin; **S. 181** Mair, J., München; **S. 182** Mair, J., München; **S. 186** action press/action press; **S. 187** Fotolia/Matthias Buehner; **S. 189** Welz, N., Berlin; **S. 190** DeTe Medien, Deutsche Telekom Medien GmbH, Frankfurt/M.; **S. 192** Welz, N., Berlin; **S. 193/1-2** Welz, N., Berlin; **S. 194** Welz, N., Berlin; **S. 196/1** Glow Images/Image BROKER RM; Microsoft Deutschland GmbH/Internet Explorer; **S. 196/2** Dr. Peter Kremer, Freiburg; **S. 197/1** Google Inc./Google und das Google-Logo sind eingetragene Marken von Google Inc., Verwendung mit Genehmigung; **S. 197/2** fischerAppelt relations GmbH, München/Yahoo; **S. 206** Picture Alliance/Globus-Grafik 11656115; **S. 208** Welz, N., Berlin; **S. 210** Welz, N., Berlin; **S. 220** Hager & Werken Gmbh & Co. KG, Duisburg; **S. 224** Henry Schein Dental Deutschland, Langen; **S. 230/1** Kohlschein Dental GmbH & Co. KG, Altenberge; **S. 230/2** Thomas Gottfried EDV, Steinweiler/Zinsrechner von zinsen-berechnen.de; **S. 231** Welz, N., Berlin; **S. 233** Henry Schein Dental Deutschland, Langen; **S. 234** Henry Schein Dental Deutschland, Langen; **S. 235** Welz, N., Berlin; **S. 240** Welz, N., Berlin; **S. 241** Bundesministerium für Arbeit und Soziales, Ref. III b 5 Produktsicherheit, Bonn; **S. 242** Umweltbundesamt FG III 1.3 Ökodesign, Umweltkennzeichnung, Dessau; **S. 243** Globell B.V., NL CT Tegelen; **S. 245/1** Fotolia/sp4764; **S. 245/2** Fotolia/Magele; **S. 246** Picture Alliance/Globus-Grafik 44236166; **S. 247** Picture Alliance/Globus-Grafik 55211219; **S. 248** Picture Alliance/Globus-Grafik 56968369; **S. 249** Picture Alliance/Globus-Grafik 48160128; **S. 250** Picture Alliance/Globus-Grafik 26738658; **S. 251** Fotolia/Marek Gottschalk; **S. 253** Welz, N., Berlin; **S. 254** Welz, N., Berlin; **S. 256/1** CompuGroup Medical Deutschland AG, Koblenz; **S. 256/2** mediserv Bank GmbH, Saarbrücken; **S. 260** CompuGroup Medical Deutschland AG, Koblenz; **S. 262/1-2** Mergelsberg, A., Freiburg; **S. 268** Welz, N., Berlin; **S. 269/1** CompuGroup Medical Deutschland AG, Koblenz; **S. 269/2** Mergelsberg, A., Freiburg; **S. 270/1** Mergelsberg, A., Freiburg; **S. 271/1-3** CompuGroup Medical Deutschland AG, Koblenz; **S. 273** Welz, N., Berlin; **S. 274** Welz, N., Berlin; **S. 275** Wiedergabe mit Genehmigung der Koordinierungsstelle für das Automatisierte Mahnverfahren beim Justizministerium Baden-Württemberg; **S. 277/2** Fotolia/B. Wylezich; **S. 281** Welz, N., Berlin; **S. 285** Welz, N., Berlin; **S. 288/1** Fotolia/Ar To; **S. 293** Interfoto/Friedrich; **S. 294/1** Picture Alliance/Globus-Grafik 59938172; **S. 294/2** Picture Alliance/Globus-Grafik 58464578; **S. 295** Picture Alliance/Globus-Grafik 58464583; **S. 303** Picture Alliance/Globus-Grafik 61644455; **S. 307** Picture Alliance/Globus-Grafik 60276296; **S. 308** Picture Alliance/Globus-Grafik 58671720; **S. 311** Picture Alliance/Globus-Grafik 62347665; **S. 312** Welz, N., Berlin; **S. 316** Picture Alliance/Globus-Grafik 57895407; **S. 317** Picture Alliance/Globus-Grafik 26363609; **S. 318/1** Picture Alliance/Globus-Grafik 30328683; **S. 318/2** Deutscher Genossenschafts-Verlag eG, Wiesbaden; **S. 320** Welz, N., Berlin; **S. 323/1** Fotolia/Apfelweile; **S. 323/2** Fotolia/Axel Gutjahr; **S. 326/1** Fotolia/Jenko Ataman; **S. 326/2** Fotolia/Simon Dannehauer; **S. 326/3** Shutterstock/Robert Kneschke; **S. 328** digitalgrafik24 Agentur für Marketing & Design, Berlin; **S. 329** Krüper, W., Bielefeld; **S. 330/1-4** Krüper, W., Bielefeld; **S. 333** Interfoto/Classicstock/Debrocke; **S.336/1** Mair, J., München; **S. 336/2-4** Krüper, W., Bielefeld; **S. 337/1-3** Mair, J., München; **S. 338/1-3** Krüper, W., Bielefeld; **S. 342** Landeszahnärztekammer Baden-Württemberg; Stuttgart; **S. 346** Landeszahnärztekammer Baden-Württemberg, Stuttgart; **S. 351** Fotolia/Robert Kneschke; **S. 353** Mergelsberg, A., Freiburg

Wir danken Dr. Andrea Kühnert, Obernstraße 24, 33602 Bielefeld für die freundliche Unterstützung bei der Entstehung der Fotos.

Textrechte

S. 130 Bernhard Irrgang: *Eid des Hippokrates*, aus: Grundriss der medizinischen Ethik. UTB/Ernst Reinhardt Verlag, München 1995, S. 12; **S. 145** Gabriele Oppenberg: *Ablauforganisation einer Zahnarztpraxis*, aus: Praxismanagement – Erfolgsstrategien für die Zahnarztpraxis. Quintessenz Verlags-GmbH, Berlin 2002; **S. 268** Petra Krimphove: *Neue Zähne bringen Elektriker ins Gefängnis*, aus: Badische Zeitung, Freiburg, Oktober 2002; **S. 272** Petra Krimphove: *Woher stammen die dritten Zähne?*, aus: Badische Zeitung, Freiburg, November 2002